现代临床肿瘤学进展

（上）

刘瑞宝等◎编著

吉林科学技术出版社

图书在版编目（CIP）数据

现代临床肿瘤学进展 / 刘瑞宝等编著. -- 长春 : 吉林科学技术出版社, 2016.3
ISBN 978-7-5578-0353-7

Ⅰ. ①现… Ⅱ. ①刘… Ⅲ. ①肿瘤学 Ⅳ. ①R73

中国版本图书馆CIP数据核字(2016)第068478号

现代临床肿瘤学进展

XIANDAI LINCHUANG ZHONGLIUXUE JINZHAN

编　　著　刘瑞宝等
出 版 人　李　梁
责任编辑　隋云平　端金香
封面设计　长春创意广告图文制作有限责任公司
制　　版　长春创意广告图文制作有限责任公司
开　　本　787mm×1092mm　1/16
字　　数　1030千字
印　　张　43.5
版　　次　2016年4月第1版
印　　次　2017年6月第1版第2次印刷

出　　版　吉林科学技术出版社
发　　行　吉林科学技术出版社
地　　址　长春市人民大街4646号
邮　　编　130021
发行部电话/传真　0431-85635177　85651759　85651628
　　　　　　　　 85652585　85635176
储运部电话　0431-86059116
编辑部电话　0431-86037565
网　　址　www.jlstp.net
印　　刷　虎彩印艺股份有限公司

书　　号　ISBN 978-7-5578-0353-7
定　　价　170.00元
如有印装质量问题　可寄出版社调换
因本书作者较多，联系未果，如作者看到此声明，请尽快来电或来函与编辑部联系，以便商洽相应稿酬支付事宜。

编 委 会

主　　编

刘瑞宝　东营市人民医院

杨汶川　临沂市第三人民医院

王宝珏　德州市第二人民医院

彭银花　湖南省中医药研究院附属医院

庞世杰　邯郸钢铁集团有限责任公司职工医院

柳善刚　淄博市第四人民医院

副主编

孙　猛　河北大学附属医院

张明星　河南科技大学第四附属医院安阳肿瘤医院

葛　姗　焦作市中医院

褚爱霞　胜利油田中心医院

白晋阳　山西省中医院

王广宏　枣庄矿业集团中心医院

刘红岗　第四军医大学唐都医院

代　艳　济宁市兖州区人民医院

编　　委（按姓氏拼音字母排序）

白晋阳　褚爱霞　代　艳　杜忠海　葛　姗

李　波　李军扩　刘红岗　刘瑞宝　柳善刚

庞世杰　彭银花　孙　猛　王宝珏　王广宏

杨汶川　岳光成　张静芳　张明星　赵旭晔

前　言

随着经济的飞速发展，人民物质、文化、生活水平的日益提高，生活行为方式的改变，大气与环境污染的日趋严重以及人口老龄化、寿命延长等原因，我国人口的死亡率已发生了很大的改变。据资料显示，我国每年新发肿瘤病例约350万，因肿瘤死亡约250万，恶性肿瘤已成为国民死亡的主要原因，其死亡率已上升至第一位，成为人类生命健康的“第一杀手”，因此解除患者痛苦，延长患者生命，是广大肿瘤医务工作者目前所需要解决的重大问题。

医学研究的进步，促进了肿瘤治疗方法的不断更新，也使得肿瘤治疗方案推陈出新，为了更好地将新知识、新方法应用于临床，也为了与其他肿瘤工作者交流经验，我们编写了这本《现代临床肿瘤学进展》。本书是由多位经验丰富的临床医务工作者参考大量文献编写而成，其涵盖了总论、头颈部肿瘤、胸部肿瘤，乳腺癌，腹部肿瘤、泌尿生殖系统肿瘤、神经系统肿瘤、骨及软组织肿瘤、血液系统肿瘤等内容。本书注重基础理论与临床实践相结合，传统经验与现代研究相结合，内容丰富，篇幅合理，专业度高，实用性强，是一本极具参考价值的肿瘤类专业书籍。

参与本书编写的人员均是来自一线临床的医务工作者，有多年的肿瘤防治经验，然而受编写经验、时间等限制，书中难免存在不足之处，敬请读者批评指正。

目 录

第一章 总论

第一节 肿瘤的致病因素和癌症的早期信号

根据国际癌症研究中心的数据表明，2000 年世界恶性肿瘤新发病例 1005.6 万，其中肺癌、乳腺癌、结直肠癌、胃癌和肝癌分别占恶性肿瘤发病率的 12.3%、10.4%、9.4%、8.7%和 5.6%；恶性肿瘤死亡病例 621 万，主要的死因是肺癌、胃癌和肝癌，分别占恶性肿瘤病死率的 17.8%、10.4%和 8.8%；估计到 2015 年，全世界恶性肿瘤新病例将达 1500 万，死亡 900 万，其中 2/3 将发生在发展中国家。肿瘤的死因会超过心血管病。

在世界范围内，肿瘤的发生和死亡仍呈上升趋势，肿瘤将成为本世纪人类面临的重要公共卫生问题之一，重视预防是肿瘤防治的一项主要内容，也是每个肿瘤防治工作者义不容辞的责任。21 世纪是人类继续和癌症斗争的世纪。

一、肿瘤的致病因素

肿瘤的致病因素可分为内因和外因两个方面。

（一）内因

1.*免疫状态*　如先天性免疫缺陷，各种因素导致的免疫力下降，如长期应用免疫制剂，其肿瘤发病率将高于正常人多倍。

2.*遗传因素*　结肠息肉，视网膜母细胞瘤，乳癌，胃癌。

3.*内分泌失调*　性激素平衡紊乱，逾量激素的长期应用，如卵巢激素、雌激素、垂体促性腺激素、甲状腺激素可诱发卵巢癌、睾丸癌、子宫癌、甲状腺癌。

4.*年龄因素*　肺癌、肝癌、食管癌多见于 40 岁以上者，淋巴瘤、母细胞瘤多见于青少年。

5.*胚胎残存组织*　有畸胎瘤、皮样囊肿等。

（二）外因

1.*化学因素*　化学致癌因素最多，是最主要的致癌因素，占环境致癌因素的 80%～90%。动物实验证实，化学致癌物质不下 1100 种。

(1)常见的致癌化合物：如多环芳烃化合物(3-4 苯并芘和苯并蒽、甲基胆蒽即奶油黄、苯等)，偶氮染料(β-萘胺)，无机物如砷、石棉、铬、镍等。1775 年，首先有报告打扫烟囱的童工，因为烟灰长期刺激阴囊而引起阴囊癌。1919 年有人用煤焦油涂抹兔子耳朵，经过相当时期诱发出上皮癌。1930 年有人从煤焦油中成功地提炼出特殊致癌成分 3-4 苯并芘，可引起皮肤癌、肉瘤等。香烟烟雾中的烟焦油含有多种化学性致癌物质，如苯并芘、亚硝胺等，可引起肺癌、喉癌等癌症。约 20 年前，因云南省宣威县肺癌发病很多，经研究人员和当地卫生人员合作研究，发现当地肺癌高发的主要原因是由于室内烧煤，煤烟污染室内空气，致使空气中含有大量苯并芘等致癌物质。经改造炉灶、建造烟囱等措施将燃煤时产生的煤烟排出室外，改造炉灶后 10 年以上的居民，肺癌的发病率明显地降下来。某些城市、重工业区、交通频繁的地方，空气中苯并芘的含量常常超过环境卫生的标准。因为燃烧煤、石油、煤焦油、沥青、垃圾等原因，各种蒸汽机车、内燃机、机动车工作时都产生苯并芘等有害物质。在厨房里，由于炉灶烟火和烹调时煎炸油烟，空气中苯并芘含量比普通房间空气中的含量高数倍，所以要注意厨房内空气流通，把污染的空气排出室外。国内外研究证明，食物的熏、烤、油炸都可使食品产生苯并芘，焦煳的食物中苯并芘的含量要比普通食物增加 10～20 倍。脂肪、蛋白质和糖经高温烧烤、油炸的热解过程会生成这些化学致癌物质。熏制食品不仅表面有部分变焦，还附着许多烟雾微粒，所以，苯并芘的含量很高。偶氮染料中的萘胺也可引起膀胱癌。

(2)亚硝胺类及其前体物质：亚硝胺类化合物是很强的致癌物，它在低等和高等动物如鱼、青蛙、小鼠、大鼠、兔、狗、猪、猴等身上都能诱发肿瘤。亚硝胺类化合物主要用作工业上的溶剂、润滑剂和汽油的添加物，农业上用作杀虫剂等。它存在于烟草的烟雾中及保存不好的谷类和质量差的酒中，其浓度很低。它也存在于用亚硝基化合物腌制过的肉、鱼、禽等食品中。一般说来，亚硝胺在自然界中存在的量很小，但合成亚硝胺的前体物质(原料)二级胺和亚硝酸盐在自然界广泛存在，在适宜条件下，在身体内可以合成致癌亚硝胺。研究人员在肿瘤高发区的部分陈粮、酸菜、发霉的食物、粗制鱼露、薯干、干萝卜条、干咸鱼等样品中检测出亚硝胺。在肿瘤高发区部分居民的胃液中，也检测到几种不同的亚硝胺。国外报道在某欧洲国家市场的香肠、奶酪和啤酒中取 300 份样品，其中 30%的样品含有亚硝胺。我国腌制肉类时常加入亚硝酸盐作为防腐剂，而亚硝酸盐与肉类中的胺相结合便可产生极强的致癌物亚硝胺。已知蔬菜、水果中含有的维生素 C 具有阻断胃内合成亚硝胺能力，从而减少亚硝胺对人体的危害。所以，我们提倡吃新鲜的各种食物。

2.物理因素

(1)辐射：包括电离辐射以及非电离辐射。1945 年，日本的广岛和长崎遭受原子弹的袭击，当时两座城市化为一片焦土，短期内死亡人数达 20 多万，而幸存者在事后的数年内，白血病、乳腺癌、肺癌、骨肉瘤、甲状腺癌、皮肤癌等的发病率明显较其他地区高，50 年过去了，辐射致癌的影响仍很明显。1979 年，美国三哩岛压水堆核电站事故，以及 1986 年苏联切尔诺贝利核电站事故都导致大量放射物质外泄。除了引起不少人因急性放射病死亡外，目前受害人群中的癌症发病率比普通人群仍高 7 倍。

早期医疗用的 X 线，由于没有注意防护，导致放射学家患白血病的机会较一般人为高。物理学家居里夫人和她的女儿因长期接触放射线都死于白血病。现在要求孕妇和婴儿尽可能不做 X 线检查。开采含有放射性物质的矿井，可引起矿工肺癌发病率明显升高。

人们的皮肤长期受到强烈的太阳光中紫外线的照射后，起初皮肤干燥、脱屑、形成黑斑、皮肤萎缩,接着过度角化,进而形成乳头状瘤,并可能发展为皮肤癌。有遗传性着色性干皮病的人,更容易发生皮肤癌。

(2)长期的热辐射可导致皮肤癌和软组织肿瘤。例如,生活在某严寒地区的人有长期使用腹部烤炉取暖的习惯,该地区居民腹部软组织恶性肿瘤的发病率就较高。

(3)长期机械性刺激也是一种潜在的危险因素:例如因损伤形成的尖锐牙齿,或不合适的假牙托的长期摩擦,可能引起舌癌或颊黏膜癌。石棉或玻璃纤维被吸入肺内,可导致肺癌或胸膜间皮瘤。长期暴露于石棉,同时又是吸烟者,患肺癌的风险比不接触石棉又不吸烟者高数十倍。

3.生物性因素 生物性致癌因素包括病毒、真菌、细菌、寄生虫。已经证明有30余种150余株病毒可以造成动物肿瘤。从动物致癌的实验中已经得到确切的结论,病毒能引起人类肿瘤,如EB病毒与Burkitt淋巴瘤和鼻咽癌有关,C型RNA病毒与白血病有关,单纯疱疹病毒Ⅱ型与子宫颈癌有关。致癌机制可能是病毒的遗传物质(DNA)嵌入人体正常细胞的DNA(整合),致使正常细胞发生畸变而致癌。大约有十余种真菌可能会引起癌症,真菌产生的毒素有很强的致癌或促癌作用,其中以黄曲霉素致癌能力最强,以白地霉菌毒素的促癌作用最强。黄曲霉素广泛存在于霉变的花生、玉米、大米、豆类食品中,可以诱发肝癌及肾、肺、胃、皮下组织的肿瘤。一般认为细菌本身并不是致癌因素,但某些细菌可以还原硝酸盐而生成亚硝酸盐,亚硝酸盐可能转变为亚硝酸胺。感染寄生虫也可诱发某些肿瘤,如中华分支睾吸虫与原发性肝胆管癌、原发性肝癌有关;血吸虫病与大肠癌有关;膀胱癌与埃及血吸虫病有关,其致病机制可能与虫体或虫卵的机械刺激及虫体产生的有毒代谢产物有关。

二、癌症的早期信号

以下列举的症状与体征,是各种癌症的信号,有了这些症状,不等于就是患了癌症,因为其他良性疾病也可以发生这些症状。但有了这些症状应该及时就医,进行检查以明确诊断。

1.全身任何部位出现肿物或肿大的淋巴结,没有明显的红、痛、热而进行性增大,要考虑是否患淋巴肉瘤或转移癌。

2.黑痣逐渐增大,表面有龟裂渗液,或糜烂;原有毛的痣突然脱毛、增大、糜烂,要考虑是否为黑痣变成黑色素瘤。

3.皮肤慢性溃疡久治不愈,在其边缘又长出菜花状肿物,要考虑是否患皮肤癌。

4.早晨起床后吐第一口痰带血,间歇发作。

5.偏头痛,单侧耳鸣,并有颈部肿块,要考虑是否患鼻咽癌。

6.由于锐牙及坏损的残牙经常刺激舌边,局部出现溃疡、硬结,经治不愈,要考虑是否患舌癌。

7.原有咳嗽,近期咳嗽规律改变,或出现频繁呛咳,伴咳血痰,胸部固定部位痛,要考虑是否患肺癌。

8.不明原因的声音嘶哑,并日益加重,治疗效果不佳,要考虑是否患喉癌,或其他部位癌转移,压迫喉返神经。

9.吞咽时,食物通过食管有短暂停留或不顺,逐渐发展到吃干硬食物有困难者,要考虑是否患食管癌。

10.原有胃病史,疼痛规律突然改变,且有胃胀、厌食、消瘦现象,或最近发现胃部不适及嗳蛋臭味气体,出现贫血,要考虑是否患胃癌。

11.不明原因进行性面色苍白(贫血),要考虑是否患胃肠道癌,白血病或多发性骨髓瘤。

12.原有肝炎病史,或嗜酒史,近期发现右上腹部有可触及质硬肿块,要考虑是否患肝癌。

13.上腹部顽固性疼痛,平卧或仰卧疼痛加重,坐起上身向前曲或屈曲下肢可使疼痛减轻,要考虑是否患胰腺原发癌或其他部位癌症转移到胰腺。

14.无发热、无疼痛、无肝炎症状,出现巩膜及皮肤黄染,且进行性加剧,持续 1 个月以上,要考虑是否患胰头癌或壶腹癌。

15.大便习惯改变,次数增加,伴有黏液血便,或大便形状变扁变细,治疗效果不佳,要考虑是否患乙状结肠癌或直肠癌。

16.无热、无痛、血尿,间歇发作,要考虑是否患肾癌或膀胱癌。

17.性交后阴道出血、白带有污血、阴道流出米汤样分泌物、绝经 1～2 年以后又出现阴道流血,要考虑是否患宫颈癌或宫体癌。

18.原有包茎及包皮过长,龟头表面变厚、粗糙、脱屑或形成结节性肿物,无明显疼痛感觉,要考虑是否患阴茎癌。

19.老年人排尿困难,尿流变细,尿意频数.夜尿增多,要考虑是否患前列腺癌。

20.长期外阴部瘙痒、糜烂,以后发展到溃疡,或者结节状菜花状肿物者,要考虑是否患阴道癌。

21.平卧时特别是清晨睡醒后小腹部可触及肿块,要考虑是否患卵巢肿瘤。

22.四肢某一大关节附近有一固定位置疼痛,随后出现肿胀及肿块,治疗无效,要考虑是否患骨的恶性肿瘤或骨膜肉瘤。

23.乳腺出现肿块,进行性增大,与皮肤粘连,皮温增高,呈橘皮样改变。乳头内陷,乳腺外形改变,有肿物隆起。乳头、乳晕糜烂,经久不愈且向外扩展,要考虑是否患乳腺癌。

24.顽固性头痛,无发热发冷,站立时疼痛较轻,卧时加重,咳嗽、排便、喷嚏时疼痛加剧,要考虑是否患脑肿瘤。

25.偏盲或进行性失明,嗅觉、味觉改变,步态不稳,要考虑是否患脑肿瘤。

26.皮肤及黏膜反复点状出血,或有口腔溃疡及进行性贫血和发热,要考虑是否患白血病。

(岳光成)

第二节 肿瘤诊断

癌症能否早期诊断涉及的环节较多,一方面取决于患者对疾病的认识,另一方面则取决于初诊医生的责任感和医疗水平。医生应善于听取患者的陈述,亲自动手进行体格检查,从中发现重要的线索,并由此分析判断是否需要进行特殊检查。癌症诊断大致分为两大步骤:一是定性，即确诊是否患恶性肿瘤，并明确其组织学类型和分化程度；二是分期，即明确病变范围，了解癌症浸润转移情况，以初步判断预后并确定治疗原则。

一、定性诊断

根据肿瘤诊断依据的可靠性，可将诊断水平分为五级。

一级：临床诊断。仅根据临床症状、体征，参考疾病发展规律，在排除非肿瘤性疾病后做出诊断，该诊断不能作为治疗依据。

二级：专一性检查（理化）诊断。根据临床症状、体征，结合具有一定特异性的物理或生化检查结果而做出的诊断，如肝癌根据超声波和（或）AFP，肺癌根据胸片，消化道肿瘤根据 X 线钡剂造影，胰、肾、脑等深部组织根据 CT 或 MRI 扫描结果做出诊断。

三级：手术诊断。根据手术或内镜肉眼直观到新生物而做出诊断。

四级：细胞病理学诊断。根据脱落细胞学，穿刺细胞学做出诊断。白血病根据外周血液涂片细胞学检查做出诊断。

五级：组织病理学诊断。经粗针穿刺、钳取、切取或切除肿瘤组织，取其活体组织制片进行组织病理学诊断，包括白血病的骨髓穿刺涂片检查诊断。

上述诊断依据的可靠性依次递增，组织病理学诊断是目前肿瘤定性诊断标准方法，这是借助光学显微镜和其他组织化学与电子影像技术的描述性诊断方法。细胞学诊断也是肿瘤定性诊断，尤其是普查癌症的重要方法。由于细胞学诊断的局限性，只要能活检都应争取行组织病理学诊断。细胞的结构与细胞恶性行为密切相关，但这种相关并非绝对。新的肿瘤分类法要求明确了解癌变组织的部位、细胞自主性生长的特点、癌浸润和转移的方式以及机体调控的渠道的完整性等。癌细胞周期诊断、癌基因和抑癌基因诊断是深入认识和诊断癌细胞特性的新方法。

二、分期诊断

确诊为癌症后的下一步重要工作是评估病变范围，即分期诊断。分期诊断有两个目的：即提示治疗的纲要和估计预后。分期是以解剖学为基础，反映病变的大小和扩散方式。制定统一和规范的分期标准，有利于判断预后，有利于制定治疗方法，有利于人们在同一标准下选择患者进行临床试验、评价疗效及进行学术交流。

常用的分期方法有两类。一类是Ⅰ临床分期法，即分为 0、Ⅰ、Ⅱ、Ⅲ、Ⅳ期。临床分期法主要是根据大量病例研究及随访结果，按患者的生存率进行归类分期。另一类是 TNM 分期法。T 代表局部肿瘤，N 代表区域淋巴结，M 代表有无远处转移。TNM 分期即确定局部肿瘤的大小（T），有无区域淋巴结转移及转移的程度（N），有无远处转移（M）。20 世纪 40 年代，肿瘤分期一般分为局限型、区域型和远处转移型，长期追踪已显示这种分期方法的优点。TNM 分期法是在此基础上建立和完善的。TNM 分期法详细描述了肿瘤的病变范围。TNM 分期又可分为临床 TNM 分期（CTNM 分期）和病理 TNM 分期（PTNM 分期），后者比前者评估预后及指导治疗更有价值。肿瘤大小与淋巴结转移及远处转移密切相关。

三、诊断方法

用于肿瘤诊断的方法包括：内镜、影像学、生化、肿瘤标志物、细胞学、病理学、免疫组织化学等。其中组织病理学检查是确诊癌症的最可靠方法。

（一）影像学检查

1.X线检查　该检查的基本技术包括X线平片、体层摄影、造影检查。其中X线平片检查是X线检查最基本的方法，它主要适用于具有良好自然对比部位的检查，如胸部平片。体层摄影用于进一步检查胸片上的异常影像，如显示肿瘤病灶的层面。脑、脊髓、消化道、泌尿系统的肿瘤则需要造影检查。造影检查也用于血管和淋巴系统显影检查。X线胸片检查是诊断肺部肿瘤的首选方法，必要时结合体层摄影，可对大多数肺部肿瘤做出较准确的判断。

2.CT检查　CT检查的最大特点是能直接检查出许多实质器官内部的肿瘤。CT检查还能显示器官的轮廓、形态、病变范围、病灶与邻近器官的关系。CT检查在癌症诊断、分期、预后判断、设计放疗计划、治疗后随诊等方面，占有重要地位。该检查主要是依据组织密度变化及解剖结构变化等情况做出判断。螺旋CT检查可减少扫描时体内器官移动所造成的影像误差，保持影像的连续性。

(1)颅内肿瘤：CT扫描是脑瘤诊断的常用方法。多数脑瘤的密度与正常脑组织的密度有差异，CT扫描可以观察肿瘤的部位、数目、大小、坏死、肿瘤周围组织水肿等情况。

(2)头颈部肿瘤：CT扫描检查在诊断眼、眼眶、鼻、鼻咽、鼻窦、喉肿瘤方面有较好的优势。高分辨力可以显示肿瘤的部位、大小、周围软组织及骨受侵犯的情况。

(3)胸部肿瘤：与普通X线胸片相比较，CT扫描在诊断纵隔肿瘤方面有较好的优势，它可以显示纵隔的全貌。胸部CT扫描用于检查普通X线胸片难以观察到的肿瘤，如奇静脉食管旁、心后区、脊椎旁、气管腔内等部位的小肿瘤。CT扫描检查可以观察到肿瘤的大小、肿瘤是否侵犯胸膜、肺门淋巴结、纵隔淋巴结等。目前64层螺旋CT可采用亚毫米准确值在一次短暂屏气后完成整个胸部扫描，运动伪影和容积效应几乎可以忽略。不仅如此，还可以对原始数据进行后处理，实现高分辨率算法重建(HRCT)功能和进行多平面重建(MPR)及三维重建(3D)，进一步提高诊断准确性。

(4)腹部肿瘤：CT扫描对于腹部空腔脏器的、显示效果不佳，但对实质性脏器的显示效果较好，如肝脏、胰腺、肾脏、腹膜后淋巴结。腹部CT扫描的优点是，可以在同一断面显示多个脏器，了解多病灶与周围组织的关系。

(5)盆腔肿瘤：盆腔内组织结构复杂，普通CT图像分析较困难。在膀胱、阴道、结肠直肠内充填造影剂，能较清楚地显示盆腔内是否有肿瘤病变、病灶的部位、范围与邻近器官的关系。

3.磁共振(MRI)检查　MRI检查诊断肿瘤的原理是基于核内磁性变化，经模数转换及图像处理而成为直观的图像。与CT比较，MRI检查的主要优点：①可以显示机体任何解剖截面的图像，可多层面直接成像，可更直观地了解肿瘤病变范围、起源和侵犯的结构，为肿瘤定位、定性提供重要帮助；②对比度高，CT只有一个成像参数，即X线吸收系数，而MRI成像参数及成像方法较多，软组织对比度明显高于CT，对软组织及淋巴结转移灶的显示能力强；

③检查时无机械性及放射性损伤；④无骨伪影干扰靠近骨骼的病变同样可清晰显示。目前MRI检查的空间分辨力不及CT扫描。MRI检查中移动伪影、金属干扰等问题尚未得到较好的解决。造影剂可增强不同组织间MRI信号的差异，使图像的分辨力增强，缩短检查时间。MRI血管造影或非造影剂增强的灌注成像、弥漫成像技术可用于肿瘤血管显示，这些技术可以提高肿瘤诊断和鉴别诊断的水平。

MRI光谱检查是无损检查活组织生化成分的新方法。检查时患者的身体或躯体的层次可分为一组小方块，然后通过对MRI信号单元的局部强度进行观察，可获得比常规MRI影像更为清晰的图像。在提供组织生化信息时还可能定位，从而使获得的信号不仅能反映它是来自患者头部某处组织，而且还能表明信号是来自脑瘤或正常脑组织，有助于判断肿瘤的良恶性特性、恶性程度。实验表明，光谱与氧含量值明显相关。

MRI光谱对预测肿瘤预后和患者治疗的反应有帮助，估计可减少约25%效果不大的癌症放、化疗。鉴别软组织肉瘤的良性与恶性的灵敏度为100%，特异性为93%。

4.核医学　核医学显像诊断癌症的手段分为两大类：一类是普通的放射性核素扫描，如骨扫描、甲状腺扫描；另一类是放射免疫显像。这两类方法都是将放射性核素注射或口服入体内，间隔一定时间，待放射性核素分布于机体后，利用显像设备获得放射性核素在体内的聚集部位和范围等分布情况。各种组织器官组织及肿瘤组织对不同的放射性核素的选择性聚集程度存在差异，放射性核素扫描正是利用这种核素分布的差异图像来判断有无病变。放射免疫显像与普通核素扫描所不同的是，放射性核素是标记在对肿瘤相关性抗原的特异性抗体上，这样肿瘤组织局部的放射性聚集程度将可能明显超过正常组织。因此，放射性免疫显像更有利于显示肿瘤病变，提高肿瘤诊断的灵敏性、特异性和准确性。

(1)放射性核素扫描：该技术广泛用于肿瘤诊断，与其他影像学检查手段相比较，甲状腺和骨的放射性核素显像检查的效果具有较大的优势。

1)内分泌腺肿瘤：甲状腺扫描显像剂常用^{131}I或^{99}Tc。甲状腺扫描可以对甲状腺肿瘤进行定位及鉴别诊断，对晚期甲状腺癌的患者，全身放射性核素显像有助于寻找甲状腺癌的转移性病灶。甲状旁腺扫描用^{75}Se代蛋氨酸显像。肾上腺皮质显像用^{131}I化胆固醇诊断肾上腺皮质腺瘤，其灵敏度约为93%，特异性为96.4%。肾上腺髓质肿瘤的显像用^{131}I碘化苄胍，其灵敏度为88%，特异性为95%。

2)骨肿瘤：放射性核素骨扫描包括全身骨平面及SPECT断层显像，显像剂为^{99}Tc。骨扫描对骨肿瘤，尤其是转移性骨肿瘤，具有早期诊断的价值。骨扫描诊断骨转移病灶的灵敏度高，发现及显示病灶的时间可能比普通X线摄片提早3～6个月。一次性全身骨扫描可同时显示全身骨骼情况。骨扫描的灵敏度高是因为放射性核素显像所反映的是骨骼局部血供、新骨形成及骨反应性增生的情况。而X线骨平片反映的则是骨局部钙磷盐的密度。对于溶骨性病变来说，只有骨破坏达到一定程度(脱钙30%～50%，总量＞1.5g)时，骨X线平片才显示出异常影像。对于核素扫描单发性骨显像异常，尤其是该部位近期有创伤史的患者，诊断时应慎重，勿轻易下骨转移的诊断。

3)肺肿瘤：肺显像用^{67}镓(^{67}Ga)作为显像剂，其阳性率为88%～96%。当肿瘤直径＜2cm时，核素扫描不易发现病灶。此外，该检查的特异性欠佳，肺部的结节性病灶、炎症等病变都可能出现假阳性结果。

4)淋巴系统肿瘤：放射性核素扫描检查淋巴系统用^{99}Tc标记的胶体颗粒作为显像剂。淋巴系统放射性显像可以显示淋巴引流的走向，淋巴结形态及摄取胶体颗粒的能力。上半身淋巴系统显像主要用于乳腺癌，了解胸骨旁内乳淋巴链和腋窝淋巴结的情况。下半身淋巴系统显像主要用于检查宫颈癌、膀胱癌、前列腺癌、直肠癌、肛门癌的淋巴结转移情况。淋巴系统显像的缺点是：①某一区段淋巴引流受阻，其上部的淋巴链就不能显示；②分辨力及解剖关系不理想。在淋巴瘤诊断中，^{67}Ga扫描在分期和随访疗效中均具有重要意义。它不但能提供解剖信息，还提供功能性信息。^{67}Ga扫描在侵袭性类型的淋巴瘤，例如弥漫大B细胞淋巴瘤中阳性率高于滤泡型的惰性淋巴瘤。^{67}Ga扫描评价膈上病变的精确性高达90%，膈下病变的精确性较差(因为容易受结肠摄取的影响)。有脾脏肿大的淋巴瘤患者可行^{99}Tc扫描。

5)肝肿瘤：B超和CT的普及使放射性核素肝扫描不再是肝癌诊断的首选方法。但是，近年肝胆放射性核素显像剂及SPECT及PET技术的进展，使肝的显像水平得到了明显的提高，这些新技术可以通过显示肝血流来鉴别肝内占位性病变的性质，在肝血管瘤诊断方面，其灵敏度高于其他影像学检查。

6)脑肿瘤：脑肿瘤诊断往往不会首选放射性核素显像检查，但是SPECT或PET脑显像技术，能比X线和CT扫描更确切反映脑占位性病变的血流和功能改变情况。

7)肾肿瘤：SPECT或γ照相肾血流动态显像，可以了解肾血流灌注情况。

(2)放射免疫显像：放射免疫显像技术是综合核医学、分子免疫学、生物化学、肿瘤学、影像学诊断等学科的成果而取得的进展。该技术在肿瘤早期诊断和判断疗效等方面，具有发展前景。

1)肿瘤抗原：肿瘤抗原是细胞恶变过程中出现的具有免疫原性的新的大分子物质的总称。用于放射免疫显像的理想的肿瘤抗原应具有肿瘤特异性，并在细胞表面及细胞内保持一定的浓度不被代谢，这些抗原还能接触和结合血流中的抗体。然而，迄今为止，尚未能从人类肿瘤中提取出纯化的，而且是正常组织缺乏的肿瘤特异性抗原。目前制备用于放射免疫显像抗体的抗原是肿瘤相关性抗原。人类肿瘤相关性抗原有下列几类。

A.分子抗原：人类肿瘤细胞异常表达存在于正常细胞上的分化抗原，即一些正常抗原出现异常分布，如红细胞血型抗原出现在胃癌细胞上，恶性淋巴瘤和淋巴细胞性白血病的细胞表面出现淋巴细胞分化抗原。

B.组织交叉反应性肿瘤抗原：具有组织交叉反应肿瘤抗原和肿瘤，包括神经母细胞瘤、膀胱癌、恶性黑色素瘤、结肠癌、乳腺癌、肺癌、卵巢癌、睾丸癌、肾癌、软组织肉瘤等。

C.病毒相关性抗原：病毒相关性抗原血清学检查，用于检查与HTLV、EB、HPV感染相关的肿瘤。

D.胚胎性抗原：已发现多种人类肿瘤胚胎性抗原，如AFP、CEA、FSA、胎盘碱性磷酸酶、γ胚胎蛋白等。其中AFP和CEA的研究最深入，临床应用也较广。

E.其他抗原：HLA-Ⅰ型抗原、MHC-Ⅱ型抗原等检查也有一定的价值。

2)抗体：针对肿瘤相关性抗原制备抗体，多采用杂交瘤技术和遗传工程技术。抗体包括多克隆抗体和单克隆抗体，如抗AFP-IgG、CEA-McAb、结肠癌抗体$F(ab')_2$、肝癌铁蛋白IgG、抗人肺非小细胞肺癌 McAb 2E3 和 6DI、骨形成蛋白(BMP)McAb 等。近年，采用人-鼠嵌合抗体 DNA 重组技术制备人-鼠嵌合抗体，可以减轻因反复注射异源性抗体后，宿主体内产生抗体的现象，从而提高放射免疫显像的效果。

3)放射性核素的标汜:用于放射性核素显像的常用标记核素是^{131}I、^{99}Tc 和^{111}In。标记核素的必备条件是核素能与抗体相结合，而且不影响其抗体的活性。

4)显像:将核素标记抗体经口服、皮下、静脉、胸腹或动脉注入患者的体内。给药时，应该注意个别患者可能发生过敏性反应。核素标记抗体进入体内后，根据其代谢分布特点，间隔一定的时间进行显像检测。显像用 γ 照相仪或 SPECT 扫描仪。

目前，放射免疫显像技术存在的主要问题是如何提高靶组织与非靶组织的放射性比值。制备肿瘤特异性抗原及相应的特异性高的抗体。

(3)PET 及 PET-CT 正电子发射断层显像(PET)和正电子发射断层-X 线计算机断层显像(PET-CT)是目前临床应用较为广泛的分子影像学检查方法，是利用正电子发射体标记的葡萄糖、氨基酸、胆碱、胸腺嘧啶等药物作为示踪剂，以解剖图像方式从分子水平上反映人体组织的生理、病理、生化代谢改变的显影技术。^{18}F-FDC(^{18}氟标记脱氧葡萄糖)是目前最常用的肿瘤 PET 显像剂。PET 的分辨力范围 4～5mm，目前国内外研究多采用 2.5 作为区分良恶性病变的 SUV 界值。若病灶 SUV＞2.5 时则认为是恶性，若病灶 SUV 小于 2.5 则认为是良性。值得注意的是，PET 或 PET-CT 检查仍然存在一定的假阳性和假阴性。

5.*超声波检查* 超声波检查技术诊断肿瘤已有较长历史，近年该技术发生了显著的进步。B 型超声波全面普及，B 型超声波诊断仪的探头及成像技术有了质的飞跃。超声三维图像诊断仪、C 型超声扫描、F 型超声扫描、超声 CT 及超声伞息装置等技术已处于积极探索研究阶段。超声波诊断属于无损伤性检查，检查费用较经济。超声波检查对肝脏、胸腔积液、腹水、子宫、附件、前列腺等部位的诊断，具有较大的优势。超声波检查鉴别实质性、液性及气体性肿块的准确性高。

B 型超声波检查:常用的 B 型超声波仪有线阵超声实时成像仪、扇形超声实时成像仪、彩色多普勒超声诊断仪。B 超检查前患者及医生需要进行一定的准备工作。准备工作包括:①根据病史、体格检查结果明确需要检查的部位和脏器;②肝、胆、胰、胃等器官应在空腹状态下检查，以便在脂餐或饮水后了解其变化;③膀胱、前列腺、子宫、卵巢等器官检查前，应让膀胱充盈;④腹部检查前应先排便，必要时行清洁灌肠。

(1)超声波检查对各器官组织肿瘤的诊断价值

1)颅内肿瘤:超声波检查可以了解大脑中线位置、天幕上的占位性病变、肿瘤与血流的关系。超声波检查颅内肿瘤的价值远不及 CT 或 MRI 扫描。

2)眼及眼眶肿瘤:超声波检查可以清晰显示眼球及眶内组织，了解肿瘤与视神经、眼肌及眶骨之间的关系。

3)甲状腺肿瘤:超声波检查可以迅速鉴别甲状腺肿块是囊性还是实质性占位性病变。

4)唾液腺肿瘤:超声波检查可以清晰地显示腮腺和颌下腺的形态轮廓，分辨肿块与腺体的关系。

5)乳腺肿瘤:对于乳汁潴留性乳房肿块，超声波诊断较准确，但对慢性乳腺炎及早期乳腺癌的鉴别诊断尚有一定困难。

6)纵隔肿瘤:超声波检查对上前纵隔的肿瘤的诊断有定价值。

7)肺部肿瘤:超声波对肺部肿瘤探测的价值不大。

8)胸膜:对胸腔积液及胸膜肿块的诊断及定位价值较高。

9)肝脏肿瘤:超声波是检查肝脏占位性病变的首选方法。该方法能显示直径小于1cm大小的肝占位性病变,迅速鉴别囊肿、多囊肝、肝血管瘤、转移性肝癌等肝脏的占位性病变。

10)脾脏肿瘤:超声波可探测脾脏的大小,检查有无占位性病变。

11)胆囊肿瘤:超声波对早期胆囊癌的诊断价值高,检查可以显示胆囊的形态、大小及收缩功能。

12)胰腺肿瘤:胰腺肿瘤检查常首选超声波检查。检查时应注意,肿块直径小于2cm时,经腹壁探查可能误诊。

13)胃肠道肿瘤:B超探查对于胃肠道肿瘤的诊断价值不如钡餐及内镜检查,但腔内超声检查对胃肠道肿瘤的诊断有实用价值。

14)肾脏肿瘤:超声波是肾脏肿瘤诊断的首选方法,它可以从肾脏的冠状面、矢状面、横切面三个切面检查,该检查对于鉴别肾占位性病变的性质有较高的准确性,但对较小的肾实质性肿瘤的诊断尚有一定的困难。

15)肾上腺肿瘤:首选超声波检查。该检查可能发现直径小于1cm的肿瘤。

16)膀胱肿瘤:超声波检查可以探测膀胱肿瘤的大小、部位、有无蒂等情况。但是,如果膀胱壁上的肿块呈扁平状,而且直径小于0.5cm,经腹壁探测就不容易准确诊断。

17)男性生殖器肿瘤:超声波经腹壁及会阴部探查,可以较好地了解前列腺情况。超声波检查睾丸肿块,可以鉴别睾丸肿大是积液还是实质性肿块,但对结核和癌症的鉴别较困难。

18)女性生殖器官肿瘤:超声波检查是子宫、附件的首选检查项目。超声波检查可以显示子宫壁、子宫内膜、卵巢的占位性病变,并可了解肿块的密度。

19)腹膜:超声波可以探测腹膜有无占位性病变,诊断腹水的准确性高于其他检查项目。

20)腹膜后肿瘤:超声波检查可用于探测腹膜后肿大淋巴结及腹膜后肿块,鉴别腹腔与腹膜后肿块。

(2)腔内超声探测:普通B型超声波检查对胃肠道等空腔脏器的肿瘤,尤其是肿块呈扁平状,体积小的肿瘤难以探测。近年,超声探头的研究有了较大的革新,各类腔内探头相继问世,如超声食管、胃肠、膀胱、阴道、宫腔、腹腔、血管、输尿管、输卵管内探头。这些腔管内探头可以直接置于上述器官的内壁上进行探测,它不仅可以探测出经体外难以探出的早期癌症,而且还可能了解癌症浸润深度和范围,同时还可以引导直接活检,使内镜检查和活检一次完成。近年,腔内超声检查已逐渐开始广泛应用于配合内镜或手术中病变的探测检查。内镜超声检查技术将是空腔脏器病变诊断检查技术发展的方向。

(3)介入性超声:介入性超声技术是指在实时超声监视引导下,经皮肤把穿刺针或导管置入预定的部位,进行穿刺活检抽吸检查,插管引流,注药造影,化疗或放疗等操作。超声检查引导下,细针穿刺诊断早期小肝癌是介入性超声诊断技术成功的典范。

(4)术中超声:手术中进行超声波检查,主要用于术中肿瘤定位检查。探查手术直视下看不见，触摸不到的脏器深部肿瘤，了解肿瘤侵犯的范围、血管内有无瘤栓、周围淋巴结受累等情况，以利于手术穿刺活检或其他治疗的进行。

(5)超声声学造影：该技术在临床应用不多，如胃声学造影、大肠灌水造影、过氧化氢溶液肝脏造影、过氧化氢溶液子宫输卵管造影技术等。

(6)彩色多普勒技术：该技术检查可以代替血管造影的一部分作用。彩色多普勒技术检查对肝脏占位性病变的诊断和鉴别诊断有较大的帮助。肝癌患者在肝动脉栓塞治疗后，定期行彩色多普勒检查，可以监测病情变化。例如，肝癌患者行栓塞治疗后，经彩色多普勒检查发现被栓塞后的肿瘤血管重新开放，则提示癌症复发。

6.介入放射学　介入放射学是在放射诊断学基础上发展起来的新学科。该技术包括肿瘤介入诊断和治疗两方面内容。介入放射学用于肿瘤诊断的技术包括经导管动脉造影、在影像诊断设备引导经皮肤穿刺活检术。介入技术用于肿瘤诊断的创伤性微小，定位准确。

7患者档案交流系统(PACS)　经计算机处理把患者的核医学功能影像与CT或MRI的解剖影像合二为一，成为单一的既有功能，又有解剖的影像。

(二)内镜检查

内镜检查在癌症诊断中占有非常重要的地位。内镜检查不仅可以直接窥视许多体内腔及孔隙部位的癌前病变及癌肿，而且还可以取活检，以便组织病理学检查确诊。内镜的发展经历了硬式内镜、纤维光导内镜、电子纤维光导内镜三个阶段。内镜与超声波、微波、激光等高新技术结合，将进一步提高内镜在肿瘤诊断中的作用。目前内镜超声波检查技术已逐渐成熟，并且已逐渐广泛应用于消化道肿瘤诊断及消化系统肿瘤的术中探查诊断。

常用的内镜种类：纤维鼻咽镜、喉镜、支气管镜、纵隔镜、食管镜、胃镜、结肠镜、直肠镜、胆管镜、阴道镜、宫腔镜、输卵管镜、肾盂输尿管镜、膀胱尿道镜等。内镜在消化系统、呼吸系统、女性生殖器、泌尿系统、耳鼻喉等部位肿瘤的诊断中常用。在进行消化道及支气管镜检查时，应注意严格掌握适应证和禁忌证。如果患者病情危重预计难以耐受检查、可能发生大出血、合并明显感染、心肺功能严重障碍或有穿孔迹象时，都不宜行消化道或支气管镜检查。

(三)肿瘤标志物

人们一直企图寻找到一种简单快速和准确诊断早期癌症的方法，期望肿瘤标志物能成为这种简便的方法。理想的肿瘤标志物应该是肿瘤所特有的，而不存在于正常组织的物质(大分子蛋白、肽类、酶、小分子脂类、氨基酸衍生物等)。然而，迄今为止，人们还未找到肿瘤特异性标志物。不过在研究过程中，人们已发现了许多含量明显有别于相应正常组织的化学成分，如胚胎性抗原、同工酶、激素等。目前，临床上通常所说的肿瘤标志物就是这一类肿瘤相关性标志物。

临床常用的肿瘤相关性标志物：

1.本周蛋白　本周蛋白于1946年被发现，它是人类首次发现的肿瘤相关性标志物。本周蛋白出现于多发性骨髓瘤患者的尿液中，该蛋白是由骨髓瘤细胞合成分泌，它是一种单克隆的免疫球蛋白轻链，分子质量小，可以经肾小球滤过排出。此蛋白在尿中酸化到pH4.5～5.0时，或加热到56～600C时，蛋白就凝固，出现沉淀。但是，把尿液继续加热到90℃以上时，蛋白则会溶解，故该蛋白又称为凝溶蛋白。40%～70%的多发性骨髓瘤患者的尿液中可以检测出本周蛋白。尿本周蛋白检测可以监测多发性骨髓瘤患者病情变化。为提高检测的灵敏度，可以将尿液浓缩后进行检查，也可将尿液透析后进行电泳检查(类血清电泳出现M带蛋白)。

2.激素和异位激素　内分泌腺肿瘤常表现出激素分泌亢进，这些激素往往与肿瘤所起源组织产生的激素相同。检测这些过高的正位分泌的激素水平，有助于诊断内分泌腺的肿瘤。某些非内分泌腺的恶性肿瘤也可能出现某种激素异常升高的现象。研究其原因发现，某些肿瘤可以产生异位激素。人体的激素分为四类：类固醇、单胺类(脂肪酸衍生物)、氨基酸衍生物、肽类或蛋白类。目前发现，肿瘤分泌的异位激素只有肽类或蛋白类激素，几乎所有的肽类激素都可由肿瘤异位分泌。异位激素的结构与生理性分泌激素的结构相同。异位激素产生的种类及量与临床表现关系密切。微量异位激素可能不引起任何临床症状，而分泌大量异位激素则可能出现严重并发症。例如，大量ACTH分泌可能出现严重的肾上腺皮质功能亢进综合征；大量分泌促胃液素可引起严重的出血性消化道溃疡。产生异位激素的主要恶性肿瘤是小细胞性肺癌，其次是类癌、恶性淋巴瘤、甲状腺髓样癌、卵巢癌、乳腺癌等。人绒毛膜促性腺激素(HCG)是最有用途的激素类肿瘤标志物，它用于恶性滋养细胞肿瘤及生殖细胞肿瘤的诊断，检测HCG水平或其亚单位3-HCG的水平，能够较准确地反映肿瘤病情变化。

3.酶及同工酶癌症患者的酶学异常有两种基本表现　一种是胚胎性表达；另一种是异位性表达。酶学变化大多局限在肿瘤组织内，只有当肿瘤体积较大，或已发生广泛转移时，才表现出外周血循环酶学异常变化。

(1)酸性磷酸酶(ACP)：用于前列腺癌检查，阳性率约70%，孽酶还可作为判断前列腺癌病情变化的指标。成骨肉瘤和恶性肿瘤骨转移也可能表现出酸性磷酸酶活性升高。

(2)碱性磷酸酶及其同工酶(ALP、AKP)：该酶存在于多种细胞的胞膜上，因此，许多疾病都可能表现出血清碱性磷酸酶活性异常升高。各类组织的碱性磷酸酶的电泳迁移率不一致，根据其电泳迁移图谱将这些亚型分别定为碱性磷酸酶Ⅰ、Ⅱ、Ⅲ、Ⅳ、Ⅴ、Ⅵ、Ⅶ同工酶。把碱性磷酸酶的同工酶作为肿瘤标志物，其临床应用价值高于单测定总碱性磷酸酶活性。

(3)α-L-岩藻糖苷酶(AFU)：原发性肝癌患者中，70%～81%患者可能表现出血清α-L-岩藻糖苷酶阳性结果，转移性肝癌或肝良性病变的阳性仅17.6%。因此，α-L-岩藻糖苷酶可作为AFP阴性肝癌的补充性标志物，也可作为鉴别原发性肝癌与转移性肝癌的参考指标之一。

(4)去γ羧基凝血酶原(DCP)：DCP又称为异常凝血酶原。正常人血清DCP阴性，约90%肝癌患者表现出DCP阳性，转移性肝癌及非肿瘤性肝脏疾病患者DCP阳性率低。部分AFP阴性的原发性肝癌患者，可能表现出DCP阳性。因此，DCP可作为肝癌的标志物。

(5)半乳糖转移酶Ⅱ(GalT-Ⅱ)：半乳糖转移酶位于高尔基体及细胞膜上，GalT-Ⅱ是其同工酶。恶性肿瘤患者血清GalT-Ⅱ活性升高，阳性率为71%～83%，其活性升高程度与癌症病情变化有关。癌性渗出液的GalT-Ⅱ阳性率为87.5%。GalT-Ⅱ阳性主要出现于内胚层起源的癌症，如消化系统肿瘤、乳腺癌、肺癌。

(6)γ谷氨酰胺转移酶及其同T酶(GGT)：GGT的同工酶Ⅰ′、Ⅱ和Ⅱ′称为新GGT。新GGT用于原发性肝癌辅助诊断，也可用于监测病情变化。

(7)胎盘型谷胱甘肽S-转移酶(胎盘型GST)：胎盘型GST在恶性肿瘤诊断中的阳性率，肝癌占64.7%，胃肠道恶性肿瘤占76.9%，胆道癌占70%，胰腺癌占41.7%，食管癌占53.3%。

(8)糖酵解酶类同工酶:作为肿瘤标志的糖酵解酶同工酶主要是胎儿型同工酶,如A型醛缩酶同工酶、乳酸脱氢酶同工酶(LDH)、丙酮酸激酶同工酶、神经无特异性醇化酶。LDH是判断恶性淋巴瘤预后及治疗后随访的重要标志物。LDH同工酶分为LDH1、LDH2、LDH3、LDH4、LDH5,恶性肿瘤多表现为LDH4和LDH5活性升高,而LDH1和LDH2活性相对降低,白血病和肺癌患者还可表现出LDH3活性明显升高,原发性肝癌LDH5>LDH4,转移性肝癌则LDH4>LDH5。

(9)胸腺嘧啶核苷酸酶Ⅰ(TK-Ⅰ):白血病、多发性骨髓瘤、小细胞性肺癌患者血清TK-Ⅰ的阳性率约70%。

4.糖脂类 许多肿瘤标志物的化学本质是中性鞘糖衍生物或神经节苷脂。血清CA199、CA50、CA242值在胰腺癌及消化道恶性肿瘤患者中升高,其阳性率为54%~89%。神经节苷脂和脂结合唾液酸含量升高,见于肝癌、消化道肿瘤及肺癌患者。

5.糖蛋白类 目前临床上最常用的肿瘤标志物如AFP、CEA等胚胎型蛋白及肿瘤相关性抗原,大多属于糖蛋白。

(1)AFP:AFP升高发生于肝癌、卵黄囊瘤的患者。AFPⅡ临床用于肝癌的普查、诊断、治疗后病情监测及预后判断。

(2)CEA:正常情况下结肠上皮细胞可以产生和分泌CEA。结肠癌、胰腺癌、胃癌、乳腺癌等患者可表现出血清CEA值升高,其升高水平的变化可以反映癌症病情变化。

(3)CA125:1998年发现CA125是卵巢上皮性癌的相关性抗原,继后发现乳腺、子宫、胰腺、胃肠、肺等部位癌症患者的血清,也可检测出CA125,其阳性率为20%~73%。因此,CA125被认为是一种与多种肿瘤有关的肿瘤相关性抗原。

(4)CA153:1982年发现CA153是乳腺癌的肿瘤相关性抗原。卵巢癌、肺癌及乳腺良性病变也可能表现出CA153阳性。

(5)CA199:1979年发现CA199在多种腺癌中升高,如胰腺癌、肺癌、结直肠癌及胃癌等。75%以上的卵巢浆液性囊腺癌、胰腺癌、胃癌中,出现CA199升高。血清CA199水平显著升高对胰腺癌有较高的诊断价值(高于正常100倍),大肠癌等其他恶性肿瘤患者血清CA199亦明显升高(高于正常10~40倍)。CA199对胰腺和胆道系统恶性肿瘤阳性检出率较高,其癌症检出率依次为胰腺癌(75%)、胆道癌(71.4%)、胃癌(42.7%)、结肠癌(39.1%)、肝癌(27%)、食管癌(18.2%)、其他癌(7.1%),对转移性癌的诊断也有较高的阳性率。

(6)CA242:该抗原是一种新的肿瘤标志物,主要用于消化道腺癌的诊断检测。对胰腺癌、结直肠癌分别有86%和62%的阳性检出率,对肺癌、乳腺癌也有一定的阳性检出率。

(7)神经元特异性烯醇化酶(NSE):NSE是糖分解代谢中的一个磷酸化酶,正常情况下主要见于神经元和神经外胚层细胞,但也见于前列腺、肾小管袢、支气管上皮、浆细胞和巨核细胞。NSE在小细胞肺癌、垂体腺瘤、类癌、胃类癌、肠类癌等肿瘤中增高。

(8)黏蛋白样癌相关性抗原(MCA):该抗原作为乳腺癌的标志物,其灵敏度低于CA153,但其特异性高于CA153。

(9)前列腺特异性抗原(PSA):正常情况下PSA产生并存在于前列腺组织中。前列腺癌患者1m清PSA阳性率高达82%~97%。前列腺炎也可能出现PSA值升高。

(10)胰腺癌胚抗原(POA):胰腺癌患者 POA 阳性率为 48%～60%。POA 可用于监测胰腺癌患者病情变化。

(11)鳞状细胞癌相关性抗原(SCC):SCC 是宫颈鳞状细胞癌、肺鳞状细胞癌、头颈部鳞状细胞癌及其他鳞状细胞癌的相关性抗原。SCC 主要用于判断预后,监测病情变化。

6.多种肿瘤标志物联合检测　临床上现在应用的肿瘤标志物检测的阳性率和特异性都不理想。同时检测多种肿瘤标志物,可能提高疾病检出的阳性率,但会在一定程度上降低检查的特异性。

(1)肝癌:单用 AFP 检测的阳性率为 60%～80%,如同时检测 GGT、AFU、DCP 等项目中的任一项,可使阳性率升高至 75.8%～93%。

(2)乳腺癌:CEA+CA153+CA125 联合检测可能提高乳腺癌检出的灵敏度。

(3)肺癌:小细胞性肺癌检测神经元标志物及神经内分泌多肽素类肿瘤标志物。非小细胞性肺癌检测 CEA+TSA,或 CEA+FER 等。

(4)胰腺癌:CA199 与 CA50 联合检测,阳性率约 80.3%。

(5)卵巢癌:CA125、CEA、CA199 等项目联合检测。

四、细胞学及病理学诊断

(一)细胞学诊断

细胞学检查技术是癌症普查和诊断的重要手段。细胞学检查不能取代组织病理学检查。由于细胞学检查有较高的可靠性,而且技术简单易行,因此,细胞学检查是癌症定性诊断的方法之一。细胞学检查方法依据取材方式分为两类。

1.脱落细胞学检查　该方法取自然脱落细胞,或用刮片及刷片法取附着于黏膜表面的脱落细胞,进行细胞学检查。可获得自然脱落细胞的标本包括尿、痰、脑脊液、胸腔积液、腹水等。用刮片或刷片方法可获得脱落细胞的部位包括:宫颈刮片、支气管刷片。脱落细胞学诊断恶性肿瘤取得成功的例证是宫颈癌普查和早期诊断,该检查的阳性达 90%以上。脱落细胞学检查对食管癌、肺癌、鼻咽癌、膀胱癌的诊断阳性率也较高。脱落细胞学诊断还用于癌前病变和癌症普查及诊断。

2.非脱落细胞穿刺取材细胞学检查　穿刺细胞学是经穿刺抽取细胞,或从手术切除的新鲜组织表面印片,进行细胞学检查。不少患者对穿刺术有顾虑,他们担心穿刺术会促使癌细胞扩散转移。一般来说,用细针进行穿刺是安全的。

(二)组织病理学诊断

组织病理学诊断是目前肿瘤诊断最可靠的诊断依据。一旦怀疑患恶性肿瘤,就应该尽可能取活体组织标本,送组织病理学检查。活体组织病理学检查一般常规做石蜡包埋切片及 HE 染色检查。快速切片主要用于手术中病理学会诊,以便决定手术治疗的方式和切除范围。冰冻快速切片的准确性低于常规石蜡切片。因此,术中快速切片检查的诊断,事后仍需做常规石蜡切片检查确诊。组织病理学检查虽然是肿瘤确诊最可靠的手段,但是该检查本身还有一些局限性。在标本的取材部位、取材方式、标本固定、包埋、制片、阅片等步骤中,任何一处工作不当，都可能影响组织病理学检查的准确性。在临床上，如果遇到病理学诊断与临床不相符时，应该及时与病理学诊断医师联系，共同商讨，必要时重新取材送检。

（三）特殊病理学检查

对于一些常规石蜡切片及光学显微镜病理学检查难以确诊或需要深入研究的病变，可以考虑行免疫组织化学等特殊检查。

1.免疫组织化学　免疫组织化学检查简称免疫组化法。免疫组织化学技术在近20年来发展迅速，目前该技术已广泛用于临床肿瘤病理学诊断，主要用于肿瘤的鉴别诊断、功能分类、病因研究、组织学起源和发病机制的研究。

对于普通光学显微镜下难以确诊的某些肿瘤，免疫组织化学具有重要的鉴别诊断价值。例如，怀疑恶性淋巴瘤时，可用白细胞共同抗原（LCA）和非淋巴细胞标志物（如CK、EMA、CEA、DesnunMgNSE、S-100）等进行鉴别；腺癌可用CEA免疫组化法鉴别；鳞状细胞癌可用SCC抗原免疫组化法鉴别。TTF-1在鉴别原发性肺腺癌与转移性肺腺癌时很重要：大多数原发性肺腺癌，TTF-1阳性而转移性肺腺癌TTF-1几乎都是阴性。原发性肺腺癌通常CK7阳性而CK20阴性，结直肠腺癌肺转移CK7阴性而CK20阳性，故二者可借此鉴别。

应用免疫组织化学法可以对一些肿瘤进行组织及功能学分类。例如，根据恶性淋巴瘤的细胞起源，分为T细胞和B细胞两大类型，并对淋巴细胞的系列亚型进行分类。

免疫组织化学检测还是目前进展迅速的分子靶向治疗提供个体化治疗的重要依据。例如，对B细胞淋巴瘤的CD20检测、乳腺癌等上皮细胞性实体瘤的HER2检测等，均有利于指导临床选择个体化分子靶向治疗。

不仅如此，借助免疫组化及检测技术，还能判断肿瘤细胞的增殖速度。Ki-67是一种与细胞周期相关的一种核蛋白，主要表达于细胞增殖分裂的各个时期（G_1、S、G_2和M期），但是在静息的细胞（G0期）中不表达。Ki-67常用于检测肿瘤细胞的生长指数（免疫组化法利用计算细胞总数中的Ki-67阳性细胞数所占比例得到Ki-67指数），反映肿瘤细胞的增殖程度。

除此之外，免疫组化技术还有助于预测患者接受治疗的获益情况。例如在非小细胞肺癌接受手术治疗后，采用标准免疫组化测定的ERCC1蛋白表达可以预测含顺铂辅助治疗的获益情况：ERCC1蛋白低表达者可以从辅助化疗中获益，且低表达者治疗缓解率更高。免疫组化结合分子生物学技术将有助于提高诊断的准确性。

2.电子显微镜　电子显微镜可以观察肿瘤细胞的细胞器、分泌颗粒、细胞表面结构、细胞核等超微结构。观察肿瘤的超微结构，对疑难病例的诊断和鉴别诊断有帮助。目前，电子显微镜检查仍未作为常规检查手段，它主要用于肿瘤的基础研究。

3.自动图像分析　自动图像分析技术可以分析细胞核的核面积、核DNA含量、核与细胞面积之比、肿瘤细胞与间质之比、间质中微血管数目。自动图像分析技术对肿瘤病理分片组织进行形态定量研究和细胞核DNA含量测定，可用于良恶性肿瘤的鉴别诊断，也可用于研究肿瘤的分化程度等生物学行为。

4.流式细胞分析　流式细胞分析技术是现代分析细胞学的主要方法之一。该技术检查可定量测定细胞核内DNA的含量、细胞周期分布及周期调控物等多种参数。流式细胞分析技术不仅用于肿瘤细胞学的基础研究，而且还用于肿瘤早期诊断、治疗后的病情监测。流式细胞仪技术能从1000万个白细胞中检出一个癌细胞。用于检测血液或骨髓标本中是否含有癌细胞，如乳腺癌、白血病及骨髓瘤。应用流式细胞分析仪检测癌组织S期细胞有助于对肿瘤预后的判断。

5.细胞遗传学与分子生物学技术

(1)核型分析：应用染色体显带技术研究染色体的数目和结构异常，研究和诊断遗传性疾病和相关病变。研究证实，几乎所有肿瘤细胞都有染色体异常，其数目增减和结构变化并不是随机的，因此，肿瘤细胞遗传学可作为病理诊断的一种辅助手段。在实体瘤中，许多恶性淋巴瘤、软组织肉瘤和骨肿瘤有频发性、非随机性染色体异常。

(2)比较基因组杂交(CGH)：分别提取肿瘤细胞和正常淋巴细胞中的DNA，用不同荧光染料染色后杂交，从而确定肿瘤细胞所有染色体上整个基因组是否存在某些染色体区域或整条染色体的增加或减少。CGH不需要肿瘤分裂中期细胞或特异性DNA探针。CGH可用于分析染色体的获得、丢失和基因扩增。

(3)原位杂交：是指将特定标记的已知序列核酸(DNA或RNA)为探针与细胞或组织切片中核酸进行杂交，从而对组织细胞中的特定核酸序列(DNA、mRNA)进行精确定量、定位检测的过程。原位杂交可以在细胞标本或组织标本上进行。该技术检测特异性强，准确性高，目前已应用于肿瘤临床。荧光原位杂交(FISH)技术是在已有的放射性原位杂交技术的基础上发展起来的一种非放射性DNA分子原位杂交技术。它利用荧光标记的核酸片段为探针，通过荧光检测系统(荧光显微镜)检测信号DNA序列在染色体或DNA显微切片上的目的DNA序列，进而确定其杂交位点。FISH技术检测时间短，检测灵敏度高，无污染，已广泛应用于染色体的鉴定、基因定位和肿瘤诊断领域(如乳腺癌HER2基因的检测)。

(4)聚合酶链反应(PCR)：PCR是一种体外扩增特异DNA片段的酶学方法，又被称为“体外基因扩增法”。PCR技术可以快速、简便、灵敏、特异地将DNA特定序列的单个拷贝扩增至百万倍，因此，它是检测微量DNA的灵敏手段。PCR技术对所扩增的基因进行分析，可以鉴别基因突变、易位、病毒致癌基因、癌基因、抑癌基因等等。这些分析对肿瘤的诊断、预后判断、癌变机制的研究都有很重要的意义。

(5)Real-timePCR：实时荧光定量PCR技术，是在定性PCR技术基础上发展起来的核酸定量技术。在PCR反应体系中加入荧光基团，利用荧光信号积累实时监测整个PCR进程，使每一个循环变得“可见”，最后通过Ct值和标准曲线对样品中的DNA(或cDNA)的起始浓度进行定量的方法。实时荧光定量PCR是目前确定样品中DNA(或cDNA)拷贝数最敏感、最准确的方法。在非小细胞肺癌诊断中，利用Real-time PCR技术可用于预后生物标记ERCC1和RRM1的检测。ERCC1是核苷酸剪切修复复合体的5′核酸内切酶。肿瘤ERCC1 mRNA高表达的患者生存期显著长于低表达者，同时可用于预测含铂化疗治疗NSCLC的疗效，高水平者耐药，低水平者敏感。RRM1是编码核糖核苷酸还原酶调节亚基的基因，在核苷酸转变为脱氧核苷酸对过程中起着至关重要的作用。在完全切除的、未接受过围术期化疗或放疗的NSCLC患者中，RRM1mRNA水平是生存预后指标。肿瘤RRM1 mRNA高表达的患者生存期显著长于低表达者。而RRM1表达水平同样是肿瘤缓解的预测指标，RRM1低表达的晚期NSCLC患者对吉西他滨联合铂类治疗的缓解率较高。Real-time PCR在肿瘤诊断中的另一项运用便是对乳腺癌石蜡标本中提取的 RNA 进行 21 基因分析。该方法能提供连续性变量，对激素受体阳性、腋窝淋巴结阴性浸润性乳腺癌患者定量的评估复发风险，并预测他莫西芬和 CMF 化疗或甲氨蝶呤/5-氟尿嘧啶/亚叶酸钙化疗的疗效。

(6)基因测序：DNA 测序能快速、准确、直接的显示靶基因的序列及突变情况，进而预测疗效及预后。在非小细胞肺癌患者中，最常见的 EGFR 突变为外显子 19 缺失(E19del)和外显子 21 L858R 突变，二者都与肿瘤对小分子酪氨酸激酶抑制剂(TKI)(如厄洛替尼、吉非替尼)的敏感度相关。对 NSCLC 患者而言，K-ras 基因突变状态时生存的预后指标，携带 K-ras 基因突变的患者生存期短于 K-ras 野生型患者。不仅如此，即使存在 ECFR 突变，同时伴有 K-ras 突变的晚期患者接受 EGFR-TKI 治疗无效。而在晚期结直肠癌患者中，只有 K-ras 野生型患者有可能在接受西妥昔单抗治疗后获益。随着第三代高通量 DNA 测序技术地不断发展，肿瘤个体化分子靶向治疗将迈入新时代。

(7)DNA 芯片：DNA 芯片又叫做基因芯片或基因微阵列，寡核酸芯片，或 DNA 微阵列，它是通过微阵列技术将高密度 DNA 片段阵列以一定的排列方式使其附着在固相支持物上(如玻璃、尼龙等材料)，然后与标记的样品杂交，通过对杂交信号的检测分析，即可获得样品的遗传信息。利用 DNA 芯片对乳腺癌特征的研究，目前可将乳腺癌分为 5 大类：ER-阳性/HER2 阴性(Luminal A 亚型和 Luminal B 亚型)、ER.阴性/HER2 阴性(基底亚型)、HER2 阳性以及与，正常乳腺组织相似型(正常乳腺样)。在回顾分析中，这些基因亚型的无复发生存率和总生存率不同。目前 Mammaprint 分析法使用 DNA 芯片技术对乳腺癌组织的 70 个基因的表达谱分析，以在早期淋巴结阴性乳腺癌患者中找出远处转移高危个体。

(杨汶川)

第三节　肿瘤治疗

一、外科治疗

手术治疗是恶性肿瘤治疗的主要手段之一。手术治疗除作为肿瘤的主要治疗手段，还可作为肿瘤诊断及分期的工具。手术治疗适用于治疗某些癌前病变，以防止病变恶变。

(一)用于肿瘤诊断与分期

活检手术或探查手术是用于肿瘤诊断和分期的主要手术方式。活检一般是在局部麻醉下切除小块肿瘤组织送组织病理学检查。原发部位不明的颈部淋巴结转移癌，也可行转移癌的活检术。探查手术、剖腹探查术可了解肿瘤的病变部位、范围，并可活检取材，以明确诊断。切取活检是要获得足够的标本，一般至少 1cm×1cm 大小，而且需避免机械损伤。肿瘤切除或根治手术不仅能切除肿瘤，而且还能进行手术分期。在手术探查后，可根据肿瘤侵犯的程度，淋巴结转移及远处转移的分期为手术分期。术后病理分期是根据术后组织学检查原发灶的侵犯程度和转移情况进行病理分期。手术分期较临床分期准确性高，术后病理分期更为可靠。

(二)用于肿瘤治疗

1.治疗原则　肿瘤外科治疗的原则归纳为三条,即外科治疗前病例的选择、治疗中术式的把握,以及全程中强调综合治疗的原则:①依据不同肿瘤疾病的特点,选择适宜的病例实施外科手术;②最大限度的切除肿瘤组织、保留器官和集体的正常功能;③充分认识外科治疗的局限性,遵循肿瘤综合治疗原则,同时强调早期发现、早期诊断、早期治疗的肿瘤治疗基本原则。

外科治疗的目的是彻底切除肿瘤争取达到治愈。手术时要考虑患者的一般情况,手术对正常生理功能的影响程度,手术的复杂性及本身死亡率及麻醉的选择。除应掌握外科的理论及基本操作技术外,还应熟悉肿瘤的治疗方法,设计个体化手术治疗方案,以达到最佳效果。正确的选择切除范围及手术方式十分重要,注意手术后肿瘤控制与功能损伤的关系,力争保留正常组织器官的外形及功能,在争取达到根治目的的同时,提高患者的生存质量。

恶性肿瘤的手术特点与其他手术不同,操作不当可能造成肿瘤的播散,这与肿瘤本身的生物学行为及机体免疫状态有关系。探查操作应轻柔,减少局部挤压。切除时用钝性分离,采用电刀切除,减少出血,减少血道及局部种植转移。手术操作时,创面及切缘用纱布垫保护正常组织,在允许的情况下切除范围要充分,包括全部肿瘤病灶及病变周围一定的正常组织。若有血液污染应勤换器械,在手术期或吻合创面前给予抗癌药物冲洗创面,可降低复发率。

2.手术方式

(1)良性肿瘤、交界性肿瘤以及部分低度恶性肿瘤的外科治疗:这类肿瘤通常采用单纯肿瘤切除术。需手术治疗的常见良性肿瘤包括表皮样囊肿、脂肪瘤、纤维瘤、甲状腺腺瘤、乳腺纤维瘤、子宫肌瘤、神经鞘瘤、涎腺混合瘤等。大多数良性肿瘤有完整的色膜,呈局部膨胀性生长,无明显全身症状。手术方式应将肿瘤及包膜完整切除。切除的范围仅局限于切除肿瘤本身即可,不宜行肿瘤部分切除术,以免出现肿瘤复发。术后一定要行组织病理学检查,以避免将恶性肿瘤及良性肿瘤恶变误诊为良性肿瘤,而延误患者进一步诊治。对于交界性肿瘤,如包膜不完整的神经纤维瘤、黏膜乳头状瘤、胃肠道的间质瘤等,生物学行为介于良性和恶性之间,主要生长方式以膨胀性生长为主,部分可有浸润性生长的表现。而细胞形态往往趋于良性,但继续生长可能发生恶变,应采取积极的外科治疗。由于手术切除后仍有复发和转移的可能性,切除范围应适当扩大,将肿瘤组织及周围一定范围内的正常组织一并切除,但不可盲目扩大切除范围。对于大多数低度恶性的肿瘤,由于它们对放化疗不敏感,外科治疗是最有效和最主要的治疗措施,这类肿瘤的切除范嗣应适度扩大,包括肿瘤周围一定范嗣内的正常组织,如气管的腺样囊性癌和黏液表皮样癌。

(2)恶性肿瘤的外科治疗:恶性肿瘤具有浸润性和扩散性的牛物学特征,不同类型的肿瘤、其临床表现亦不同。有的发展缓慢;有的发展极为迅速。虽然类型相同,但癌细胞分化程度不同,有的局部生长快甚至早期出现远处转移。手术方式的选择应根据个体情况而定。恶性肿瘤外科治疗的常用手术方式有:根治性手术、姑息性手术、诊断性手术以及减瘤术等。

1)标准术式(根治术):包括原发肿瘤所在器官的部分或全部,连同周围一定范围内的正常组织的整块切除及相关区域淋巴结的清扫。实质性肿瘤病变局限于原发部位或病灶仅累及邻近区域淋巴结的患者,如全身情况允许,均应争取行原发灶切除术及区域淋巴结清扫术,即根治性手术(如乳腺癌、宫颈癌、胃癌、直肠癌等)。对于早期恶性肿瘤患者在没有麻醉和手术禁忌证的前提下均应尽量实行此类手术。手术范围应根据不同肿瘤生物学特征发展的规律而定。随着肿瘤外科上百年的临床实践，长期对患者的追踪观察和不断总结治疗中的经验教训，逐渐形成了对每一种器官或组织的肿瘤实施统一的规范的标准术式，如：肺癌的肺叶切除＋同侧肺门及纵隔淋巴结清扫；乳腺癌的一侧乳腺切除＋同侧腋下淋巴结清扫；舌癌部分舌切除＋同侧颈部淋巴结清扫等。

标准术式是肿瘤外科最具代表性和最有特点的手术方式，是肿瘤外科手术区别于普通外科手术的标志性术式。按不同肿瘤的所在器官和部位的限制，不同肿瘤的生物学行为和生长特点以及淋巴结转移规律而确定手术切除范围和淋巴结清扫范围。如皮肤的基底细胞癌以局部浸润性生长为主，很少有淋巴结转移，故手术切除范围可以较局限，不必行区域淋巴结的清除；而恶性黑色素瘤则需要做局部广泛性切除术，同时行区域淋巴结清扫术。胃癌根治术切除范围包括切除全胃或胃大部分、大网膜、胃大弯、胃小弯、肝门及胃左动脉旁淋巴结。在原有根治术切除范围基础上进一步扩大切除范围和淋巴结清扫范围，期望获得更好的术后生存率，被称为扩大根治术。但近年来这种治疗模式受到质疑，逐渐被大多数肿瘤外科医生所放弃。反而一些肿瘤的根治术有缩小切除范围的趋势，如乳腺癌的保乳术式。

肿瘤外科根治术强调两方面的内容：①癌瘤的整块切除，即 enbloc 原则；②区域淋巴结清扫。大多数拟行根治性手术治疗的患者，除清除临床上已确诊转移的淋巴结外，还应较彻底清除区域内未确诊转移的淋巴结。注意临床检查及影像学检查未发现肿大淋巴结，清扫术后病理检查可能发现淋巴结转移。

2）姑息性手术：对部分姑息性手术而言，其基本手术方式和手术范围同标准手术，只是由于肿瘤局部外侵或转移淋巴结累及一些重要的组织器官，不能彻底切净肿瘤组织或转移性淋巴结，但手术切除仍有其积极的治疗价值。这类手术往往术前不能确定，因术中的发现而确定为姑息性手术。还有一部分姑息性手术，其主要目的是减轻疼痛、梗阻等症状，以改善生存质量。如消化道肿瘤姑息性手术用于肠梗阻及出血。肠造瘘、肾盂造瘘术是肿瘤治疗的常用姑息性手术。如姑息性手术还包括肠管吻合转流术、神经阻滞术、血管结扎术等。

3）减瘤术：一些患者术前检查已经提示外科治疗已不可能将肿瘤组织彻底切除，但这些患者所患的肿瘤疾病根据临床经验判断对放化疗不敏感，或已经进行了放化疗但效果不佳，可以考虑实施外科手术将主要的肿瘤组织切除，以最大限度地控制手术所残留的癌组织，从而减轻肿瘤负荷，为其他治疗创造有利条件，这种手术称减瘤手术。如卵巢肿瘤、软组织肉瘤可采用这种减瘤手术方法，通过尽量切除肿瘤组织达到减低瘤负荷、止痛、止血、解除梗阻症状，并尽可能改善患者生存质量。减瘤术也属于姑息性手术的一种。

4）局部复发的手术治疗：首次根治术治疗不彻底，则局部复发机会增多，不仅再次手术困难，亦减少根治的机会。应正确估计手术适应证及手术范围，争取使患者获得根治的机会。头颈部癌的局部复发率在 30％左右，复发者再次手术切除，有一定的治疗效果。宫颈癌、宫体癌手术及放疗后有残瘤者再次手术行盆腔清除术，5 年生存率为 20％，如高位复发及盆腔周围浸润不宜再次手术。

5）转移灶的手术治疗：远处转移的好发部位为肺、肝、骨等部位。对于一些组织器官出现的转移瘤，通过手术切除仍然可以取得比较好的治疗效果。对孤立性转移病灶、原发灶已经控制、无手术禁忌证、肿瘤生长缓慢，选择手术切除治疗的方式疗效较好，如肺转移瘤、脑转移瘤、肾转移瘤、肾上腺转移瘤、脾转移瘤以及肝转移瘤等。转移灶广泛者或就诊时为孤立转移灶，但其病变易发生转移者不宜于手术切除。脑转移一般不宜首先手术治疗。内分泌腺体切除，也可使某些肿瘤得到缓解或减少复发，如乳腺癌行卵巢去势术。

(3)外科的急症处理：外科急症手术用于处理某些癌症患者的危急症，如喉癌、甲状腺癌压迫气管时行气管切开术，贲门癌大出血可行切除或结扎通向肿瘤的血管达到止血目的。鼻咽癌大出血不止时可行颈外动脉结扎术。

(4)功能和外观的重建：现代肿瘤外科治疗的目标不但要使患者有更长的生存期，而且要有更高的生存质量。因此对于一些有功能和外观破坏的手术，如头面部肿瘤、喉癌和乳腺癌等手术后，头面部外形再造、人工喉的研制、乳腺外形的重塑等，都是今后肿瘤外科与其他外科合作的重要课题。

（三）用于肿瘤预防

对于一些目前比较公认的癌前病变，如某些部位的黑痣、白斑、先天性和家族性结肠息肉等，有学者主张进行预防性切除。此外，某些疾病在发展过程可转变为恶性肿瘤，如先天性睾丸未降，常有发展为睾丸癌的危险；溃疡性结肠炎可发展为结肠癌。相应的预防性切除还可包括隐睾的复位、包皮环切等手术。

二、放射治疗

肿瘤放射治疗已有一个多世纪的历史。随着经验的积累，放射治疗设备不断改进，放射物理学、放射生物学、肿瘤学及其他学科的发展，肿瘤放射治疗已日趋成熟，同时，放射治疗在肿瘤治疗中的作用和地位日益突出。放射治疗已成为恶性肿瘤的主要治疗手段之一，60%～70%的肿瘤患者在其病程的某一阶段将有可能接受放射治疗，或用于根治，或姑息治疗。

（一）放射治疗的物理学基础

1.射线的种类　放射治疗的电离辐射包括电磁波辐射和粒子辐射。临床用于放射治疗的电磁波主要是X射线和γ射线。这两种射线具有相同的特性，只是它们所产生的方式和能量不一样。X射线是由X线治疗机和各类加速器产生，γ射线是由放射性核素射出，两者统称光子射线。用于放射治疗的粒子包括电子束、质子束、中子束、α粒子、负π介子及其他重粒子。X射线、γ射线和电子都是低LET(线性能量转换)射线，中子和α粒子是高LET射线。高LET射线与低LET射线的生物学效应有所不同。

2.照射方法及放疗设备　放射治疗照射的方法分为体外照射和体内照射两种。两种照射方式采用不同的放射治疗设备。

(1)远距离放射治疗又称为体外照射：这种照射技术是将放射源放置在距离患者体外一定距离照射靶区。用于体外照射的放射治疗设备有X线治疗机、^{60}Co治疗机和加速器放射治疗等。^{60}Co治疗机和直线加速器一般距人体80～100cm进行照射。

1)X线治疗机：X线治疗机所产生X线的质与电压有关，接触治疗X线10～60kV，浅层治疗X线60～160kV，深部治疗X线180～400kV。临床上一般用半价层表示X线的能量。

半价层表示使入射的X线强度减弱一半所需要用的吸收材料的厚度。通过半价层可以了解射线的穿透能力。半价层越大，射线的穿透能力越强。X线治疗机产生的X线有从零到最大值的一系列能量，其低能量部分X线毫无治疗价值，相反会产生高的皮肤剂量增加皮肤放射反应。用滤过板对X线的能谱进行改造，滤掉其低能部分，保留较高能量的X线，使其半价层提高。深部X线机主要用于表浅病灶的放射治疗。

2) ^{60}Co远距离治疗机：^{60}Co治疗机用放射性核素^{60}Co进行治疗，^{60}Co在衰变过程中放出两种γ射线，其能量分别为1.17MeV和1.34MeV(平均为1.25MeV)。与X线机相比较，^{60}Co机γ射线治疗的穿透力大于深部X线机，皮肤剂量低，皮肤反应轻，深部组织剂量较高；γ射线在骨组织中吸收的量较一般X线低，因而骨损伤小。与直线加速器相比较，^{60}Co治疗机经济，维护方便。由于最大剂量建成位于皮下0.5cm处，更适于对较表浅病灶的治疗，如表浅淋巴结转移灶的放射治疗。^{60}Co治疗机的不足之处，因^{60}Co源有一定大小，存在半影较大的问题；放射源^{60}Co的半衰期为5.3年，需定时更换^{60}Co源。因以上原因^{60}Co治疗机目前处于逐步被医用加速器取代的趋势。

3)医用加速器：加速器的种类较多，常用于放射治疗的加速器有直线加速器、电子感应加速器、电子回旋加速器。目前最常用的加速器是直线加速器。直线加速器近年已逐渐在临床放射治疗中占主导地位。与^{60}Co治疗机相比较，直线加速器产生的高能X线可替代^{60}Co，且操作方便，剂量率高，能量可调控，克服了^{60}Co治疗机半影大、半衰期短和放射防护不全的缺点。直线加速器产生能量为4～25MeV的X线和4～35MeV的电子线束。近年新型的直线加速器在质量方面有较大改善，同一台加速器上还可提供不同的能量X线和电子束供临床选择。由于直线加速器输出的X线和电子线能量足够高，因此射野也可以做得较大，如源皮距100cm处射野可达40cm×40cm。

(2)近距离放射治疗：这种治疗技术是指将密闭的放射源置入被治疗的器官腔内或被治疗的组织内进行照射。前者也称为腔内照射，如鼻咽癌和宫颈癌；后者称为组织间照射，如乳腺癌和前列腺癌。另外，近距离治疗还包括对浅表肿瘤进行表面敷贴照射，如皮肤癌。近距离放射治疗最初是使用放射性元素镭作为放射源，主要用于宫颈癌和其他表浅部位肿瘤的治疗。镭作为放射源在放射防护方面存在三大缺点：一是镭的能谱复杂，需要厚的防护层；二是镭衰变过程中产生氡气，其半衰期长，如果镭管破裂氡气逸出会污染环境；三是镭的半衰期长，进入人体后会长期停留，损伤组织。因此镭逐渐被^{137}Cs、^{60}Co、^{192}Ir源所替代。

传统的近距离放射治疗尽管取得较肯定的成绩，但由于其放射防护及剂量计算等方面的缺点，客观上限制了该技术的发展。后装放疗技术的出现和发展使近距离放射治疗获得了新的发展。现代后装机是在无放射源的情况下，把空载的施源器置入患者的体腔内，经精细摆位、固定、定位、制定优化的治疗计划等步骤，然后在有放射防护屏蔽的条件下，按优化的治疗方案远距离遥控将放射源输入施源器中所指定的位置。现代后装放疗技术不仅解决了放射防护问题，而且还因采用微小的高能量^{192}Ir源，使患者治疗时间缩短，痛苦减少，临床应用范围拓宽。

中子近距离放射治疗：用中子等高LET射线治疗肿瘤的最大优点是可以提高乏氧细胞的杀伤能力，降低放射损伤细胞的修复能力，从而获得更好的放射生物学效应。近年来，快中子^{252}Cf 近距离放射治疗已用于宫颈癌等肿瘤治疗，并取得了较好的治疗效果。研究证实中子的杀伤肿瘤细胞的 RBE 是光子治疗的 8 倍。

利用人体某些器官对某种放射性核素的选择性吸收作用，将该种放射性核素用于治疗，如用^{32}P 治疗癌性胸腔积液和癌性腹腔积液，这种技术也被称为体内照射。

(3)辅助设备及新技术：近年来，肿瘤放射治疗设备的另一重要进步是不断发展放射治疗的辅助设备，如模拟定位机、模室技术、剂量监测系统、计算机辅助三维放射治疗计划系统、立体定向放射治疗系统、调强放射治疗系统、图像引导技术、网络一体化等。随着上述新技术的引入出现了诸如图像引导放射治疗(ICRT)、剂量引导放射治疗(DGRT)，自适应放射治疗及生物适形放射治疗等新的概念。

三维放射治疗(3DCRT)计划系统是将 i 维剂量计算和显示方法引入计算机治疗计划系统，目前已被广泛应用于临床。该系统是利用计算机断层扫描(CT)获取三维图像，采用数字重建影像(DRR)工具和能从任意视角显示三维重建影像的 REV 工具，直观地观察射束经过的人体组织路径，选择合适的入射方向和与靶区轮廓一致的射束形状，进行共面或非共面多个射束聚焦照射模拟，并优化获取最佳治疗增益比。3DCRT 射束形状由挡铅或多叶准直器(MLC)形成；其剂量计算采用基于第一物理原理和蒙地卡罗模拟数据的各种三维剂量计算模型；在计划评价工具方面 3DCRT 采用剂量体积直方图(DVH)和三维剂量云图等工具，有些系统还包括生物学评价指标，如肿瘤控制概率(TCP)和正常组织并发症概率(NTCP)等。

立体定向适形放射治疗(SRT)系统。用该系统进行体外照射是将直线加速器所产生的 X 线束集中聚焦于病灶部位，达到针对肿瘤靶区获得理想剂量分布的适形治疗目的。立体定向放射治疗设备的基本构造由三大部分所组成：一是立体定向系统，包括全身定位体架及附件，定向系统是保证立体定向放射治疗精度的最基本的构造，主要用于影像定位和治疗摆位。二是三维治疗计划系统，重建带有定位标记点的患者 CT 或 MRI 扫描图像，勾画体表轮廓、病变、重要器官及组织等结构的三维立体图像，设计出适形放射治疗射野，包括射野的入射方向、大小、剂量权重等中心位置，三维剂量分布计算，计算病变组织、重要组织器官的剂量分布及剂量体积直方图，优化治疗方案；输出治疗方案，包括治疗摆位、适形铅模或多叶光栅尺寸、治疗床角度、机架旋转起止角度、照射剂量等。三是直线加速器及准直器系统。立体定向放射治疗要经过定位、治疗计划设计和治疗三个过程。首先，将患者固定于定向体架中，利用 CT 或 MRI 等先进影像设备及三维重建技术，确定病变和邻近重要器官的准确位置和范围，这个过程叫做三维空间定位，也叫立体定向。然后，利用三维治疗计划系统，制定优化的适形放射治疗方案。最后，根据计划进行适形放射治疗。

调强放射治疗(IMRT)系统是为了克服当靶区与周围正常组织出现包绕等复杂位置关系时，采用 3DCRT 技术难以提供满意的治疗增益比，而新近发展的一类放射治疗技术。其基本原理为 CT 成像的逆过程：当强度均匀的 X 射线从球管中发射出并穿过人体后，因射线路径上的组织厚度及密度不同，而变成强度不均匀的射线束；如果事先确定靶区和正常组织的剂量沉积，只要计算各个射束路径上的衰减，得出在起始处应贡献的束流强度即可实现。由此产生一系列比 3DCRT 射野小的射束，进行共面或非共面照射，就可得到高剂量区分布在三维上与靶区适形，并且靶区内各点的剂量可与处方要求一致。目前实现调强的方法主要有两类：断层调强放疗和多叶准直器(MLC)调强，前者实际上是将X线直线加速器安装在CT机架上，在保留CT成像的同时实施放射治疗；后者通过控制MLC每个叶片的运动位置及停留时间调制照射区内各点的剂量强度，并得到与处方符合的剂量分布。最近，加速器厂商为提高MLC调强的实施效率设计出在加速器出束同时可以改变MLC叶片运行速度、输出剂量率、机架和准直器旋转角度和速度等参数，实现基于MLC的旋转调强照射(IMAT)技术。

粒子射线放射治疗也逐步在临床开展。基本集中在欧美国家，我国目前有一家正在运行。其主要包括质子线放射治疗和重粒子射线放射治疗。质子线为低LET射线，但与光子线不同之处在于其进入体内后剂量释放缓慢，当到达射程末端时，能量全部释放，形成布拉格峰，之后剂量近于零。临床上把靶区置于Bragg峰，可明显提高治疗增益比。现在质子加速器生产厂商已将光子治疗的三维适形放疗技术和调强放疗技术融入其中，能达到高度的肿瘤放疗适形性。重粒子射线为高LET射线，即拥有上述质子线的剂量学特点又拥有相对生物效应(RBE)小、氧增比(OER)小、细胞周期各时相敏感性差别小等高LET射线的生物学特征，因此相较光子、质子等低LET射线其杀灭肿瘤效应更强。目前临床使用以碳粒子射线为主。

3.*放射治疗剂量* 放射治疗剂量统一采用组织吸收剂量，单位为戈瑞(Gy)，定义当1kg被照射组织吸收1焦耳电离辐射能量时的辐射剂量为1Gy。1Gy＝100cGy。放射性核素的放射活度单位用Bq表示，放射防护剂量单位用Sv表示。

(二)放射治疗生物学基础

1.*射线的生物学作用* 辐射可以直接和间接损伤细胞DNA分子。当一个细胞吸收任何形式的辐射线后，射线都可能直接与细胞内的结构发生作用，引起生物学损伤，这种损伤在高LET射线治疗时明显，用X射线和γ射线等低能LET射线治疗时，间接损伤作用更明显，约1/3的损伤是由直接作用所致，其余2/3损伤是由间接作用所致。直接作用是射线对DNA分子链作用，使其出现氢链断裂、单链或双链断裂及形成交叉链。间接作用是射线对水分子(大多数细胞含水量约70%)电离，产生自由基，自由基再与生物大分子相互作用，最后作用于DNA链。组织实际吸收放射线的能量很少，而主要是引起放射生物学效应。电离辐射所引起的潜在损伤是通过能量传递产生大量化合物，并引起生物学性损伤等间接作用所致。

放射生物学研究评价肿瘤细胞放射后存活的标准，是细胞是否保留增殖能力。丧失增殖能力，不能产生子代的细胞称为非存活细胞。而保留增殖能力，能产生子代的细胞称为存活细胞。用细胞存活曲线可以反映照射剂量与细胞存活数目之间的关系。线性二次方程模式所反映的放射生物学效应，除了考虑照射剂量外，还应考虑到影响细胞存活的其他因素。肿瘤组织和急性反应组织的α/β值较大，一般在10Gy左右，晚反应组织的α/β值较小，一般在1.5～4Gy。放射敏感肿瘤的α/β值高于放射抗拒性肿瘤的α/β值。α/β值低的肿瘤对分次治疗剂量和剂量率的依赖性高于α/β值高的肿瘤。

2.*放射治疗的4个R* 放射治疗后肿瘤细胞的存活曲线受乏氧细胞再氧合、亚致死损伤细胞的修复、细胞周期的再分布、细胞再增殖4个R的影响。

(1)氧和再氧合作用氧在放射治疗中的作用已受肯定。氧在辐射产生自由基的过程中扮演重要角色，氧在足够的状态下产生放射增敏作用。氧压低于2.67kPa(20mmHg)时，细胞将明显避免放射性损伤。大多数正常组织的氧压为5.33kPa(40mmHg)，因此不能保证避免出现放射性损伤。肿瘤组织常有供血不足及乏氧细胞比率高的问题，其乏氧细胞比率可达1%～50%。氧含量与细胞远离血管的距离相关，直径在150～200μm的毛细血管以外的组织，氧压为0，细胞将死亡。在氧充分与乏氧坏死区之间的区域，氧的浓度足以使细胞增殖，但不足以使细胞避免放射损伤，这是肿瘤放射治疗后再生长及复发的常见原因之一。放射治疗过程中，由于肿瘤缩小，乏氧细胞与毛细血管的距离缩短，氧消耗减少等变化，原来乏氧的细胞可能获得再氧合的机会，从而对放射治疗的敏感性增加。

(2)放射损伤的修复细胞在受到辐射时，可能出现亚致死性损伤，在给予足够时间、能量及营养的情况下，其亚致死损伤可能得到修复。亚致死损伤修复与临床放射效应相关，修复与分割照射及剂量有关，肿瘤组织与正常组织的修复能力有差异，肿瘤组织及早反应组织与晚反应组织的修复有差异。

(3)细胞周期的再分布肿瘤细胞周期分布与肿瘤治疗及预后密切相关。细胞周期中对放射治疗最敏感的是M期细胞，G_2期细胞对射线的敏感性接近M期，S期细胞对射线敏感最差。对于长G_1期的细胞来讲，G_1早期对射线的敏感性差，但G_1晚期则较敏感。不同周期细胞对射线的敏感性差异与细胞氧合程度无明显关系。据研究，不同周期细胞内自由基清除剂的含量有差别，这种天然的放射保护剂在S期含量最高，接近M期含量最低。照射后M期细胞数目明显减少，G_2期细胞的比例增加。G_2期细胞增加的时间和程度与照射剂量及射线的质相关。

(4)细胞再增殖分次放射治疗期间，皮肤黏膜等正常组织对损伤的反应可表现为非活性状的干细胞复活，细胞增殖周期缩短，这种增殖对减少正常组织放射性损伤有益。对于肿瘤组织，射线使细胞分裂比治疗前加快，故称为加速增殖。为补偿加速增殖对放疗造成的影响，疗程延长需要增加总照射剂量，才能达到相同的治疗效果。由于细胞有再增殖及加速增殖问题，临床放射治疗中总疗程明显超过标准时间，因急性放射反应中断放射治疗时间过长等情况下，都可能影响放射治疗的疗效。

3.*时间、剂量、分次治疗* 人们使用的每周5次照射的标准分次放射治疗方法，很大程度上是基于20世纪20～30年代临床放射治疗的经验所制定。那时人们发现，X线治疗在不对皮肤造成明显损伤的情况下，单次照射不能达到治疗作用，然而进行分次治疗，则可在不出现严重皮肤反应的情况下达到治疗作用。20世纪60年代后，人们用放射生物学的试验结果来解释分次治疗的作用。分次照射可以允许分次治疗期亚致死损伤的正常细胞修复和增殖，乏氧的肿瘤细胞可能再氧合，肿瘤细胞周期再分布，从而使正常组织修复，使肿瘤组织的损伤增加。然而，这种推论存在许多疑问，分次照射时肿瘤在再氧合的同时能否避免再增殖及修复等问题尚无法准确评估。在放射治疗中，照射剂量、时间及治疗次数对组织造成的生物学作用相互依赖和相互影响。实际上，临床常用的分次照射方案大多是基于大量临床经验、减轻急性放射反应及工作习惯而设计的，还缺乏令人信服的放射生物学研究依据。

因为在有些肿瘤采用常规分割放射治疗疗效不佳，在20世纪80年代提出了一些非常规分割放疗方法，如超分割放疗、加速超分割放疗和大分割放疗等技术逐步应用于临床，临床试验已证实在某些肿瘤的放疗疗效优于常规分割放疗。

4.*放射增敏剂及放射保护剂* 多年来，为提高肿瘤组织对射线的敏感性，降低正常组织对射线的耐受性，人们一直在研究寻找肿瘤放射增敏剂和正常组织放射保护剂，广义上这两类合称为放射化学修饰剂。研究的放射增敏剂主要有嘧啶类衍生物、化疗药物和缺氧细胞增敏剂。嘧啶类衍生物在细胞分裂时被摄入，使子代细胞的放射敏感性增高，如5-FU、BudR等；化疗药物有博来霉素、顺铂等。放射保护剂主要有WR2721及其衍生物阿米福汀、低氧吸入等。理想的放射增敏剂应具有在不增加正常组织毒性反应及放射敏感性的情况下，选择性作用于肿瘤细胞，明显提高其放射敏感性的作用。理想的放射保护剂则应具有在不增加肿瘤对射线抗拒性的前提下，选择性作用于正常组织，明显降低其放射耐受性的作用。目前，还未研究出理想的放射增敏剂和放射保护剂。

（三）放射治疗计划

精心制订放射治疗计划的目的是有效控制肿瘤，保护正常组织。在制订放射治疗计划时，应考虑多方面因素。在制订放疗计划之前，首先要明确拟行放射治疗的目标。根治性治疗应尽可能使放疗达到控制肿瘤的目的，尽量减少周围正常组织受量，避免出现严重的放射并发症；姑息性治疗以减轻患者痛苦及提高生存质量为主要目的。

制订放疗计划时，需要尽可能精确地了解肿瘤的体积及治疗靶区，了解照射范围内有无放射敏感的重要组织器官。对靶区和毗邻重要器官定位是制订放射治疗计划的重要步骤。X线模拟机是经济实用的定位设备。在条件允许的情况下，采用CT等现代影像扫描技术定位及三维重建技术效果更好。

在制订放射治疗计划时，要根据具体情况选择适当种类及能量的射线、机器治疗床的角度、射野位置及大小、是否需要用楔形板等。计算剂量分布是制订放疗计划的重要内容。在了解照射剂量分布情况的基础上，可根据患者的具体情况调整并优化其治疗方案，制订个体化治疗方案。

照射剂量是放射治疗计划中考虑的重要因素。肿瘤控制率与放射治疗剂量水平相关，控制肿瘤所需要的照射剂量与肿瘤病灶大小有关。一般来说，鳞状细胞癌和腺癌放射治疗时，亚临床肿瘤病灶（肿瘤细胞数为10^6时）照射45～50Gy，肿瘤控制可达90%以上，临床可触及的T_1期肿瘤需照射60Gy，T_4期肿瘤则需要75～78Gy。不同体积肿瘤需要不同剂量照射，缩野照射技术就是根据这种概念而设计的。肿瘤周边区瘤细胞数目少，所需剂量较低，针对肿瘤中心区缩小照射野追加剂量照射，可以更好地控制肿瘤，避免周围正常组织接受高剂量照射。近年开展的适形的立体定向放疗技术，用于针对靶区追加剂量照射是较理想的缩野照射技术。正如前面所述，除考虑总剂量外，还要考虑分次剂量和治疗时间问题。

近年来，逐步广泛使用的治疗计划计算机辅助系统为临床制订放射治疗计划提供了极大的方便。利用该系统，可以在精确定位和组织器官三维重建的基础上，设计射野、射束入射方式、计算剂量分布，计算肿瘤及重要器官受不同剂量水平照射的体积等一系列复杂的计算工作。对于邻近重要组织器官的局限性肿瘤，采用适形的立体定向放射治疗技术，可以在尽可能减少正常器官受照射剂量的基础上，保证肿瘤靶区得到理想的剂量分布。总之，精心设计个体化放射治疗计划，并将其计划贯穿于整个治疗过程，是提高放射治疗质量的必要保证。

国际辐射剂量与测量委员会（ICRU）在38号文件建议，在进行妇科癌腔内治疗时，应描述如下内容：①治疗技术，包括放射源、点源模拟线源的方式、施源器类型；②总参考空气克马率；

③参考体积;④参考点吸收剂量,包括膀胱、直肠、盆壁参考点剂量;⑤时间剂量率。

ICRU 在 50 号及 62 号报告中建议,体外照射应详细描述和报告:大体肿瘤体积(CTV)、临床靶体积(CTV)、内在靶体积(ITV)、治疗计划体积(PTV)、治疗体积(TV)、照射体积(IV)、剂量参考点、处方剂量、靶体积的剂量分布、具体所采用的照射技术、危险器官(OAR)和计划危险器官(PRV)受照射体积及剂量、热点剂量。

(四)放射治疗临床应用

1.临床应用　放射治疗可用于根治某些恶性肿瘤的单一手段,也可作为综合性根治某些肿瘤的综合治疗手段,还可作为肿瘤姑息性治疗的手段用于临床。

(1)根治性放疗:肿瘤根治性放疗需具备的基本条件:一是肿瘤对射线中度或高度敏感;二是肿瘤病灶相对局限;三是肿瘤周围正常组织对射线的耐受性较好。已证实,病变局限的鼻咽癌、宫颈癌、前列腺癌、声带癌、舌癌、皮肤癌、乳腺癌、视网膜母细胞瘤、精原细胞瘤、霍奇金淋巴瘤等恶性肿瘤可经过单纯放射治疗或配合保守性手术达到根治效果。

(2)综合性治疗:放疗与手术或化疗综合治疗可能提高部分患者的疗效。术前放疗可杀灭瘤周围亚临床灶,缩瘤提高切除率,减少术时播散危险,如肺尖癌、直肠癌等。术后放疗用于控制术后残留病灶,提高根治机会,如乳腺癌、非小细胞肺癌、局部晚期胃癌和直肠癌等。术中放疗用于在保护正常组织的情况下对手术难以切除的病灶,常与外照射联合使用,主要用于腹腔和胃肠道肿瘤。放疗与化疗综合应用,可提高肿瘤局控、降低远处转移。二者可采用序贯、同步和交替的方式联合使用,在手术无法切除的食管癌、小细胞肺癌、非小细胞肺癌及恶性淋巴瘤等肿瘤,联合使用放化疗为标准治疗方案。

(3)姑息性治疗:放射治疗常用于晚期恶性肿瘤的姑息性治疗,以减轻患者的痛苦,改善生存质量,并可能延长部分患者的生存时间。主要用于缓解肿瘤压迫、镇痛、止血等。因治疗目的并非杀灭肿瘤,故常用大分割治疗,使总剂量达到抑制肿瘤生长的水平。例如,姑息性放射治疗用于骨转移、脑转移等晚期病变的治疗,疗效肯定,不良反应较轻;对肿瘤导致的压迫和阻塞,如上腔静脉压迫、脊髓压迫等,放疗可以缓解症状;还可用于肿瘤伴发的溃疡和出血,如宫颈癌出血等。

2.禁忌证

(1)骨髓抑制周围血白细胞数低于 3×10^9/L,血小板计数低于 70×10^9/L。

(2)急性或亚急性盆腔炎未控制期。

(3)肿瘤广泛转移、恶病质、尿毒症。

(4)急性肝炎、精神病发作期、严重心血管疾病未控制期。

三、化学治疗

化学治疗是恶性肿瘤的主要治疗手段之一。近代化学治疗(化疗)学始于 20 世纪 40 年代,有少数白血病及淋巴瘤经氮芥或甲氨蝶呤治疗,得到了短暂的缓解,从此揭开了肿瘤化疗的序幕。进入 20 世纪五、六十年代,先后发现了不少有效的药物,如氟尿嘧啶、巯嘌呤、放线菌素 D 以及环磷酰胺等,使肿瘤化疗得到了发展。20 世纪 60 年代,儿童白血病和霍奇金淋巴瘤通过联合化疗获得治愈，从而证实某些人类肿瘤即使是晚期阶段，也可以通过药物治愈。到了20世纪70年代，更多的肿瘤有了比较成熟的化疗方案，有不少肿瘤可能通过化疗治愈。辅助化疗后达到治愈的肿瘤包括乳腺癌、骨肉瘤、软组织肉瘤以及大肠癌等。晚期癌经化疗后能达到治愈的肿瘤则有滋养.细胞癌、急性淋巴细胞白血病、霍奇金淋巴瘤、中度和高度恶性非霍奇金淋巴瘤、睾丸癌、急性粒细胞白血病、肾母细胞瘤、胚胎性横纹肌肉瘤、尤文肉瘤、神经母细胞瘤以及卵巢癌等。

（一）肿瘤细胞动力学

要弄清抗癌药物如何抑制肿瘤，首先应了解肿瘤细胞动力学，为制订安全有效的化疗方案提供理论基础。

肿瘤不断增大是肿瘤细胞分裂增殖的结果。肿瘤细胞一次分裂结束后到下一次分裂结束的时间称细胞周期(Tc)。肿瘤细胞的细胞周期在本质上与正常细胞相同。细胞周期可分为合成前期(G_1 期)，DNA 合成期(S 期)，合成后期(G_2 期)以及有丝分裂期(M 期)。在这一系列分裂增殖过程中，需要蛋白质为原料。要合成蛋白质，需要先合成 DNA，然后以 DNA 为模板转录合成 RNA，再翻译合成蛋白质。直接作用于 DNA 的药物，如烷化剂、抗肿瘤抗生素以及金属类药物等对整个增殖中的细胞均有杀灭作用，因而称为周期非特异性药物。而抗代谢类药物主要作用于 S 期，植物药主要作用于 M 期，称之为周期特异性药物。不同增殖期肿瘤细胞对化疗的敏感性不同，S 期细胞对周期特异性药物敏感性较强，而 M、G_1、G_2 期细胞则对细胞周期非特异性药物较敏感。另一部分处于静止状态的 G_0 期细胞，对各类药物均不敏感，是目前化疗的难题之一。

常用的细胞周期特异性药物与细胞周期非特异性药物见表 1-1 和表 1-2。

表 1-1　常用的细胞周期(时相)特异性药物

M 期特异性药物	G_1 期特异性药物
长春花生物碱	门冬酰胺酶
长春新碱	肾上腺皮质类固醇
长春碱	G_2 期特异性药
长春地辛	博来霉素
异长春碱	平阳霉素
秋水仙碱衍生物	培洛霉素
三甲基秋水仙碱	S 期特异性药物
喜树碱类	双氟胞苷
羟喜树碱	阿糖胞苷
依立替康	氟尿嘧啶
托泊替康	替加氟
紫杉醇	巯嘌呤
鬼臼毒素	甲氨蝶呤
依托泊苷	6-硫代鸟嘌呤
替尼泊苷(VM-26)	
羟基脲	

表 1-2　常用的细胞周期非特异性药物

抗肿瘤抗生素	烷化剂
放线菌素 D	白消安
多柔比星	苯丁酸氮芥
表柔比星	环磷酰胺
阿克拉霉素 A	异环磷酰胺
柔红霉素亚硝脲类	氮芥
司莫司汀	美法仑
卡莫司汀	杂类
洛莫司汀	达卡巴嗪
	顺铂
	卡铂
	草酸铂

（二）联合化疗

从一系列不同类型的有效化疗药物联合用于治疗白血病与恶性淋巴瘤并取得较好疗效开始，即进入了联合化疗的时代。联合化疗可获得单药治疗无法达到的三个目的：①机体在可耐受的每一种药物的毒性范围内并不减量的前提下被杀灭的肿瘤细胞最多；②可杀灭异质性肿瘤细胞群中更多的耐药细胞株；③预防或减慢新耐药细胞株的产生。

在选择药物用于联合化疗时，应遵循以下几条原则：

1.为获得最佳治疗结果，选择的药物应包括最有活性的药物，这些药物在单药治疗同一肿瘤时能获得部分疗效，如有可能，应优先考虑选用疗效好的药物。

2.避免主要毒性、作用机制、耐药机制重叠药物的联合，以达到最大限度地增加剂量强度。

3.要求采用药物的最佳剂量和用法。

4.联合化疗应按合理的间隔时间实施，在骨髓等最为敏感的正常组织得以恢复的前提下，应尽可能缩短周期间隔时间。因为延长周期间隔时间会降低剂量强度。

大多数的联合化疗方案是根据细胞毒药物损伤骨髓后，骨髓功能恢复的动力学所设计的。细胞毒药物损伤骨髓干细胞池后可在 8～10 天内向外周血输送成熟血细胞。既往未行化疗者，首次化疗后的第 9～10 天，可见白细胞，有时也见血小板减少，于第 14～18 天达最低点，到第 21 天明显恢复。但曾接受化疗或放疗者，往往需到第 28 天或更长时间方能完全恢复。在骨髓恢复的早期（第 16～21 天）如再次给药，可在第二周期治疗时产生严重的骨髓毒性。因此，标准剂量的联合化疗在无集落刺激因子支持条件下，间歇期应为 2 周，即首剂用药后的第 21 或 28 天开始下一疗程化疗，为骨髓提供恢复时间。

（三）剂量强度

剂量强度（DI）指的是单位时间内的药物用量，一般为毫克每平方米每周[mg/(m^2 · W)]，而不考虑给药方式和途径。相对剂量强度（RDI）是和标准剂量之比。许多证据表明，耐药肿瘤细胞可能从较大的肿瘤群体内因应用低于最适剂量的抗癌药物而产生。抗肿瘤药物的剂量与肿瘤细胞杀灭程度之间呈线性关系。因此，对于药物敏感的肿瘤剂量愈高疗效也愈大。现已发现进展期卵巢癌、乳腺癌、肺癌、结肠癌以及恶性淋巴瘤中，剂量强度与反应率呈线性关系。这也是临床上应用高剂量化疗的基础。

（四）耐药性

化疗药物的主要问题之一是耐药性的产生。起初耐药性的产生有两种可能：一是由于细胞动力学原因，由不分裂或休眠期的肿瘤细胞产生；二是遗传学基础的耐药性，由于基因突变、缺失，或是基因扩增、移位，染色体的重排而产生耐药克隆。

多药耐药（MDR）性即肿瘤细胞对一种抗癌药产生耐药性，或不仅对同类型抗癌药耐药，对许多非同类型抗癌药亦产生交叉耐药，如植物药和抗肿瘤抗生素类药。MDR 产生的可能机制包括降低细胞内的药物积累[P-糖蛋白（Prp；mdrl 基因）]和 MDR 相关蛋白（mrp）基因、药物解毒（谷胱甘肽-s-转移酶基因）、靶位变异（拓扑异构酶Ⅱ）以及药物诱导的凋亡的变更（bcl-2 途径）。

（五）化疗的临床应用

化疗通常用于以下四个方面：①晚期肿瘤的诱导化疗；②局部治疗（手术、放疗）后的辅助化疗；③手术前的新辅助化疗；④特殊途径化疗。

1.全身诱导化疗多用于晚期或播散性肿瘤。晚期患者肿瘤多已全身扩散，不再适合手术或放疗等局部治疗手段，化疗往往是主要的治疗方法。在治疗之初即采用化疗，以达到缓解病情、提高生存质量、延长生存时间或治愈肿瘤（绒毛膜上皮癌、睾丸肿瘤、恶性淋巴瘤）等目的。

2.辅助化疗即在有效的局部治疗（手术或放疗）后，为防止复发、转移，针对可能存在的微小转移灶进行化疗。

3.新辅助化疗指对可用局部治疗手段（手术或放疗）治疗的局限性肿瘤，在手术或放疗前使用化疗。现已证实新辅助化疗能在肛管癌、膀胱癌、乳腺癌、骨肉瘤及软组织肉瘤等肿瘤的治疗中减小手术范围。

4.特殊途径化疗

（1）腔内化疗：治疗癌性体腔积液，包括胸腔、腹腔及心包腔内积液。

（2）鞘内注射：常用于治疗脑膜白血病、淋巴瘤或其他实体瘤的中枢神经系统侵犯。

（3）动脉插管化疗：经导管动脉内灌注化疗可用于治疗头颈肿瘤、颅内肿瘤、肺癌、原发性或转移性肝癌。

（六）化疗药物分类

现阶段临床所使用的抗癌药物，可分为烷化剂、抗代谢药、抗生素、植物药、激素与其他等六大类。

1.各种烷化剂通过烷基使瘤细胞多种功能基团烷化而失去活性，破坏 DNA 结构、功能，抑制 DNA 合成，如 HN2、CTX、TSPA、CLB、BUS、DTIC 等烷化剂均属此类。亚硝脲类及 DDP、MMC 亦可有类似烷化作用。

2.抗代谢类药物如 MTX、6-MP、6-TG、5-FU、HU、Ara-C、FT-207 等药物化学结构与机体内某些代谢物相似，但不具备它们的功能，通过阻碍脱氧嘌呤核苷或脱氧嘧啶核苷的合成、互换、还原，干扰 DNA 合成，抑制细胞生长，最终导致死亡。

3.抗肿瘤抗生素作用机制各异，主要作用于遗传信息传递的不同环节，甚至生物大分子，从而抑制DNA(如BLM、链黑霉素等)、RNA(如多柔比星、柔红霉素，放线菌素D等)和蛋白质(如嘌呤霉素等)。

4.抗肿瘤植物药作用机制有以下5个方面

(1)作用于M期：通过抑制细胞中微管蛋白的聚合使细胞有丝分裂停止于中期，如VCR、VLB、VDS等。

(2)直接抑制DNA生物合成和蛋白质合成，如三尖杉碱及高三尖杉酯碱。

(3)与微管蛋白结合抑制其聚合，故有抗有丝分裂作用，如VP-16、VM-26等。

(4)抑制DNA拓扑异物酶Ⅰ，如喜树碱类化合物。

(5)促进微管聚合并抑制其解聚，如紫杉醇等。

5.激素类与细胞毒抗癌药不同，激素类不是直接杀伤癌细胞，而是通过改变体内激素环境，对特定的肿瘤发挥抑制生长作用。包括雄激素、雌激素、孕激素、皮质激素及抗雄激素和抗雌激素等。

6.其他包括铂类，如顺铂、卡铂，主要与DNA双链或单链交联，从而阻止DNA聚合酶的移动，影响DNA链的合成、复制，造成细胞死亡；丙卡巴肼则主要与DNA等生物大分子结合，有类似烷化剂的作用；羟基脲可选择性抑制DNA合成而不抑制RNA和蛋白质合成；门冬酰胺酶可将血清中的门冬酰胺分解，使蛋白质合成因缺乏门冬酰胺而受阻，抑制肿瘤的生长与增殖。

(七)肿瘤化疗的适应证与注意事项

1.适应证

(1)造血系统疾病：如白血病、恶性组织细胞瘤、多发性骨髓瘤、晚期恶性淋巴瘤、伯基特淋巴瘤等。

(2)化疗效果较好的实体瘤：如绒毛膜上皮癌、恶性葡萄胎、精原细胞瘤、小细胞肺癌、卵巢肿瘤等。

(3)手术或放疗前后需要行辅助化疗的实体瘤。

(4)实体瘤手术或放疗后复发或播散者。

(5)晚期肿瘤已有全身播散，但全身状况及各项检查尚允许化疗者。

(6)恶性体腔积液：如胸腔、腹腔和心包腔积液，采用体腔内化疗。

(7)肿瘤并发症的化疗：如上腔静脉压迫综合征、呼吸道压迫、脑转移或脊髓压迫致颅内压增高等，可采用化疗缩小肿瘤、减轻症状。

2.注意事项

(1)接受化疗者必须明确诊断，全身状况较好，血象及肝、肾功能正常，能耐受化疗。

(2)有下列情况之一者，应用化疗时应慎重考虑：①年老体弱；②一般情况差，Karnofsky评分＜40；③肝肾功能异常；④明显贫血或白细胞、血小板减少；⑤严重营养不良和电解质紊乱；⑥曾用多程化疗和(或)放疗；⑦有发热、感染等并发症；⑧心肌病变。

(3)给药顺序：部分药物的给药顺序可影响疗效，如在MTX1～4小时后应用FU、Ara-C，给予VCR6～8小时后用CTX、MTX、BLM，DDP于FU、鬼臼毒素类后应用均有增效作用。

(4)细胞周期特异性药物的疗效与作用时间有密切关系,疗效可随时间的延长而增加,剂量增大疗效无明显增加。周期非特异性药物的疗效则随药物剂量增大而增加,故多主张一次较大剂量静脉注射。

(5)给药途径:MTX 口服后胃肠道反应常很严重,而肌内注射或静脉给药后胃肠道反应多不严重。氟尿嘧啶每次剂量超过 500mg 时宜用静脉滴注。某些药物如 TSPA、MTX 以及 BLM 等均可做肌内注射,应尽量采用肌内注射法。

(6)谨防化疗药物渗漏到血管外:静脉穿刺部位尽量由远端开始渐向近端,并交替穿刺。穿刺成功后,需确认针头是否在血管内,并观察有无外渗,然后才可开始注入化疗药物。且发现有药物外漏,应立即进行如下处理:①立即停止注射,保留针头另接注射器回抽外渗液体;②局部皮下注射生理盐水稀释药液,并注射地塞米松 2～4mg 以减轻炎性反应;③皮下注入解毒剂,HN2、MMC、Act-D 渗漏用(N/6)硫代硫酸钠,ADM、VCR 则用碳酸氢钠;④肢体抬高 24～48 小时,局部冰敷 24 小时。

(八)化疗药物的不良反应

现有抗癌药物绝大多数对人体都有较大毒性,抗癌药物在杀伤或抑制癌细胞的同时,对正常组织器官有损害或毒性作用,尤其是对骨髓造血细胞和胃肠道黏膜上皮细胞的毒性作用,成为限制化疗药物用量、阻碍疗效发挥的主要障碍。

1.不良反应分类

(1)立即反应:用药后 1 天至数天出现的反应,如恶心、呕吐、皮疹、发热、过敏性休克、膀胱炎等。

(2)早期反应:用药后数天至几周出现,如口腔炎、骨髓抑制、腹泻、脱发、周围神经毒性、肝肾损害等。

(3)迟发反应:用药后数周至数月发生,如贫血、色素沉着、心肺毒性、神经毒。

(4)晚期反应:用药后数月至数年发生,如致畸变,不育症,致第二恶性肿瘤。

2.常见化疗毒性反应及处理

(1)骨髓抑制:大多数化疗药物均可引起不同程度的骨髓抑制。通常先出现白细胞减少,然后出现血小板减少,前者多比后者严重,少数可出现严重贫血,严重时可致骨髓再生障碍。

各种化疗药物的骨髓抑制程度,最低值时间和恢复的时间列于表 1-3。

处理:①减量或停药(见剂量调整原则);②白细胞严重减少时首先应注意隔离,保持皮肤黏膜完整性,预防和治疗感染,尤其在 4 度粒细胞减少伴有发热症状时,应预防性使用抗生素,对于 3～4 度粒细胞减少的患者可用粒细胞集落刺激因子(G-CSF)或粒细胞.单核细胞集落刺激因子(GM-CSF)5～10μg/kg,皮下或静脉注射,每天 1 次,连用 7～10 天,在粒细胞连续两次 $>10\times10^9/L$ 时停药;③化疗后贫血,可考虑成分输血,可考虑使用重组人促红细胞生成素(EPO),用法为 150U/kg,皮下注射,每周 3 次,使用时应同时注意补充铁剂、维生素 B_{12} 以及叶酸等物质;④短期血小板显著降低,首先应注意护理,保护皮肤黏膜完整性,注意减少活动,防止创伤,必要时绝对卧床。如存在 3 度及以上血小板下降,并伴有出血倾向,可考虑输注单采血小板,但外源性血小板寿命短,且反复输注可刺激机体产生抗体,因此限制使用。也可考虑使用重组人白细胞介素-11 制剂或重组人促血小板生成素(TPO),但起效缓慢,一般至少连用1周后可见到血小板上升，并且反复使用TPO同样可能产生抗体。

表1-3 各类化疗药物的骨髓抑制程度和持续时间

化疗药物	骨髓抑制程度	骨髓抑制最低值(天)	骨髓恢复时间(天)
蒽环类	Ⅲ	6～13	21～24
长春碱类	Ⅰ～Ⅱ	4～9	7～21
芥类烷化剂			
氮芥	Ⅲ	7～14	28
抗叶酸类	Ⅲ	7～14	14～21
抗嘧啶类	Ⅲ	7～14	22～24
抗嘌呤类	Ⅱ	7～14	14～21
鬼臼毒类	Ⅱ	5～15	22～28
烷化剂	Ⅱ	10～21	18～40
亚硝脲类	Ⅲ	26～60	35～85
白消安	Ⅲ	11～30	24～54
其他类			
卡铂	Ⅲ	16	21～25
顺铂	Ⅱ	14	21
达卡巴嗪	Ⅲ	21～28	28～35
羟基脲	Ⅱ	7	18～21
普卡霉素	Ⅰ	5～10	10～18
丝裂霉素	Ⅱ	28～42	42～56
丙卡巴肼	Ⅱ	25～36	35～50
雷佐生	Ⅱ	11～16	12～25

注：Ⅰ轻度；Ⅱ中度；Ⅲ重度(以常用剂量和间隔算)。

(2)胃肠道毒性

1)黏膜炎：化疗药物可影响增殖活跃的黏膜组织，容易引起口腔炎、舌炎、食管炎和口腔溃疡，导致疼痛和进食减少。常见药物包括甲氨蝶呤、放线菌素D、氟尿嘧啶和丙脒腙(米托胍腙)。治疗以对症处理为主，应注意口腔卫生，保持清洁和湿润，用温盐水、3%过氧化氢溶液等含漱；疼痛则可用2%利多卡因液15ml含漱；合并念珠菌感染时用制霉菌素悬液含漱，并口服30万单位，每天3～4次，或氟康唑100mg，每天1次，重症可加量；口腔炎严重时则应停用化疗。

2)恶心和呕吐：为化疗药物引起的最常见的早期反应，严重的呕吐可导致脱水、电解质紊乱。化疗所致呕吐可分为急性呕吐、延迟性呕吐和预期性呕吐。急性呕吐是指化疗后24小时内发生的呕吐；延迟性呕吐，是指化疗24小时以后至第7天内所发生的呕吐；预期性呕吐是指患者在此之前的治疗周期中经受了难受的急性呕吐后，在下一次化疗给药前所发生的恶心和呕吐，是一种条件反射。各种化疗药物所致呕吐的发生率不一致，各种常见药物致吐的可能性列于表1-4。

表 1-4 不同催吐风险的化疗药物

级别	药物	
高度催吐风险(呕吐发生率＞90%)	AC 方案 卡莫司汀＞250mg/m^2 顺铂≥50mg/m^2 环磷酰胺＞1500mg/m^2 氮芥	达卡巴嗪 多柔比星＞60mg/m^2 表柔比星＞90mg/m^2 异环磷酰胺＞10g/m^2 链佐星
中度催吐风险(呕吐发生率 30%～90%)	阿米福汀＞300mg/m^2 三氧化二砷 阿扎胞苷 白消安 卡铂 卡莫司汀≤250mg/m^2 顺铂＜50mg/m^2 克罗拉滨 环磷酰胺≤1500mg/m^2 阿糖胞苷＞200mg/m^2 放线菌素 D 柔红霉素 多柔比星≤60mg/m^2	表柔比星≤90mg/m^2 去甲氧基柔红霉素 异环磷酰胺＜10g/m^2 IFN-α≥10wIU 伊立替康 美法仑 MTX≥250mg/m^2 奥沙利铂 替莫唑胺(口服)
轻度催吐风险(呕吐发生率 10%～30%)	阿米福汀≤300mg/m^2 阿糖胞苷(低剂量)100～200mg/m^2 多西他赛 多柔比星(脂质体) 依托泊苷 50mg/m^2～250mg/m^2 5-氟尿嘧啶 吉西他滨 IFN-α 5～10wIU 伊沙匹隆	塞替派 培美曲塞 拓扑替康 MTX 丝裂霉素 米托蒽醌 紫杉醇 紫杉醇(白蛋白结合型)
轻微催吐风险(呕吐发生率＜10%)	门冬酰胺酶 博来霉素(平阳霉素) 贝伐单抗 硼替佐米 西妥昔单抗 克拉屈滨 阿糖胞苷＜100mg/m^2 右丙亚胺 氟达拉滨	IFN-α≤5wIU MTX≤50mg/m^2 帕尼单抗 聚乙二醇化干扰素 利妥昔单抗 替西罗莫司 曲妥珠单抗 长春碱类

常用的止吐药物：预防恶心呕吐的发生是化疗止吐治疗的根本目标，止吐治疗应贯穿化疗呕吐风险期始终。对于高致吐性化疗方案引起的急性呕吐，推荐使用5.羟色胺3(5-HT3)受体拮抗剂(用法为：帕洛诺司琼0.25mg，化疗前0.5～1小时口服或静脉注射；格雷司琼3mg，化疗前0.5～1小时静脉注射；昂丹司琼8mg于化疗前0.5～1小时静脉注射或口服)，联合大剂量地塞米松(第1天：20mg，之后8mg，每天2次，连用3～4天)及阿瑞匹坦(目前国内尚未上市)治疗。对于迟发性呕吐，可考虑使用地塞米松联合阿瑞匹坦治疗，或用甲氧氯普胺、氟哌啶醇及苯海拉明等药物联合治疗，对轻到中等强度呕吐也有较好疗效。

3)其他：化疗还可引起食欲减退、腹胀、腹泻和便秘等，可对症处理治疗。

(3)心脏毒性：蒽环类是最常引起心脏毒性的药物之，其他药物有抗癌锑、喜树碱、三类杉生物碱、顺铂、氟尿嘧啶以及分子靶向药物曲妥珠单抗等。临床所见轻者可无症状，或仅心电图呈心动过速表现，非特异性ST改变等；重则出现心肌损伤、心包炎，甚至心力衰竭、心肌梗死等，表现为心悸、气短、心前区疼痛、呼吸困难。心脏毒性与药物积蓄量有密切关系，如多柔比星积蓄量＞600mg/m^{2}时，心肌病发生率可达15%以上。因此，目前推荐多柔比星的累积总剂量不超过500mg/m^2。

处理措施：①限制蒽环类药物总剂量，原有心脏病、纵隔曾经放疗，其用药累积量应降低，如多柔比星应在450mg/m^{2}以下；②应用可降低蒽环类心脏毒性的药物，如右丙亚胺、维生素E、辅酶Q10、ATP、乙酰半胱氨酸和钙通道阻滞药等；③出现心脏毒性时，化疗药物应减量或停用；④监测患者心功能。

(4)肺毒性：可引起肺损害的主要药物有博来霉素、白消安、亚硝脲类、甲氨蝶呤、丝裂霉素C、环磷酰胺及分子靶向药物吉非替尼、厄洛替尼等。可导致间质性肺炎、过敏性肺炎、肺水肿甚至肺纤维化。表现为咳嗽、气短，甚至呼吸困难、胸痛等。

防治措施：①限制有关药物总量：博来霉素终身总量在400U以下，丝裂霉素C也应适当控制其总量；②肺功能不良，有慢性肺疾患，曾接受过胸部放疗的患者慎用或禁用有关药物；③用药期间密切观察肺部症状及X线改变，定期做血气及肺功能测定，一旦出现肺毒性反应及时停药，给予皮质类固醇、抗生素、维生素类等药物治疗。

(5)肝脏毒性：易引起肝脏损害的药物包括BCNU、CCNU、Ara-C、L-ASP、VP-16、6-MP，大剂量MTX、CTX、DDP、DNR、Act-D、STZ、VCR等。所诱发的肝脏损害包括血清转氨酶，胆红素升高、肝脂肪变和肝纤维化等，表现为乏力，食欲缺乏、恶心、呕吐，甚至出现黄疸。

处理措施：①化疗前后检测肝功能；②出现肝损害时应减量或停药；③给予保肝药物及能量合剂治疗。

(6)泌尿系统毒性：化疗药物易引起肾毒性和化学性膀胱炎。

1)肾毒性：易引起肾毒性的药物有铂类化合物、普卡霉素、丝裂霉素C、链佐星、异环磷酰胺、大剂量甲氨蝶呤等，其中以顺铂最易引起肾毒性。临床上可表现为无症状性血清肌酐升高或轻度蛋白尿，甚至少尿、无尿、急性肾衰竭。

2)化学性膀胱炎：主要药物有环磷酰胺、异环磷酰胺、喜树碱。临床上表现为尿频、尿急、尿痛及血尿。

处理措施：①化疗期间多饮水，及时排尿；②使用顺铂时应保证足够输液量，大剂量顺铂时则需强烈水化措施，包括大量输液加利尿药、脱水药；③使用异环磷酰胺及大剂量环磷酰胺时用美司钠解毒；④别嘌醇 200mg 口服，每天 3～4 次，防止尿酸结晶。可能出现肿瘤溶解综合征时，可考虑使用拉布立酶；⑤注意避免联合使用其他肾毒性药物。

(7)皮肤毒性：化疗药物可引起的皮肤毒性包括脱发、皮疹、瘙痒、皮炎、色素沉着等。脱发是很多化疗药物常见的不良反应，主要药物有蒽环类、CTX、Act-D、VP-16、VCR、MTX、5-FU、VLB、紫杉醇等。所致脱发为可逆性的，通常在停药后 1～2 个月头发开始再生。通过头皮止血带或冰帽局部降温防止药物循环到毛囊，可起到预防脱发作用。

(8)神经毒性：引起神经毒性的药物有 L-OHP、VCR、VLB、VDS、MTX、DDP、PCZ、5-FU、L-ASP、Ara-C 及紫杉醇等。主要不良反应为末梢神经炎，表现为指(趾)麻木、腱反射消失、肢端对称性感觉异常、肌无力、便秘、麻痹性肠梗阻等。神经毒性通常是可逆性的，除了停药和等候神经功能恢复外，目前尚缺乏有效的治疗，营养神经、某些新型抗抑郁药物如度洛西汀和血管扩张药可能有助于神经功能的恢复。

(9)过敏反应：很多抗癌药物可引起过敏反应，但发生的可能性低。而 L-ASP 和紫杉醇过敏反应发生频繁。L-ASP 过敏反应发生率为 10%～20%，临床表现为哮喘、瘙痒、皮疹、血管水肿、焦急不安和低血压。主要是做好预防措施，随时准备好抗过敏药物。由于紫杉醇不溶于水，制剂使用聚氧乙基蓖麻油，为强致敏原，用药前常规给予皮质类固醇和抗组胺药，可减轻或预防过敏反应发生。

(10)对生殖腺的毒性：包括性功能减弱，如闭经、性欲减退、精子减少、染色体损伤。

4.抗癌药的剂量调整原则

(1)骨髓抑制时常用抗癌药的剂量调整。

(2)肝功能异常时的剂量调整。

(3)肾功能异常时的剂量调整。

（刘瑞宝）

第四节　肿瘤分子靶向治疗

一、肿瘤靶向治疗的基本概念

随着生物技术在医学领域的快速发展和从细胞分子水平对发病机制的深入认识，肿瘤生物治疗已进入了一个全新的时代。肿瘤分子靶向治疗是利用具有一定特异性的载体，将药物或其他杀伤肿瘤细胞的活性物质选择性地运送到肿瘤部位，把治疗作用或药物效应尽量限定在特定的靶细胞、组织或器官内，而不影响正常细胞、组织或器官的功能，从而提高疗效、减少不良反应的一种方法。分子靶向治疗是 21 世纪抗癌新曙光。

所谓“靶向治疗”，通俗地讲，就是有针对性地瞄准一个靶位，在肿瘤分子治疗方面指的就是针对某种癌细胞，或者是针对癌细胞的某一个蛋白、某一个分子进行治疗。它分为三个层次，第一种是针对某个器官，例如某种药物只对某个器官的肿瘤有效，这个叫器官靶向；第二种叫细胞靶向，故名思义，指的是只针对某种类别的肿瘤细胞，药物进入体内后可选择性地与这类细胞特异性地结合，从而引起细胞凋亡；第三种是分子靶向，它指的是针对肿瘤细胞里面的某一个蛋白家族的某部分分子，或者是指一个核苷酸的片段，或者一个基因产物进行治疗。分子靶向治疗是目前肿瘤治疗的一个"闪光点"，凭着它的特异性和有效性，已取得很大成功，是目前国内外治疗的"热点"。

分子靶向是靶向治疗中特异性的最高层次，分子靶向治疗是针对可能导致细胞癌变的环节，如细胞信号传导通路、原癌基因和抑癌基因、细胞因子及受体、抗肿瘤血管形成、自杀基因等，从分子水平来逆转这种恶性生物学行为，从而抑制肿瘤细胞生长，甚至使其完全消退的一种全新的生物治疗模式。它是针对肿瘤细胞里面的某一个蛋白质的分子，或一个核苷酸的片段，或一个基因产物进行治疗。针对肿瘤细胞与正常细胞之间的差异，只攻击肿瘤细胞，对正常细胞影响非常小，所以说它"稳、准、狠"。

分子靶向治疗在临床治疗中地位的确立源于 20 世纪 80 年代以来的重大进展，主要是：①对机体免疫系统和肿瘤细胞生物学与分子生物学的深入了解；②DNA 重组技术的进展；③杂交瘤技术的广泛应用；④体外大容量细胞培养技术；⑤计算机控制的生产工艺和纯化等。特别是 2000 年人类基因组计划的突破，成为分子水平上理解机体器官以及分析与操纵分子 DNA 的又一座新里程碑，与之相发展并衍生了一系列现代生物技术前沿基因组学技术、蛋白质组学技术、生物信息学技术和生物芯片技术。除此之外，计算机虚拟筛选、组合化学、高通量筛选都加速了分子靶向治疗新药研究进程。1997 年 11 月美国 FDA 批准 Rituximab 用于治疗某些 NHL，真正揭开了肿瘤分子靶向治疗的序幕。自 1997 年来，美国 FDA 批准已用于临床的肿瘤分子靶向制剂已有十余种，并取得了极好的社会与经济效益。

二、肿瘤分子靶向治疗策略

（一）寻找新的分子靶点

寻找可供治疗干预的分子靶点，其实质就是找到正常细胞与癌细胞之间的生化与分子差异。随着基因组学和蛋白组学研究的发展，将不断涌现出新的分子靶点，为肿瘤分子靶向药物的研究提供理论依据。

（二）设计理想的靶向抗肿瘤药物

开发一个成功的分子靶向抗肿瘤药物应从以下几方面考虑：与靶分子高特异结合；与靶分子结合时呈高亲合力；分子量小的靶向分子更容易在瘤组织内通透；稳定的分子化学结构，有利于延长药物在体内的半衰期；与治疗对象有生物同源性，最大限度地避免宿主的异种蛋白反应等。同时，还应与新技术、新方法结合，不断地完善分子靶向抗肿瘤药。

（三）分子靶向治疗前的寻靶工作

分子靶向治疗的实施首先需通过免疫组化（IHC）和荧光原位杂交（FISH）等技术正确地寻找分子靶标，根据结果筛选合适的靶向药物。每一个分子靶向药物都是针对一个异常的肿瘤靶点分子，由于肿瘤的复杂性，并不是同一种肿瘤必然都有同样的相应异常的靶点，相反不同肿瘤可能有相同异常靶点，必须先检测后治疗，做到“有的放矢”。

（四）个体化治疗

所谓个体化治疗，就是要根据具体病人的预期寿命、治疗耐受性、期望生活质量、病人自己的愿望和肿瘤的异质性来设计具体的多学科综合治疗方案。使用分子靶向药物个体化治疗的几点补充：①按每一例患者的基因序列和蛋白质功能信息，确定与肿瘤发生、发展密切相关的分子靶点，选择针对该患者的最佳分子靶向药物。②与循证医学相结合，精心设计和优化治疗方案：由于分子靶向药物的年轻，没有足够的临床经验积累，所以更应与循证医学结合，寻找疗效最佳的、与患者的具体情况相符病案来选择剂量、给药途径等。③综合治疗是关键：由于大部分分子靶向药物仅是使肿瘤处于控制状态，并不根治肿瘤，这就更要求靶向药物必须联合各种不同疗法，取长补短，用综合治疗提高疗效与患者的生活质量。

三、目前临床常用的肿瘤分子靶向药物

（一）单抗类分子靶向药物

1.Herceptin　Herceptin（贺赛汀）是一种针对 HER2/neu 原癌基因产物的人-鼠嵌合单抗，能特异地作用于 HER2 受体过度表达的乳腺癌细胞。1998 年被美国 FDA 批准上市，与泰素联用，可作为 HER2/neu 过度表达或不适合采取蒽环类药物治疗的晚期乳腺癌的一线治疗方案。单药可作为泰素、蒽环类药物及激素治疗失败的晚期乳腺癌的三线治疗方案。无论是联合用药或是单药，均取得了明显疗效。Herceptin 主要的毒性和不良反应是输液反应和心脏毒性，因此，不提倡与蒽环类药物同时应用。近年来 Herceptin 用于治疗 HER2 阳性的胃癌病人也取得了令人满意的效果。

2.Rituximab　Rituximab（美罗华）是一种针对 CD20 的人-鼠嵌合单抗，是近年来治疗低度恶性淋巴瘤的最重要进展。Rituximab 与 CHOP 方案联用治疗低度恶性 B 细胞淋巴瘤，总有效率达 95%，其中 CR 为 55%。PCR 显示，此联合方案可清除 bcl-2 阳性细胞；另有研究表明，Rituximab 和氟达拉滨联合，有效率可达 93%，其中 CR 为 80%，此方案可清除 bcl-2 阳性细胞。

3.IMC-C225　IMC-C225（爱必妥）是目前临床上最为先进的抗 EGFR 人-鼠嵌合单克隆抗体，IMC-C225 联合 CPT-11 对 CPT-11 治疗失败的 EGFR 阳性结肠、直肠癌患者的Ⅱ期临床试验研究显示：单药有效率为 11%，联合 CPT-11 有效率达 22%，且患者容易耐受。IMC-C225 结合 CPT-11＋5-FU＋CF 治疗 EGFR 阳性的结肠、直肠癌可提高化疗疗效。目前研究认为，在大肠癌中，K-ras 基因为野生型疗效相对较好，而 K-ras 基因为突变型，疗效较差，不推荐使用。临床研究显示：IMC-C225 单药或联合化疗是治疗转移或复发的头颈部肿瘤患者的有效方案。

4.Bevacizumab　Bevacizumab（阿瓦斯汀）为新型的抗血管内皮生长因子受体的人源化单克隆抗体，有望成为结肠、直肠癌的一线治疗方案，目前正在进行治疗非小细胞肺癌、结肠、直肠癌和乳腺癌的 ni 期临床试验研究，治疗其他实体瘤的Ⅱ期临床试验研究也在进行之中。在

非小细胞肺癌治疗中，主要用于非鳞癌、无出血倾向、无脑转移等患者联合一线化疗方案。采用 Bevacizumab 联合伊立替康作为晚期结肠、直肠癌的一线治疗已取得肯定疗效，Bevacizumab 联合化疗有望成为结肠癌、直肠癌的一线治疗方案。

（二）小分子化合物类分子靶向治疗药物

1.Glivec Glivec（STI571，格列卫）是一种能抑制酪氨酸激酶第 571 号信号转导的抑制药，属小分子化合物。在临床Ⅰ期研究中，既往干扰素治疗失败的患者均获血液学缓解，有效率达 100%，98%达 CR，其中 53%是细胞遗传学缓解。随后的Ⅱ期临床研究显示，在 CML 的细胞危象期也有 59%的有效率，毒性和不良反应轻微。对 Ph 阳性的急性淋巴细胞性白血病（ALL）缓解率也高达 70%，其中 CR55%。

Glivec 还显示对胃肠道恶性基质细胞瘤（GIST）CD117（+）的疾病控制率达 80%～90%。

2.Iressa Iressa（ZD1839，易瑞沙）是一种口服表皮生长因子受体.酪氨酸激酶（EGFR-TK）拮抗药，属小分子化合物。目前 Iressa 主要用于治疗非小细胞性肺癌（NSCLC），对乳腺癌、前列腺癌及头颈部肿瘤等均证实有效。对亚洲人、腺癌、女性和未吸烟者疗效更有优势。不提倡化疗与 ZD1839 联用。Iressa 的主要不良反应为消化道反应和痤疮样皮疹，患者均容易耐受。

3.Erlotinib OSI-774（Tarceva，特罗凯）也是一种表皮生长因子受体.酪氨酸激酶（EGFR-TK）拮抗药，属小分子化合物。2002 年 9 月，美国 FDA 批准其作为标准方案治疗无效的晚期 NSCLC 的二线或三线治疗方案，目前有的国家已将其列为一线治疗方案。主要的联用药物有泰素帝、健择+顺铂，卡铂十泰素、培美曲赛。

4.Sorafenib Sorafenib（索拉非尼，多吉美）是一种新型多靶点的抗肿瘤药物。临床试验显示，Sorafenib 具有显著的抗肾癌活性，在肾癌的单一药物治疗中获得了令人鼓舞的结果。这也是美国 FDA10 年来批准的第一个治疗肾癌的药物。此外，临床研究初步结果表明，索拉非尼对肝癌、黑色素瘤、非小细胞肺癌（NSCLC）等实体瘤有潜在的抗肿瘤效应。不良反应主要有腹泻、手足皮肤反应、乏力、皮疹、恶心等。

5.Sunitinib Sunitinib（Sutent，SU11248，舒尼替尼）是一种口服的小分子药物，既能直接抑制肿瘤细胞增殖，又可抑制肿瘤血管生成。Sunitinib 于 2006 年被 FDA 批准上市，主要用于肾癌、胃肠道间质瘤、晚期肺癌、直肠癌等的治疗，不良反应主要表现为乏力、腹泻、中性粒细胞减少症、贫血等。美国 FDA 最近批准治疗 GIST 和晚期肾癌。由于目前临床上除了伊马替尼外，没有治疗晚期 GIST 的药物，治疗肾癌的药物也很少，所以 Sunitinib 的治疗结果令人鼓舞。

四、存在问题和发展方向

肿瘤分子靶向治疗虽然取得了较好的疗效，但是面临更多的是挑战。正确和客观地认识分子靶向治疗的作用和地位，是临床肿瘤医生当前之要务。

（一）分子靶向治疗本身的问题

如何寻找新的特异性分子靶点并建立有效分子靶向药物筛选模型？如何提高现有分子靶

向药物的特异性并挖掘已有的分子靶向药物的潜能？如何建立精确的分子靶向治疗方案和疗效评价标准并降低治疗临床费用？是近期分子靶向治疗亟需解决的问题。

（二）分子靶向治疗对肿瘤诊断提出新的要求

由于肿瘤分子特征的复杂性，生物靶向治疗需要根据每位患者肿瘤的分子学特征进行分类，制定出个性化的治疗方案。因此，分子靶向治疗要求逐步建立相应的肿瘤分类学方法，即肿瘤的分子诊断学。肿瘤的诊断必将由现在的以病理学为主的形态学诊断，逐渐向形态学、免疫学、细胞遗传学和分子基因学的综合方向发展。

（三）分子靶向治疗还有待进一步完善

大多数实体瘤形成的机制很复杂，靶向治疗难度很大。肿瘤组织一开始可能源于单一基因突变，但随着肿瘤生长，可能带来新的基因突变。而单一靶向药物仅能阻止一小部分肿瘤细胞增殖，最有效的方法是同时去除多种关键的异常基因。目前，针对多基因突变开发不同的靶向药物是肿瘤治疗所面临的最大挑战，需要完全了解肿瘤靶点的特性、肿瘤相关基因及其蛋白产物的功能，因此分子靶向治疗还有很长的路要走。

（四）靶向治疗药物中单克隆抗体人源化的问题

在临床治疗中使用鼠源性单抗的主要障碍之一是产生人抗鼠抗体（HAMA）反应，通过基因工程技术制备嵌合抗体的 HAMA 反应率较鼠源性单抗低，但完全的人源抗体才是单抗药物的发展目标。噬菌体抗体库技术和转基因小鼠技术是制备完全人源单抗的两种方法。转基因小鼠产生的完全人源抗体在动物实验中显示很好的治疗效果。

（五）分子靶向治疗要注意与新理论、新技术的结合

随着后基因时代的到来，在人类 30000 个左右的基因中，有相当数量的基因与肿瘤的发生与防治密切相关，这些基因有可能极大地推动新分子靶标的发现，成为肿瘤分子靶向治疗发展的源泉。另外，分子靶向并非如理论所说的那么精确，是相比较而言。

总之，相对于放、化疗等传统的肿瘤治疗手段，分子靶向治疗具有特异性强、用药量低、毒性不良反应小、人体耐受性好等优点。近年来，已有多种靶向治疗药物被 FDA 批准应用于临床，并展现出值得期待的疗效。今年 CSCO 年会主要议题是肿瘤分子靶向治疗，将在全国掀起一轮新的靶向治疗热潮。然而靶向治疗药物对于正常细胞与癌细胞的生物学效应，还有待进一步分析，许多潜在的不良反应也可能要经过很长一段时间的观察，而深入研究这些不良反应的发生机制，可促使我们更好地选择最佳受试患者用于靶向治疗研究。随着基础研究、临床试验和分子生物学技术的不断发展，我们相信肿瘤靶向治疗药物的开发和临床应用必将会日趋成熟。

（柳善刚）

第二章 头颈部肿瘤

第一节 头颈部肿瘤的病理学诊断

眼及耳鼻咽喉疾病种类繁多。其中多种软组织、骨组织、淋巴组织及皮肤疾病的病理表现与身体它处相应疾病表现类似。

一、眼部疾病

眼部疾病包括眼睑、结膜、角膜、葡萄膜、视网膜、晶状体、泪器及眼眶疾病。病理科接收的标本包括眼球摘除和活检两类。眼球摘除标本见于眼内肿瘤、交感性眼炎、继发性青光眼和角膜溃疡等,前两者其病理检查诊断结果对确立疾病的治疗方针非常重要。眼内肿瘤包括恶性黑色素瘤、转移性肿瘤、恶性淋巴瘤及视网膜母细胞瘤等。

(一)葡萄膜恶性黑色素瘤

是起源于葡萄膜基质内黑色素细胞的恶性肿瘤。多为单眼发病,约半数发生于眼底后极部,半数见于眼底周边部和睫状体及眼底后极部和睫状体之间。初期几无自觉症状,随着肿瘤的增大可出现视网膜剥离、青光眼及白内障等并发症。

【诊断要点】

1.梭形细胞A型 梭形细胞紧密排列,染色质丰富,核呈椭圆形,常见线状核膜纵褶,核分裂常见,核仁不明显,核浆比较痣细胞增高。

2.梭形细胞B型 梭形细胞,核呈大的椭圆形,核仁明显,有丝核分裂较常见,瘤细胞呈簇状密集增生,常见血管周围密集排列,有时可见核分裂呈波浪状,似神经纤维瘤,此时也称为纤维束型。

3.上皮样细胞型 有大的多形性的细胞核,肿瘤细胞体积大,呈不整形,核染色质丰富,常见大的核仁,核分裂多见,也常见到多核巨细胞,细胞间结合弱,石腊切片上可见瘤细胞破损产生的“人工产物”。

4.气球样细胞型 较少见,可见成堆的气球样细胞聚集,细胞体积大,胞浆丰富,呈空泡状,核固缩变小、位于细胞一侧。

5.坏死型 较少见,可见大片坏死,常合并出血。

【预后】

梭形细胞型 15 年后的死亡率约 2%，上皮样细胞型约 75%，混合细胞型及坏死型的死亡率居二者之间。肿瘤愈靠近葡萄膜前方，生存率愈高。通常葡萄膜恶性黑色素瘤正确诊断需要充分的脱色素处理，瘤细胞色素含量愈丰富预后愈差。肿瘤的体积在 $1mm^3$ 以下者其预后较大于 $1mm^3$ 者好，其死亡率<14%。脉络膜恶性黑色素瘤直径小于 7mm，高度<2mm 者，行眼球摘出后其死亡率为 0。肿瘤浸及巩膜则眼球摘除术后眶内复发率高，而无巩膜浸及者则预后较好。诊断延迟及肿瘤浸至巩膜外是其预后不良的原因，此时死亡率可达 50%，与组织学类型无关。其他预后差的原因还有肿瘤浸润视神经、血管尤其是涡静脉。

（二）视网膜母细胞瘤

是发生于视网膜母细胞的恶性肿瘤，为婴幼儿期眼内最常见的恶性肿瘤，平均诊断时年龄为 13 个月，80%发生于 3 岁以前，10 岁以后罕见。可发生于双眼或单眼，双眼患儿平均年龄为 10 个月，单眼患儿平均年龄为 2 岁，罕见于成年人。分为遗传型和非遗传型。遗传型又分有家族史（占 10%）和无家族史（占 90%）。有家族史者为常染色体显性遗传，伴有高而不完全的外显率（80%～90%），在父母生殖细胞内发生第一次突变，在体细胞内发生第二次突变，临床上发病早，2/3 为双眼患者，每眼可发生多个独立肿瘤，易发生第二肿瘤；1/3 为单眼发病。散发患者则由基因新的突变引起。非遗传型占 55%～56%，二次基因突变均在体细胞发生，临床表现发病晚，多为单眼发病，单个肿瘤病灶，无家族史。

【诊断要点】

1.分化型　镜下肿瘤由小圆形细胞组成，可见 Flexner-Winterstainer（F-W）菊形团，由核位于周边细胞质向腔内伸出的数个及数十个肿瘤细胞围成，中心有空腔，呈整齐的花环状，为视网膜母细胞瘤特征性的形态结构，电镜下菊形团的中心腔内可见刷状突起，酷似视细胞花状饰的扇状突出的超微结构。此外还可见 Homer-Wright（H-W）菊形团。

2.未分化型　瘤细胞核深染，胞质少，常见以血管为中心的假菊形团及肿瘤周血管生长，周围伴坏死和钙化，引起继发性青光眼的虹膜血管增生多见于此型。电镜下肿瘤细胞间可见连接结构，说明其为上皮性肿瘤。

【预后】

分化型恶性度较低，预后较好。肿瘤向周围浸润的通路如下：①通过视神经进入脑脊液。②通过葡萄膜、巩膜呈连续性浸入眶内。③通过葡萄膜或偶尔通过视网膜的静脉血行播散至骨及其他全身血管。摘除眼球视神经断端或眼球壁外浸润的有无及葡萄膜浸润本身并不意味着预后不良。也可见未经治疗的自愈病例。

二、耳部疾病

（一）外耳道

主要为耵聍腺肿瘤。也可发生内翻性乳头状瘤，其病理形态与鼻腔内翻性乳头状瘤相同。

1.耵聍腺腺瘤　约占全部耵聍腺肿瘤的 8.9%～38%。发病年龄分布广泛，40～60 岁多见，男性多于女性。为缓慢生长的外耳道肿物或堵塞伴耳聋，分泌物少见。

【诊断要点】

(1)肿瘤一般较小,大体为圆形或息肉状灰白色肿物,可有蒂。肿瘤表面被覆皮肤,光滑无溃疡,切面灰白色,可见小囊腔。

(2)镜下:肿瘤界限清楚,但无包膜。肿瘤细胞呈腺样或腺管状排列,可有囊性扩张,可伴腔内突起和乳头状增生。有少量纤维性间质。形态上近似耵聍腺,但缺乏正常耵聍腺的小叶结构。腺上皮由两层细胞构成,内层细胞可见顶浆分泌,胞浆丰富、呈酸性,核圆,染色质致密。外层肌上皮细胞可增生,但并不是肿瘤所有部分都明显存在肌上皮细胞。

(3)免疫组化:内层细胞 CK7 阳性,外层细胞表达 P63、CK5/6、S-100,CD117 优先表达于内层细胞。

【鉴别诊断】

①耵聍腺腺癌:呈浸润性生长,细胞有异型性。有时表皮下的腺癌很像腺瘤,到深部才表现出异型性和浸润性生长的特点。②中耳腺瘤:具有神经内分泌肿瘤标记的特点。

2.软骨样汗腺瘤　又称多形性腺瘤或混合瘤。有人认为该肿瘤起源于外耳道异位涎腺组织。

镜下组织学形态与涎腺多形性腺瘤相似。

3.生乳头状汗腺囊腺瘤　常为先天性,多发生于面部和头皮,一般无特殊症状。发生于外耳道及耳廓者罕见。形态与同类皮肤附属器肿瘤相似。表面上皮形成囊性凹陷,被覆双层上皮的乳头突向囊腔,该上皮可表现出耵聍腺典型的全浆分泌。

4.良性外分泌圆柱瘤　也称为 Turban 瘤。发病年龄 20～40 岁较多,无性别差别或女性稍多。

【诊断要点】

(1)位于外耳道真皮的硬性结节状肿物,境界清楚,体积一般较小。

(2)镜下:肿瘤细胞排列成团、索和腺管样结构,周围绕以粉染、均质物质。纤维间质少。细胞团中央区细胞较大,胞浆多,核染色浅;外周区细胞小.胞浆少,核染色深,有的有呈栅栏状排列的趋势。细胞团内可出现小梁、小囊结构,腺管样结构由双层上皮构成。瘤细胞形态一致,无多形性。

5.耵聍腺恶性肿瘤　耵聍腺恶性肿瘤包括耵聍腺腺癌、腺样囊性癌及黏液表皮样癌,其镜下特点近似于发生于涎腺者。肿瘤发生于外耳道的浅表部位,应排除起源于邻近腮腺的肿瘤。

(二)中耳

1.中耳神经内分泌腺瘤　是发生于中耳黏膜的良性肿瘤,又称中耳腺瘤、中耳腺瘤样瘤和中耳类癌等,具有神经内分泌和黏液分泌双重分泌的特点。

【诊断要点】

(1)镜下:肿瘤无包膜,组织学及细胞学形态似类癌。

(2)免疫组化:免疫组织化学 CK7、Cam5.2、AE1/AE3 弥漫阳性,CK20 局灶弱阳性。肿瘤细胞可表达神经内分泌标记如 Chg-A、Syn、NSE 及多种多肽激素(人胰多肽、5-羟色胺、胰高血糖素、Leu-7)。Vimentin 可阳性。肿瘤细胞可具亲银性和嗜银性。超微结构肿瘤细胞显示黏蛋白性腺样和神经内分泌样双向分化。

【鉴别诊断】

①鼓室球瘤；②脑膜瘤；③听神经瘤；④继发于中耳炎的化生性腺体增生；⑤耵聍腺腺瘤；⑥中耳腺癌。

2.中耳侵袭性乳头状肿瘤　中耳侵袭性乳头状肿瘤，也称颞骨侵袭性乳头状肿瘤，具有侵袭性。该肿瘤是一独立的疾病还是源于内淋巴囊的低级别腺癌尚存争议。肿瘤只存在中耳而无内淋巴囊受累。女性多见。发病年龄平均34岁。多数病例的临床及听力学特征均指向中耳病变。影像学上，大多数病例的岩颞骨中部显示溶解性病变，表现为侵袭性肿瘤，可向后蔓延至颞骨外并侵犯小脑。15%的中耳侵袭性乳头状肿瘤具有VonHippel-Lindau病。

【诊断要点】

(1)镜下：呈乳头状腺样排列，乳头衬附单层矮柱状至柱状上皮。细胞核一致、胞质嗜酸、细胞界清。可见甲状腺滤泡样区域。

(2)免疫组化：瘤细胞CK、EMA、S-100可阳性、TG阴性。

3.中耳脑膜瘤　分为原发性和继发性。累及耳及颞骨的脑膜瘤多数继发于膨出的颅内病变，当临床及影像学证实颅内无任何病变亦无"硬脑膜增强"时，才可诊断为耳及颞骨的原发性脑膜瘤。

4.颈静脉鼓室副神经节瘤　为肾上腺外的神经嵴源性良性肿瘤，起源于位于邻近颈静脉或中耳(鼓室球)的中耳蜗岬的副神经节。也称颈静脉球瘤、鼓室球瘤及颈静脉鼓室化感瘤。

颈静脉鼓室副神经节瘤85%发生于颈静脉球(颈静脉球瘤)，形成中耳或外耳道肿物；12%源于迷走神经耳后支(鼓室球瘤)，表现为中耳肿物；3%源于舌咽神经鼓室支(鼓室球瘤)，表现为外耳道肿瘤。

【诊断要点】

(1)肿瘤包膜不完整，镜下表现与副神经节瘤一致。

(2)免疫组化：主细胞表达CgA、Syn、NSE、CD56(膜)、NF及多种多肽，支持细胞S-100阳性。主细胞和支持细胞表达Vimentin的情况不定。

5.中耳胆脂瘤　是发生于中耳或乳突区的一种瘤样病变，非真正的肿瘤，也不含胆固醇物质。分为先天性和获得性两类。先天性胆脂瘤又称表皮样囊肿，多主张源于胚胎发育过程中残余的上皮原基，以鼓室前上部多见，发生时患者鼓膜完整，见于婴幼儿和儿童。获得性胆脂瘤一般有慢性中耳炎史，病程长，鼓膜可穿孔，通常发生在鼓膜上缘。

【诊断要点】

镜下诊断胆脂瘤须看到：角化的复层鳞状上皮、皮下纤维结缔组织或肉芽组织、角化物。角化的鳞状上皮通常为薄层、萎缩、缺乏上皮脚，无炎症反应(除非在炎症期)，上皮细胞形态温和、成熟、无异型性。囊内角化物可引起异物肉芽肿反应。角化的鳞状上皮是诊断中耳胆脂瘤的必要条件，若只是看到角化物则不足以做出中耳胆脂瘤的诊断。

6.中耳胆固醇性肉芽肿　多见于中耳乳突及颞骨岩部，常为单侧，患者常有慢性中耳炎病史。镜下为炎性肉芽组织或纤维组织，内有柳叶状裂隙、异物巨细胞反应及细胞外的含铁血黄素沉积等。

（三）内耳

1.内淋巴囊肿瘤　可能源于内淋巴囊，其生物学行为处于良、恶性肿瘤之间，肿瘤生长缓慢，呈侵袭性生长，可广泛侵犯岩骨，但不发生转移，故又称内淋巴囊低度恶性腺癌。因肿瘤镜下呈乳头状生长，也称侵袭性内淋巴囊乳头状瘤。与 vonHippelLindau 综合征相关。临床应注意检测内淋巴囊肿瘤患者 3 号染色体短臂的突变情况。

【诊断要点】

（1）镜下：肿瘤细胞呈乳头状、腺样排列，位于扩张的腔内。乳头被覆单层矮立方至柱状上皮细胞，类似于内淋巴囊的内衬上皮。瘤细胞无多形性及核分裂。有的病例可见扩张的管腔，内含胶样分泌物，类似甲状腺滤泡结构。少数病例以透明细胞为主，类似前列腺癌或透明细胞癌。

（2）免疫组化：肿瘤细胞弥漫表达 CK、EMA、S-100、Vimentin、NSE、GFAP 等表达不稳定。TG 阴性。

（3）电镜：显示细胞内连接复合体、微绒毛、基底膜物质、粗面内质网、胞浆内糖原及分泌颗粒。

【鉴别诊断】

①甲状腺乳头状癌（TG＋、TTF-1＋）。②转移性肺癌（TTF-1＋、CK7＋、CEA＋）。③结肠癌（CK20＋、CEA＋）。④肾细胞癌 Vimentin＋、RCC＋、CD10＋。⑤中耳神经内分泌腺瘤（表达神经内分泌标记）。

2.前庭 Schwann 细胞瘤　特异地发生于第Ⅷ对颅神经，又称听神经瘤、神经鞘瘤。合并 2 型神经纤维瘤病者存在 NF2(22q12) 基因突变。为颞骨最常见的肿瘤，占小脑桥脑脚肿瘤的 90%。多数累及第 8 对脑神经的前庭神经，罕见起源于耳蜗神经者。大多数患者为单侧及散发，8%的患者可为双侧性，双侧性者合并 2 型神经纤维瘤病（NF2）的可能性大。

【诊断要点】

肿瘤无包膜。镜下改变与免疫组化同其他部位的神经鞘瘤。

3. 2 型神经纤维瘤病　是一种常染色体显性遗传病，以双侧前庭 Schwann 细胞瘤、其他颅内及外周神经的 Schwann 细胞瘤及其他颅内及脊柱内良性肿瘤的高发生率为特征。发病年龄通常 10 岁或 20 岁以内，30 岁以内有听神经瘤或脑膜瘤的患者应注意排除 NF2 的诊断。眼科症状包括视力下降和白内障。70%的 NF2 患者伴发皮肤的肿瘤。

（四）转移性肿瘤

较少见。最常见的原发性肿瘤是乳腺癌，其次是肺癌、肾癌、胃癌、前列腺癌、甲状腺癌、喉癌、肾上腺癌、睾丸癌、恶性黑色素瘤、结肠癌、子宫内膜癌、恶性淋巴瘤及白血病。应用相关的免疫组化标记可识别其来源。

三、鼻腔和鼻窦疾病

（一）腺上皮肿瘤及瘤样病变

1.涎腺型肿瘤　鼻腔鼻窦柱状上皮及黏膜内分布的黏液浆液腺属小涎腺，可发生多种涎腺型肿瘤，其组织学类型及改变与口腔小涎腺肿瘤相同，其中恶性者多于良性。良性肿瘤以多形性腺瘤最多见，恶性肿瘤中以腺样囊性癌最多见。

2.非涎腺型腺癌

(1)肠型腺癌：以老年男性多见，好发于筛窦、鼻腔及上颌窦。

【诊断要点】

①形态与结肠腺癌近似。部分肿瘤内可见小肠型细胞。②免疫组化染色：瘤细胞上皮标记物、CDX-2及ITACs阳性，CEA表达情况不一，另外神经内分泌细胞可见不同程度的表达Chg-A、激素肽(5-羟色胺、缩胆囊素、胃泌素、生长激素抑制素及脑啡肽)。在诊断为上呼吸道来源之前应排除结肠癌的转移。

(2)非肠型腺癌既非小涎腺来源也无肠型腺癌特征的腺癌。发病年龄广，以老年男性多见。以筛窦和上颌窦多见。

【诊断要点】

低级别者因可见分化良好的腺腔，易于诊断；高级别者腺腔结构较少，不明显或呈较小的空泡状。

【鉴别诊断】

与低分化癌瘤相鉴别：鉴别要点是可见坏死，细胞分化差，核大异性明显，总能找到小的腺腔样结构；免疫组化染色CK8/18阳性程度较强，神经内分泌标记物阴性。

3.呼吸上皮腺瘤样错构瘤　多见于中、老年人，男：女=7：1，高峰年龄为50多岁。多数病例表现为鼻中隔后部或鼻侧壁单侧性肿块，也可见于鼻窦及鼻咽部。

【诊断要点】

①肉眼呈息肉样肿块，最大直径可达6cm。

②镜下为鼻窦黏膜小涎腺的良性过度增生性错构瘤病变，内衬呼吸性纤毛上皮，杂有黏液分泌细胞，细胞层数较多，但腺体结构分化良好，无异型性，周围可见粉红色增厚的基底膜样物质，偶见软骨及骨的成分。

(二)神经外胚层来源的肿瘤

包括嗅神经母细胞瘤、恶性黑色素瘤及Ewing肉瘤/PNET。

1.嗅神经母细胞瘤　为嗅上皮基底细胞发生的恶性肿瘤。占鼻腔内肿物的3%。近来研究显示，发病年龄呈现一个50～60岁的单峰分布。好发生于嗅黏膜区，可呈局部浸润性生长，累及邻近的筛窦、上颌窦、蝶窦和额窦，也可向颅内和眼眶侵犯。

临床可分为四期：A期，肿瘤局限于鼻腔内；B期，肿瘤局限于鼻腔及鼻窦；C期，肿瘤超出鼻腔及鼻窦，可侵犯筛板、眼眶、颅底及颅内；D期，有颈部淋巴结及其他远处转移。

【诊断要点】

细胞形态学上兼具有神经上皮瘤和神经母细胞瘤的特征，肿瘤细胞大小形态一致，呈小圆形或小梭形，胞浆稀少，核膜不清，被明显的纤维血管性间质分隔，呈小叶状结构。间质血管有时增生明显，可呈血管瘤样。可见Homer-Wright型假菊形团或Flexner-Wintersteiner型真菊形团。有时可见嗅上皮的不典型增生、原位肿瘤及早期浸润。分化好的肿瘤嗅丝多而明显。作为特殊结构可见鳞状及黏液腺细胞分化，后者可形成小的黏液囊肿/黏液池。有的病例偶尔可以见到较多的钙化小球。

【病理分级】

1级,分化最好,其特征为明显的小叶结构,大量的血管基质及神经原纤维矩阵,含有无核分裂的单一核的分化良好的细胞,可见到假菊形团,无坏死。

2级,也有小叶结构、血管基质及神经原纤维矩阵,但有少量的核间变及有丝分裂的活性增加,能见到假菊形团及局部坏死。

3级,有更多的核间变及核分裂活性增加,染色质浓聚,小叶结构及神经原纤维物质较难见到,能见到真菊形团及少量坏死。

4级,肿瘤分化最差,缺乏小叶结构,核间变多,核分裂活性高,无菊形团,坏死常见。

【特殊检查】

免疫组织化学肿瘤细胞神经内分泌标记物阳性,包括神经元特异性烯醇化酶(NSE)、嗜铬素A(CgA)、突触素(Syn)和S-100蛋白。其中NSE阳性是本瘤的主要特征,阳性率可达100%,可作为嗅神经母细胞癌诊断的必备条件之一。S-100蛋白着色于周边的支持细胞及神经丝束。CgA在分化差的肿瘤细胞阳性表达率低,Syn的敏感性优于CgA,且更具特异性。Syn、S-100和CgA等具有支持诊断价值,其阳性表达率较低,但阴性结果不能排除诊断。细胞角蛋白通常呈阴性表达,当有鳞状上皮分化时部分细胞呈散在灶状阳性表达。

电镜下在肿瘤细胞胞质或胞质突起内可见神经内分泌颗粒,直径在50~200nm,亦可见神经丝和神经管,细胞间有原始连接。

【鉴别诊断】

与鼻腔鼻窦的各种小圆细胞肿瘤相鉴别。此外还需与腺样囊性癌、B细胞淋巴瘤、鼻窦异位垂体腺瘤、神经内分泌型小细胞癌等相鉴别。

2.恶性黑色素瘤和Ewing肉瘤/外周原始神经外胚叶瘤　两者的病理诊断标准同其他部位发生者相同,鉴别诊断同嗅神经母细胞瘤。

(三)异位颅内肿瘤及异位组织瘤样病变

1.异位垂体腺瘤　是蝶鞍外的良性垂体腺肿瘤,它常独立存在,与鞍内垂体腺无关,又称为鞍外垂体腺瘤。最常发生于蝶窦、蝶骨和鼻咽。其他部位见于鼻腔、筛窦和颞骨。

【鉴别诊断】

①慢性蝶窦炎可有弥漫浸润的淋巴细胞,表达LCA等淋巴细胞标记,而不表达CgA等神经内分泌标记;②浆细胞瘤免疫组化PC+、CD138+;③其他小圆型细胞肿瘤,如Ewing's肉瘤/PNET、嗅神经母细胞瘤等。

2.异位中枢神经系统组织　也称为鼻胶质瘤,是异位于鼻内和鼻周的神经胶质性肿块。罕见。大部分患者出生时就存在,90%的患者在2岁时确诊。病变位于鼻梁附近或鼻腔内,也可见于鼻窦、鼻咽、咽、舌、腭、扁桃体、眼眶。

【诊断要点】

镜下病变无包膜,由大小不一的神经胶质组织岛和相互交错的血管纤维组织带组成。神经胶质组织岛包括灰质、白质,神经元罕见或缺乏。有时可见脉络丛、室管膜样排列的裂隙、色素性视网膜上皮和脑垂体组织。

【鉴别诊断】

①鼻腔脑膨出或脑膜脑膨出:是脑膜内脑疝,通过颅骨的缺损区与颅内神经系统和蛛网膜下腔相连。鼻腔脑膨出由中枢神经系统组织组成,内易见神经元。②畸胎瘤:畸胎瘤包括3个胚层的组织。③纤维性息肉:缺乏胶质组织分化,GFAP阴性。

3.脑膜及脑膜脑膨出　是指颅腔内组织自颅骨缺损处突出,若仅有脑膜突出称为脑膜膨出,如果同时有脑组织的突出,则称为脑膜脑膨出。

4.原发性脑膜瘤　可见于鼻腔鼻窦,发病年龄在19～50岁,无明显性别差异。颅外脑膜瘤以眼眶多见,鼻腔和鼻窦少见。镜下组织学改变和分型同颅内脑膜瘤。

5.颅咽管瘤　发生在鼻咽部和蝶窦者多见,也可原发在鼻腔和蝶窦,但很少见。镜下形态同颅内者。偶见病例上皮发生恶变,恶变以后细胞的异型性明显增加。诊断恶变应结合既往病史。

(四)软组织肿瘤及瘤样病变

1.良性肿瘤　可见毛细血管瘤、化脓性肉芽肿、海绵状血管瘤、血管平滑肌瘤、平滑肌瘤、黏液瘤、血管纤维瘤、血管球瘤、施万细胞瘤、神经纤维瘤、神经束膜瘤、纤维组织细胞瘤、巨细胞瘤、副神经节瘤、淋巴管瘤、Masson血管瘤及原发性造釉细胞瘤等。除血管瘤较多见以外,其他肿瘤的发病率均较低。

2.嗜酸性血管中心性纤维化　罕见,有报道与长期的过敏性鼻炎有关。患者以中青年女性为主。主要发生于上呼吸道,鼻腔多见,可波及上颌窦、眼眶、颞下窝及翼腭窝。

【诊断要点】

镜下病变:早期主要是小血管增生,内皮细胞肿胀,周围有密集的淋巴细胞、浆细胞、各种炎症细胞浸润,其中以嗜酸性粒细胞为多,也可以出现巨噬细胞。如病变进展,其特征性的病变是血管周围的胶原纤维束围绕血管,呈旋涡状洋葱皮样增生。血管壁不发生纤维素样坏死。

3.交界性及潜在低度恶性肿瘤　包括硬纤维瘤病、炎性肌纤维母细胞瘤、鼻腔鼻窦型血管外皮细胞瘤、孤立性纤维瘤及低度恶性肌纤维母细胞肉瘤等。

(1)炎性肌纤维母细胞瘤:原发于鼻腔鼻窦者少见。

【诊断要点】

同其他部位炎性肌纤维母细胞瘤。

【鉴别诊断】

①低度恶性肌纤维母细胞肉瘤,瘤细胞出现中度异型,核增大、深染。②纤维瘤病。③血管外皮细胞瘤。④炎症性恶性纤维组织细胞瘤。⑤黏膜非特异性慢性炎症。⑥其他梭形细胞肿瘤,如神经鞘瘤、单相型滑膜肉瘤及梭形细胞癌等。

(2)鼻腔鼻窦型血管外皮细胞瘤:发病年龄极广,平均发病年龄55岁。

【诊断要点】

镜下肿瘤形态同鼻腔鼻窦外者,不同点是弱表达CD34、Bcl-2,不表达CD99。当核分裂≥4/10HPF,出现出血坏死时应诊断为恶性血管外皮细胞瘤。

【鉴别诊断】

与多种梭形细胞肿瘤相鉴别:如孤立性纤维瘤、血管球瘤、平滑肌肿瘤、单相型滑膜肉瘤、低度恶性肌纤维母细胞肉瘤、纤维肉瘤和恶性外周神经鞘瘤。

4.恶性肿瘤 包括横纹肌肉瘤、纤维肉瘤、恶性纤维组织细胞瘤、平滑肌肉瘤、血管肉瘤、恶性外周神经鞘瘤、脂肪肉瘤及滑膜肉瘤等。诊断要点与鼻腔外其他部位发生者相同。

(五)生殖细胞肿瘤

1.畸胎癌肉瘤 是一种罕见的高度恶性、高度侵袭性的肿瘤,又名恶性畸胎瘤、畸胎癌和胚细胞瘤。由源自三个胚层的多种组织成分构成,这些成分成熟程度不同,既有良性成分也有恶性成分,具有畸胎瘤和癌肉瘤的特点,但缺少胚胎性癌、绒毛膜癌或精原细胞瘤的成分。患者常在较短时间内死亡(平均存活 1.7 年)。

【诊断要点】

①幼稚的非角化透明鳞状细胞巢;②癌肉瘤成分,最常见的癌是腺癌,肉瘤是横纹肌肉瘤(图 22—8);③嗅神经母细胞瘤成分。虽然幼稚的非角化透明鳞状细胞巢是一个重要的诊断因素,但它不是绝刈特征,只要存在:畸胎瘤样成分、癌肉瘤成分、嗅神经母细胞瘤成分就可诊断。

【鉴别诊断】

①嗅神经母细胞瘤:肿瘤成分相对单一,缺乏畸胎瘤和癌肉瘤成分。②未成熟型恶性畸胎瘤:肿瘤由来自两个或三个胚层的未成熟和成熟组织构成,未成熟组织多为不等量的原始神经组织和幼稚间叶组织,没有嗅神经母细胞瘤和癌肉瘤成分。可见原始神经组织,有神经管结构及大片的神经胶质细胞(GFAP 阳性)。③畸胎瘤:肿瘤成分为源自两个或三个胚层的成熟组织,没有恶性成分。④畸胎瘤恶变:是畸胎瘤的一个胚层发生恶变,以鳞癌最多见,还可发生肉瘤变,主要是平滑肌肉瘤、血管肉瘤和骨肉瘤等,没有癌肉瘤成分以及嗅神经母细胞瘤成分。⑤癌肉瘤:多只由一种单一的恶性上皮成分和一种单一的恶性间叶细胞成分组成,没有畸胎瘤成分及嗅神经母细胞瘤成分。⑥恶性多形性腺瘤:没有畸胎瘤成分及嗅神经母细胞瘤成分。

2.其他生殖细胞肿瘤 包括成熟性畸胎瘤、皮样囊肿、未成熟畸胎瘤、畸胎瘤恶变、卵黄囊瘤等。均较罕见。

(六)骨及软骨组织肿瘤和瘤样病变

可以发生不同类型的骨及软骨肿瘤和瘤样病变,其病理诊断要点与身体其他部位扁骨发生的肿瘤无明显差别。

(七)淋巴组织增生性疾病

1.良性及瘤样病变 可见嗜伊红淋巴肉芽肿、Langerhans 细胞组织细胞增生症及 Rosai-Dorfman 病累及鼻腔等。后者常先有颈部淋巴结病变,黏膜病变其纤维化较明显,重点需与鼻硬结病鉴别。

2.恶性淋巴瘤 鼻腔淋巴瘤主要为 NK/T 细胞淋巴瘤,位于鼻窦、Waldeyer 咽环者多为 B 细胞淋巴瘤,且以弥漫性大 B 细胞淋巴瘤居多,其他还可见到淋巴母细胞性淋巴瘤、Burkitt 淋巴瘤等,均极为少见。

(1)鼻及鼻型 NK/T 细胞淋巴瘤:与 EB 病毒感染有关。过去曾被称之为中线恶性网织细胞增生症、鼻致死性肉芽肿等。本瘤好发于亚洲及南美地区,尤以中国、日本及香港国家和地区多见。以中青年居多。

【诊断要点】

表现为弥漫性异型性明显的淋巴样细胞增生浸润，肿瘤细胞可分为小、中、大型三型；以中等大细胞为主型最多，其次为混合细胞为主型。细胞多形、扭曲状，胞浆透亮，常聚集在血管周围或浸润血管壁，可见核分裂。常可见多灶状或大片状肿瘤细胞团的坏死，有时在肿瘤组织中可见混杂有较明显的嗜酸性粒细胞、浆细胞或胞浆透亮的组织细胞浸润，被覆的鳞状上皮可形成假上皮瘤样增生。

【特殊检查】

瘤细胞免疫表型为胞浆型 CD3(cCD3)＋、CD56＋、CD45RO＋、CD2＋、CD20－、胞膜型 CD3(sCD3)－，细胞毒性颗粒粒酶 B(GrB)＋、T 细胞限制性中间细胞抗原(TIA-1)＋，穿孔素(performn)＋，EBV＋，EB 病毒的小 mRNA EBER1/2 原位杂交检测阳性率几乎为 100%；TIA-1 较粒酶 B 敏感，表达强度强，Ki-67 增殖指数在 80%以上。

遗传学上瘤细胞 αβ 与 γδTCR(T 细胞受体)及 TCR 基因克隆性重排。

极个别病例 CD56 可以阴性表达，认为来源于细胞毒性外周 T 细胞(CTC)，此时，cCD3、粒酶 B 及 TIA-1 等应该有所表达，EBER 应该＋。虽然有报告 CD45RO 对标记 B 细胞会有非特异性阳性反应，但在 NK/T 细胞淋巴瘤时几乎总是呈强阳性表达，包括坏死的肿瘤组织，明显强于 CD3，有参考意义，如 CD45RO 仅散在阳性，则诊断值得可疑；另外，如炎症背景不明显时以 CD20 染色则显示肿瘤视野反应性 B 细胞极为少见。胞浆型和胞膜型 CD3 阳性在对实际病例鉴别时常比较困难。

【鉴别诊断】

①黏膜重度急慢性炎症及溃疡。②与黏膜重度慢性炎症并存。③鼻硬结病。④外周 T 细胞淋巴瘤。⑤与假上皮瘤样增生并存。⑥侵袭性真菌性鼻窦炎伴坏死。⑦鼻腔鼻窦的多种小圆细胞型恶性肿瘤。

(2)鼻窦 B 细胞淋巴瘤：主要为弥漫性大 B 细胞淋巴瘤。较少见。年龄范围 6～78 岁，中位年龄 39.1 岁，女性居多。临床症状多较轻或不明显。镜下表现及免疫表型同其他部位的弥漫性大 B 细胞淋巴瘤。

(八)继发性肿瘤

口腔、眶内及颅内等相邻解剖部位的肿瘤均可突破正常解剖间隔侵犯到鼻腔鼻窦，形成口-鼻、眶-鼻及颅-鼻穿通性病变。口腔者以牙源性肿瘤相对常见；颅内者可见垂体腺瘤、颅咽管瘤、脊索瘤等。

远处恶性肿瘤转移至此者少见，以上颌窦最多见，其次为蝶窦、筛窦、额窦，也可多个窦房同时受累，原发肿瘤包括肾癌、肺癌、乳腺癌、甲状腺癌及前列腺癌等。

四、咽部疾病

(一)鼻咽癌

包括非角化型癌、角化型鳞状细胞癌和基底样鳞状细胞癌。和 EBV 有密切关系。好发于鼻咽部的上壁和顶部，其次是侧壁的咽隐窝。镜下可分为如下三型。

1.非角化型鳞状细胞癌

【诊断要点】

(1)不规则岛状、无黏着性的片状或梁状的肿瘤细胞巢及不同数量浸润的淋巴细胞和浆细胞。进一步可将其分为分化型和未分化型。未分化型更常见,肿瘤细胞呈大的合体样,细胞界限不清,核圆形或椭圆形泡状,大核仁位于中央。分化型瘤细胞呈复层和铺路石状,呈丛状生长,与膀胱的移行上皮癌相似。瘤细胞界限较清楚,偶见角化细胞。坏死和核分裂常见,纤维组织增生性间质不明显。

(2)免疫组织化学染色:几乎全部肿瘤细胞对全角蛋白(AE1/AE3)和高分子量角蛋白(CK5/6,CK34βE12)表达强阳性,但对低分子量角蛋白(CAM5.2)等表达弱阳性或小灶状阳性。不表达CK7,CK20。EB病毒检测几乎100%阳性。

【鉴别诊断】

与免疫母细胞淋巴瘤区别。

2.角化性鳞状细胞癌　有明显的鳞状细胞分化,大部分肿瘤有细胞间桥和(或)角化物,形态上与黏膜角化性鳞癌相似,分化程度分高、中、低三类。此亚型对治疗的敏感性差,预后比非角化性癌差。

3.基底样鳞状细胞癌　较为少见,形态上与其他部位发生的此类肿瘤相似。

(二)鼻咽乳头状腺癌

【诊断要点】

1.镜下　肿瘤起源于表面上皮,由微小的树状分支的乳头状小叶和密集的腺体构成。瘤细胞呈柱状或假复层,核呈圆形、卵圆形,温和,有小核仁,核分裂难见。肿瘤组织无包膜,呈浸润性生长。有时可见砂砾体结构,类似于甲状腺乳头状癌。

2.免疫组化染色　对CK,EMA等上皮标记物强阳性,TG和S100阴性。

【鉴别诊断】

①呼吸上皮乳头状瘤。②甲状腺乳头状癌。

【预后】

是一种无潜在转移性的低度恶性肿瘤,可手术切除,预后好。

(三)涎腺型癌

咽部涎腺型癌较少见。最常见的是腺样囊腺癌和黏液表皮样癌。下咽常见黏液表皮样癌和腺样囊腺癌。口咽部涎腺肿瘤罕见,一半是恶性,可见腺样囊性癌及上皮-肌上皮癌等。

(四)鼻咽部血管纤维瘤

常发生于10～25岁男性。可原发于鼻咽顶、鼻咽后壁咽腱膜和蝶骨翼板骨外膜等处。该病虽是良性肿瘤,但因可破坏颅底骨质并累及周围软组织结构可导致严重的并发症。

【诊断要点】

镜下肿瘤由纤维组织及血管组成,中央区纤维成分多,周边区血管成分多,纤维结缔组织由丰满的梭形、多角形或星形细胞及胶原纤维构成,血管直径不一、薄壁、裂隙状,肌层缺如。间质细胞可具有多形性,有时出现奇异核,可黏液变。

【鉴别诊断】

①息肉。②血管外皮细胞瘤。③孤立性纤维性肿瘤。④纤维瘤病。

(五)其他软组织肿瘤

良性者可见咽部血管瘤、血管平滑肌脂肪瘤、纤维瘤病、神经节细胞瘤、血管内皮细胞瘤、纤维组织细胞瘤、平滑肌瘤、横纹肌瘤、血管外皮细胞瘤、神经鞘瘤、神经纤维瘤、脂肪瘤和错构瘤及骨纤维结构不良、骨瘤、软骨瘤和脊索瘤。

恶性者可见横纹肌肉瘤、血管肉瘤、滑膜肉瘤、脂肪肉瘤、恶性纤维组织细胞瘤、脊索瘤、Kaposi 肉瘤、软骨肉瘤、血管肉瘤、恶性外周神经鞘肿瘤、纤维肉瘤、平滑肌肉瘤、恶性血管外皮细胞瘤、恶性畸胎瘤等。其组织学形态与其他部位者相同。

(六)淋巴造血组织肿瘤及瘤样病变

咽部淋巴造血组织主要集中于 Waldeyer 咽环(包括舌根、腭部及鼻咽部淋巴组织),此处淋巴瘤少见,但可以见到多种类型,可为系统性淋巴瘤如霍奇金淋巴瘤和多种非霍奇金淋巴瘤/白血病的累及,也可为原发性的。多种瘤样病变也可见到,如嗜伊红淋巴肉芽肿、Rosai-Dorfman 病及传染性单核细胞增多症等。

(七)咽部转移性肿瘤

皮肤恶黑、肾癌、Wilms 瘤、肺癌、乳腺癌、结肠癌、宫颈癌、白血病,亦可累及咽部。

五、喉部疾病

(一)癌前病变

是指增加了进展成鳞癌可能性的上皮病变,在喉使用上皮异型增生,而不使用不典型增生一词。

【诊断要点】

镜下可见两种主要形态:一种是上皮表层一般没有角化,上皮基底面较平坦,形态及分级与大多数子宫颈异型增生一致(Ⅰ型),较为少见。主要见于喉室。

另一种是上皮表层一般有角化,表现为过度角化或不全角化,上皮基底面不平坦,表现为增生上皮的副基底层和基底层细胞形成上皮突,向固有层内深入延伸,上皮突可呈杵状、球嵴状、广基状及网状钉突样,造成上皮的基底面不平,上皮的表浅层和副基底层的部分或全部没有明显的异型增生(Ⅱ型)。此型明显多见,有时分级诊断尚存在一定困难。

已经明确喉癌可以从异型增生的任何一个阶段发生,甚至是从形态上正常的上皮发生。即喉的浸润癌可不需要经过全层异型增生(原位癌)阶段发展而来。有人认为当出现不可避免的发展成浸润癌的趋势时,可将其划归为重度异型增生。由于对何种改变是其初始癌变尚缺乏一致性意见,故目前其诊断带有较大的主观性。

异型增生Ⅰ型和Ⅱ型可同时见于同一病例中。

【鉴别诊断】

①反应性上皮病变。②感染性疾病。③微浸润癌。

【预后】

不伴异型增生的角化性上皮发展成癌的风险低，1%～5%左右；而伴异型增生的角化上皮后继发展成癌前病变或癌的风险大大增加，约11%～18%，其癌变风险比无不典型性的角化病变提高了3～5倍；取决于不典型性/异型性的程度：其中轻度异型增生约为6%，中度异型增生约为23%；重度异型增生约为28%。诊断为伴异型的角化后，病变发展成浸润癌的平均潜伏期约为3.8年。

（二）原位癌

原位癌是指黏膜上皮细胞的异型性增生累及全层，但尚未突破基底膜向间质浸润的上皮内癌。大体缺乏特征性表现，常为局部黏膜增厚、发白。

（三）早期浸润癌

早期浸润癌尚无明确的定义，一般是指浸润至基底膜下固有层内的癌，无脉管的浸润。有人限定其浸润深度在2mm以内。

（四）浸润癌

指突破上皮基底膜向深部组织浸润的癌。约占所有喉癌的95%。按肿瘤的发生部位，喉鳞癌分为声门上型、声门型、声门下型及跨声门型。跨声门癌是指原发于喉室或以喉室为中心上下发展或向周围扩展的癌，其中声门型最多见。

浸润癌与其他部位的鳞癌一致，分为高分化、中分化、低分化鳞癌。喉的鳞状细胞癌还可以见到如下变型：疣状癌、乳头状鳞状细胞癌、基底样鳞状细胞癌、梭形细胞癌、腺鳞癌、棘层松解性鳞状细胞癌、淋巴上皮癌、巨细胞癌，其形态及病理诊断和鉴别诊断标准同其他部位的同型鳞癌。

（五）涎腺型肿瘤

喉黏膜也可以发生小涎腺的良性及恶性涎腺型肿瘤，但很少见，包括多形性腺瘤、嗜酸细胞性乳头状囊腺瘤、腺样囊性癌、黏液表皮样癌等。

（六）接触性溃疡

接触性溃疡又名接触性肉芽肿或消化性肉芽肿，是由多种因素引起的发生于喉的慢性炎症性疾病。多见于成人，男性居多。好发于声带后部。

【诊断要点】

肉眼呈息肉状，常累及双侧声带。组织学表现为炎性肉芽组织增生，表面溃疡形成，被覆纤维素性渗出物和（或）纤维素样坏死物。常被误诊为化脓性肉芽肿、血管瘤、血管外皮细胞瘤、Kaposi肉瘤、血管肉瘤、梭形细胞癌及肉芽肿性感染性疾病。

【鉴别诊断】

①声带息肉。②血管瘤。

（七）喉膨出

由于喉室小囊堵塞，喉室黏膜上外侧壁从喉室向声门旁间隙囊状膨出形成。镜下囊内被覆呼吸上皮并伴有不同程度的鳞化，间质慢性炎症细胞浸润。

(八)淀粉样变

耳鼻咽喉部位原发性局限性淀粉样变,以喉部最为多见,其次为咽部,年龄22～68岁。

【诊断要点】

1.肉眼病变:为黏膜隆起,灰白色,质硬。

2.镜下:见黏膜上皮下、小血管周围及腺体周围粉染的云絮状、小片状、大片状乃至团块状物质沉积,常有炎症细胞浸润,团块状淀粉样物质周围可有异物巨细胞吞噬淀粉样物质。

3.淀粉样物质经刚果红染色后呈橘红色,偏振光显微镜下呈绿色双折光,免疫组化染色,抗淀粉样P物质阳性,透射电镜下淀粉样蛋白结构呈特殊的淀粉样纤维,长30～1000nm,直径8～10nm,僵硬无分枝,杂乱无序地分布。

(九)良性软组织肿瘤

可见颗粒细胞瘤、炎性肌纤维母细胞瘤、黏液瘤、横纹肌瘤、平滑肌瘤、血管平滑肌瘤、血管瘤、淋巴管瘤、神经纤维瘤、乳头状血管内皮细胞增生、脂肪瘤、幼年性黄色肉芽肿、纤维组织细胞瘤、巨细胞瘤、纤维瘤、纤维瘤病、神经鞘瘤、副神经节瘤等。形态学及免疫组化特点与其他部位者同。

(十)肉瘤

喉部肉瘤较癌少见,占头颈部恶性肿瘤的比率不到1%。可见血管肉瘤、滑膜肉瘤、恶性纤维组织细胞瘤、脂肪肉瘤、骨肉瘤、平滑肌肉瘤、横纹肌肉瘤、Kaposi肉瘤、低度恶性肌纤维母细胞肉瘤、恶性外周神经鞘瘤、血管黏液纤维肉瘤、恶性黑色素瘤、腺泡状软组织肉瘤及癌肉瘤等,但均较罕见。其组织学形态及免疫组化特点与其他部位者同。

喉部软骨肉瘤在恶性间叶组织源性肿瘤相对常见,来源于喉部软骨组织。环状软骨是最常见的好发部位,约占75%,也可见于甲状软骨、杓状软骨及会厌软骨。肿瘤生长缓慢、症状不特异、恶性程度低,因此有时误诊为软骨瘤,但是喉部真正的良性软骨性肿瘤很少见。

(十一)喉的神经内分泌肿瘤

喉的神经内分泌肿瘤是一组异质性的肿瘤,是喉第二常见肿瘤,仅次于鳞状细胞癌。声门上区多见。其分类一直有争议。世界卫生组织将其分为四种:典型类癌、不典型类癌、神经内分泌型小细胞癌、混合性神经内分泌型小细胞癌。因其治疗和预后均不同,因此组织学诊断尤为重要。

【诊断要点】

主要依靠形态学特点和神经内分泌分化的征象。其中不典型类癌最常见,其次为神经内分泌型小细胞癌、典型类癌。

【预后】

喉类癌是低度恶性肿瘤,很少转移,预后好;不典型类癌恶性程度高,就诊时常有淋巴结甚至远处转移;小细胞癌为高度恶性肿瘤,侵袭性生长,5年生存率极低。

(十二)喉淋巴造血组织肿瘤

罕见,多为外周T、NK/T细胞淋巴瘤及浆细胞淋巴瘤。

（十三）喉的继发性肿瘤

罕见。有远处转移至喉者，也有周围器官肿瘤直接蔓延至喉者。类型有肺癌、肾癌、乳腺癌、甲状腺乳头状癌、恶性黑色素瘤、小细胞神经内分泌癌、结直肠癌、胃癌、前列腺癌等。

（张静芳）

第二节　眼部肿瘤

一、眼科良性肿瘤

（一）色素痣

色素痣为发生于睑部、结膜或虹膜的良性肿瘤，很少恶变。发生于睑部者通常出生时即有，少数在青春期出现。发生于结膜、虹膜者一般初生时不明显，青春期始显露。

【诊断要点】

1.扁平或稍隆起，颜色深浅不同，大小不一，发生于眼睑者其上可有毛发生长。

2.肿瘤增长迅速，颜色加深，毛细血管扩张，甚至出血，是恶变征兆。

3.睑部肿瘤上下睑各占一半者，称睑分裂痣。

【治疗】

1.必要时手术切除，但宜彻底。如疑有恶变者必须彻底切除，并作病理检查。

2.眼睑和结膜色素痣为美容可用二氧化碳激光射击或用液态二氧化碳，液氮冷冻治疗，也可用艾灸。

3.睑分裂痣可做整形治疗。

（二）眼睑黄色瘤

多见于老年女性，病因不明，可能与高血脂症、血清高胆固醇有关。

【诊断要点】

1.发生在上睑或下睑内眦部皮肤，尤以上睑多见，多双侧对称。肿块圆形或椭圆形，色淡黄，稍隆起，质软。

2.进展缓慢，无自觉症状。

【治疗】

1.为美容可做手术切除，但术后可能复发。

2.如无出血素质或凝血障碍者，可用肝素注射液，0.1ml（含 625U）注射于黄色瘤下方，每周 1 次，约 5～10 次，瘤的范围可缩小甚或消失。

3.如伴高血脂症应积极治疗，并注意饮食调配。

（三）血管瘤

为血管组织形成或发育畸形，可发生于眼睑、结膜、脉络膜、视网膜或眼眶等，有时多部位同时发生。

【诊断要点】

1.眼睑血管瘤

(1)毛细血管型血管瘤:①一般出生时即有,半岁内生长快,1岁后生长慢,有的可于数年后逐渐被纤维组织所代替而萎缩。②浅者色鲜红,深者色浅蓝或暗紫。扁平者称火焰痣,乳头状隆起者称草莓痣,压之褪色。

(2)海绵型血管瘤:①位于真皮下层,色紫蓝,隆起,质软·有弹性且压之缩小。②低头、咳嗽、哭闹时瘤体增大。

(3)斯-韦综合征:睑血管瘤合并同侧面部、结膜、巩膜或脉络膜毛细血管瘤,同侧青光眼及大脑多发血管瘤。

2.结膜血管瘤　结膜下紫红色肿块,由粗细不等纡曲血管组成,有时伴出血。

3.脉络膜血管瘤

(1)血管瘤大多位于眼底后极部,视力逐渐减退。瘤体部早期视网膜色素上皮萎缩,呈淡红或橘红色扁平隆起,表面有色素紊乱或视网膜囊样变性,边界模糊。晚期瘤体变大,变为淡灰色或淡绿色,边界清楚,渐向视乳头方向生长。最后因广泛视网膜脱离和青光眼而失明。

(2)眼底荧光血管造影:早期即显荧光,典型者可见血管网形态,多呈海绵状、多湖状强荧光,随之渗漏,范围与瘤体大小基本一致。

4.视网膜血管瘤　又名 VonHippel 病。

(1)为少见病,男多于女。视网膜可见圆形紫红或红色肿瘤,约 1/5～1/2 视乳头直径大小、数目不等,有一对粗大血管与之相连,多继发渗出性视网膜病变。

(2)如累及小脑、延髓、脊髓和其他器官称视网膜脑血管瘤病。

5.眼眶血管瘤　分为海绵状血管瘤、蔓状血管瘤、毛细血管瘤、血管内皮瘤、血管外皮瘤、血管肉瘤几种,其中以海绵状血管瘤、蔓状血管瘤为最多见。

(1)好发于儿童或青年期,病程缓慢,早期常被忽略,多因眼球突出、结膜下出血、复视而就诊。

(2)视力、视野改变,随眼球、视神经受压程度而不同。

(3)眼球突出向正中或侧位发展,随头部低位、使劲、哭喊而更明显,侵及眶缘者可触到无搏动性肿块。晚期瘤体增大与眼肌及眶壁相连时,才出现眼球运动障碍。瘤体压迫眼球及视神经可见后极部放射状条纹,视乳头水肿、甚至萎缩,静脉扩张。

(4)超声波、X 线、CT、MRI 可协助诊断,病理检查可确诊。

【治疗】

1.眼睑毛细血管瘤可行冷冻、激光、X 线或镭照射,也可用 90 锶敷贴。

2.眼睑海绵状血管瘤可注射鱼肝油酸钠硬化剂或手术切除。

3.结膜血管瘤可行冷冻或手术切除。

4.脉络膜、视网膜血管瘤可行诱热凝固或激光治疗。

5.眼眶血管瘤之婴幼儿和儿童患者可随访观察,对年龄较大、肿瘤发展快、眼球突出明显者宜手术切除。

中医认为血管瘤系气滞血瘀，瘀血不行，留着局部所致，治宜理气化瘀，方宗血府逐瘀汤(86)加减，药用生地、桃仁、苏木、泽兰、乳香、没药、红花、牛膝等，小儿患者酌加健脾生血药如黄芪、白术、当归等。

（四）皮样囊肿

【诊断要点】

1.先天性，多见于15岁以下青少年，常于出生时即有。

2.易发生于上睑内外眦部，眶内、外上角或眶内，亦有单独见于角巩膜缘或角膜。

3.圆或椭圆，大小不一，质软，不痛，表面光滑，不与皮肤粘连，但与骨壁相连。

4.穿刺时，如抽出黄色如牛油样液体伴酸臭者称为油囊肿。

【鉴别诊断】

应与脑膜膨出鉴别，它多发于眶内上角位于骨缝处，固定于眶骨不能移动，有搏动，压迫肿物可缩小。

【治疗】

手术切除囊肿，并尽量切尽囊壁，以免复发。

（五）泪腺混合瘤

泪腺混合瘤占泪腺肿瘤的大部分，多为良性。

【诊断要点】

1.男多于女，中年人多见。

2.发病缓慢，病程长，早期无明显症状，随肿瘤增大，眼球突向鼻下方，向外和向上运动受限，可有复视，如肿块长期压迫眼球后部或视神经，视网膜可见皱褶，视乳头水肿，晚期视神经萎缩，视力丧失。

3.眼睑饱满，轻度下垂，眶外上方眶缘处可扪到肿块，质地硬，表面结节状，可移动。如肿块与眶缘广泛粘连，扪之疼痛，即示侵及眶骨，可能有恶变。

4.X线摄片：良性者泪腺凹可扩大，骨质吸收，但无破坏，恶性者可见额骨骨质破坏。

5.B超及CT检查可助诊断。

6.病理切片可确诊。

【治疗】

手术，连同包膜一起完整摘除。

（六）角膜皮样瘤

角膜皮样瘤为先天性迷芽瘤，约占儿童外眼肿瘤的20%。

【诊断要点】

1.常发生于角膜缘外下侧，为灰白至黄色半圆形隆起，甚则可侵及整个角膜。瘤体旁有时有一脂类浸润的边，其间有一透明带与瘤相隔。

2.活检可见肿瘤组织中含有脂肪组织、毛囊、汗腺、皮脂腺等。

3.合并耳异常者称Goldenhar综合征。

【治疗】

手术切除,必要时施行板层或穿透性角膜移植手术。

(七)视神经胶质瘤

为视神经内星形细胞增生形成的良性肿瘤。

【诊断要点】

1.10 岁内儿童多见。

2.视物模糊,视野内岛状盲点,眼球呈轴性、进行性外突,视神经乳头水肿或萎缩,眼球运动受限。

3.约 25%患者伴发神经纤维瘤病,皮肤有咖啡色色素斑及软性肿瘤。

4.X 线摄片常发现患侧视神经管扩大,多提示肿瘤向颅内蔓延。B 超及 CT 均有助于诊断。

【治疗】

手术切除。肿瘤未完全切除,或切除后症状仍进展者,放射治疗。

二、眼科恶性肿瘤

(一)基底细胞癌

又称侵蚀性溃疡,是一种低度恶性肿瘤。

【诊断要点】

1.常见于老年人,多发生于下睑内眦部皮肤与黏膜交界处。

2.开始为丘疹样小结节色浅黄或淡黄,质硬,数周或数月后,中央部凹陷、溃疡渐扩大,溃疡基底坚硬,不平呈颗粒状,或肉芽状、菜花状,常有色素沉积。

3.发展缓慢,一般不转移,但可向周围蔓延增大,并向深部发展,可破坏眼睑、眼球、眼眶及颜面的软组织或骨骼。一般不累及邻近的淋巴结。

4.病理切片检查可确诊。

【治疗】

1.对 X 线放射治疗敏感。

2.肿瘤小者可冷冻或手术切除,因本病在皮下浸润性生长,切除范围应够大。

3.晚期应行眶内容剜出术。

4.肿瘤范围大,不能彻底切除时,术后辅以放射治疗。

(二)鳞状细胞癌

【诊断要点】

1.老年男性多见。

2.多于睑缘皮肤与结膜交界处先出现小结节,表面粗糙角化,以后形成溃疡,底深,高低不平,边缘坚实、隆起、外翻,基底污秽,坏死组织有恶臭味,有的发展快,表面呈乳头状或菜花状。

3.后期肿瘤向深部和邻近组织蔓延而破坏眼睑、眼球、眼眶及颅内,亦可向全身转移。

4.活组织检查可确诊。

【治疗】

手术切除及术前后放疗。

(三)睑板腺癌

【诊断要点】

1.多见于老年人上睑,为原发于睑板腺的恶性肿瘤。

2.早期表现颇似睑板腺囊肿,在眼睑皮下可摸到质地硬、无疼、与皮肤不粘连的结节,生长缓慢,以后较快并穿透睑结膜,呈黄白色菜花样结节,随后形成溃疡,基底硬而不平。

3.晚期继发感染可有反复出血,也可向眶内、局部淋巴结和内脏转移。

【治疗】

应早期手术切除且要广泛。病变广泛者,应行眶内容剜出术和淋巴结切除。

(四)脉络膜恶性黑色素瘤

【诊断要点】

1.多为中年以上患者,常见于眼底后极部,高度恶性。

2.肿瘤在周边部者,早期可无症状,如波及或发生于后极部,可引起闪光感或视物变形,相应部位视野缺损,不同程度视物模糊。

3.早期肿瘤在眼底上呈扁平状隆起,色灰黑,短期内视网膜高度坏死萎缩,肿瘤穿过视网膜进入玻璃体中形成头大、颈狭、基底宽的典型蕈状肿块。

4.可并发视网膜脱离、色素层炎、视乳头炎、玻璃体积血、眼内炎、继发性青光眼等。

5.超声波、X线检查有助于诊断。

6.眼底荧光血管造影,早期仅在肿瘤边缘有荧光,随后瘤体显示斑点状荧光,晚期强荧光并积存。

7.病理检查可明确诊断。

【治疗】

1.位于后极部者恶性程度较高,易致血行转移,应早期摘除眼球,手术时避免压迫眼球,位于前部且直径小于10mm可用^{60}钴放射治疗。如肿瘤发展较快、较大,且直径超过10mm,应在不压迫眼球的情况下摘除眼球。

2.如肿瘤已穿破眼球,应做眶内容剜除术。

3.术后行眼眶放射治疗,已有全身转移者以化疗为主。

(五)视网膜母细胞瘤

视网膜母细胞瘤,是一种原发于视网膜组织的恶性眼内肿瘤,具有遗传和家族特性。

【病因】

尚不明,近年来认为与基因的变异有一定关系。

【诊断要点】

多发生于5岁以下儿童,90%见于3岁以前,单眼发病多见,双眼者约占1/4。X线、超声波、CT、MRI有助诊断并可明确肿瘤范围。病理切片可确诊。根据瘤体生长情况分为四期:

1.眼内期 初起外眼无炎症表现,可发生斜视及瞳孔发白,即所谓黑矇性猫眼。眼底可见大小不等的黄白色圆形或椭圆形结节,有时在虹膜上可见结节及前葡萄膜炎的症状。

2.眼压增高期 有青光眼急性发作症状,并可形成牛眼及巩膜葡萄肿,晶状体可脱位于前房或玻璃体内。

3.眼外扩展期 肿瘤可向颅内、眶内、向前发展。

4.全身转移期 可经血管、淋巴管向全身转移。

【鉴别诊断】

本病早期瞳孔发白应与先天性白内障、永存性增殖性初发玻璃体、晶体后纤维增生症、转移性眼内容炎、外层渗出性视网膜病变等相鉴别。

【治疗】

预后不佳,但早诊断、早治疗,可大大降低死亡率。

1.肿瘤限于球内时,应早期摘除眼球,可提高存活率。

2.X线放射治疗:分剂量给予,3周共90.3万～116.1万C/kg(3500～4500R),可使肿瘤萎缩。

3.光凝固、冷凝固治疗:适应于放疗未能破坏肿瘤,或有复发者。

4.全身化疗:适应于眼球摘除术后特别是已发生转移的病例。常用化疗药物有长春新碱和环磷酰胺。

(杜忠海)

第三节 耳鼻咽喉肿瘤

一、血管瘤

【概念】

血管瘤发生于鼻腔、鼻窦者分为毛细血管瘤及海绵状血管瘤两种类型,是来源于脉管组织的肿瘤,多发于身体血管分布较丰富处,鼻腔及鼻窦为其好发部位之一。本病发生于任何年龄,但多见于青壮年,近年儿童发病率有增高趋势。

【临床表现】

鼻血管瘤的主要症状为鼻出血,可反复发作,亦可为血性鼻涕,鼻出血量不等,长期反复出血可引起贫血,严重大出血可引起休克。瘤体较大时,可有一侧鼻塞,进一步增大可压迫鼻中隔,引起双侧鼻塞与嗅觉障碍。肿瘤影响咽鼓管时可出现耳堵闷、听力下降。肿瘤较大者,可压迫、破坏骨壁,引起头痛、复视、视力减退。

【体格检查】

1.多见于鼻中隔和中鼻甲的前端,亦有发生鼻底者。毛细血管瘤瘤体小,常有蒂,质软,色红或暗紫色,触之易出血,甚至脱落。有人称其为“出血性息肉或血管扩张性肉芽”。继发感染时,表面糜烂、坏死。海绵状血管瘤体积大,基底广,触之有弹性可压缩。好发于下鼻甲,呈暗红色。

2.上颌窦肿瘤可脱出窦口外,甚至后鼻孔处,并可致面部畸形、突眼、眼球移位等。

【辅助检查】

X线摄片及CT可于相应鼻腔、鼻窦见到密度增高的阴影。上颌窦穿刺和鼻窦内镜检查可协助诊断。穿刺上颌窦,针管内可流出血液。X线平片检查可能有以下几种改变:①鼻腔及同侧上颌窦及筛窦密度均匀增高,类似炎症改变;②上颌窦窦腔扩大,密度增高,类似囊肿样改变;③窦壁骨质破坏,类似恶性肿瘤改变。血管瘤往往表现合并感染、坏死,钳取活检组织所见常反映不出疾病的真实情况,而且易于造成出血,但小而带蒂的血管瘤可以一次切除,并做病理切片以确诊。

【诊断】

1.诊断思维

(1)外鼻血管瘤:易于诊断,且可采取体位改变观察肿瘤体积变化,考虑是否为海绵状血管瘤。

(2)鼻腔和鼻窦血管瘤:有鼻出血或涕中带血病史。

(3)鼻腔血管瘤:发生于鼻中隔及鼻甲者可于前鼻镜检查或使用血管收缩剂后见到,为红色或暗紫色肿物,触之易出血。而鼻窦的血管瘤则在检查时可见相应鼻道有鲜血,尤以体位引流后明显。

(4)X线摄片及CT:可于相应鼻腔、鼻窦见到密度增高的阴影。

(5)上颌窦穿刺和鼻窦内镜检查:可协助诊断;因容易导致严重出血,故不宜在术前采取活检。

2.鉴别诊断 注意与耳部其他肿瘤相鉴别。

【治疗与治疗思维】

鼻血管瘤的治疗以手术切除为主。带蒂的血管瘤可用圈套器截除,根部用电灼、微波或激光治疗。基底较广者可绕肿瘤做切口,切除范围包括瘤体及根部的黏膜,甚至软骨膜或软骨。鼻腔内较大的血管瘤及发生于鼻窦者,可根据瘤体的部位和范围选择上颌窦根治术或鼻侧切开术,完整地切除肿瘤。如肿瘤已严重破坏上颌窦诸壁,导致面部、眼球和口腔相应畸形和症状者,可考虑行上颌骨部分或全切除。为减少术中出血,便于切除,术前可选择下述处理措施:

1.小剂量放疗。

2.选择性供血动脉栓塞术(多为上颌动脉)。

3.颌外动脉结扎。

4.冷冻或YAG激光气化。

二、喉乳头状瘤

【概念】

喉乳头状瘤是喉部最常见的良性肿瘤,占喉部真良性肿瘤的比率,国内外均为70%左右。喉乳头状瘤的性别分布差别不大。可发生于任何年龄,十岁以下儿童更为常见。儿童的喉乳头状瘤较成人生长快，多发倾向，易复发。儿童患者随年龄增长有自限趋势。成人患者则容易发生恶变。对成人的喉乳头状瘤应密切观察，特别是多发性患者或屡次复发者，必须反复进行切片检查，以免贻误。

【临床表现】

成年型者病程发展较缓慢，常见症状为进行性声嘶，肿瘤大者甚至失音，亦可出现咳嗽、喉喘鸣、呼吸困难。儿童型者常为多发性，生长较快，进行性加重的声嘶，甚至失音。由于儿童喉腔狭小，肿瘤生长较快，且倾向于多发性，故易发生呼吸困难。

【体格检查】

喉镜检查声带、假声带前联合等处单发或多发苍白、或灰红色、表面粗糙不平呈乳头状肿物。重者达声门下及气管。

辅助检查

1.X 线平片　受累部分气道壁不规则，结节状肿块向内突出。

2.CT 表现　单发病变者可见声带、室带、前联合、声门下区表面不光整，增厚呈团块。病变有明显钙化，无深部浸润及侵及喉旁间隙，成人有深部浸润应考虑恶变可能。多发者可表现为彼此分散肿块、或融合呈大团块，表面呈菜花状或分叶状，但无深部浸润。

【诊断】

1.诊断思维

(1)诊断多无困难，根据病史进行喉镜检查，并进行活组织检查即可确诊。

(2)凡儿童出现长期音哑，有或无呼吸困难，有或无患儿母亲在怀孕及分娩期生殖器有尖锐湿疣病史者，应考虑本病。

(3)儿童者基底广，常发生于声带，室带及声门下区，亦可蔓延至咽及气管，于喉镜下见淡红或暗红色，表面不平，呈乳头样增生肿物。

(4)成人患者以带蒂为多，肿瘤呈灰白、淡红或暗红色。表面常为桑葚状，或表面粗糙不平。肿瘤带蒂可随呼吸气流上下活动。成人乳头状瘤经多次摘除而复发者，要注意恶变。

2.鉴别诊断　本病需与喉癌鉴别。

【治疗】

在支撑喉镜下，用喉钳咬除肿瘤是常用的手术方法。儿童患者极易复发，常需反复多次手术。喉裂开术适用于成人复发者，手术中应注意准确切除肿瘤，避免损伤正常黏膜，以免乳头状瘤复发、播散和发生喉狭窄。儿童不宜行喉裂开术。对有呼吸困难的儿童患者，为避免肿瘤向声门下及气管蔓延，亦尽可能通过支撑喉镜将肿物切除，使呼吸道通畅，尽可能不行气管切开。

近年来，通过显微支撑喉镜用二氧化碳激光切除肿瘤取得了良好的效果。在纤维喉镜下以 Na^{+}-YAG 激光切除喉乳头状瘤亦取得了满意的疗效。手术安全、创伤小、恢复快、功能好，无需行气管切开术，儿童及成人均适宜，高频电灼法、冷冻等疗法不十分令人满意。一药物疗法，如雌激素、金霉素、鸭胆子油及各种疫苗疗法只起到辅助作用。有报道应用干扰素和其他抗病毒药物治疗喉乳头状瘤在临床上取得较好的疗效。

【治疗思维】

预防上呼吸道病毒感染,禁烟、酒。中老年患者反复复发者应警惕癌变。

三、鼻部恶性肿瘤

【概念】

鼻腔及鼻窦恶性肿瘤较为常见,其中以上颌窦恶性肿瘤发病率最高,筛窦次之,而上颌窦癌的1/3伴有筛窦癌。在鼻-鼻窦癌中,以鳞状细胞癌最为常见,占70%～80%,好发于上颌窦,腺癌次之,多见于筛窦。

【临床表现】

随肿瘤原发部位和累及部位而异,初期肿瘤限于窦腔内,多无症状,随病情加重渐出现以下症状:①鼻出血,脓血鼻涕,或流恶臭分泌物;②面颊部疼痛与麻木或隆起;③鼻塞,一侧进行性鼻塞;④磨牙疼痛与松动,牙龈肿胀;⑤张口困难;⑥单侧流泪,眼球上移,出现复视;⑦顽固性颧颞部神经痛;⑧衰竭、贫血、体重减轻等恶病质症状。

【体格检查】

前、后鼻镜检查,鼻腔内有菜花状、表面溃疡或坏死、易出血及基底广泛的新生物,或虽无肿物,但鼻腔外侧壁内移,中鼻道或嗅裂中有血迹、息肉或新生物。利用纤维鼻咽镜或鼻窦内窥镜检查,可更清楚观察肿瘤的原发部位、大小、外形以及中鼻道、鼻窦开口及嗅裂情况。

【辅助检查】

1.X线检查　示窦腔模糊、扩大或骨壁破坏。CT及MRI显示有助于了解病变受侵范围,有助于决定手术方法与放疗范围。

2.涂片　取中鼻道分泌物涂片,或上颌窦冲洗液找癌细胞。

3.活检　鼻内取活检或上颌窦穿刺活检。

4.上颌窦探查　取材冷冻切片,有助于较早诊断。

5.鼻窦内镜检查　对早期可疑患者,可自下鼻道侧壁插入鼻窦内直接观察,可查明肿瘤原发部位。

【诊断】

1.诊断思维　鼻-鼻窦恶性肿瘤症状出现较晚,且易误诊,早期确诊较难。凡出现下列情况者应高度警惕。

(1)一侧进行性鼻塞及脓血涕。

(2)一侧面颊部疼痛或麻木。

(3)一侧上列磨牙疼痛或松动。

前、后鼻镜检查,鼻腔内有菜花状、表面溃疡或坏死、易出血及基底广泛的新生物,或虽无肿物,但鼻腔外侧壁内移,中鼻道或嗅裂中有血迹、息肉或新生物,提示上颌窦恶性肿瘤。鼻腔上部饱满提示筛窦恶性肿瘤。利用纤维鼻咽镜或鼻窦内窥镜检查,可更清楚观察肿瘤的原发部位、大小、外形以及中鼻道、鼻窦开口及嗅裂情况。对疑有上颌窦恶性肿瘤者,可利用鼻内镜插入窦内直接进行观察。鼻窦影像学检查可明确瘤体大小和范围。肿瘤组织活检及鼻窦穿刺细胞涂片病理学检查是确诊的必要手段。对诊断特别困难而临床上又确属可疑病例者可行鼻窦探查术，术中结合冰冻切片检查有利于确诊。

2.鉴别诊断　本病应注意与鼻腔及鼻窦乳头状瘤、鼻窦囊肿等疾病相鉴别。

【治疗与治疗思维】

1.手术治疗　是治疗鼻腔鼻窦恶性肿瘤的首选治疗手段。尤其是早期，肿瘤范围较局限者。有淋巴结转移者，应做颈淋巴结廓清手术。

(1)上颌窦恶性肿瘤：视具体情况可选用 Denker 手术、鼻侧切开术、上颌骨部分或全部切除术，必要时加眶内容切除术。

(2)筛窦恶性肿瘤：鼻外进路筛窦切除术，或颅-面联合进路对侵入颅内者大块切除。

(3)额窦恶性肿瘤：采用鼻外进路额窦手术(亦称额窦根治术)，术中将肿瘤连同窦腔黏膜全部切除。尽可能做额骨骨瓣复位以保持面容。必要时可将额窦前、后壁、额窦中隔和底壁以及连同筛窦一并切除，术后需行整形修复术。

(4)蝶窦恶性肿瘤：可采用鼻侧切开术。经筛窦进入蝶窦，尽量切除肿瘤。蝶窦恶性肿瘤应以放疗为主，手术切除为辅。

2.放射治疗　单纯根治性放疗仅适用于对放射线敏感者。如肉瘤、未分化癌等。但疗效并不令人满意。对晚期病例无法手术根治者常采用单纯姑息性放射治疗。对术后复发及不能耐受手术者，也可进行放疗。目前多倾向于手术前采用足量的根治放疗，放疗后 6 周行手术治疗，术后不再放疗。总量控制在 50～60Gy，4～8 周。

3.化学治疗　多作为一种辅助疗法或姑息疗法。传统的化疗对全身损害较大，近年临床多应用变压化疗法，弥补前者不足之处，另外通过选择血管介入法，将抗癌药物注入癌瘤的营养血管，疗效较为满意。

四、喉部恶性肿瘤

【概念】

喉部恶性肿瘤是喉部原发性肿瘤，可由局部向周围扩展，或向区域淋巴结转移，也可转移至远处脏器，以上皮癌最多，次为腺癌，肉瘤最少。

喉癌是头颈部常见的恶性肿瘤之一。常发生于男性中、老年人，与长期烟、酒刺激及空气污染有关。近年喉癌有上升趋势。根据肿瘤所在的部位分声门上型、声门型和声门下型。

【临床表规】

1.声嘶为声带癌早期症状，声门上、下型癌的晚期症状。晚期者可完全失音。

2.呼吸困难和喉鸣为喉癌晚期症状。

3.喉痛。

4.吞咽困难。

5.咳嗽和咯血。

6.颈淋巴结转移者可出现颈部肿块。

【体格检查】

注意声嘶及呼吸困难等症状。观察喉体外形,颈侧及喉前有无可触及的淋巴结,并注意其大小、硬度及活动度、甲状腺的大小及质地、喉体与颈椎摩擦感是否存在等。

【辅助检查】

一般患者检查以咽喉镜、心电图、病变部位组织穿刺活检、血肌酐、血尿素氮(BUN)、耳鼻咽喉的CT检查、尿常规、血液常规检查为主。疑难者可行鼻咽部的MRI检查。

【诊断】

(一)诊断思维

1.有上述临床表现症状之一项或几项者,40岁以上男性患者出现不明原因的声嘶要警惕喉癌。

2.喉癌的症状因癌肿发生的部位及病变程度不同而有不同的临床表现。声嘶和吞咽痛是主要症状,吞咽障碍也是常见症状,咳嗽、咯血、喘鸣、呼吸困难和颈淋巴结肿大是晚期癌的症状和体征。喉癌早期发现和正确分期对患者的生存率及发声功能的保存至关重要。

(1)声门上型:早期症状不明显,病情进展快时出现咽部异物感及吞咽不适感,癌肿表面溃烂后,有咽喉疼痛,并向耳部放射,影响进食。晚期肿瘤侵蚀血管后,则痰中带血或有臭痰咯出。侵及声带、室带、杓状软骨或声门旁间隙时,出现声嘶,因癌肿阻塞出现呼吸困难,晚期累及下咽、会厌谷及舌根出现吞咽困难,颈淋巴结肿大。对中年以上患者,咽喉出现持续的任何不适感,都必须重视。

声门上区的癌肿多发于会厌喉面根部,次之为室带及杓会厌襞。由于淋巴组织丰富,声门上区癌较易发生局部淋巴结转移,其发生率在25%~50%。在声门上区癌中,肿瘤原发部位的差异发生率也有所不同,上喉区的癌与下咽癌相似更易发生颈淋巴结转移。

(2)声门型:声带癌好发于声带前1/3和中1/3交界处,肿瘤很小就可以影响声带的闭合,所以早期即出现声嘶。声带部淋巴管较少,所以肿瘤发展较缓慢。有时声嘶症状持续一段时间容易忽略为其他喉病。凡40岁以上,声嘶超过三周,经发声休息和一般治疗不改善者,必须仔细做喉镜检查。肿瘤逐渐增大时,影响到声门前后联合,甚至杓区的运动,出现较重的声嘶及咳嗽。至癌肿表面糜烂则痰中带血,但少有大咯血。晚期疼痛并有吞咽困难,甚至阻塞性呼吸困难。肿瘤局限于声带时极少有颈淋巴结转移,晚期向声门上下区发展,或出现颈侧淋巴结或喉前、气管前淋巴结转移。

(3)声门下型:该区发生病变较隐蔽,早期症状不明显,常规喉镜检查,不易发现。如癌肿向上发展侵犯声带,影响声带运动及声门闭合,则声音嘶哑,用前联合喉镜或纤维喉镜检查可窥及声带边缘及前连合可显露部分。癌肿溃烂时则可发生咳嗽及痰中带血。肿瘤继续长大,还可伴有呼吸困难。位于声门下区后壁的癌肿可向食管前壁浸润;肿瘤向前则可穿破环甲膜至颈前肌层;向两侧可累及甲状腺;向下发展可蔓延至气管。该型癌肿常有环甲膜及气管旁淋巴结转移。对不明原因的吸入性呼吸困难、咯血者,应仔细检查声门下区和气管。

(4)贯声门癌:为喉癌的一种表现形式。原发于一侧喉室,肿瘤位置深而隐蔽,喉镜检查不易发现。常见症状为声嘶。连续切片观察见贯声门癌以广泛浸润声门旁间隙为特点，癌在黏膜下浸润扩散，而黏膜表面相对完整，在喉镜下活检阳性率极低。可经声门旁间隙侵及甲状软骨翼板和环甲膜，向前经前联合腱侵及甲状软骨，向后达梨状窝。

3.喉镜检查(间接喉镜或直接喉镜或纤维喉镜)可确定肿瘤部位、大小、形态、范围。肿瘤呈菜花状、结节状、肿块状，可有糜烂、溃疡、坏死及假膜。声带活动受限或固定。

4.喉部X线平片、断层片、CT扫描或MRI。

5.采集喉部细胞图片查癌细胞或活组织检查。

(二)鉴别诊断

1.喉结核　该病主要症状为声嘶及喉部疼痛，声音哑而低沉，疼痛较剧烈，常妨碍进食。检查可见喉黏膜苍白水肿，有浅溃疡如虫蚀状，覆有脓性分泌物。病变多发于喉的后部，声带运动不受限，极少出现呼吸困难。胸部X线拍片、痰内结核杆菌、喉部活检均为重要鉴别诊断依据。

2.喉乳头状瘤　喉乳头状瘤的病史较长，乳头状瘤有单发与多发之分，有带蒂与广基两种，外表粗糙呈淡红色。而喉癌多为单发，极少带蒂。乳头状瘤仅在黏膜层，无声带运动障碍。喉乳头状瘤可有部分恶变，需多次活检方能确诊。

3.喉角化病　该病主要症状为声嘶，病程长而进展缓慢，一般认为系喉癌前期病变，喉镜下可见喉内为扁平或疣状白色斑块，需多次活检和长期随访。

4.喉息肉　典型息肉与喉癌不难区别，对出血性息肉与增生性息肉需行活检。

5.接触性溃疡　有时误认为是溃疡性癌肿，但接触性溃疡好发于声带后部声带突部，多对称发病，病程亦较长，局限而不扩大，时好时坏，活检为坏死性炎性组织。

6.喉室脱出或喉气囊肿　主要与喉室癌相鉴别，该病表面均光滑、无溃疡。X线表现为含气空腔并有部分黏液，活检常可诊断。

7.声带瘫痪　对不明原因的声带瘫痪应注意声门下癌的可能，需检查排除。

8.喉淀粉样瘤　该病为良性炎性肿物，根据发病部位可影响声带运动出现呼吸困难。斑块表面光滑、质地较癌为硬，外观十分相似，需活检以确诊。

9.喉软骨瘤　好发于环状软骨内侧面，甲状软骨及杓软骨极少发生，黏膜表现光滑，质地较硬，肿瘤长大时常伴呼吸困难，CT或活检可以诊断。

10.喉梅毒　声嘶但有力，喉痛较轻。有性病史，康-华反应阳性。病变多位于喉的前部，黏膜红肿，常有梅毒瘤，继而出现较深的溃疡，愈合后可形成较深的瘢痕粘连，造成喉畸形。活检可证实。

【治疗】

对喉的胚胎发育、喉的解剖及喉癌的病理生理特性等方面深入研究，为喉癌的喉部分切除术提供了理论依据。国内外众多学者对临床上喉部分切除术和喉全切除术的疗效进行了分析研究，均证明喉部分切除术的五年生存率高于全喉切除术，说明喉部分切除术对喉癌至少与全喉切除术有相同的根治作用。

(一)手术治疗

1.喉部分切除术　是对喉癌在彻底切除的基础上，将喉的正常部分安全地保存下来；并经过整复恢复喉的全部或部分功能的手术。就五年治愈率而言,只要严格掌握手术适应证,喉部分切除术的临床效果及肿瘤学效果都是比较理想的。避免了因喉全切除所致的患者丧失发音功能给生活和工作上带来的不便,能良好的提高患者的生存质量。喉部分切除术必须能彻底切除病变组织,因此适应证选择要求甚严,手术操作需很精细。视肿瘤原发部位的不同,而有各种不同的手术方法,分为两大类,即垂直和水平喉部分切除术。

(1)喉裂开声带切除术:适用于局限一侧声带膜部癌,向前未累及前联合,向后未累及声带突,声带活动正常者。切除范围包括患侧声带(自前联合至杓状软骨声带突)即声带膜部,将黏膜切缘直接对位缝合修复即可。

(2)垂直喉前位及前侧位部分切除术

1)垂直喉前位部分切除术适应证:①前联合癌或前联合癌累及双侧声带前端者;②声带前端癌累及声带前联合者。

手术关键步骤:①将环甲膜横行切开 1.5～2.0cm;②将甲状软骨距正中线 5mm 处纵行切开至内软骨膜;③切除癌肿时先牵开环甲膜切口观察喉内病变范围,依癌肿累及双侧声带前端的范围,于距癌肿 1cm 处纵行切开喉内黏膜及声带,沿癌肿上、下各距癌肿边缘 1～1.5cm 切开黏膜及黏膜下组织,将癌块整块切除;④缝合时将两侧声带前端缝合固定成新的前联合,甲状软骨对位缝合。

2)垂直前侧位部分切除术适应于:①一侧声带癌向前接近、累及或超越前联合或累及对侧声带前端者;②声带癌累及喉室及室带下部者;③声带癌向声门下延展不超过 10mm 者。

手术主要步骤:①正中分开胸骨舌骨肌,正中切开甲状软骨外软骨膜并向外后方分离,将甲状软骨外软骨膜切缘上同侧胸骨舌骨肌内缘间断缝合,如此即制成双蒂肌软骨膜瓣待用;②偏健侧行甲状软骨切开,并在偏健侧切开喉腔软组织,观察喉内病变;③将甲状软骨与内软骨膜分离,向上超过室带平面,向下达声门下环状软骨内侧面向后达披裂软骨声带突;④用锐刀自癌肿周边 1～1.5cm 正常黏膜之外切除整块癌肿,残边送冰冻病理检查,发现有可疑,应扩大切除范围,以保证足够的安全缘;⑤将预制的胸舌骨肌软骨膜瓣向外 1.5～2.0cm 处纵行切开上下长为 1.5cm 左右,将残存的甲状软骨板从此裂缝中拉出,该双蒂肌膜瓣被翻转入喉内,填补缺损处,并将该修复物边缘与喉内各切缘对位缝合,前缘与健侧前缘缝合,即关喉。注意移入的双蒂肌膜瓣不可过于厚,以防臃肿。

3)声门上横位切除术应用于:①声门上区癌波及软骨和声带,未侵及前联合;②局限的会厌、室带或杓会厌襞前部癌,声门上区癌累及一侧披裂黏膜、但声带活动仍正常者、可行扩大的声门上横位切除术。

手术的关键步骤:①自舌骨切断舌骨下带状肌群,并下翻,显露甲状软骨及上角;②沿甲状软骨上缘切开外软骨膜向下剥离 1.5cm,切除部分甲状软骨翼板,自一侧披裂剪向喉室,并沿喉室水平向前达前联合,同法切开对侧,双侧在声带前联合上方相遇;③整块标本切除后,将梨状窝内侧黏膜切缘与披裂及喉室黏膜切缘间断缝合以修复创面。将所剩下半喉上牵,固定数针与舌骨或舌根,关闭切口。

4)喉次全切除术:①垂直侧前位喉次全切除术适于:声门癌累及一侧声带全长、前联合和(或)对侧声带前 1/3,向声门下延展不超过 15mm 和后部 3～4mm 及声带活动受限者。切除范围包括患侧半喉及对侧声带膜部大部分，上至全部会厌前间隙及会厌谷，下至环状软骨下缘甚至部分气管和甲状腺。②垂直前位喉次全切除术适于：前联合癌向两侧扩展累及双侧声带前1/3而肿瘤未超过甲状软骨范围，双侧声带活动正常者。

以上两类喉次全切除，因组织缺损多、修复方法有如下两种：

①颈双肌皮瓣整复术：手术主要取皮肤横切口。当癌肿切除后，根据喉部缺损范围，切制两个横向平行、蒂在两侧的长方形皮瓣3cm×4cm。皮瓣包括皮下组织及颈阔肌，以保持足够血运，将下皮瓣置于喉腔内与同侧黏膜切缘缝合，尽量覆盖环状软骨上暴露处；上皮瓣置于喉腔内与该侧黏膜断缘及会厌断缘缝合。于每侧皮瓣相当于前联合的外侧0.5cm做垂直半切口，向内外侧切制半厚皮瓣，形成宽0.5cm创面，将双侧向内向外的半厚皮瓣断缘分别对位缝合，形成新的"前联合"。②会厌下移整复术：适用于声门区癌超越前联合累及对侧声带前1/3，未累及会厌，彻底切除肿瘤后有一侧杓状软骨正常者。切除肿瘤后，剪开舌会厌韧带，循会厌舌面分离会厌舌面的黏膜直达会厌尖处，注意保持舌会厌襞黏膜的完整。将会厌下拉嵌入残留的两侧甲状软骨翼板之间与喉腔内黏膜断缘缝合，外层以甲状软骨外膜加固。

5)全喉切除术适用于：①声门癌已广泛累及会厌谷或累及前联合和声带，声门癌双声带已固定者，喉癌穿破喉软骨累及喉外及颈部软组织；②放疗后或行部分喉切除后复发者，声门下区癌或对放射治疗不敏感者如腺癌及纤维肉瘤。手术的关键部分是：①循甲状软骨翼板后缘切断或剥离咽下缩肌，结扎喉上血管及神经；②切断甲状舌骨大角侧韧带，在合适的部位切断气管环；③分离环后区与食管前壁，直至环状软骨板上缘，横行切开黏膜并切开梨状窝，并将其与甲状软骨后缘分开。完成喉全切除后，层层关闭咽腔切缘，气管断端颈前造瘘。

2.颈淋巴结清除术　是治疗颈淋巴结转移癌很有效的手术，能提高头颈部肿瘤患者的生存率和临床治愈率。

(1)适应证：①喉癌患者全身情况尚好，重要脏器未见严重器质性改变；②原发癌可能根治或已被根治；③颈淋巴结转移无固定；④颈部皮肤无严重放射线损害，估计切口可以愈合。

(2)颈清扫术的分类：美国耳鼻咽喉-头颈外科1991年制订、公布了新的颈淋巴结清扫术的分类方法，新分类方法对颈部淋巴结群的描述采用level法，将颈部淋巴结分为六个区域，即level Ⅰ：颈下和颌下淋巴结群；level Ⅱ：颈内静脉淋巴结上群；lcvel Ⅲ：颈内静脉淋巴结中群；level Ⅳ：颈内静脉淋巴结下群；level Ⅴ：颈后三角淋巴结群；level Ⅵ：颈前淋巴结群。

1)根治性颈清扫术：是基本术式，清除同侧颈部所有的淋巴结群，即level Ⅱ～Ⅴ区的全部淋巴结、副神经、颈内静脉及胸锁乳头肌、肩胛舌骨肌等，不包括枕下淋巴结，腮腺周围淋巴结(颌下三角后界腮腺下极淋巴结除外)、颊部、咽舌和气管周围淋巴结。

2)改良根治性颈清扫术：切除根治性颈清扫术中常规切除的全部淋巴结，保留一个或多个非淋巴结构，如副神经、颈内静脉、胸锁乳突肌。

3)选择性颈清扫术：保留了根治性颈清扫术中应切除的一个或多个淋巴结群，分四个亚型：

①肩胛舌骨肌上颈清扫术：切除颏下、颌下、颈内静脉上及中淋巴结群。切除后界为颈丛皮支和胸锁乳突肌后缘。下界为肩胛舌骨肌上腹越过颈内静脉处。②颈侧后清扫术：切除枕下、耳后，颈内静脉上、中、下淋巴结群和颈后三角淋巴结。③颈侧部清扫术：切除颈内静脉上、

中、下淋巴结群。④颈前隙清扫术:切除颈前部的内脏结构周围的淋巴结。包括气管前、气管旁、喉前及甲状腺周围淋巴结。上界为舌骨、下界为胸骨上切迹。两侧为颈总动脉。此间隙清扫最常用于甲状腺癌的治疗。

4)扩大根治性颈清扫术:切除了不包括在根治性清扫术中的一个或多个其他淋巴结群或非淋巴结构。

双侧颈清扫术适应证:①头颈部癌双侧颈部转移,仍能手术者;②病灶位于中线、高度恶性、疑有双颈部转移,或一侧已有转移,而另侧可疑转移者;③单侧原发癌伴发对侧颈部转移者。

注意:清扫时两组手术同时进行或分先后进行。两组同时者,轻的一侧行改良清扫,重的一侧行根治性清扫;先后进行者,先期做轻侧,尽量保留好颈内静脉或颈外静脉,再做重侧较为安全。

(二)放射治疗

放射治疗是治疗喉癌的有效方法之一,能治愈一部分病例,尤其是早期声门癌。由于放射治疗对患者的发音功能影响很小,如果采取正确的治疗计划和精细的照射技术,能达到即根治肿瘤又保全喉功能的目的。但是,对于中、晚期的病例,放射治疗的效果就不及手术治疗。目前较为公认的适应证有:①喉癌 T_1 病变;②病理为低分化者;③采用放射与手术综合治疗的病例;④术后复发或残余肿瘤;⑤晚期病例作为姑息性治疗的病例。

1.声门区癌的放射治疗　放射治疗是治疗声门型喉癌的有效方法之一,其适应证范围较广,只要全身情况尚好,无严重的呼吸困难,都可以进行放射治疗。但是,以实际情况考虑,在选择放射治疗还是手术治疗时,必须多方面权衡。T_1 的声门型喉癌行放射治疗和部分喉切除术都能取得良好的疗效,五年生存率达到 85%～95%,且可保存说话功能,为患者所愿授受。即使一部分患者放疗失败,仍有行挽救性手术的机会。因此,T_1 的声门型喉癌应当以放射治疗为首选。T_2 和 T_3 的病灶较大,单纯放射治疗疗效较差,宜采用喉部分切除结合放射治疗的综合治疗。T_4 的声门型喉癌应当手术治疗为主,有报道术前放疗能提高生存率。

2.声门上区癌的放射治疗　声门上型喉癌在早期症状不明显,当患者出现症状而就诊时,病期一般较声门型喉癌为晚。此外,声门上型喉癌的颈淋巴结转移率高,临床 N_0 的患者中大约 1/3 有微小的转移淋巴结。因此,声门上型喉癌行放射治疗的疗效不如声门型喉癌。只有 $T_1N_0M_0$ 的声门上型喉癌可做根治性放射治疗。T_2 患者应行放射治疗结合手术的综合治疗,喉部分切除术后做术后放疗或先行术前放疗,疗程完成 1/2～2/3 的总剂量时,转外科行喉部分切除术。T_3 和 T_4 患者以手术治疗为主,并可做有计划的术前放疗。对于大多数的 T_3、T_4 患者来说,由于原发病灶大而且同时有广泛或固定的颈淋巴结转移,单纯放射治疗只能起姑息治疗作用。

3.声门下区癌的放射治疗　此型喉癌很少见。由于该病早期几乎没有症状,一旦出现症状,多为 T_3 以上病变,故此型喉癌的放射治疗效果很差。在设野方面,原则上与声门上区喉癌相似,原发灶的照射范围要放宽一些,而且要包括颈淋巴引流区的预防性照射,总剂量要达到 75Gy 左右。

（三）化学治疗

目前认为放疗、手术和化疗是治疗头颈癌的主要三大基本方法。喉癌主要是鳞状上皮细胞癌，所以喉癌可采用头颈鳞癌的化疗。目前头颈癌的化疗方式有诱导化疗，辅助化疗和姑息化疗。头颈鳞癌化疗主要有三种药物：甲氨蝶呤（MTX）、顺铂（PDD）和平阳霉素（BLM）。DBM方案为基本方案。PDD一般为每日30mg溶于30ml生理盐水，静注或静脉滴注，连用5日，间隔2～4周开始第2疗程，可用4～5个疗程；BLM为每次0.1mg静注或肌肉注射，隔日1次，疗程总量为200～300mg；MTX为每次30～50mg，静注，5～10d1次，每疗程5～10次，或每周2次，0.4mg/(kg·次)，亦可行动脉插管内给药，每次10～20mg，每日1次，每疗程7～10次。

【治疗思维】

现代医学对本病早期可采取放射或手术治疗；晚期一般先放射治疗，然后再手术治疗；对晚期患者、手术后或放射治疗后又复发者，可采用化学药物治疗。声门上区癌，一般宜放射治疗或手术前放疗加全喉切除术；声门区痛，较早期放射治疗，较晚期行全喉切除术；声门下区癌，一般作全喉切除，术后可安置人工喉。

本病应戒除烟、酒。长期声嘶、喉痛、呼吸不畅或咯时带血应警惕喉癌，及时请专科医生检查，做到早发现、早诊断、早治疗。

五、中耳肿瘤

【概念】

中耳癌较少见，多为原发，亦可继发于外耳道、鼻咽或腮腺等处的癌瘤。病因不明，因多数有慢性化脓性中耳炎病史，疑与长期刺激有关。病理上以鳞状细胞癌为主，腺瘤与肉瘤极少。

临床表现

1.耳痛　为早期症状，常为胀痛，晚期疼痛剧烈，为持续性，可放射到颞部、乳突部及枕部。

2.听力减退　早期出现，但患者常因耳痛而分散注意力，或因原有中耳炎听力已减退或对侧听力良好之故。

3.血性耳分泌物　早期常见耳带血性分泌物，晚期若癌肿破坏血管，可发生致命性大出血。

4.张口困难　早期可因炎症，疼痛而反射性引起下颌关节僵直，晚期则多因癌肿侵犯下颌关节所致。

5.神经症状　癌肿侵犯面神经可引起同侧面神经瘫痪，侵犯迷路神经则引起迷路神经炎及感音神经性耳聋，晚期可侵犯第Ⅴ、Ⅳ、Ⅹ、Ⅺ、Ⅻ脑神经，引起相应症状，并可向颅内转移。

【体格检查】

耳检查可见外耳道或中耳腔有较多肉芽或息肉样组织，触之较硬易出血，并有血脓性分泌物，有时恶臭。

【辅助检查】

X线片或CT扫描有助于确定原发部位与破坏范围。活组织病理检查可以明确诊断。

【诊断】

1.诊断思维 颅底颏顶位及颞骨体层X线摄片或CT检查可示癌瘤侵蚀范围；经病理检查可以确诊，且可依其类型选择治疗方法。此外，取外耳道分泌物作脱落细胞检查，也有助于诊断。

2.鉴别诊断 应与慢性化脓性中耳炎症、外耳道、耳郭疾病或鼻咽癌相鉴别。

【治疗】

关于对中耳癌的治疗方法，目前国内主要采取放疗、化疗、手术及中医中药等综合性治疗。

1.放射治疗 采用^{60}Coγ射线和直线加速器。术前放疗量最适宜的剂量为每6～7周4000～6000rad，术后和单纯放疗应为每6～7周6000～6900rad。

2.化学疗法 可辅助手术或放疗的不足，或对放疗不敏感者。亦有倡导术前化疗者，认为可减少术中癌细胞的扩散。中耳癌以鳞状癌细胞最多见，故目前选用的化疗药物以环磷酰胺、氟象嘧啶和争光霉素为主。合并用药的疗效较单独应用者好，可选用前两种药物合并使用，亦可三种同时应用。

3.手术治疗 目前，一般国内外学者都认为手术和放疗联合治疗，是较好的结合。其中临床上常见的方式有：扩大的乳突根治术、颞骨次全切术、颞骨全切术。术后给予大剂量抗生素预防感染，交替静脉注射高渗葡萄糖、甘露醇、呋塞米及地塞米松等预防脑水肿。一周内隔日作脑脊液检查。

【治疗思维】

一旦确诊，争取尽早彻底手术切除并辅以放疗。病变局限于中耳者，可行扩大乳突根治术，如肿瘤较广泛或侵犯邻近组织时，应行颞骨部分切除或全切除。有时还应扩大切除部分腮腺、下颌关节，甚至颅底部分骨质。不宜或不愿手术者可单纯行放疗或化疗。

六、听神经瘤

【概念】

听神经瘤起源于听神经鞘，是一典型的神经鞘瘤，没有听神经本身参入，此瘤为常见的颅内肿瘤之一，占颅内肿瘤的8.43%。本瘤好发于中年人，高峰在30～50岁，最年幼者为8岁，最高年龄可在70岁以上。

【临床表现】

听神经瘤位于小脑脑桥角，病程长，首发症状几乎都是听神经本身的障碍包括头昏、眩晕，单侧耳鸣及耳聋，耳鸣为高音调，似蝉鸣或汽笛声，并为连续性，常伴听力减退。①耳蜗及前庭症状表现为头昏、眩晕、耳鸣、耳聋；②额枕部头痛伴有病侧枕骨大孔区的不适；③小脑性共济运动失调，动作不协调；④邻近颅神经受损症状，如病侧面部疼痛，面部抽搐、面部感觉减退，周围性面瘫；⑤颅内压增高症状，如视神经乳头水肿、头痛加剧、呕吐、复视等。

【体格检查】

早期症状多表现为缓慢发生的耳鸣、听力减退、眩晕及步态不稳感等耳蜗与前庭功能障碍，也可见突发性耳聋。中、晚期症状肿瘤扩展至桥小脑角，可累及三叉神经，出现患侧面部感觉异常和麻木、角膜反射迟钝或消失等。神经系统检查：如出现角膜反射迟钝或消失等三叉神经体征时，提示肿瘤直径>2.5cm；如出现小脑体征时，说明直径已达5cm以上。较大的肿瘤可能刺激面神经引起的面肌痉挛，并可能导致对侧中枢性面瘫。

【辅助检查】

1.听力学检查

(1)纯音测听：常提示不同程度的感音神经性聋。

(2)脑干听性诱发电位：提示听神经瘤的可能。

(3)耳声发射检查：对于听神经瘤的影像学检查前的筛选及其早期诊断有重要价值。

(4)声导抗检查：镫骨肌反射阈升高或消失，潜伏期长，可见病理性衰减。

2.前庭功能检查　如眼震电图记录到出现向健侧的自发性眼球震颤，多提示肿瘤已开始压迫脑干和小脑；眼球震颤最初以水平型居多，之后可转变为垂直或斜型；如出现视动性麻痹，提示脑干视动传导径路受累。

3.影像学检查薄层　CT(或增强)扫描，可早期发现位于内听道的小肿瘤；MRI为目前公认的早期确诊小听神经瘤的敏感而可靠的方法。

【诊断】

1.诊断思维

(1)单侧患病居绝大多数，双侧者仅占4%左右，且常为先后发生，同时发病者罕见。

(2)症状和体征由无到有，由轻到重，由隐匿转明显。

(3)多见于女性，好发年龄为30～50岁。

(4)早期症状肿瘤直径<2.5cm时为早期。多表现为缓慢发生的耳鸣、听力减退、眩晕及步态不稳感等耳蜗与前庭功能障碍，也可见突发性聋。上述早期症状可出现其中一个，也可同时发生，出现频率和严重程度因人而异。比较少见的早期症状有耳内痒感或刺痛，外耳道后壁麻木、患侧泪液减少等，系中间神经在内听道内受压所致。

(5)中、晚期症状即早期症状，逐渐加重。如肿瘤扩展至桥小脑角，可累及三叉神经，出现患侧面部感觉异常和麻木、角膜反射迟钝或消失等；如肿瘤阻塞脑脊液循环，可引起脑积水和严重颅内高压症；如肿瘤压迫小脑，可出现患侧手足精细运动障碍，行走步态不稳等小脑功能障碍；如肿瘤压迫脑干，可导致肌力减弱、肢体麻木、感觉减退等；肿瘤增大到一定程度，可导致颅内压增高，出现头痛、恶心、呕吐等症状，患者可因突发脑疝而死。

(6)典型病例的症状、体征出现顺序依次为耳蜗与前庭功能异常、小脑源性运动失调、邻近脑神经受累、颅内压增高、脑干受压、小脑危象等。非典型病例的临床症状可为面瘫、耳痛、半面肌痉挛、视觉障碍等。

2.鉴别诊断

(1)脑膜瘤：是脑桥小脑角区第二位常见肿瘤(占10%)，其鉴别要点有：①肿瘤以广基贴于脑桥小脑角区的颞骨，与之成钝角；②邻近颅骨可见骨质增生；③增强扫描后，肿瘤呈均匀一致的明显强化，囊变、坏死少见；④肿瘤可有钙化；⑤内听道口不扩大。

(2)三叉神经瘤：位置偏前，可跨入颅中窝，无内听道扩大，但颞骨岩部尖端可见骨吸收或骨破坏

(3)表皮样囊肿：占脑桥小脑角区肿瘤的5%，呈囊性，肿瘤形态为分叶状或不规则，有“见缝就钻”的特点，增强扫描时囊壁常不强化。

【治疗】

1.手术切除　为目前公认的首选治疗方法。

听神经瘤手术进路：听神经瘤的手术进路主要有经迷路进路或扩大迷路进路、经颅中窝进路、经乙状窦后、内听道进路(或传统的枕下进路)及各种联合进路(迷路-乙状窦后、迷路-小脑幕进路)，联合进路由于创伤大，目前已很少应用。各种进路的选择主要根据肿瘤大小、术前听力情况、患者年龄及一般状况等决定。

2.观察　适用于年龄大于70岁的小听神经瘤.且有条件接受定期MRI检查者，观察的第一年需每半年进行一次MRI检查，以后可改为每年一次，若有肿瘤明显增长，则立即行手术治疗。

3.立体定向放射治疗　适用于有外科手术禁忌证、并且肿瘤小于2cm者。

【治疗思维】

早期诊断，尽早手术，完全切除肿瘤。

本病属良性肿瘤，如能完全切除，可获得永久性治愈。临床上由于听神经瘤与脑干毗邻，手术较为复杂。术后并发症最常见，为面神经损伤，肿瘤大时可能伤及三叉神经、舌咽神经，迷走神经或脑干，出现暂时或永久周围性面瘫，吞咽困难，神经角膜炎等，伤及小脑后下动脉及小脑前下动脉导致延髓脑桥的部分软化是听神经瘤术后死亡的重要原因。

(刘瑞宝)

第三章　胸部肿瘤

第一节　胸部肿瘤的病理学诊断

一、心脏肿瘤

心脏原发性肿瘤非常少见，转移性肿瘤约为原发的20～40倍。

（一）心脏良性肿瘤

1.心脏黏液瘤　心脏黏液瘤约占心脏良性肿瘤的50%。多见于中年（30～50岁）患者。好发于左心房（占75%～80%）。多为散发性，偶可为家族性。肿瘤致血流受阻、二尖瓣狭窄或关闭不全、动脉性栓塞，可猝死。

【诊断要点】

（1）肉眼病变

1）球形、息肉样、分叶状或绒毛状。

2）切面灰白色、胶冻样，可伴坏死或出血灶，有时钙化。

（2）光镜病变

1）于黏液基质中稀疏散在星芒状或梭形瘤细胞（核卵圆或短梭形）。

2）偶见软骨。

3）可含腺上皮并呈腺样结构（腺样心脏黏液瘤）。

【鉴别诊断】

与机化血栓、乳头状纤维弹性瘤相鉴别。

2.心脏横纹肌瘤　心脏横纹肌瘤多发生于婴幼儿。约半数病例伴发脑结节性硬化。突向心腔的大肿瘤，可致血流阻塞，引发充血性心力衰竭。

【诊断要点】

（1）肉眼病变：多位于左、右心室的心肌内，常多发，大小不等（直径数毫米至数厘米不等），呈淡褐色或稍黄色，实性，境界不清。

（2）光镜病变

1）瘤细胞大（直径可达80μm），卵圆形或多角形。

2)核居中,核仁常明显。

3)胞浆空泡状(富含糖原),核周胞浆呈疏网状(致使细胞形似蜘蛛,蜘蛛细胞)。

(二)心脏恶性肿瘤

心脏恶性肿瘤包括软组织肉瘤(横纹肌肉瘤、恶性血管内皮瘤、纤维肉瘤等)、恶性淋巴瘤、恶性间皮瘤、恶性黑色素瘤等。

(三)转移瘤

心脏转移癌常来源于肺癌、乳腺癌、黑色素瘤、肝癌和淋巴瘤等;亦可见于白血病浸润。

二、胸膜肿瘤

(一)良性间皮瘤

良性乳头状间皮瘤常见于腹膜腔,胸膜较罕见。其他良性间皮增生性病变,分别被称作良性多囊性间皮瘤和腺瘤样瘤,在腹膜腔常见,而在胸膜和生殖器官很少见。

【诊断要点】

1.良性乳头状间皮瘤肉眼观察特点为质地软脆,呈粉色、灰色和黄色相混杂。

2.镜下可见一层或数层立方状间皮被覆的乳头状突起。

3.只有在各处增生的间皮均为扁平状且肉眼才能诊断良性乳头状间皮瘤。

具备上述2条的位于胸腔的这类病变是极为罕见的。

4.多中心或弥漫性高分化乳头状间皮瘤的诊断应极为谨慎,这是因为某些病变在后续观察中显示激进的临床过程。

【鉴别诊断】

与恶性上皮性间皮瘤的鉴别在于肿瘤无明显的异型性、境界清楚和病变的孤立性。

(二)恶性间皮瘤

恶性间皮瘤常见于老年人。某些病例有家族聚集现象。典型临床表现为胸痛和胸腔积液。多数病例起初累及一侧胸腔的下半部,但亦可延及整个胸腔。肿瘤可蔓延到胸膜下肺组织,但是若表现为肺实质内的结节状肿块则更可能是肺癌蔓延至胸膜。恶性间皮瘤可有远隔转移,一般多发生在肿瘤晚期。若初诊表现为肺门和锁骨上淋巴结肿大则倾向于肺癌,而不是恶性间皮瘤。目前恶性间皮瘤无满意的治疗手段,通常为外科切除,有时行扩大的手术切除(包括肺切除、壁层和纵隔胸膜切除、横膈切除)。但总体治疗效果不令人满意。另一方面肿瘤主体切除辅以放疗和全身化疗,有时可获得长期缓解。其预后与分期、患者性别和肿瘤亚型有关。

【诊断要点】

1.肉眼的特征性表现为胸膜增厚,并有多发性灰白色境界不清的结节和胸腔积液。表现为孤立性胸膜肿块者相当罕见。

2.显微镜下恶性间皮瘤呈乳头状、假腺泡状或形成实性巢索,胞浆丰富嗜酸性。

3.恶性间皮瘤的特征为深部组织浸润,明显的细胞异型性,细胞明显成团和坏死。

4.梭形细胞或肉瘤样间皮瘤主要或全部由梭形细胞构成，这些梭形细胞或肉瘤潮中瘤比由立方细胞构成的间皮瘤更易呈结节状，而不呈斑片状，常伴有出血、坏死和囊性变。胸腔积液见于多数患者，但并不是所有患者均有胸腔积液。镜下肿瘤富于细胞成分、构成相互交织的梭形细胞束。核异型性明显，核分裂多见。少数病例有灶状骨和软骨化生。硬化性间皮瘤是梭形细胞恶性间皮瘤的一个亚型。有很丰富的纤维组织沉着。

5.电镜在间皮瘤和转移癌的鉴别诊断中起着至关重要的作用，主要基于间皮瘤细胞顶部表面的微绒毛较腺癌更细长，微绒毛的长度应等于直径的15倍以上。

6.间皮瘤常产生大量透明质酸，可通过奥辛蓝、胶体染色或免疫组化证实。透明质酸几乎总是呈奥辛蓝染色阳性。在用透明质酸酶消化后转为阴性。若肿瘤细胞浆内出现黏液卡红阳性或PAS阳性小滴，虽然不能完全除外，但间皮瘤的可能性极小。

【鉴别诊断】

1.早期病变应与反应性间皮增生相鉴别，后者系肺内炎症和肿瘤性疾病的继发变化。恶性上皮性间皮瘤应与转移癌，特别是肺腺癌相鉴别。

梭形细胞与肥胖的上皮样细胞共同存在的肿瘤，可酷似滑膜肉瘤。梭形细胞间皮瘤角蛋白免疫组化恒定阳性，同时呈波形蛋白阳性，有时平滑肌肌动蛋白(SMA)阳性。

2.硬化性恶性胸膜间皮瘤主要需与胸膜富于细胞的孤立性纤维性肿瘤相区别，后者中的一部分肿瘤本身就是恶性的。角蛋白、钙网素和WT-1免疫组化阳性是硬化间皮瘤的有力证据，它们在电镜下仍有上皮性分化的遗迹。硬化性间皮瘤尚需与致密性炎症纤维化相区别。

3.可用于鉴别恶性间皮瘤与累及胸膜的转移性肺腺癌的免疫组化标志物包括如下内容。①存在于两者的标志物：广谱角蛋白、HBME-1、EMA、基底膜成分和S-100蛋白。②通常表达于肺腺癌，但不见于间皮瘤的标志物：CEA，CD15，B72.3，Ber-Ep4，Bg8、MOC-31、TTF-1和分泌成分SPA。③通常表达于间皮瘤，但不见于肺腺癌的标志物：钙网素，WT-1、角蛋白5/6，凝血调节蛋白、波形蛋白。P53过表达见于大约一半的间皮瘤，但与石棉暴露无关。

(三)胸膜孤立性纤维性肿瘤

胸膜孤立性纤维性肿瘤过去称作孤立性纤维性间皮瘤，常无症状，偶尔表现为疼痛、咳嗽、呼吸困难和低血糖症状，以及肺性骨关节病，后者在肿瘤切除后迅速缓解。该肿瘤与石棉无关，类似的肿瘤可同时见于腹膜和心包膜。几乎90%的肿瘤可通过外科切除治疗。Briselli等发现12%的患者因胸内广泛累及而引起死亡。预后好的指征是瘤体有蒂、境界清楚、无核多形性、无核分裂。

【诊断要点】

1.肉眼肿瘤境界清楚、质硬、分叶状，灰白到黄白色，常有旋涡和编织样结构，平均直径为6cm。与子宫平滑肌瘤相似。

2.囊性变极罕见，但孤立性纤维性肿瘤可表现为附壁性结节，位于胸膜衬覆的囊内。80%连于脏层胸膜，亦可连于壁层胸膜，或位于叶间裂，有时位于肺实质内而与胸膜无关。

3.显微镜下，肿瘤可为良性、交界性和恶性，区别主要根据细胞异型性、核分裂多寡、坏死及肿瘤境界是否清楚等。良性占大多数。

4.典型的良性病例，成纤维细胞样细胞交错缠绕在一起，伴大量胶原纤维沉积，许多肿瘤呈蟹足肿样。

5.各区细胞丰富程度差别很大，即存在细胞密集区和细胞稀疏区。血管周细胞瘤样结构的区域很常见，部分肿瘤呈明显黏液样特点。

6.在纤维成分为主的肿瘤边缘有时可见立方细胞团，可形成乳头状、管状或实性巢索，这些细胞实际上是陷入肿瘤内的间皮或细支气管肺泡细胞，而不应误认为肿瘤含有双向分化的成分。

【鉴别诊断】

明显硬化型孤立性纤维性肿瘤的鉴别诊断包括纤维斑、纤维瘤病（韧带样瘤）、钙化性和纤维性假瘤。黏液型肿瘤需与低度恶性的黏液纤维肉瘤和低度恶性的纤维黏液瘤相区别。细胞丰富者可被误诊为纤维肉瘤和恶性神经鞘瘤。若注意到无核异型性、核分裂稀少或缺乏，便不易混淆。恶性的特点是细胞丰富、具有异型性、细胞分裂活跃和坏死。免疫组化示肿瘤细胞恒定，CD34 和 bcl-2 强阳性，以及 CD99、波形蛋白阳性，有时结蛋白阳性。

三、肺部肿瘤

（一）肺癌

1.肺癌及癌前病变的病理学分类

（1）鳞状细胞癌前病变及癌：①异型增生和原位癌。②鳞状细胞癌。

（2）腺细胞癌前病变及腺癌：①非典型性腺瘤性增生和原位腺癌。②微小浸润性腺癌。③浸润性腺癌。④腺癌亚型。

（3）腺鳞癌。

（4）大细胞癌。

（5）肉瘤样癌。

（6）神经内分泌肿瘤和前驱病变：①神经内分泌细胞增生和微小瘤。②类癌。③非典型性类癌。④小细胞癌（单纯性和混合性）。⑤大细胞神经内分泌癌。

（7）癌肉瘤。

2.肺癌病理诊断原则

（1）切除标本的病理诊断：肺癌病理诊断应为临床 TNM 分期提供必要的信息，还应报告肿瘤的分化程度、脉管、胸膜受累情况及切缘是否干净；注意将小细胞癌与非小细胞癌分开；在非小细胞癌中注意尽量将腺癌与鳞癌分开；注意神经内分泌肿瘤包括类癌、非典型性类癌、小细胞癌和大细胞神经内分泌癌；对于活检材料要注意留有余地，以便进行基因分析，为肿瘤个体化治疗服务；是否伴有癌前病变等。

（2）活检标本的病理诊断：纤维支气管镜的发明显著扩大了支气管活检的范围，然而却增加了病理学家的困难，这是因为所取的标本要小得多。

将支气管镜表现、活检部位和光镜下表现仔细结合起来对诊断很重要。如显微镜下的原位癌是取自黏膜稍增厚且不规则区的中心就具有代表性，若该活检是取自一个息肉状或溃疡性肿块的边缘可能只代表浸润性癌的边缘病变。支气管活检中出现鳞状上皮化生应认为是非特异性病变，因为它们本身可与炎症、异型增生、原位癌或浸润癌伴随，甚至可与类癌伴随。在小块支气管活检中最严重的问题是当看到小的、被挤压的深染的核时，如何将小细胞癌、恶性淋巴瘤，甚至是反应性淋巴细胞区别开来。仔细处理活检材料可减少这些问题，但不可能完全避免。免疫组化 LCA、AE1/AE3、CgA、Syn 可辅助诊断。

(3)细胞学诊断：肺细胞学诊断已相当准确。通过痰和支气管刷片，对 80%～90%的肺癌患者可作出诊断。多数患者同意支气管灌洗不能成为刷片的补充而提供有意义的新资料，而且灌洗液涂片的质量也较差。肺癌患者单次痰涂片的阳性率为 40%～60%，但当 5 次痰涂片检查时阳性率可达 80%以上。

多数病例肿瘤细胞易辨认。假阳性见于梗死、支气管扩张、霉菌感染、病毒性肺炎、放射损伤和脂质性肺炎。被误认为恶性细胞者通常是巨噬细胞和变形的肺泡上皮细胞。

痰脱落细胞学诊断应保守，细胞学诊断报告分为："不满意（仅为唾液）"，涂片中无巨噬细胞；"阴性"，在涂片质量好的情况下无异常细胞；"良性非典型性增生"，见到了支气管上皮细胞继发于炎症的增生和化生性改变；"怀疑恶性，但为非诊断性"，这种报告意味着需反复检查；"可见恶性肿瘤细胞"。

应该记住的痰涂片中的恶性细胞可来自中呼吸道、消化道的任何部位。如患者 X 线胸片为阴性，但痰细胞学阳性，应行支气管树内镜检查，同时行上呼吸道、消化道全面彻底的检查。

细针穿刺细胞学成为越来越流行的细胞学检查标本。技术的危险性极低，诊断价值很高，特别是对于周边的病灶。

另一细胞学检查是胸水涂片，假阴性高于其他方法，特别是对小细胞癌。除诊断癌之外，任何部位的细胞学还应试图分型。细胞学与组织学的吻合度为 70%～90%。对高分化鳞癌、高分化腺癌和小细胞癌吻合率特别高。最困难的地方是将低分化鳞癌与大细胞癌区别开来。

(4)冰冻切片的病理诊断：冰冻切片是鉴定有争议病例最重要的措施，对周边性病变价值更大。大约 80%的病例为支气管镜和细胞学检查阳性，这意味着有相当数量的肺癌患者术前无肯定的诊断。周边性病变，最好将肿瘤连同周边一圈正常肺组织一并切除，可能为肺叶切除，然后作冰冻切片。冰冻切片常常证明病变为良性病变如错构瘤、机化性肺炎或肉芽肿性炎，此时无需进一步手术。如果为癌，则由外科医师决定切除范围。

临床病理的确切诊断对肺比乳腺更重要，因为二次手术切除对肺的危险性和死亡率较高。我们不能将细胞丰富的炎症性病变，如机化性肺炎、脂质性肺炎或炎症假瘤误诊为癌，相反也不能将有明显炎症浸润的低分化癌误诊为非肿瘤性病变。

3.诊断肺癌的常用免疫组织化学阳性标志物

(1)鳞癌：CK5/6，P63。

(2)腺癌：TTF1，表面活性物质脂蛋白 A，NapsinA。

(3)神经内分泌肿瘤：CgA，Syn，CD56，CD57，NSE，TTF1。

(4)鉴定肉瘤样癌：AE1/AE3，CAM5.2，CK8/18。

(5)肺癌区别于其他转移癌：CK7（并需要结合转移癌的特点选择）。

4.常见类型的肺癌

(1)鳞状细胞癌：多数鳞状细胞癌发生于男性，多数病例发生在段支气管，因而在 X 线检查时出现肺门或肺门周围肿块，但亦可见于周边，甚至位于胸膜下。鳞状细胞癌总体上在初诊时体积大于其他类型肺癌。大约半数患者有支气管阻塞的症状，如阻塞性肺炎和肺不张。痰脱落细胞学检查阳性率较其他类型肺癌为高。肿瘤特别容易中心坏死和形成空洞。另一方面钙化在鳞状细胞癌极为罕见。少数情况下肿瘤可呈现为支气管内息肉状肿块而支气管外蔓延较轻微。

【诊断要点】

镜下恶性的诊断标准是细胞异型性和浸润，鳞状细胞癌的诊断是基于出现角化和细胞间桥。角化可为单个细胞角化，更常见的是角化珠形成。单个的坏死细胞不应误认为角化细胞。

在典型的鳞状细胞癌中出现少数细胞内黏液仍应诊为鳞状细胞癌，只有当含有明显的腺癌和(或)小细胞癌时才可诊断为混合性癌，并应列出特定的组织学成分。

还可以在鳞状细胞癌中见到肿瘤细胞由于线粒体含量增加而呈嗜酸细胞样变、对角蛋白的异物巨细胞反应、栅状排列的肉芽肿、广泛的中性粒细胞和其他炎症细胞浸润(相似于炎症性恶性纤维性组织细胞瘤)和被覆周围肺组织及气道的内衬性生长。此外，一些特殊的形态可使其构成鳞状细胞癌的亚型。

1)小细胞亚型：肿瘤细胞体积小，仅有灶状角化，与小细胞癌或小细胞/鳞状细胞混合癌的区别困难。本亚型细胞核呈空泡状，核仁明显，癌巢边界清楚，间质较成熟，无明显坏死。

2)透明细胞亚型：多数细胞由于富含糖原而呈透明细胞，但肿瘤细胞仍有明显的角化的证据。透明细胞变亦见于其他类型肺癌，特别是腺癌。

3)高分化乳头状亚型：为支气管内精细的乳头状肿物，极轻或无间质浸润，实际上无坏死。

4)基底细胞样亚型：本型重要，因为其临床进展迅速。形态与上呼吸道、消化道的同类肿瘤相同。

5)梭形细胞(肉瘤样)亚型。

根据主要成分角化细胞的量，鳞状细胞癌可分为高分化、中分化和低分化。电镜下可见张力原纤维和众多的桥粒及基底膜形成。

(2)腺癌：腺癌大约占女性肺癌的一半，在男性患者所占比例较低。就绝对数目而言则男性多于女性。流行病学研究显示腺癌越来越常见，而其他类型却不这样。在近期一些报道中腺癌已成为最常见的类型。

【诊断要点】

肉眼上腺癌境界不清，呈灰黄色，可单发或多发。如分泌大量黏液，可呈胶样。空洞形成极少见。大约65%的肿瘤位于周边，77%的肿瘤累及胸膜，常导致胸膜纤维化和胸膜“皱褶”。有时极少数周边型小腺癌在双层胸膜广泛蔓延，看起来像弥漫性间皮瘤，因此称为假间皮瘤性癌。更为少见的是腺癌可呈支气管内息肉状大肿块。

腺癌伴周边性瘢痕或蜂窝肺的比例很高，在附近的气道内可见细支管和肺泡上皮非典型增生。

腺癌可分为原位腺癌、微小浸润性腺癌、浸润性腺癌、腺癌亚型。原位腺癌为体积小于3cm^3的孤立病变，无浸润，预后好；微小浸润性腺癌为体积小于3cm^3的孤立病变，浸润范围不大于5mm，预后也较好；浸润性腺癌依据所含的主要结构分类，包括以贴壁生长为主、以腺泡结构为主、以乳头状腺癌为主、以微乳头状腺癌为主、以实性生长方式为主。

应分别列出含量在5%以上的所有成分(微乳头状腺癌含量在1%以上也应列出);腺癌亚型包括黏液性腺癌、胶样癌、高分化胎儿型腺癌和肠型腺癌。

电镜可见腺癌含所有支气管上皮类型的细胞,只不过是肿瘤性,这些细胞包括杯状细胞、黏液细胞、非纤毛型细支气管细胞和Clara细胞。

(3)腺鳞癌:一类显示鳞状细胞癌和腺癌两种成分的癌,其中每种成分至少占全部肿瘤的10%,发病率占肺癌的0.9%～4%。

【诊断要点】

鳞状细胞癌偶见黏液分泌细胞或腺癌中存在个别鳞状分化灶不应认为腺鳞癌,而应根据其主要成分命名。多数病例位于周边,常伴有瘢痕形成,提示与腺癌关系更密切。

(4)肉瘤样癌和癌肉瘤:肉瘤性癌和癌肉瘤是一组具有肉瘤样表现的癌。是根据镜下表现的次要区别和观察者在组织发生学方面的偏好,给它们赋予不同的名称。当含有大量肿瘤巨细胞时,被称为巨细胞癌。当主要由梭形细胞构成,但在形态学、电镜和免疫组化仍可鉴定上皮特点时,被称为梭形细胞或肉瘤样癌。有些作者使用多形性(间变性)癖以涵盖巨细胞型和梭形细胞型,此种方式与甲状腺所采用的命名方式相似。当癌瘤与肉瘤成分分开时使用癌肉瘤。大宗系列研究从形态学、免疫组化、分子生物学技术已明白显示这些其实是同一生物学现象的不同表现,仅仅是肿瘤细胞部分或全部丢失上皮标志物,并获得间叶组织标志物。

【诊断要点】

肉眼上这些肿瘤可呈实质内肿块或支气管内息肉状肿块,镜下当出现可辨认的上皮成分,可呈鳞状上皮特点,也可有腺管结构。肉瘤样成为可为非特殊性的纤维肉瘤或恶性纤维性组织细胞瘤,或相似于软骨肉瘤、骨肉瘤、横纹肌肉瘤或血管肉瘤;可出现破骨样巨细胞。如前所述,癌瘤和肉瘤成分的分界可清楚,也可不清。支气管镜活检可显示1种或2种成分。该肿瘤预后差。

(5)肺母细胞瘤:肺母细胞瘤是一种特殊类型的癌肉瘤。典型肺母细胞瘤见于成人,与其他脏器的母细胞瘤不同,与后述的胸膜肺母细胞瘤也不同。肺母细胞瘤也称为肺胚瘤,有低度恶性和高度恶性的描述,前者更常见于老年人,而后者主要见于中年人。

【诊断要点】

常位于肺之周边,单发,境界清楚,体积大。镜下特点为出现分化好的小管状腺体和细胞丰富的间质成分,典型者是由未分化的小卵圆或梭形细胞构成。总体表现相似于10～16周龄胚胎肺,与Wilms瘤相近。腺体细胞常显示核下和核上胞质空泡。常见含有丰富嗜酸性胞质的实性细胞团(桑葚体),特别点是这些桑葚体的细胞核常呈透亮的毛玻璃钢样,据说是由于积存生物素所致。上皮细胞富含糖原。间质成分可显示骨骼肌、软骨和骨分化。某些病例也见肠分化。

【鉴别诊断】

肺母细胞瘤不应与胸膜肺母细胞瘤相混淆。后者是一种儿童的恶性肿瘤(肉瘤),表现完全不同,形态学也不同于肺母细胞瘤。

5.*神经内分泌肿瘤*　此类肿瘤包括微小瘤、类癌、非典型性类癌、小细胞癌和大细胞神经内分泌癌，表达神经内分泌标志，例如 CgA、Syn、CD56 等。

(1)微小瘤：在上皮层内(未突破基底膜)神经内分泌细胞数目增多称为弥漫性神经内分泌细胞增生。如果增生的神经内分泌细胞突破基底膜并形成最大径不足 0.5cm 的小结节称为微小瘤，亦称类癌性微小瘤，为与细支气管相关的小梭形细胞结节状增生。常与支气管扩张和其他伴有瘢痕形成的疾病(如叶内隔离肺)相伴随。虽然个别病例可有转移，但微小瘤的行为总体为良性。

【诊断要点】

肺微小瘤细胞在超微结构和免疫组化特点上均相似于周边型类癌，有时可见与典型的周边型类癌伴随。现在区别微小瘤和类癌的最大径是 0.5cm。

(2)类癌：类癌占全部肺原发性肿瘤不足 5%，包括中心型和周边型。中心型类癌最常见，常为支气管腔内生长缓慢的实性息肉状肿块。由于其部位和富含血管，咯血和远部支气管阻塞所引起的肺感染是常见症状。多数发生于成人，但亦可见于儿童。事实上类癌是儿童原发性肿瘤中最常见的一类。两性发病几率几乎相等。多数患者在临床水平上无内分泌表现，但有些患者有典型的类癌综合征和尿中 5-HIAA 升高。某些病例肿瘤分泌 5-羟色氨酸，而不分泌 5-羟色胺。还有的病例由于产生 ACTH 而伴 Cushing 综合征。亦可伴其他部位的内分泌肿瘤和Ⅰ型多发性内分泌腺肿瘤。5%的类癌发生部属淋巴结转移，远部转移虽有报告但很少见，转移到骨的病变呈成骨性，总体预后良好。周围型类癌预后良好，局部淋巴结转移罕见。多数病例可用有限外科手术治疗。由于肿瘤的多发性，肺叶切除优于楔形切除，不应企图将肿瘤单纯剥出。

【诊断要点】

中心型类癌肉眼上主要在支气管内生长，但也可浸润支气管壁，浸润至周围肺组织，甚至延及胸膜或心脏。某些肿瘤主要在支气管外生长。肿瘤表面被覆支气管黏膜，仅少数形成溃疡。切面灰黄色，有时可见纤维间质分隔，血管丰富。肿瘤常完全包裹支气管软骨岛。镜下肿瘤细胞均匀一致、为小细胞，核居中；极少或无分裂(<2/10HPF)，胞浆中等量呈细颗粒状。呈实性巢状、缎带状和花边状，亦可呈弥漫性实性片块，少数情况呈假乳头状或真乳头状排列。少数情况下可见小腺管，似菊形团样结构。血管丰富，间质可明显玻璃样变，可呈灶状钙化或骨化。一些骨是包陷进去的支气管软骨的骨化生，肿瘤内或肿瘤周淋巴管内可见肿瘤细胞。偶尔类癌中可见内分泌型核多形性，但无坏死或核分裂，该表现本身不足以诊断非典型性类癌。个别肿瘤细胞的胞质透明。黏液染色常为阴性。除了上述神经内分泌标志外，肺类癌还恒定表达 TTF-1，人们可借此鉴别肺的原发性和转移性类癌。肺类癌通常呈角蛋白 CK7+/CK20－。明显呈巢状结构的类癌相似于"副节瘤"，而且常出现 S-100 阳性的癌巢边缘支持细胞，此种表现更像"副节瘤"。个别类癌含黑色素颗粒称为黑色素性类癌。嗜酸细胞类癌是中心型类癌的一个亚型，细胞胞浆丰富，呈嗜酸性颗粒状。电镜下胞浆含丰富线粒体，同时含致密核心分泌颗粒。

【鉴别诊断】

周围型类癌发生于肺的周边，常位于胸膜直下。由于位置原因，肿瘤常无症状而被偶然发现。常为多发性，肉眼上无包膜，呈灰褐色，解剖上肿瘤与支气管无关。镜下肿瘤细胞呈梭形，相似于平滑肌细胞，肿瘤常被误诊为平滑肌瘤。细胞排列紊乱，有一定的多形性。间质较多，有时间质含量可极丰富，当肿瘤是多发性时可引起限制性和阻塞性肺疾病。如同中心类癌，周围性类癌可呈副节瘤样表现，因为可出现 S-100 阳性的支持细胞。可见淀粉样物质和黑色素，免疫组化可呈降钙素阳性，这些表现提示周围型肺类癌、胸腺类癌和甲状腺髓样癌在组织起源上密切相关。其他免疫组化特点与中心型类癌相似。

(3)非典型性类癌：非典型性类癌从总体结构，超微结构和免疫组化特点与类癌相同，但显示核分裂多(2～10/10HPF)、核染色质含量增多和灶状坏死等非典型性表现。

【诊断要点】

如同典型类癌，非典型性类癌表达各种神经内分泌和神经标志。在一组报告中非典型性类癌淋巴结转移率几乎为 70%，而典型的类癌仅约 5%。非典型性类癌的 5 年和 10 年生存率分别是 56%和 35%。不良预后指标是女性患者、高临床分期、肿瘤体积大(>3.5cm)、核分裂增加、细胞多形性和沿气道蔓延。

(4)小细胞癌：小细胞癌占全部肺癌的 10%～20%，多数患者为男性，发病中位年龄为 60 岁，85%以上是吸烟者。将小细胞癌与其他类型肺癌区别开的意义在于其临床行为、全身表现和对化疗反应性的不同。因此现在人们已习惯将肺癌简单地分为小细胞癌和非小细胞癌两大类。

【诊断要点】

小细胞癌典型者位于中心部，偶尔亦可见于周边部。支气管镜活检常为阳性，即使在肉眼上无异常的病例也如此。肉眼上肿瘤白色到褐色、质软易碎、坏死广泛。若发生于大支气管，肿瘤可环状和(或)广泛沿正常黏膜下浸润。后期支气管可完全闭塞。单纯在支气管内生长或以支气管内生长为主的生长方式不常见。镜下小细胞癌应视为单独的组织学类型，而不能认为其为未分化型肺癌。生长方式多为实性巢，亦可为条索状和缎带状、菊形团和假菊形团或小管状、小导管状。典型的小细胞癌细胞小，呈圆形或卵圆形，相似于淋巴细胞。核细颗粒状或非常深染，核仁不显眼，核分裂常见，胞浆极稀少，以致在常规切片中不易看到。某些病例细胞拉长呈纺缍形。核结构模糊不清，该变化首先用以描述细胞学涂片，后来在常规切片中亦可见到。一种非常常见的人工现象，特别是见于小活检标本，表现为细胞拉长、变形、挤压和染色质弥散。如果整个标本都如此，不可能进行诊断。在小的支气管活检标本中几乎均可见到典型的小细胞癌结构。取自淋巴结或远部转移灶或少数原发肿瘤的切除标本，肿瘤细胞常较大，而且具有较多的胞浆。提示某种程度的人为收缩至少部分解释何以呈小细胞表型。继发于坏死的染色质弥散可蔓延至血管壁，呈强嗜苏木素。混合性小细胞癌总的表现为小细胞癌，但含有 5%或少于 5%的鳞状细胞癌或腺癌成分。大约 80%的病例至少于某些肿瘤细胞内可见少数致密核心神经分泌颗粒。免疫组化示神经内分泌标志。85%的小细胞癌呈 TTF-1 阳性，而肺泡表面活性物质脂蛋白(PE-10)总是阴性。

(5)大细胞神经内分泌癌：大细胞神经内分泌癌细胞体积较小，细胞癌大，较少见。

【诊断要点】

癌细胞体积较小细胞癌大，但不及肺大细胞癌体积大，常呈实性片巢排列。细胞染色质较小细胞癌细腻，常常可见较明显的核仁。表达神经内分泌标志，例如 CgA、Syn、CD56 等可与肺大细胞癌鉴别。

（二）其他原发性肿瘤

1.软骨性错构瘤　软骨性错构瘤多发生于成年人，男性多见。常为孤立性，亦可为多发性。最常见的部位是胸膜下肺实质内，在 X 线胸片上常呈境界清楚的阴影，临床上无症状。体积常较小，但亦可占据整个肺叶。1/3 的患者可见钙化，呈爆玉米花样特点，肉眼境界清楚、分叶状，切面胶胨状软骨被界限不清的裂隙分割开来；呈息肉状肿块伸入大支气管腔者较少见，可出现支气管阻塞症状。错构瘤通常采取保守治疗：楔形切除或肿瘤剥出术适用于边缘性病变，而支气管内病变 EMA 袖形切除术。camey 发现了一种非家族性综合征：肺错构瘤、胃上皮样平滑肌肉瘤（目前属于胃肠间质瘤）和功能性肾上腺外副节瘤。

【诊断要点】

镜下周边型错构瘤由排列成岛状的软骨、脂肪、平滑肌和衬复纤毛型或非纤毛型呼吸性上皮的裂隙构成。软骨常有钙化，少数情况下骨化。无炭末沉着。支气管内病变上皮裂隙少见，软骨含量少，脂肪组织含量多。

2.硬化性血管瘤　硬化性血管瘤多数发生于女性成年人，一般无症状，X 线为小的孤立性结续拍片病变稳定，至多是缓慢生长。本肿瘤通常为良性，局部切除可治愈，但有 1 例报告有肺门淋巴结转移。

【诊断要点】

肉眼上境界清楚，但无包膜，实性，呈棕黄色，有时可见出血区，偶尔为囊性。镜下肿瘤为密集排列的多角形细胞，胞浆较丰富嗜酸性，排列成实性。柱状肿瘤细胞腺样或乳头状。常见新鲜和陈旧性出血灶，可见黄瘤细胞聚集灶。个别情况下可见明显的肉芽肿反应。免疫组化柱状肿瘤细胞呈 EMA、角蛋白阳性，多角形细胞和柱状肿瘤细胞均呈 TTF1 阳性。

3.淋巴管肌瘤病和透明细胞瘤　淋巴管肌瘤病和透明细胞瘤属于血管周上皮样细胞肿瘤家族。

（1）淋巴管肌瘤病：淋巴管肌瘤病可弥漫性累及双肺，均发生于女性，一般是在生育期，某些患者同时患有结节性硬化和肾血管平滑肌脂肪瘤。本病常导致呼吸功能不全、自发性气胸和乳糜性胸水。淋巴管肌瘤病预后不同，某些患者由于肺气肿样改变而至肺功能不全死亡，可能是由弹性纤维变性引起。

【诊断要点】

病理变化在肉眼上早期病例表现酷似肺气肿，较晚期表现为广泛的囊腔形成。其间为灰白色的厚间隔。镜下表现与发生于软组织者相同。增生细胞的许多特点与上皮样血管细胞肿瘤家族相似，肿瘤细胞常具有孕激素受体，而且客观上对孕激素类药物和卵巢切除术反应良好。

（2）透明细胞瘤：透明细胞瘤又称糖瘤，肉眼观察可见圆形和卵圆形小肿瘤，通常见于肺的周边部。多见于成年人，也可见于儿童。

【诊断要点】

肉眼观察瘤体体积较少，边界清楚，呈红褐色。镜下肿瘤细胞体积大，胞浆透明呈嗜酸性，挤满糖原颗粒。某些细胞呈蜘蛛样。没有脂肪出现，不见核分裂。有稀少网连的间质，含明显的薄壁血管,以及无定型嗜酸性细胞外基质(有时发生钙化)。

免疫组化呈弥漫性 HMB-45、Melan A 和组织蛋白酶 B 阳性,S-100 蛋白灶状阳性,有时呈神经元特异性烯醇化酶和突触素阳性。电镜下常见在溶酶体样细胞器内含有束膜的糖原颗粒,相似于Ⅱ型糖原沉积症。可见胞浆内纤维,少数细胞含有与黑色素小体相似的致密核心颗粒,少数病例含有分化成熟的黑色素小体。围绕肿瘤细胞可见基板。透明细胞瘤属于血管周上皮样平滑肌细胞肿瘤家族。局部切除可治愈。

4.淋巴组织肿瘤和瘤样病变 肺可发生各种淋巴组织增生性病变,可为继发性,也可为原发性。包括弥漫性大 B 细胞性淋巴瘤、黏膜相关淋巴组织淋巴瘤、T/NK 细胞恶性淋巴瘤、浆细胞瘤、Hodgkin 病、白血病和淋巴瘤样肉芽肿等。

淋巴瘤样肉芽肿病常见于中年人,病变为双侧境界清楚的圆形肿块,X 线上似转移癌。淋巴瘤样肉芽肿病例和类似的非典型性淋巴组织增殖性疾病报告于免疫抑制的器官移植患者、Sjogren 综合征和 HIV 感染患者。形态学和临床过程越来越明显地均支持淋巴瘤样肉芽肿是原发性淋巴组织增生性疾病,或者已经是恶性淋巴瘤,或者具有极大的恶变成淋巴瘤倾向。50%～70%的病例与 EBV 相伴随。基于免疫组化和原位杂交推测多数淋巴瘤样肉芽肿是伴有明显 T 细胞反应和血管炎的 EBV 感染性 B 细胞增殖。

【诊断要点】

镜下特点为多形性细胞浸润,富含浆细胞、免疫母细胞、非典型性大淋巴细胞,有累及肺血管壁和集中在内皮下间隙的倾向;本病无多核巨细胞和 Wegener 肉芽肿的坏死变化。

5.胸膜肺母细胞瘤 胸膜肺母细胞瘤是一种胚胎发育不良恶性儿科肿瘤,位于肺和(或)胸膜。本瘤与肺母细胞瘤无关,后者为成人肿瘤。

【诊断要点】

组织学特点为原始母细胞瘤成分和肉瘤性成分的混合,后者显示横纹肌和软骨分化。某些肿瘤主要呈囊性。上皮成分或缺乏或以良性表现出现,可能为包裹到肿瘤内的上皮。本肿瘤为高度恶性,特别是那些实性成分较多的肿瘤。

6.鳞状细胞乳头状瘤 鳞状细胞乳头状瘤可发生于大气管,可单独发生;或与气管和喉的类似病变同时发生。与后者相同,据认为是由 HPV 引起的。

【诊断要点】

与普通鳞状细胞乳头状瘤相同。大约 1/3 发生于成年的孤立性病变可见鳞状上皮异型增生、原位癌或灶状浸润性鳞状细胞癌。

7.转移性肿瘤 肺是转移性肿瘤常见的部位,有时可为仅有的远部肿瘤蔓延灶。

【诊断要点】

大多数转移灶是多发性、双侧性、边缘清楚和快速生长,特别是由乳腺、胃肠道、肾、肉瘤和黑色素瘤转移而来者更是如此。可为粟粒结节到加农炮弹型,常见于下叶。另一些转移瘤,特别是来源于胃、乳腺、胰和前列腺癌者,肿瘤广泛累及肺血管周围和支气管周围淋巴管(所谓的淋巴管癌病),可导致严重呼吸困难和肺动脉高压。可有间质性肺病的 X 线表现,有时 X 线胸片并无异常。

另外,转移性肿瘤若呈孤立性结节相似于肺原发性肿瘤,由于肿瘤从肺实质内或淋巴结内侵至大支气管壁，而形成息肉状支气管内肿块，多发生于从乳腺、肾和大肠来的转移瘤。转移瘤可形成中央空洞，这在上呼吸道、消化道的鳞状细胞癌、大肠腺癌和平滑肌肉瘤特别常见。

【鉴别诊断】

转移癌与原发性肺癌的区别是困难的，有时是不可能的。多发性病变和广泛淋巴管累及、浸润倾向于转移。在鳞状细胞癌附近的支气管附近黏膜出现非典型性增生或原位癌，在腺癌周围出现蜂窝肺或肺实质内邻近细支气管出现非典型增生倾向于原发性肺癌。但应当记住许多转移到肺的转移癌，特别是来自大肠和胰者可呈鳞片状衬覆肺泡壁，相似于细支气管肺泡癌。转移性腺癌倾向于较原发癌具更明显的多形性和坏死。

【辅助检查】

对于鉴别诊断免疫组化可提供一些帮助。出现 GCDFP-15、乳腺球蛋白、雌激素受体和(或)S-100 蛋白支持乳腺癌转移，而不是原发性肺癌。明显前列腺特异性抗原(PSA)阳性和(或)前列腺酸性磷酸酶阳性提示前列腺来源。相反肺泡表面活性物质脂蛋白或蛋白 A 阳性可见 50%的原发性肺腺癌，但不见于转移性肿瘤。应注意区别反应性增生的Ⅱ型肺泡上皮和肿瘤细胞。角蛋白的阳性特点有助于区别原发性肺腺癌与转移性结直肠癌。特别是肺癌可能为 CK7+/CD20－，而结直肠癌转移则相反，可能为 CK7－/CD20+。此外转移到肺的结直肠癌常呈 COX-2 免疫组化阳性。TTF-1 仅出现于肺和甲状腺。因此肺内肿瘤如果出现 TTF-1，若能除外转移性甲状腺癌和陷入的正常肺结构的可能性，有理由相信肿瘤是肺原发癌。该技术也可应用于细胞学标本，达到相同的鉴别目的。

对于肉瘤，某些类型可相似于肺原发癌。某些转移性梭形细胞肉癌仅沿支气管和血管生长。某些转移性血管肉瘤可与原发性血管肿瘤或弥漫性肺出血相似，应注意鉴别。在子宫肿瘤中，高分化平滑肌肉瘤也可相似于平滑肌瘤性错构瘤，子宫内膜间质肉瘤能与肺的原发性血管周细胞瘤、梭形细胞类癌和其他肺原发性肿瘤相混淆。

四、纵隔肿瘤

1.胸腺瘤　胸腺瘤发生于成年人，前上纵隔多见，也可发生在纵隔的其他部位，甚至可见于颈部等异位胸腺组织；大约 30%～50%患者伴有重症肌无力，但重症肌无力患者，胸腺有肿大者不一定是胸腺瘤，可能是胸腺增生。

【诊断要点】

(1)大体显示为圆形、有或无包膜的分叶状肿物。大约 80%为有包膜，界限清楚的为良性肿瘤。肿瘤可发生囊性变，故胸腺发生囊性病变无完整上皮衬覆时，要注意检查囊壁组织，不要轻易诊断为胸腺囊肿；所有胸腺瘤都是肿瘤性上皮成分与非肿瘤性淋巴细胞混合组成。上皮细胞形态多种多样：可呈圆形或卵圆形、梭形或长梭形，核染色质细，结构不清；或粗颗粒，核仁清楚，甚至可见大的嗜酸性核仁。上皮细胞可呈实性团、菊形团样或腺样或旋涡状结构等。有时可见典型的或不典型的胸腺小体形成；电镜下上皮细胞有明显张力原纤维及桥粒，表面有长的突起以及基底膜样结构等。免疫组化上有明显上皮表达，较特殊抗体标记是胸腺素。胸腺瘤中淋巴细胞是不成熟的中枢 T 细胞，不是外周 T 细胞，其 Ki-67 标记阳性，T 细胞受体基因重排检测呈阴性,故不是肿瘤性的。

(2)胸腺瘤的分型包括 A 型,AB 型,B1 型,B2 型,B3 型,C 型。

胸腺瘤的诊断中需注意:肿瘤是否包膜完整(即是否为浸润性胸腺瘤)。C 型胸腺瘤即为胸腺癌,包括鳞癌、淋巴上皮样癌、腺癌、基底细胞样癌、黏液表皮样癌及腺样囊性癌等。

【鉴别诊断】

与胸腺非何杰金淋巴瘤的鉴别在于淋巴瘤无上皮性肿瘤细胞;淋巴细胞有明显异型性,胸腺淋巴瘤常为大细胞型,异型性较明显;胸腺瘤与胸腺增生的鉴别在于胸腺增生小儿多见;增生淋巴细胞成熟,常有滤泡形成;无上皮性肿瘤细胞;正常胸腺结构存在:胸腺瘤与转移癌的鉴别有时非常困难,与转移癌的主要区别在于后者有明确的、组织学相似的原发癌;A 型胸腺瘤有菊形团形成时要注意与胸腺类癌或神经内分泌癌鉴别,胸腺类癌或神经内分泌癌的肿瘤细胞之间无明显淋巴细胞;细胞染色质较细较均匀;免疫组化及电镜下有明显神经内分泌表达。

2.胸腺神经内分泌肿瘤　胸腺神经内分泌肿瘤包括胸腺类癌、非典型类癌、小细胞性神经内分泌癌和大细胞性神经内分泌癌。

3.造血组织肿瘤　主要为 B 淋巴细胞淋巴瘤,常见者为纵隔原发性大 B 淋巴细胞淋巴瘤(常常有明显硬化)结外黏膜相关淋巴组织淋巴瘤。儿童常见的肿瘤为 T 淋巴母细胞性淋巴瘤。

4.纵隔生殖细胞肿瘤　纵隔生殖细胞肿瘤类型和生物学行为与发生于睾丸和卵巢者相似,包括精原/无性细胞瘤、胚胎性癌、卵黄囊瘤、成熟和不成熟性畸胎瘤等。

5.纵隔神经源性肿瘤　主要类型包括神经鞘瘤、恶性周围神经鞘膜瘤、原始神经外胚叶瘤和神经母细胞瘤。最重要的是将该肿瘤的良性恶性区别开。

(张静芳)

第二节　胸壁肿瘤

一、概要

胸壁肿瘤一般是指发生在胸壁深层组织,如肌肉、肋膜、血管、神经、骨膜及骨骼之肿瘤。

胸壁原发性的肿瘤病因尚不明确。过去认为与损伤有关,近年来经大量调查,此学说已被放弃,目前这方面的研究报告较少。

(一)分类

胸壁肿瘤的分类方法繁多,临床实用的分类方法如下:①原发性:良性与恶性;②继发性。继发性肿瘤几乎都是转移瘤,多半来自乳腺、肺、甲状腺、前列腺、子宫或肾等的转移或胸膜恶性肿瘤直接扩散而来。原发性胸壁肿瘤组织来源复杂,病理类型繁多。

(二)症状与体征

胸壁肿瘤在早期可能没有明显的症状,有时在体检时才发现胸壁有肿块,症状的轻重与肿瘤的早晚、大小、发生的部位及病理类型有关。常见的症状是局部有疼痛和压痛，一般为持续性钝痛，如肿瘤累及肋间神经可出现肋间神经痛。晚期恶性肿瘤可有全身症状。如：消瘦、贫血、呼吸困难或胸腔积液等表现。

（三）诊断要点

1.良性肿瘤病程长，缺少特异症状，少数有轻度胸部疼痛。恶性肿瘤早期症状也不明显。最常见的主诉是局部疼痛，压痛和胸壁包块。有持续局限性疼痛，并逐渐加重才常提示恶性病变。生长快者多为恶性肿瘤。肿瘤压迫和侵犯周围组织、肋间神经、臂丛及交感神经时除有神经痛外，还会有肢体麻木，Homer 综合征中疼痛放射到上腹部等。

2.体格检查时须注意肿瘤大小、生长速度、部位、表面情况、与周围组织关系及肿块数目等。肿瘤大于 5cm 者多为恶性，生长在胸骨的肿瘤几乎都为恶性，软骨瘤多发生在肋骨肋软骨交叉处。表面光滑，边界清楚，有一定程度活动度多为良性肿瘤。恶性肿瘤则边界模糊外形不规则或凹凸不平且常固定于胸壁而无移动性。多个肿块多为转移性。

3.X 线检查：胸部 X 线检查对胸壁肿瘤的诊断非常重要，如有明显的软组织肿块阴影并有骨质破坏者常是恶性肿瘤的表现。若有广泛骨质破坏又有放射状新骨形成则骨肉瘤可能性大。骨或软骨瘤常表现为肿块密度的普遍增高并有点片状骨质形成，但无骨质破坏。肋骨巨细胞瘤 X 线表现为皂泡样透亮区，骨皮质薄如蛋壳。

4.CT 检查：可以帮助鉴别瘤体的部位，大小、范围、囊性还是实性以及有无胸内脏器、纵隔转移等。

5.实验室检查：尿本-周氏蛋白呈阳性者有助于肋骨骨髓瘤的诊断，血清碱性磷酸酶增高提示肿瘤为恶性且骨质广泛破坏。

6.活组织检查：采用经皮胸壁活组织检查可以明确良、恶性肿瘤诊断。

（四）治疗

手术切除是治疗胸壁肿瘤的主要方法，仅有几种放射线敏感的恶性肿瘤，在不宜手术的情况下可考虑行放射治疗。如淋巴瘤、Ewing 瘤、霍奇金病等。体积较大手术切除未能彻底的恶性肿瘤术后可配合放疗加化疗等综合治疗，争取提高外科治疗的效果。

1.手术要点

（1）切口选择依肿瘤所在位置及重建胸壁的方式决定。

（2）恶性肿瘤的切除范围，一般应超过肿瘤边缘 5.0cm，上、下应包括正常的一段肋骨及其骨膜，还包括受侵的肌肉、软组织及区域的引流淋巴结。

（3）胸壁缺损较大需胸壁重建。掌握胸壁重建的技术是保证手术切除彻底的先决条件，胸壁缺损面积超过 6cm×6cm 大小需胸壁重建，不然术后可能会出现反常呼吸和呼吸困难。

2.自体组织重建法　①较小的缺损利用局部的肌肉、皮下组织覆盖缝合即可；②较低位也可利用附近的部分膈肌缝合固定。膈神经需钳夹使膈肌麻痹；③局部无可利用的软组织时，利用转移的胸大肌，背阔肌或腹直肌皮瓣；④转移阔筋膜片，虽取材容易，但缺乏硬度，目前已被人工材料所替代，已极少应用；⑤女性病人亦可利用乳房来修补缺损；⑥大网膜组织亦是重建的材料，且具备吸收和抗感染功能，但须要另开腹取材，在不能利用其他材料时可考虑用之。

3.人工合成材料重建法　理想的人工材料应具备：①有很好的支撑力；②组织相容性好；

③能透过X线射线。应用人工材料可自由设计取材，不受大小限制，当自体组织不能满意利用时，选择用之。缺点：有异物反应，易感染，易松动、破裂及疼痛。鉴于此，目前对金属材料、合成纤维、硅橡胶等人工材料已渐弃用。目前认为效果较好的人工材料有：Marlex网(用高密度聚乙烯线纺织而成，带有有机玻璃夹心片的网更为理想)、骨水泥及涤纶布。优点：具有很好抗张能力。取材、应用方便，组织相容性好，感染发生率低。另外，国内报道应用较多的是用有机玻璃，具有可塑型切割、灭菌方便，无致癌性，能透X线等优点。

利用生物材料行胸壁重建术中，一定要在各层材料间常规安置引流管，防止液体潴留，影响同组织间愈合，术后手术区适应加压包扎也是不可忽视的。

二、常见胸壁肿瘤的特点

(一)胸壁软组织肿瘤

1.脂肪瘤和脂肪肉瘤　脂肪瘤为胸壁常见的良性肿瘤，由成熟脂肪细胞组成，有完整的包膜，瘤内有纤维束间隔与皮肤、筋膜相粘连，好发于皮下，亦可见于肌肉间。通常症状不明显，巨大时亦可向胸腔内生长。

X线片表现较正常软组织更为透亮的圆形阴影，特别是在切线位投照时更为清晰。

脂肪肉瘤属恶性肿瘤，主要由不成熟脂肪母细胞构成。来自胸壁深层脂肪组织或乳腺，多开始就为恶性，很少由脂肪瘤恶变而来。与脂肪瘤相比较，质稍硬，包膜不完整，多为分叶结节状，周围呈浸润性生长。切面有时在脂肪组织中有粘液性变和出血。转移途径以血行为主，易转移至纵隔、肺和肝。

手术切除是治疗脂肪瘤的主要方法。脂肪肉瘤对放疗化疗不敏感。手术中应彻底切除，防止复发。

2.纤维瘤与纤维肉瘤　原发于胸壁深部筋膜，肌腱或骨膜比较少见，纤维瘤常有恶性变可能。纤维瘤常发生于皮下浅表组织中，质地较硬，大小不等，多与肌长轴固定，在横轴方面可活动。纤维瘤生长缓慢，疼痛不明显；纤维肉瘤多发生于深部，生长快，有剧痛，瘤体表面皮肤发热，浅表静脉扩张。切面呈均匀粉红色，致密的鱼肉状。晚期可发生转移，转移途径经血行和淋巴途径，临床以血行为主，转移率可高达25%。手术后局部复发率更为常见。可达30%～60%，故首次手术治疗的彻底性是治愈的关键，早期做根治性切除，部分病人可获治愈，对放疗及化疗均不敏感。

3.神经源性肿瘤与神经纤维肉瘤　多见于后纵隔，亦可发生在胸壁上，沿肋间神经及其分枝分布。常见有神经纤维瘤，神经鞘细胞瘤及神经节细胞瘤三种。发生在胸壁的肿瘤多为孤立圆形或椭圆形，有包膜，以神经纤维瘤多见。一般症状不明显，肿瘤增大压迫神经时可出现相应的症状。

X线片表现为向胸腔内突出的软组织肿块阴影，内缘清晰，外缘模糊，切线位片肿瘤基底紧贴胸壁，与胸壁成钝角。

多发性神经纤维瘤病可广泛发生在胸壁皮肤、纵隔及身体各部，为多发性结节状肿瘤，伴有皮肤色素沉着。

神经源性肿瘤为良性肿瘤，但有恶变成为神经纤维肉瘤的可能性，发生率约6%～10%，儿童可高达50%。多发生在30岁以后，生长较快，受累的神经支配范围感觉障碍及疼痛，晚期亦可发生转移。

对单个孤立的神经源性肿瘤，应手术切除；对多发性神经纤维瘤病，依具体情况而定，对瘤体较大并有压迫症状的肿瘤，可做选择性切除；对神经纤维肉瘤应早期做根治性切除。

4.血管瘤与血管肉瘤　血管瘤多见于婴幼儿的头面部，亦可发生在胸背部，常随年龄而增长。分海绵状血管瘤和毛细血管海绵状血管瘤，毛细血管海绵状血管瘤是毛细血管和海绵血管瘤的混合体，海绵状血管瘤常见，皮肤外观正常，瘤体主要位于皮下，稍高起，亦可延伸到肋间及胸内等深层组织，位于皮下者比较局限，高出皮肤呈半球形，表面稍带青色，为大量充满血液的细小囊腔所构成，故触诊柔软似海绵，按之有囊性感，用手压之瘤体会缩小，减压后又复原，延伸到组织深层者一般检查不易判断，需借助其他特殊检查，如造影、CT、磁共振成像等。

血管肉瘤由成纤维结缔组织和血管组织同时生长的恶性肿瘤，主要发生在四肢、胸壁罕见，多发生在青年，开始为有弹性呈红蓝色的肿块，瘤内血管丰富，增长迅速，可向深部浸润，有时有血管搏动及杂音。疼痛不明显，易经血流转移至肺和骨骼，正确诊断需靠病理检查。

比较局限的血管瘤可手术切除，对病变广泛浸润到深层组织的血管瘤，以及血管肉瘤力争手术治疗，但往往手术出血多，切除困难，难以彻底，故恶性者预后不佳，当手术不能切除时可行放射治疗，对放射线治疗中度敏感。

（二）胸壁骨骼肿瘤

1.良性肿瘤

(1)骨纤维结构发育不良及骨化性纤维瘤：骨纤维结构不良又称为骨纤维异常增殖症，是肋骨常见的良性肿瘤，约占20%～35%，好发于中、青年，常有外伤史。骨化性纤维瘤又称骨纤维瘤或纤维性骨瘤，亦属骨纤维性发育不良，是骨内纤维组织增生的改变，两者在临床和X线片表现十分相似，不易鉴别。多认为是同一种疾病，也有人认为骨化性纤维瘤是骨纤维结构不良的亚类，在组织形态学上两者有一定区别。前者的纤维性骨小梁一般不形成板状骨，小梁边缘无成排的骨母细胞，临床好发于肋骨；而后者的骨小梁周围则围着成排的骨母细胞，并有板状骨形成，临床好发于颌骨。

临床症状一般不明显，病变压迫肋间神经时可起胸疼不适。多发者常在同侧皮肤上有色素沉着及女性性早熟的内分泌功能障碍，称之为Albright综合征。

诊断主要靠X线片和病理检查。X线片表现为肋骨病变处膨大，呈纺锤形或圆形，骨皮质薄，病变中心具有疏松的骨小梁结构，与恶性巨细胞瘤或肉瘤的鉴别有一定困难，需病理检查诊断。

手术切除病变的肋骨，可完全治愈；多发性的肋骨病变不宜全部切除，因此病的恶性变不常见，可选择切除疼痛明显的肋骨，可能会缓解疼痛。

(2)骨软骨瘤：为常见肋骨良性肿瘤。常见于青少年，多发生在肋骨、肋软骨的交界处或胸骨软骨部，生长缓慢，有恶性变可能。起源于骨皮质，由松质骨、软骨帽及纤维包膜组成，临床为无痛肿块，表面光滑或呈结节状，质地坚硬，可向内或向外生长。

X线常见顶部为圆形或菜花状，境界锐利，带有长蒂或宽阔基底的肿块阴影，且有不规则的钙化软骨帽，瘤体内有松质及软骨，有不规则密度减低区，无骨膜反应。

治疗须做广泛切除，切除不彻底时易复发。

(3)软骨瘤：为常见的骨性肿瘤。好发于20～40岁的青壮年，生长缓慢，自觉症状不明显，瘤体结实，呈膨胀性生长，呈结节或分叶状，外有纤维包膜。亦常发生于肋骨、肋软骨交界处，有发生恶变成为软骨肉瘤的可能，临床不易与恶性软骨肉瘤相鉴别。当临床出现增长变快，疼痛明显，瘤内钙化减少，溶骨加快时常为恶性变的征兆。

X线片表现肿块内有软骨钙化，呈斑点状或呈环状，受累骨膨胀变形，骨皮质变薄，有些类似破骨细胞瘤改变，亦可有骨膜反应机化而骨皮质增厚者，90%以上肿块大于4cm，常呈分叶状，手术切除不彻底易复发，故应广泛切除。

(4)嗜酸性细胞肉芽肿：嗜酸性细胞肉芽肿不是骨骼真正的肿瘤，而是侵犯网状内皮系统的一系列疾病的一部分。病理特征为大量组织细胞增值和嗜酸性白细胞浸润为特征的肉芽性病变。

临床多见于儿童和青少年，男多于女，好发于颅骨、肋骨及椎骨，局部有疼痛和压痛，血内嗜酸性细胞增加(4%～10%)。

X线片表现病灶位于骨骼腔，呈囊性变，向骨皮质扩张，甚至侵及软组织，骨皮质可呈溶解性缺损，可发生病理骨折。

本病预后好，少数病例可自愈，单发者肋骨切除后可获治愈，多发性者可放射治疗。

(5)骨囊肿：为肋骨单发囊肿，多见于男性青少年，是一种缓慢破坏性的骨瘤。一般无症状，少数人有局部疼痛及压痛，可发生病理性骨折。

X线片表现为肋骨呈不规则椭圆形的阴影，边缘整齐清楚，内部无钙化点，很少有新骨增生和骨质致密现象。手术切除效果良好。

(6)巨细胞瘤：发病年龄以20～40岁多见，常发生在四肢长骨、肋骨少见，发生在肋骨，多位于肋骨的后端。局部常有隐痛和压痛，起病缓慢。瘤始于骨髓腔，呈膨胀性生长，局部呈破坏性改变，常形成囊肿，并有出血。

X线片表现病变骨结构中出现皂泡样透亮区，骨皮质变得薄如蛋壳，骨性间隔亦较薄，不向软组织内蔓延，故看不到软组织肿胀，与动脉瘤样骨囊肿及骨纤维结构不良的鉴别较困难。

本病为良陛，但可以发生恶变及运处转移，临床常作为低度恶性肿瘤处理，应做整块胸壁切除术。

(7)动脉瘤样骨囊肿：发病原因是由于某种原因引起局部循环障碍，病灶内动、静脉吻合沟通，静脉压升高，骨内大量血管扩张，充血，骨质受压，造成破坏。

临床表现同骨囊肿相似。X线片特征表现为肋骨呈吹气样囊性改变，囊腔间有间隔，形成多数囊腔。手术切除可获治愈。

(8)骨瘤：为少见的良性瘤，好发于面骨和下颌骨，亦可发生在肋骨。青少年多见，一般无症状，很少发生恶变，瘤体坚硬。全身骨骼发育成熟后，瘤体自行停止生长。

X线片表现为局限性骨性肿块，与正常骨组织区别不大，与骨板相连，边缘光滑或毛糙，密度均匀一致。

症状不明显者不需治疗，有压迫症状者做手术切除，效果良好。

(9)骨母细胞瘤:甚少见,本病孤立发生,亦可发生在肋骨。血管丰富,有骨及骨样组织形成,骨母细胞多。本病发展缓慢。

X线片表现瘤体与周围组织分界清晰,瘤外围部分常有增厚的骨外膜组织形成骨质增生,邻近的骨皮质有不同程度的膨胀,变薄,有时可能发生病理性骨折。因血管丰富,易发生出血灶而软化或有囊性改变。X线片易误诊为骨肉瘤。鉴别点是骨肉瘤有典型的肿瘤新骨、骨膜反应及软组织肿块影。

采用手术治疗。手术后有个别病例复发,故手术应完整切除。

2.恶性肿瘤

(1)软骨肉瘤:在胸壁恶性骨骼肿瘤中软骨肉瘤是常见的一种,约占45%~60%。临床表现为软骨瘤相似。生长缓慢,多数人认识,一开始即是恶性,但也有认为是在良性软骨瘤的基础上恶变而成。软骨肉瘤常侵犯邻近组织,但极少向远处转移。

诊断仍以X线片为主要手段。X线片和CT片的特征性改变是肋骨有破坏透亮的同时,半数以上伴有点状斑点状钙化灶,可有骨膜反应机化而致皮质增厚,90%以上肿块大于4.0cm常呈分叶状。

手术治疗是主要方法,手术切除不彻底易复发,故应彻底切除。术前设计好胸壁重建的材料。倘术后复发可再次切除,也有可获得长期存活。

(2)骨肉瘤:过去称为成骨肉瘤,不及软骨肉瘤常见,是一种比软骨肉瘤更为恶性的病变。约占胸壁恶性肿瘤的15%左右,好发年龄在11~30岁。多发于四肢长骨,亦可发生在胸骨,瘤细胞可直接产生肿瘤骨质,多数骨肉瘤穿透骨皮质,侵犯邻近软组织,早期即可发生血行转移,最常见的转移到肺。

临床症状明显,主要为疼痛和肿胀,剧烈的疼痛有时难以忍受,夜间尤甚。如肿瘤侵袭脊椎或神经丛时,可有相应的脊髓受压及上肢神经痛症状。全身症状出现早,可消瘦、乏力、食欲减退、贫血、血沉快、白细胞增多及血清碱性磷酸酶增高等。可有“跳跃”病灶。

局部有肿胀、皮肤发热、变红、压痛明显,瘤体软硬不定。

X线的影像改变,取决于骨肉瘤的组织类型是何种成分为主,组织学上主要成分可以是纤维性、软骨性或骨性。可分三型:①溶骨型:以纤维性成分为主,表现骨小梁破坏消失,侵蚀穿破骨皮质,进入骨膜下继续生长,形成Codman三角,伴有软组织阴影;②成骨型:以骨性成分为主,表现呈广泛致密阴影,无骨小梁结构,无明显边界,可侵入软组织,伴明显的骨膜反应,从骨膜到肿瘤表面,有呈放射状排列的新生针状骨小梁;③混合性:介于二者之间,溶骨和成骨表现同时存在,骨膜反应明显。

治疗应尽早手术治疗,做胸壁广泛切除,胸壁重建,对放疗和化疗不敏感,预后不佳。

(3)Ewing's肉瘤:骨髓内发生的一种由圆形细胞组成的肉瘤,亦称为“恶性小圆形细胞瘤”。多发生在较年轻的年龄组,有2/3发生在20岁以下,30岁以上少见。多侵犯长骨,但侵犯肋骨也不少见。

临床症状有疼痛性肿块,增长迅速,伴有发热、血沉增快及贫血等症状,常易误诊为骨髓炎。

X 线表现常具诊断性，显示特征性“洋葱皮”样变化，是由于骨膜骨质增生形成层次结构所致。

此瘤恶性程度高，早期即有血行骨转移。特点是对放疗敏感，如经穿刺已确认，可采用以放疗为主的综合治疗。如手术中病理证实该病手术切除后仍需辅以化疗，尽管如此，预后仍不佳，5 年生存率仅为 3%～16%。

(4)骨髓瘤：骨髓瘤是一种来自骨髓内浆细胞的恶性肿瘤，亦称为浆细胞骨髓瘤，约占胸壁所有恶性肿瘤的 17%～25%。好发于头盖、肋骨、胸骨、脊椎及骨盆等，通常胸壁的病变仅是全身多发性骨髓瘤的一个部分。男性多见，男女之比约 2∶1。

浆细胞有产生球蛋白的功能，因此血清蛋白升高，白蛋白不变，白/球比值倒置，磷酸酶和血钙升高，尿本周蛋白阳性，异常蛋白尿致管型形成，肾功能受损，最后病人可死于尿毒症及肺炎。

X 线片表现为类似打孔性溶骨性病变，并有骨皮质变薄，偶有病理性骨折，多数表现为多发性骨髓瘤改变，孤立性病变有时不易与巨经胞瘤鉴别。

孤立性病变可采用手术切除，术后加用放疗和化疗；多发性病变手术切除仅是为了进一步肯定诊断，化疗是首选的方法。预后不佳，5 年生存率不足 5%。

(5)其他少见的恶性骨肿瘤：除以上 4 种外，尚有各种少见的恶性骨骼肿瘤，如霍奇金病，骨网织细胞肉瘤，恶性骨母细胞瘤，恶性嗜酸性细胞肉芽肿，恶性巨细胞瘤等等，临床诊断常常困难，诊断除依靠 X 线和 CT 片以外，活组织病理检查是其主要手段，单发局限的肿瘤均尽可能采取手术治疗。

(三)胸壁转移瘤

继发性胸壁肿瘤，几乎都是由其他部位的癌瘤转移而来，常见转移的来源为肺癌、甲状腺癌、乳腺癌、肾及肾上腺癌、前列腺癌、鼻咽癌等。当原发病灶不明确，胸壁肿瘤又为单发时则不易与原发性胸壁肿瘤相鉴别，往往术后才明确是转移癌。

治疗根据原发瘤的情况及身体其他部位是否有转移而定，一般采取对症治疗，如化疗和放疗。如原发瘤已被控制，某些单发的转移瘤仍可以考虑手术切除，但总的效果预后不佳。

(庞世杰)

第三节　胸膜间皮瘤

病理将胸膜间皮瘤分为两大类：①良性间皮瘤，多数是(纤维)无细胞型；②恶性间皮瘤，通常又分为上皮型，(纤维)肉瘤型和混合型(双相细胞分化)3 种类型。

临床上将胸膜间皮瘤分为 2 种：①局限性间皮瘤。多数是良性，少数为恶性。②弥漫性间皮瘤均为恶性。

长期接触石棉是恶性间皮瘤最重要的诱因。另外，慢性炎症，放射性损伤等也可诱发此病。良性胸膜间皮瘤与石棉无关。

一、症状与体征

(一)良性间皮瘤

可以长期无症状,常在X线检查偶然发现。症状和体征与肿瘤的大小及生长部位密切相关。

1.症状

(1)有沉重感,胸闷气短,呼吸困难。

(2)肿瘤压迫心脏出现心悸和心律不齐。

(3)气管、支气管受压出现咳嗽。

(4)壁层胸膜受累出现胸痛。

2.体征

(1)常产生血性胸腔积液,少量积液,体征多不明显。中等量以上的胸腔积液可使患侧呼吸动度受限,肋间隙饱满,语颤减弱,纵隔移位推向健侧,叩诊呈浊音或实音,听诊呼吸音减弱或消失,在积液的上方有管状呼吸音。

(2)巨大肿瘤压迫肺出现肺不张。

(3)直径大于7cm的良性局限型间皮瘤常合并肥大性肺性骨关节病,出现关节僵直,踝部水肿,长骨疼痛以及周身不适。腕关节受累者最多,杵状指(趾)也不少见。

(4)少数良性局限性型间皮瘤还可引起低血糖、晕厥和昏迷。

应特别注意的是:血性胸水常提示胸膜腔有恶性肿瘤转移,而晕厥、昏迷和骨、关节疼痛也常是恶性肿瘤骨、脑转移的结果,是不宜手术切除的征兆,然而,局限性良性间皮瘤完全可以通过手术切除而治愈,使上述症状消失。在选择治疗方式时不要被表面现象迷惑。

(二)恶性间皮瘤

1.症状

(1)气短、咳嗽和体重下降是最常见的症状,早期常不被病人重视。

(2)剧烈胸痛是晚期症状,常需要服用止痛剂。与一般胸膜炎不同之处是:不因胸腔积液增多而使疼痛减轻。

(3)肺组织受侵犯时可出现血痰。

2.体征

(1)肿瘤侵犯纵隔,包绕纵隔器官,使纵隔粘连固定,纵隔增宽,病人虽常伴有血性胸腔积液,但很少有纵隔移位。

(2)肿瘤压迫上腔静脉,影响上腔静脉血回流而出现“上腔静脉综合征”。

(3)下腔静脉受压,而发生肝肿大,腹水。

(4)喉返神经受累可出现声带麻痹,声音嘶哑。

(5)侵犯交感神经节再现 Homer 综合征。

(6)侵犯膈神经造成膈肌瘫痪。

(7)侵犯心包引起心包积液。

(8)随肿瘤的生长可逐渐形成“冰冻胸”，胸廓扩张严重受限，虽有明显的胸膜肥厚，却不伴有肋间隙变窄和胸壁凹陷，可侵蚀肋骨和肋间肌，可转移到对侧肺、胸膜、腹膜、肝、脑、肾上腺和淋巴结。

(9)最终，随着血性胸水的迅速发展，病情恶化而出现恶液质及呼吸循环衰竭死亡。

二、诊断要点

间皮瘤是相对少见的肿瘤。近年来虽有增多的趋势，但仍常被临床医生忽略。间皮瘤缺乏特征性症状和体征，所以对有胸闷、胸痛、咳嗽、气短和伴有胸腔积液的病人要想到此病，有必要做进一步检查。

(一)伴发症状

肥大性肺性骨关节病和低血糖可能是良性局限性胸膜间皮瘤的伴发症状。

(二)胸部X线检查

1.*局限性间皮瘤*　①切线位X光片，肿瘤多数为密度均匀，边界光滑锐利的阴影。偶有轻度分叶，阴影内钙化少见；②随着肿物体积增大，正对胸壁的一侧倾向变成扁平，有时可见“胸膜斜坡”征，肿瘤与胸壁的交接处呈钝角；③当X射线束与肿瘤呈正面投射时，肿瘤表现为密度均匀的类圆形阴影被充气的肺包绕。肺血管重叠在肿瘤上，无移位和扭曲改变；④起源于脏层胸膜的间皮瘤，在不与壁层胸膜粘连的情况下，肿瘤可随呼吸移动；⑤发生在叶间裂中的间皮瘤，肿块呈椭圆形生长，肿瘤的长轴与叶间裂的走行方向一致，易被误诊为叶间积液；⑥有肋骨破坏者，常提示为恶性局限性间皮瘤。

2.*弥漫性恶性胸膜间皮瘤*

(1)常侵犯肺下部的脏、壁层胸膜并延伸到膈肌，闭塞肋膈窦。随着肿瘤的生长蔓延，沿胸壁内缘向上形成连续的，高低不平的，不规则的结节状胸膜增厚，突向胸腔内，与肺分界清楚，阴影呈波浪状。

(2)出现大量胸水后可以完全掩盖肿瘤的存在。抽去胸水后，胸膜腔注入空气摄胸片可提示胸膜间皮瘤的影像。

(三)胸部CT和MRI

在显示胸膜病变方面比普通X线检查更优越。它能鉴别位于叶间裂内的局限性间皮瘤，排除叶间积液。能显示出肿块的“蒂”，而确诊为良性。能揭示肺实质内有无病变。能显示病变的范围、程度和胸内脏器受累的情况，是目前确定手术可行性最可靠的诊断方法。

(四)活检

1.胸腔积液穿刺细胞学检查确诊率＜22％。

2.针刺胸膜活检确诊率为6％～38％。

3.胸腔镜活检确诊率92％～100％。

4.开胸活检确诊率95％～100％。

三、治疗

（一）局限性胸膜间皮瘤

外科手术切除是唯一的治疗手段，而且手术越早，切除的越彻底，效果越好。即使肿瘤巨大，也应争取手术切除。术中可能因失血多，创伤大，肿瘤挤压，心脏负担过重而出现严重并发症，所以术前须做好充分准备，术中加强监护，术后注意护理。

局限性胸膜间皮瘤可以是良性，也可以是恶性。良性间皮瘤术后也可以复发。复发多见于术后 5 年，最长者为术后 17 年，但仍可切除而获得良好效果；偶见复发多次后变成恶性者。恶变者术后加用放疗和化疗。

（二）弥漫性恶性胸膜间皮瘤

1.分期方法与分类标准

(1)1982 年 Mattson 分期方法

Ⅰ期：肿瘤局限在壁层胸膜内，仅累及同侧胸膜、肺、心包及膈肌。

Ⅱ期：肿瘤侵犯胸壁或纵隔，即食管、心脏和胸内淋巴结。

Ⅲ期：肿瘤穿过膈肌累及腹膜，转移至对侧胸腹和胸外淋巴结。

Ⅳ期：远处转移(血路转移)。

(2)1992 年国际 TNM 分类标准

T 原发性肿瘤。

T_x 原发性肿瘤不能确定。

T_0 无原发肿瘤的证据。

T_1 肿瘤局限在同侧胸膜壁层和(或)胸膜脏层。

T_2 肿瘤侵犯下列部位之一，同侧肺、胸腔内筋膜、横膈、心包。

T_3 肿瘤侵犯下列部位之一，同侧胸壁肌、肋骨、纵隔内器官或组织。

T_4 肿瘤直接扩散至下列部位之一，对侧胸膜、对侧肺、腹膜、腹腔内器官、颈部组织。

N 区域淋巴结。

N_x 区域淋巴结不能确定。

N_0 无区域淋巴结转移。

N_1 同侧支气管周围和(或)同侧肺门淋巴结转移(包括直接扩散)。

N_2 同侧纵隔和(或)气管隆突下淋巴结转移。

N_3 对侧纵隔、对侧肺门、同侧或对侧斜角肌或锁骨上淋巴结转移。

M 远处转移。

M_x 不能确定远处转移的存在。

M_0 无远处转移。

M_1 远处转移。

(3)分期与分类代号

Ⅰ期：$T_1N_0M_0$　或 $T_2N_0M_0$

Ⅱ期：$T_1N_1M_0$　或 $T_2N_1M_0$

Ⅲ期：$T_1N_2M_0$　或 $T_2N_2M_0T_3N_0M_0$

Ⅳ期：任何 TN_3M_0

T_4 任何 NM_0

任何 T 任何 NM_1

2.手术指征　多数学者认为年龄在 60 岁以下，能耐受胸膜全肺切除的Ⅰ期病人是手术适应证。术前选择病人时应注意：①CT 扫描和 MRI 检查显示单侧胸腔肿瘤能完全切除；②肺功能测定 $FEV_1 > 1L/s$；③病人无手术禁忌证和其他脏器疾病者。

对Ⅱ、Ⅲ、Ⅳ期病人，明确诊断后采用放射治疗和化学治疗，缓解疼痛，延长寿命。

3.根治性切除　仅限于Ⅰ期肿瘤，做胸膜全肺切除。要求切除肿瘤干净彻底，受肿瘤波及的肋间肌、肋骨、膈肌、心包以及胸膜全部切除。任何肿瘤组织的残留均可造成肿瘤复发和手术切口肿瘤细胞种植，所以在切开胸腔后，要用纱布垫妥善保护切口，关胸之前用蒸馏水浸泡胸壁切口和整个胸膜腔 10min，希望通过渗透压改变杀灭单个的肿瘤细胞，并预防手术切口种植。胸膜腔和切口用生理盐水反复冲洗，去除残留的肿瘤细胞。

胸膜全肺切除手术风险大，出血多，术后并发症多。肋骨、肋间肌、心包和膈肌切除之后需要用人工材料或自体材料重建，支气管残端的包盖也需术前设计并留下够用的和有血供的组织包埋支气管残端。

4.非根治性手术　常用于：①为获取病理学诊断开胸活检；②为减轻病人疼痛和控制胸膜腔渗出而做壁层胸膜和部分肿瘤切除。剩余肿瘤放好标记物，为体外照射、腔内照射及组织间照射做准备。

四、预后

单发局限性胸膜纤维型间皮瘤大多数为良性，极少有周围侵犯，不会演变成弥漫性恶性间皮瘤，更罕见远处转移，手术效果好。

纯上皮型局限性胸膜间皮瘤，多数为恶性，有一些实属弥漫性恶性间皮瘤的初期表现，而后演变成弥漫性。可以发生血行转移。手术效果差。术后需辅以综合治疗。

弥漫性胸膜恶性间皮瘤是一种高度恶性肿瘤，预后差。中位生存期为症状出现后 8～14 个月，5 年生存率＜5％。

从统计学分析中发现：上皮型预后较好，肉瘤型最差（血行转移多），而混合型居中。Ⅰ期手术效果好，中位生存期为 16 个月，Ⅱ期 5 个月。年龄在 20 岁以下或 65 岁以上的患者预后差，女性优于男性，左侧好于右侧，有胸痛或体重减轻，有石棉接触史，血小板计数 $>400\times10^9/L$ 者和未接受治疗者预后差。

（刘红岗）

第四节 肺癌

肺癌大多起源于支气管黏膜上皮，因此也称支气管肺癌。近半个世纪以来肺癌发病率和病死率显著增高，已成为危害生命健康的重要疾病。在欧美工业发达国家和我国的一些工业大城市，肺癌发病率在男性恶性肿瘤中已居首位。我国男性肺癌发病率一般占恶性肿瘤的第4位，女性占第5位。肺癌以男性为多，男女之比为4∶1～6∶1，近年来女性肺癌的发病率也明显增高。肺癌多发生于40岁以上人群。

一、病因

肺癌的病因与其他肿瘤相比，相对较为清楚。它与吸烟、职业及大气污染、环境因素有关。调查研究证明：①吸烟者比不吸烟者肺癌发生率高20倍；②吸烟与肺癌的发生有剂量效应关系，即吸烟越多，发生肺癌的机会越多；③戒烟可以减少肺癌的发生。吸烟可引起肺癌的主要原因是烟草中含有烟草焦油、3,4-苯并芘、亚硝胺等十多种有害致癌物质。某些工业生产及矿区职工肺癌的发病率较高，可能与长期接触石棉、铬、镍、钢、锡、砷、铀等放射性元素有关。工业发达、空气污染严重的地区肺癌发病率高于工业不发达地区，城市居民高于农民，近郊高于远郊。这可能与煤和石油燃烧后释放出二氧化硫、煤焦油，特别是3,4-苯并芘等可致癌的有害气体有关。它们直接作用于和环境空气接触面积最大的肺脏，使其成为致癌因素的靶器官。因此，应该提倡戒烟，加强治理工矿、城市环境污染和“三废”处理工作。此外，人体内在因素如免疫状态、遗传因素、肺部慢性感染性疾病等，可能对肺癌的发生有一定影响。

二、病理

肺癌可起源于从主支气管到细支气管的黏膜上皮。早期局限于基底膜内者称为原位癌。肺癌可向支气管管腔和(或)邻近的肺组织内生长，并可通过淋巴、血管或经支气管转移扩散。肺癌的生长速度及转移扩散情况与癌瘤的组织学类型、分化程度等生物学行为有关。

肺癌的分布右肺多于左肺，上叶多于下叶。在其生长过程中，癌瘤可引起支气管部分或完全阻塞，产生局限性肺气肿、阻塞性肺炎或肺不张。起源于主支气管、肺叶支气管，位置靠近肺门者称为中心型肺癌；起源于段以下支气管，位置在肺的周围部位的肺癌，称为周围型肺癌。

(一)大体类型

肺癌的大体类型可以分为以下几种。

1.管内型　肿瘤局限于支气管管腔内，可以有管壁侵犯，管壁外的肺组织内无肿瘤浸润。有些肿瘤呈菜花样或息肉样，并可有蒂。

2.管壁浸润型　此型不形成肿块，而是浸润破坏支气管壁，并侵入周围肺组织。

3.球型　肿瘤形成球样肿块，与周围组织分界清楚，直径<5cm，边缘可呈小分叶状。

4.块型　肿块直径＞5cm，形状不规则，分叶较大，周围可有卫星灶，可形成空洞或坏死空腔。

5.弥漫型　肿瘤呈弥漫性生长，常以多个大小不等的散在结节分布在多个肺叶内，甚至两侧肺内。

（二）组织学类型

一般将肺癌分为两大类，即非小细胞癌（NSCLC）和小细胞癌（SCLC）。非小细胞癌又分为3种主要组织学类型，即鳞状细胞癌（鳞癌）、腺癌、大细胞癌。

1.非小细胞癌　鳞癌最常见，约占50%。年龄大多在50岁以上，男性较多。大多起源于较大支气管，多为中心型肺癌。虽然鳞癌分化程度不一，但在常见的各型肺癌中此型生长速度较缓慢，病程较长。对放疗、化疗比较敏感，因此其5年生存率相对较高。通常先经淋巴途径转移，血行转移较晚。

腺癌发病年龄轻，以女性多见，多数起源于较小支气管，仅少数起源于大支气管，约75%的腺癌为周围型肺癌。早期往往无症状，多在胸部X射线检查时发现，表现为圆形或类圆形分叶状肿块。一般生长较慢，但早期即可发生血行转移，转移灶甚至先于原发灶被发现。淋巴转移发生较晚。细支气管肺泡癌是腺癌的一种特殊类型，起源于细支气管黏膜上皮或肺泡上皮，所以又称细支气管肺泡细胞癌。发病率低，以女性多见。分化程度较高，生长慢。癌肿沿细支气管、肺泡管和肺泡壁生长，不侵犯肺泡间质。淋巴和血性转移较晚，但可侵犯胸膜或经支气管形成肺内播散。X射线片上表现为结节型和弥漫型，前者为单个或多个结节，后者类似支气管肺炎的形态。

大细胞癌极少见，大多起源于大支气管。恶性程度高，常发生脑转移后才被发现。预后很差。

2.小细胞癌（未分化小细胞癌）　发病率比鳞癌低，发病年龄较轻，以男性多见。一般起源于较大支气管，多为中心型肺癌。又可分为燕麦细胞癌、中间细胞癌及混合型3个亚型。分化极差，生长快，恶性程度高，较早出现淋巴和血行广泛转移。一般发现3～6个月死亡，5年生存率1%～3%，对放射和化学疗法虽较敏感，但在各型肺癌中预后最差。

此外，尚有混合型肺癌，指同一癌灶中含有两种不同类型的癌肿组织。如腺癌内有鳞癌组织，鳞癌中有腺癌组织，鳞癌或腺癌与小细胞癌并存。

（三）肺癌的播散

有以下3种途径。

1.直接扩散　肺癌形成后，癌肿沿支气管壁并向管腔内或腔外生长，可以造成支气管腔部分或全部阻塞，多见于中心型肺癌。周围型肺癌则以膨胀性及浸润性生长进行扩散。癌肿可直接扩散侵入邻近肺组织，并穿越肺叶间侵入相邻的其他肺叶。癌肿的中心部分可以坏死液化形成癌性空洞。此外，随着癌瘤不断生长扩大，还可以侵及胸内其他器官及胸壁。

2.淋巴转移　是肺癌的主要转移途径。小细胞肺癌较早即可经淋巴转移。鳞癌和腺癌也常经淋巴道转移扩散。癌细胞经支气管周围和肺血管周围的淋巴管，侵入邻近的肺段或肺叶支气管旁淋巴结，然后，再到达肺门或气管隆突下淋巴结，或侵入纵隔和气管旁淋巴结，最后锁骨上前斜角肌淋巴结和颈部淋巴结受累。纵隔和气管旁以及颈部淋巴结转移一般发生在肺癌同侧,但也可以在对侧,即所谓交叉转移。肺癌侵入胸壁和膈肌后,可向腋下或上腹部主动脉旁淋巴结转移。

3.血行转移 是肺癌的晚期表现。小细胞癌和腺癌较鳞癌更多发生血行转移。一般是癌细胞直接侵入肺静脉,再经左心随大循环转移到全身各处器官和组织,常见的有肝、骨、脑、肾上腺等。

三、临床表现

肺癌的临床表现与其部位、大小、对支气管的影响、是否压迫和侵犯邻近器官及有无远处转移有密切关系。早期肺癌,特别是周围型肺癌往往没有任何症状,大多在胸部X射线检查时发现。中心型肺癌出现症状相对较早,但X射线征象出现较晚。最常见的症状按发生频率为:①咳嗽,多数为干咳,无痰或少痰,占各种症状的67%~87%。以咳嗽为始发症状的占全体病例的55%~68.4%。②咯血,出现于31.6%~58.5%的病例中,多数为间断发作,痰中带血丝或血点,大咯血少见。以此为始发症状的占病例总数1/3。一般人对痰中带血还是重视的,是促使患者就医的主要原因之一,医生务必小心诊断。③胸痛占病例的34.2%~62%,多数为隐痛,24%的病例以此症状开始。如果疼痛剧烈,应考虑胸膜种植、肋骨受侵等可能。④气短,出现在10%~50%的病例中,约6.6%的患者以气短为首发症状,其原因早期系肿物堵塞支气管造成肺段或肺叶不张,经过短期适应气短可缓解。如气短严重则提示胸腔或心包腔积液、气管或隆突受压或病变有广泛肺转移,病程已晚。⑤发热,出现在6.6%~39%的病例中,以此为首发症状的占21.2%。常为低热。原因是肿瘤阻塞支气管造成堵塞部远端节段、叶甚至全肺不张。如继发感染,也可发热不退。这种阻塞性肺炎,有时X射线表现如大叶肺炎,抗感染治疗有时也能见效,病肺复张因而误诊为单纯肺炎。但往往时隔不久,在原来部位炎症再发。炎症反复出现于肺的某一固定部位,应警惕是由肿瘤阻塞支气管腔引起。

晚期肺癌压迫侵犯邻近器官组织或发生远处转移时,则产生下列表现:①压迫或侵犯喉返神经,出现声带麻痹,声音嘶哑;②压迫或侵犯膈神经,导致膈肌麻痹;③压迫上腔静脉,出现上腔静脉综合征,表现为面部、颈部、上肢和上胸部静脉怒张,上胶静脉压升高;④压迫食管引起吞咽困难;⑤侵犯胸膜时出现大量血性胸腔积液引起气促,侵犯胸膜及胸壁可导致持续性剧烈胸痛;⑥肺尖癌可以侵犯压迫第1肋骨、锁骨下动静脉、臂丛神经及颈交感神经,产生剧烈胸肩痛、上腔静脉怒张、水肿、臂痛及上肢运动障碍,同侧眼睑下垂、瞳孔缩小、眼球内陷、额面无汗等颈交感神经综合征。肺癌血行转移后,根据侵入的器官不同而产生相应的症状。

少数肺癌患者,由于癌肿产生一些内分泌物质,临床上出现非转移性全身症状,表现多种多样。如类癌综合征、Cushing综合征、男性乳房肥大、重症肌无力、多发性神经炎等。这些症状在切除肺癌后可能缓解或消失。

四、诊断

早期发现、早期诊断、早期治疗是提高肺癌治愈率、改善预后的关键。因此,应当广泛进行防癌的宣传教育，劝阻吸烟，加强环境“三废”治理，建立和健全肺癌防治网络，对高危人群定期进行胸部X射线普查。对中年以上持续干咳、血痰的患者，应积极检查。

诊断肺癌的主要检查方法有以下10种。

(一)X射线检查

这是诊断肺癌的重要方法，包括胸部平片、断层摄影、支气管造影及CT检查。因肺癌类型不同，X射线表现差异较大。大多数肺癌患者可经胸部X射线检查而获得临床诊断。

中心型肺癌的X射线表现，在早期可以无异常X射线征象。若癌肿阻塞支气管，远端肺组织发生感染，受累的肺段或肺叶出现肺炎征象。支气管管腔被癌肿完全阻塞后，可以产生相应的肺叶一侧、全肺不张或肺段实变等。

在断层X射线片上可显示突入支气管腔内的肿块阴影，管壁不规则，增厚或管腔狭窄、阻塞。支气管造影可显示管腔边缘残缺或息肉样充盈缺损，管腔中断或不规则狭窄。肿瘤侵犯邻近肺组织和转移到肺门纵隔淋巴结时，可见肺门区肿块，或纵隔阴影增宽，轮廓呈波浪形，肿块形态不规则，边缘不整齐，有时呈分叶状。纵隔淋巴结压迫膈神经时，可见膈肌抬高，透视可见膈肌矛盾运动。气管隆凸下肿大的转移淋巴结，可使气管分叉角增大，相邻的食管前壁也可受压。晚期病例还可看到胸膜积液或肋骨破坏。

周围型肺癌最常见的X射线表现，为肺野周围孤立性圆形或椭圆形块影，直径从1～2cm到5～6cm或更大。块影轮廓不规则，常呈现小的分叶或切迹，边缘模糊毛糙，常发出细短的毛刺。少数病例在块影内偶见钙化点。周围肺癌长大阻塞支气管管腔，可出现节段性肺炎或肺不张。较大的肿瘤中心部分坏死液化，可显示厚壁偏心空洞，内缘凹凸不平呈虫蚀状，很少有明显的液平面。结节型细文气管肺癌的X射线表现，为轮廓清楚的孤立球形阴影；弥漫型细支气管肺泡癌X射线表现为浸润性病变，轮廓模糊，从小片到一个肺段或整个肺叶，类似肺炎。

电子计算机断层扫描(CT)可显示横断面结构图像，密度分辨率高，对于隐蔽区(如肺尖、膈上、脊柱旁、心后方、纵隔等处)的早期肺癌诊断及明确有无纵隔淋巴结转移较有价值。

磁共振(MRI)又称核磁共振，其优点是容易区别纵隔、肺门血管与肿块及淋巴结，且多面成像，能更好地确定肿瘤范围及血管受累情况，对比分辨率好。但由于肺部含气高，效果不如CT，且价格昂贵，应用还不广泛。

(二)痰脱落细胞学检查

是简单、有效的诊断方法之一。肺癌表面脱落的癌细胞可随痰咯出，痰细胞学检查找到癌细胞可明确诊断。痰细胞学检查以中心型肺癌阳性率较高，准确率可达80%以上。特别是伴有血痰的病例，痰中找到癌细胞的机会更多，多次送痰检查可以提高检出率。

(三)纤维支气管镜检查

是确诊肺癌的重要检查方法，能直接窥视到4～5级支气管内的癌肿肿块或浸润，以及间接病变如隆突或崎部增宽、支气管狭窄甚至阻塞、支气管开口移位。并可取小块组织(或穿刺病变组织)行病理检查,也可以经支气管刷取肿瘤表面组织或吸取支气管内分泌物进行细胞学检查。还可以经静脉注射血叶琳衍生物 48～72h 后,经纤维支气管镜激光照射在肿瘤部位产生荧光。

(四)经皮肤、肺穿刺检查

对周围型肺癌是取得细胞学诊断的可靠方法,阳性率较高。但可并发气胸、血胸、脓胸及癌细胞沿针道播散,所以应严格掌握适应证。目前在 CT 引导下肺穿刺,准确性较高,而并发症减少。肺癌有切除可能时,术前病理确诊并非必需。

(五)放射性核素肺扫描检查

某些放射性核素如^{67}Ga、^{197}Hg 与肺癌及转移灶有亲和力,静脉注射后肺扫描见肺癌部位呈放射性密集区为阳性扫描。阳性率可达 90%左右,特异性不强,肺部炎症及其他非癌性病变可呈假阳性。

静脉注射^{113m}In 巨聚白蛋白或^{99m}Tc 聚合白蛋白后行肺扫描,癌区由于血流量减少而呈放射性核素稀疏区或缺损区,叫阴性扫描,对中心型肺癌诊断价值较大。但导致肺血流量降低的其他疾病也会呈类似现象。

(六)纵隔镜检查

可直接观察气管前隆凸下及两侧支气管区淋巴结情况,并可取淋巴结及其他组织活检,明确肺癌是否已转移到肺门和纵隔淋巴结。纵隔淋巴结广泛转移者,不适宜手术治疗,预后差。中心型肺癌纵隔镜检查阳性率较高。

(七)转移灶活检

晚期肺癌病例已有锁骨上、颈部、腋下等处淋巴结转移或出现皮下结节者可切取病灶组织病理切片检查,或穿刺抽取组织做涂片检查,以明确诊断。

(八)胸腔积液或胸膜活检

穿刺抽取胸腔积液后,经离心沉淀做涂片检查,寻找癌细胞。胸膜活检可取到癌转移组织。两者结合,可提高阳性率。

(九)剖胸探查

肺部肿块经多种方法检查,病变性质不明,而肺癌又不能排除时,如患者全身情况许可,应行剖胸探查。术中根据病变情况或冰冻切片检查结果,给予相应的治疗,以免延误病情。

(十)常用肿瘤标志物检查

癌胚抗原、β2-微球蛋白、铁蛋白、神经元特异性烯醇化酶是肺癌常用的肿瘤标志物,具有一定的辅助诊断、判断预后及疗效监测作用。

五、肺癌的分期和 TNM 分类

肺癌的分期对临床治疗方案的选择具有重要指导意义。世界卫生组织按照肿瘤的大小(T)、淋巴结转移情况(N)和有无远处转移(M)将肺癌加以分类。

六、鉴别诊断

肺癌症状缺乏特征性且较复杂，其影像学所见又与肺部一些常见疾病如肺结核、支气管肺炎、肺脓肿近似。实际上它还能造成继发的阻塞性炎症、肺化脓症及肺不张，故误诊率相当高，使相当一部分患者丧失了根治的机会。这就要求专业工作者不但要熟悉肺癌各发展阶段的病理改变及其相应的临床表现，还要掌握肺部常见疾病的病理和临床表现，从各种貌似相同而实际有差别的主客观发现中去伪存真，做出正确的鉴别。

（一）肺结核

1.结核球应与周围性肺癌相鉴别　肺结核是最需要与肺癌鉴别的肺常见病。结核球与类圆形周围型肺癌最易混淆。结核球多见于40岁以下年轻人，少见痰带血，病程较长，发展缓慢。病变常位于尖后段或下叶背段，16%～28%患者痰中发现结核菌。周围型肺癌多见于40岁以上患者，痰带血较多见，痰中癌细胞阳性者达40%～50%。在影像学方面，结核球多呈圆形，直径一般不超过5cm，边界光滑，密度不均，可见钙化，周围可见卫星状结核灶。如中心液化出现空洞，多居中、壁薄且内缘光滑。周围型肺癌上下叶分布差别不大，多见结节状，有毛刺及胸膜皱缩，可出现厚壁偏心空洞，内缘凹凸不平呈虫蚀状。

2.粟粒状肺结核需要与弥漫型细支气管肺泡癌鉴别　前者一般多见于青年人，有明显全身结核中毒症状，抗结核治疗可以改善症状，使病灶逐渐吸收消散。弥漫型细支气管肺泡癌痰中可找到癌细胞。

3.肺门淋巴结核与中心型肺癌相鉴别　二者在X射线胸片上都可以表现为肺门肿块阴影，但肺门淋巴结核多发生于青少年，多见于右上纵隔气管旁，有结核感染症状，很少咯血。中心型肺癌多见咯血及肺不张改变。

值得注意的是，在中国肺结核病较多的情况下肺结核与肺癌共存的机会并不少。二者的临床表现及X射线表现又相似，易影响肺癌的早期诊断。因此，当治疗肺结核过程中有的病灶吸收好转，而另外病灶继续增长恶化时，应高度警惕两种病的并存。应进一步做痰液细胞学检查及支气管镜检查。

（二）肺部炎症

1.阻塞性肺炎　支气管肺炎发病较急，感染症状明显；X射线检查为边界模糊不清的片状或斑点状阴影，密度不均匀，感染不局限在一个肺段或肺叶内，抗菌药物治疗效果较好，可以使症状迅速消失，肺部病变吸收较快。肺癌致阻塞性肺炎可在相同部位反复发作，往往局限在一个肺段或肺叶内。

2.肺脓肿　肺癌中心液化坏死形成癌性空洞时，X射线表现常需与肺脓肿相鉴别。肺脓肿在急性期有明显感染症状，可有大量脓痰，X射线检查示空洞壁较薄，内壁光滑，常有液平面，脓肿周围的肺组织或胸膜常有炎性改变。支气管造影常可见空洞充盈，并常伴有支气管扩张。

（三）肺部其他肿瘤

1.肺部良性肿瘤　如错构瘤、纤维瘤、软骨瘤等有时需与周围型肺癌鉴别。肺部良性肿瘤，一般生长较慢，病程较长，临床上大多无症状，X射线片上多呈现接近圆形的块影，密度均匀，边缘清楚、整齐，多无分叶及毛刺，可有钙化点。

2.支气管腺瘤　是一种低度恶性的肿瘤，发病年龄比肺癌轻，女性发病者多，临床表现及X射线表现有时与肺癌相似，常反复咯血。应行纤维支气管镜检查，不能明确诊断者应尽早行剖胸探查术。

（四）纵隔肿瘤

中心型肺癌引起肺不张，不张的肺叶包绕肺癌肿块及肿大淋巴结形成紧贴纵隔的致密阴影，需要与纵隔肿瘤相鉴别；发生在纵隔侧胸膜下的周围型肺癌浸润纵隔，也易与纵隔肿瘤相混淆。一般纵隔肿瘤症状较肺癌轻，肿瘤增大至一定程度对其他器官产生不同程度压迫时才出现相应症状，X射线显示纵隔肿瘤阴影与纵隔相延续，不能分开，与纵隔形成钝角。纵隔镜检查有助于确定诊断。

七、治疗

肺癌的治疗方法目前主要有手术治疗、放疗、化疗、中医中药治疗以及生物治疗等。目前尽管80%的肺癌患者在诊断明确时已失去手术机会，但手术治疗仍然是肺癌最重要和最有效的治疗手段，根治性切除到目前为止是唯一有可能使肺癌患者获得治愈从而恢复正常生活的治疗手段。然而，目前治疗肺癌的所有方法临床效果均不能令人满意，因此必须适当地进行综合治疗以提高治疗效果。具体的治疗方案应根据肺癌的TNM分期、病理细胞类型、患者的全身情况及其他有关因素等，进行详细的综合分析后再做决定。

非小细胞肺癌和小细胞肺癌在治疗方面有较大的不同。一般来说，凡非小细胞肺癌病灶较小，局限在支气管和肺内，未发现远处转移，患者能耐受手术治疗者，均应采取手术治疗，并根据术中发现的情况、病理类型、细胞分化程度、淋巴结转移程度决定综合治疗方法。通常情况下，T_1 或 $T_2N_0M_0$ 患者以根治性手术治疗为主，而Ⅱ期、Ⅲ期患者则应做手术前后化疗和放疗等综合治疗，以提高治疗效果。

以往认为小细胞肺癌在较早阶段就发生远处转移，手术难以治愈，主张采用放射治疗和药物治疗。目前则多采用化疗-手术-化疗、化疗-放疗-手术-化疗、化疗-放疗-化疗等积极的综合治疗，疗效有明显提高。

（一）手术治疗

手术治疗的目的，是最大限度地切除肺原发肿瘤和局部转移的淋巴结，并最大限度地保留健康肺组织。

肺切除术的范围，决定于病变的部位和大小。对周围型肺癌，一般施行解剖性肺叶切除术；中心型肺癌，一般施行肺叶或一侧全肺切除术。有的病变主要位于一个肺叶内，但已侵入局部主支气管或中间段支气管，可以切除病变的肺叶及一段受累的支气管，再吻合支气管上下切端，即袖状切除。非小细胞肺癌 T_1 或 $T_2N_0M_0$ 患者手术治疗后，约半数患者可获得长期生存。

手术禁忌证：①胸外淋巴结（锁骨上、腋下）转移；②远处转移，如脑、骨、肝等器官转移；③广泛肺门、纵隔淋巴结转移无法清除者；④胸膜转移，癌肿侵入胸壁和肋骨，虽然可以与病肺一并切除，但疗效不佳，肺切除术应慎重考虑；⑤心、肺、肝、肾功能不全，全身情况差的患者。

（二）放疗

放疗是局部消除肺癌病灶的一种手段。临床上主要使用钴治疗机和直线加速器，其他如中子刀、光子刀、γ刀等也属于放疗的范围。

在各型肺癌中，小细胞肺癌对放疗敏感性较高，鳞癌次之，腺癌和细支气管肺癌最低。单独应用放疗，3 年生存率约为 10%。通常是将放疗、手术、药物疗法综合应用，以提高治愈率。临床上采用的是术后放疗，对未能切除的肿瘤，手术中在残留的癌灶区放置小的金属环或银夹作标记，便于放疗时准确定位。一般在术后 1 个月左右，患者健康情况改善后开始放疗。为了提高肺癌切除率，有的病例可行术前放疗。

放疗适应证：①晚期中心型肺癌，放疗可使肿瘤缩小，提高手术切除率；②不能切除的晚期患者放疗可改善肺不张、阻塞性肺炎、上腔静脉压迫综合征及骨转移疼痛等症状；③手术切除不彻底时，术后根据术中放置的金属夹进行定位，辅助放疗；④拒绝手术的患者可试用放疗，一般在术后 1 个月左右患者健康状况改善后进行，剂量为 40～60Gy，疗程约 6 周。

放疗可以引起倦乏、食欲减退、低热、骨髓造血功能抑制、放射性肺炎、肺纤维化和癌肿坏死液化形成空洞以及局部皮肤损伤等反应和并发症，在治疗中应予注意。

（三）化疗

肺癌的手术治疗和放疗均是局部治疗，常因肿瘤早期转移而不能根治，因此，对肺癌的化疗日益增多。化疗作用遍及全身，对分化程度低的肺癌，尤其是小细胞肺癌，疗效较好。但单纯药物治疗肺癌，仅起到姑息性减轻症状或暂时缓解的作用，在与手术、放疗等疗法综合应用时可以提高治愈率。

常用于治疗肺癌的化疗药物有环磷酰胺（C）、5-氟尿嘧啶、丝裂霉素、紫杉醇、吉西他滨、阿霉素（A）、甲基苄肼，长春新碱（V）、顺铂（P）、环己基亚硝脲等。根据癌肿组织类型合理选用药物和完善给药方式（间歇、短程、联合给药）可以提高疗效。对小细胞肺癌，多种药物均敏感，常用的化疗方案有 CAV 及 VAC。非小细胞肺癌化疗效果较差，有人用 CAP 等方案，可以参考。

化疗对肺癌的治疗效果仍然较差，症状缓解期较短，不良反应较多，常见的不良反应有恶心、呕吐、头晕、倦乏、骨髓抑制及脱发等。阿霉素对心脏毒性较大，临床应用时要掌握药物的性能和剂量并密切观察不良反应；出现严重不良反应时，要及时调整药物剂量或暂缓给药。

（四）中医中药治疗

中医应用辨证论治法则，主要采用扶正固本、清热解毒、活血化淤等疗法治疗肺癌。其作用为：①对失去手术机会，又由于多种原因不能耐受化疗、放疗者，可使多数患者症状改善，食欲增强，寿命延长；②减轻放疗或化疗的不良反应；③少数中药有抑制癌细胞生长的作用。

（五）生物治疗

近年来，实验研究和临床观察发现，人体的免疫功能低下与肺癌的生长发展有一定的关系，因此促进了免疫治疗的应用。免疫治疗的具体方法包括：①特异性免疫疗法，用经过处理的自体肿瘤细胞或加用佐剂后，做皮下接种进行治疗（肿瘤疫苗）；②非特异性免疫疗法，用卡介苗、短小棒状杆菌、转移因子、干扰素、胸腺肽等生物制品或左旋咪唑等药物以激发和增强人体免疫功能。

随着生物工程进展，生物治疗已不局限在免疫治疗领域，它已包括对生物反应有调控活性的物质（如白细胞介素、肿瘤坏死因子等生物反应调节剂）治疗以及基因治疗。生物治疗是当今科研热点之一，目前仅能作为一种辅助疗法，还不能完全靠它清除癌肿。

（六）靶向治疗

郝塞汀单抗治疗，易瑞沙、恩度抑制肿瘤血管生成。

（岳光成）

第五节　肺癌的化学治疗

一、非小细胞肺癌

【概述】

原发性支气管肺癌简称肺癌，为当前世界各地最常见的恶性肿瘤之一。在世界范围内，无论男性还是女性，肺癌均已成为癌症死亡的主要原因。罹患肺癌的人数每年都在增加，而尤其女性肺癌的发生率有上升的趋势。本病的发病率在 40 岁以后迅速上升，在 70 岁达高峰，70 岁以后略有下降。在全部病例中 40 岁以下的患者占 10%，男女比例约为 2∶1。

吸烟是肺癌的主要危险因素，在所有的肺癌死亡中，85%可归因于吸烟。除此之外，其他可能的危险因素包括放射性物质接触史，反复发作的肺部感染，肺结核继发瘢痕形成，家族史以及暴露于双（氯甲基）乙醚、多环芳香烃、铬、镍、有机砷化合物等致癌物。

肺癌可分为非小细胞肺癌（NSCLC）和小细胞肺癌（SCLC）两大类，非小细胞肺癌占所有肺癌病例的 85%以上，它主要包括两种类型：①非鳞状细胞癌（腺癌、大细胞癌及其他细胞类型）；②鳞状细胞（表皮样）癌。目前在所有病理类型中，腺癌所占病例明显增加。

治疗肺癌的常用手段是手术治疗、放射治疗、化学治疗和靶向治疗。根据病变范围，这些手段可以单独或联合应用。NSCLC 与 SCLC 一线化疗方案不同，化疗敏感性也存在显著差异，因此肺癌的治疗应首先考虑病理类型，其次要明确侵犯的范围，在此基础上采取综合治疗。小细胞肺癌播散趋向明显，一般主张先进行化疗，待全身播散基本控制后，再进行放疗或手术治疗，解决残存的病灶。而对非小细胞肺癌则尽量争取手术，一般情况下，Ⅰ期或Ⅱ期非小细胞肺癌患者最有可能通过手术治愈。部分局部晚期非小细胞肺癌也可考虑手术治疗，或在新辅助化疗后争取手术。术后进行辅助化疗能有效改善患者的生存期，现已有多种治疗非小细胞肺癌有效的新药进入临床，这些药物包括培美曲塞、紫杉烷类（紫杉醇、多西他赛），长春瑞滨、喜树碱类似物（伊立替康、拓扑替康）和吉西他滨。联合应用这些药物，一年生存率为30%～40%，优于单药治疗。晚期肺癌患者，化疗是主要治疗手段，相对于最佳支持治疗，化疗有明显延长生存时间和改善生活质量的优势。在基因检测指导下的靶向治疗已成为肺癌治疗的新选择。

【临床处方】

（一）GP 方案

1.适用情况　GP 方案是临床治疗晚期非小细胞肺癌最常用的一线方案，也是术前新辅助化疗的常用方案，总体缓解率32%～45%。

2.处方

(1)0.9%NaCl　250ml　胃复安　20mg　地塞米松 5mg

1次/日，静脉滴注，第1～9天

(2)0.9%NaCl　100ml　昂丹司琼　8mg

1次/日，静脉滴注，第1～9天

(3)0.9%NaCl　100ml　吉西他滨　1250mg/m²

1次/日，静脉滴注（30～60分钟内滴完），第1，8天

(4)0.9%NaCl　500ml　1次/日，静脉滴注，第1天

(5)0.9%NaCl　500ml　顺铂　75mg/m²　1次/日，静脉滴注，第1天

(6)呋塞米　20mg　1次/日，静脉推注，第1天

或0.9%NaCl　500ml　顺铂　25mg/m²1次/日，静脉滴注，第1～3天

或5%GS　500ml　卡铂　AUC=51　1次/日，静脉滴注，第1～3天

(7)5%　GS　500ml　维生素C　2g　1次/日，静脉滴注，第1～3天

每3周为一疗程，2个疗程评价疗效，常用4个疗程。

3.组方说明　本方案治疗而授性好，适用于老年患者及体质较差的患者，但应注意血小板减少。

化疗时为预防和减轻化疗相关性胃肠道反应，保护胃黏膜，常先输入昂丹司琼和胃复安。地塞米松可以增强昂丹司琼的止吐作用。

吉西他滨为抗肿瘤药物，代谢物在细胞内掺入DNA，主要作用于G/S期，是周期特异性药物。卡铂是第二代铂类复合物，作用机制与顺铂相同，并与顺铂交叉耐药，多数研究认为在非小细胞肺癌卡铂的抗肿瘤活性与顺铂相当。

本方案是周期特异性药物和非特异性药物的联合，对不同增殖周期的细胞都有杀灭作用。

吉西他滨的常用药物有健择（200mg/支）、泽菲（国产200mg/支，1000mg/支）。昂丹司琼常用药有欧贝、奥一麦等。

4.不良反应及对策

(1)骨髓抑制该方案的骨髓抑制作用比较轻，但仍有约1/3的患者可出现贫血、白细胞降低和血小板减少，多在治疗后期。Ⅲ～Ⅳ级白细胞减少的发生率20%～27%。血小板减少的

发生率高于其他常用方案，Ⅲ～Ⅳ级血小板减少的发生率低于10%。联用卡铂时骨髓抑制毒性有所增加。

预防白细胞减少可口服利血生、鲨肝醇、维生素 B_6 及益气补血类中药。化疗后如白细胞或血小板Ⅰ～Ⅱ级减少，可注射G-CSF（如惠尔血、瑞白、立生素等），重组人白介素-11（rhLI-11）如巨和粒，恢复正常后仍可继续化疗。如发生严重骨髓抑制，白细胞或血小板减少达Ⅲ～Ⅳ级，除注射上述药物争取促使白细胞、血小板计数尽快回升外，必要时应考虑给予抗生素预防感染，输单采血小板、补充维生素K预防出血。对既往化疗后曾出现重度中性粒细胞减少的患者，可考虑预防性用药。应当特别指出：G-CSF一般在化疗结束后24～72小时后开始应用，而不宜与化疗同时应用，其主要不良反应为骨痛，与剂量有关，其他常见不良反应包括发热、头痛、肌肉疼痛等，但大多数患者能够耐受。

(2)胃肠道反应吉西他滨的胃肠道反应轻微，而顺铂是强催吐剂，故该方案的胃肠道反应主要为顺铂所致。在常规给予5-HT_3 受体阻断剂昂丹司琼（如欧贝）及多巴胺受体阻断剂（胃复安）后，多表现为食欲减退、早晨有恶心感，呕吐少见。给予小剂量糖皮质激素如地塞米松，可加强昂丹司琼对高度催吐化疗引致呕吐的疗效。

(3)过敏约25%的患者可出现少量皮疹，10%的患者伴瘙痒，少于1%患者可发生严重过敏如支气管痉挛。轻度过敏可予以对症处理如口服扑尔敏、开瑞坦，严重过敏应给予地塞米松静脉注射及吸氧、补液等。

(4)水肿周围性水肿的发生率约30%，部分患者面部水肿，停药后自行消退。

5.临床经验　研究表明，新药（吉西他滨、长春瑞滨、紫杉醇、多西他赛等）+铂类方案一线治疗晚期非小细胞肺癌的疗效优于老药+铂类方案，且具有较好的耐受性。而新药两药含铂方案的疗效优于新药单药，与三药方案相当或优于三药方案。

吉西他滨在静脉注射后，很快分布到体内各组织，在短时间的输注下，半衰期为32～94分钟；输注时间越长，分布体积就越广、越深入，半衰期就越长，药物的毒副反应越重。因此，药液应在30～60分钟内输注完毕。

卡铂较顺铂胃肠道毒性、肾毒性轻，不需水化及利尿；但骨髓抑制较顺铂明显，而且治疗剂量与毒性反应剂量之间的范围较小，如按体表面积400mg/m^2 计算给药，易致药物过量，所以我们采用300mg/m^2 较为安全。国外推荐计算卡铂剂量时采用AUC（药物血浆浓度-时间曲线下面积）法，能够避免剂量不足和过量的发生，国内尚未普及。在联合铂类使用时，需考虑患者对毒副反应的耐受能力及既往治疗史加以选择，临床仍以顺铂为主。如顺铂量一日内给予，应适当增加补液量，充分水化以减轻肾毒性。因胃肠道毒性主要为顺铂所致，如前3～4日患者无明显胃肠道反应，可考虑在第4日后减少或停止输液，第8日再临时给予吉西他滨。

（二）NP方案

1.适用情况　为晚期非小细胞肺癌的一线治疗方案。

2.处方

(1)0.9%NaCl　250ml　胃复安　20mg　地塞米松　5mg

1次/日，静脉滴注，第1,8天

(2)0.9%NaCl　100ml　昂丹司琼　8mg

1 次/日，静脉滴注，第 1，8 天

(3)0.9%NaCl　100ml

1 次/日，静脉滴注(深静脉滴注长春瑞滨 25mg/m^2 或溶于 30ml0.9%NaCl 静脉注射)，第 1，8 天

(4)0.9%NaCl　500ml　1 次/日，静脉滴注，第 1 天

(5)0.9%NaCl　500ml　顺铂　75mg/m^2　1 次/日，静脉滴注，第 1 天

(6)呋塞米 20mg　1 次 1 日，静脉推注，第 1 天

(7)5%GS　500ml　维生素 C　2g　1 次/日，静脉滴注，第 1，8 天

每 3 周为一疗程，2 个疗程评价疗效，常用 4 个疗程。

3.组方说明　在输注化疗药物前，常予以胃复安、昂丹司琼，可以预防和减轻化疗相关性胃肠道反应。地塞米松可以增强胃复安和昂丹司琼的止吐效果。

长春瑞滨是通过阻滞微管蛋白聚合形成微管和诱导微管的解聚，使细胞分裂停止于有丝分裂中期，是抗有丝分裂的细胞周期特异性的药物。

顺铂可与 DNA 结合形成交叉链，破坏 DNA 功能，妨碍其复制，作用持久，是周期非特异性药物。顺铂需要生理盐水配制，大剂量的顺铂需要水化，以保护肾功能。

本方案是周期特异性和非特异性化疗药物的结合，对不同增殖周期的细胞都有杀灭作用。长春瑞滨常用药物有诺维本(NVB，10mg/支)、盖诺(国产 10mg/支)、乐唯(国产 10mg/支)。

由于肿瘤患者免疫力较正常人差，治疗过程中给予免疫增强治疗能够增强其抗癌能力，提高化疗疗效，常用免疫增强剂有香菇多糖、鸦胆子油、参芪等。

4.不良反应及对策

(1)骨髓抑制该方案的骨髓抑制作用轻，白细胞轻、中度减少，贫血常见，但多为中度。可以口服中成药养血饮，20ml，3 次/日。

(2)胃肠道反应顺铂是强催吐剂，在常规给予 5-HT_3 受体阻断剂及多巴胺受体阻断剂后，多表现为食欲减退、早晨有恶心感，呕吐少见。给予小剂量糖皮质激素如地塞米松，可加强 5-HT_3 受体阻断剂对高度催吐化疗引致呕吐的疗效。便秘常见，为小肠麻痹所致。可给予缓泻剂预防，如适量番泻叶冲饮或口服乳果糖 15ml，2～3 次/日。

(3)药液外渗长春瑞滨的血管刺激性强，外周浅静脉滴注时常伴疼痛，若药物渗出血管可引起严重局部刺激甚至组织坏死。通常采用经深静脉或外周静脉置入中心静脉导管，能够保证输液通畅，避免局部刺激，也便于大量输液。如从外周静脉给药，应确认输液无外渗方可开始输入，长春瑞滨以生理盐水 30～40ml 稀释后在短时间(10～20 分钟)内输入，随后以 250～500ml 生理盐水冲洗静脉。一旦药液外漏应立即停止注药并尽量吸出渗液，余药换另静脉注入。

5.临床经验　本方案也是临床治疗晚期非小细胞肺癌疗效较好的方案。就目前而言，各种新药含铂方案疗效基本相当，而本方案的费用较低，因而有较好的性价比。

(三)EP 方案

1.适用情况　小细胞肺癌的一线化疗方案。

2.处方

(1)0.9%NaCl 250ml 胃复安 20mg 地塞米松 5mg

1次/日,静脉滴注,第1～3天

(2)0.9%NaCl 100ml 昂丹司琼 8mg

1次/日,静脉滴注,第1～3天

(3)0.9%NaCl 250ml 依托泊苷 100mg/m^2 1次/日,静脉滴注,第1～3天

(4)0.9%NaCl 500ml 1次/日,静脉滴注,第1天

(5)0.9%NaCl 500ml 顺铂 75mg/m^2 1次/日,静脉滴注,第1天

(6)呋塞米 20mg1次/日,静脉推注,第1天

(7)5%GS 500ml 维生素C 2.0g 1次/日,静脉滴注,第1～3天

每21天为一疗程,2个疗程评价疗效,常用4个疗程。

3.组方说明 在输注化疗药物前,常予以胃复安、昂丹司琼,可以预防和减轻化疗相关性胃肠道反应。地塞米松可以增强胃复安和昂丹司琼的止吐效果。

顺铂可与DNA结合形成交叉链,破坏DNA功能,是周期非特异性药物。顺铂需要生理盐水配制,大剂量的顺铂需要水化,保护肾功能。

依托泊苷为有丝分裂抑制剂,可使细胞停止于有丝分裂中期,为细胞周期特异性药物。

本方案是周期特异性和非特异性化疗药物的结合,对不同增殖周期的细胞都有杀灭作用。本方案价格便宜,副作用小,患者易于接受。

4.不良反应及对策

(1)骨髓抑制骨髓抑制是最常见的剂量限制性毒性反应,给药后中性粒细胞的最低值出现在7～14天,血小板最低值在9～16天,骨髓完全恢复多在治疗后的3周,但药物积蓄毒性不明显。因此,化疗后有Ⅳ度以上白细胞减少时,可用G-CSF(惠尔血、洁欣、瑞白等)75～150μg,1～2次/日,连用3～5天,皮下注射;当白细胞计数>5.0×10^9/L时,可以停药。

(2)胃肠道反应主要为恶心、呕吐,常规镇吐治疗容易控制。少数有腹泻及口腔、食管黏膜炎,需对症处理。

(3)脱发可逆性脱发的发生率约70%,可进展至全秃,停药3～6个月内恢复。

(4)神经病变少数患者出现外周神经炎,伴有触觉丧失、手足麻木感,偶有头痛。

(5)低血压主要依托泊苷静脉滴注时引起,故依托泊苷静脉滴注需慢滴2小时,这样可防止出现低血压。

5.临床经验有两个有效的联合化疗方案可供选择,即EP和CAV,这两个方案在局限期患者中的有效率是75%～90%,完全缓解率40%～50%;在广泛期患者有效率6026～75%,完全缓解率20%～25%。多数研究认为两者疗效无差异,只是化疗毒副反应表现不同,EP方案主要为骨髓抑制和神经毒性,而CAV方案主要为心脏毒性和骨髓抑制。也有研究认为,局限期小细胞肺癌EP方案较CAV方案有效率高5%。我们习惯选用EP方案,因其不良反应较轻,患者易耐受,依从性好。早期患者经EP方案2周期诱导化疗,休息1～2周后手术,并发症未见明显增加。

肺癌易发生脑转移,尤其小细胞肺癌,替尼泊甙(VM-26)能够通过血脑屏障,联合顺铂是肺癌脑转移首选的化疗方案。

（四）VP 方案

1.适用情况　为晚期非小细胞肺癌的一线治疗方案。

2.处方

(1)0.9%NaCl　250ml　胃复安　20mg　地塞米松 5mg

1 次/日，静脉滴注，第 1,8,15,22,43,64 天

(2)0.9%NaCl　100ml　昂丹司琼　8mg　1 次/日，静脉滴注，第 1,8,15,22,43,64 天

(3)0.9%NaCl　250ml　长春花碱 4mg/m^2　1 次/日，静脉滴注，第 1,8,15,22,43 天

(4)0.9%NaCl　500ml　1 次/日，静脉滴注，第 1,22,43,64 天

(5)0.9%NaCl　80mml　顺铂　80mg/m^2　1 次/日，静脉滴注，第 1,22,43,64 天

(6)呋塞米 20mg　1 次/日，静脉推注，第 1,22,43,64 天

(7)5%GS 500ml　维生素 C　2.0g　1 次/日，静脉滴注，第 1,8,15,22,43，

每 21 天为一疗程，2 个疗程评价疗效，常用 4 个疗程。

3.组方说明　在输注化疗药物前，常予昂丹司琼预防和减轻化疗相关性胃肠道反应，保护胃黏膜。同时给予异甘草酸镁等药物减轻化疗药物对肝脏的损害。

长春新碱为夹竹桃科植物长春花中提取的有效成分。抗肿瘤作用靶点是微管，主要抑制微管蛋白的聚合而影响纺锤体微管的形成。使有丝分裂停止于中期。还可干扰蛋白质代谢及抑制 RNA 多聚酶的活力，并抑制细胞膜类脂质的合成和氨基酸在细胞膜上的转运。

顺铂可与 DNA 结合形成交叉链，破坏 DNA 功能，妨碍其复制，作用持久，是细胞周期非特异性药物，顺铂需要生理盐水配制，大剂量的顺铂需要水化，以保护肾功能。

4.不良反应及对策

(1)剂量限制性毒性：主要是神经系统毒性，引起外周神经症状，如手足麻木、腱反射迟钝或消失，外周神经炎。可予以口服维生素 B 族，如症状不缓解，可考虑停药。

(2)局部组织刺激作用药液不能外漏，否则可引起局部坏死。

5.临床经验　长春新碱虽然抗肿瘤作用良好，但毒副作用大，主要是神经毒性，现在常用长春新碱脂质体，用来降低长春新碱的神经毒性。脂质体是一种定向药物载体，属于靶向给药系统的一种新剂型体。它可以将药物粉末或溶液包埋在直径为纳米级的微粒中，这种微粒具有类细胞结构，进入人内主要被网状内皮系统吞噬而激活机体的自身免疫功能，并改变被包封药物的体内分布，使药物主要在肝、脾、肺和骨髓等组织器官中积蓄，从而提高药物的治疗指数，减少药物的治疗剂量和降低药物的毒性。

（五）TP 方案

1.适用情况　晚期非小细胞肺癌的一线治疗方案，是临床较常选用的方案，也用于一线方案治疗后病情进展患者的二线治疗。

2.处方

(1)地塞米松　7.5mg　化疗前一天晚及化疗前半小时口服

苯海拉明　25mg　化疗前半小时口服

(2)0.9%NaCl　100ml　甲泼尼龙　40mg　1 次/日，静脉滴注，第 1～3 天

(3)0.9%NaCl　100ml　昂丹司琼　8mg　1 次/日，静脉滴注，第 1～3 天

(4)0.9%NaCl　500ml　紫杉醇　175m/m^2

1 次/日，持续静脉注注 3 小时，第 1 天(可先用 0.9%NaCl 100ml 配 1 支紫杉醇，无过敏反应后，再配用其余的紫杉醇)

(5)5%GS　250ml　复方丹参注射液　30ml　1 次/日，静脉滴注，第 1～3 天

(6)0.9%NaCl　500ml　顺铂　25mg　1 次/日，静脉滴注，第 1～3 天

(7)NaCl　100ml 昂丹司琼　8mg　1 次/日，静脉滴注，第 1～3 天

(8)5%GS　500ml　维生素 C　2g　1 次/日，静脉滴注，第 1～3 日

每 3 周为一疗程，2 个疗程评价疗效，常用 4 个疗程。

3.组方说明　化疗时先用地塞米松和甲泼尼龙预防多西紫杉醇的过敏反应，甲泼尼龙还有增加昂丹司琼的止吐效果。应用西咪替丁，可以保护胃黏膜。口服苯海拉明可减轻化疗相关性头晕。

化疗常致患者头晕、呕吐，故化疗前予苯海拉明口服以减轻头晕症状，甲泼尼龙与西咪替丁和昂丹司琼联用可减轻化疗所致呕吐反应。甲泼尼龙可能对术后切口的愈合有影响，故术前化疗只用一天，术后可连用以减轻胃肠道反应。

丹参一方面可以疏通微循环，便于大分子化疗药物进入到末梢循环，另一方面，丹参本身有抗癌作用，并与多种抗癌药有协同作用，所以化疗时常规输注丹参。

紫杉醇是一种新的抗微管药物，对 G_2 期和 M 期肿瘤细胞敏感，是周期特异性药。

顺铂可与 DNA 结合形成交叉链，破坏 DNA 功能，妨碍其复制，作用持久，是周期非特异性药物。顺铂需要生理盐水配制，大剂量的顺铂需要水化，以保护肾功能。

本方案是周期特异性和非特异性化疗药物的组合，对不同增殖周期的细胞都有杀灭作用。

紫杉醇的常用药物有泰素(Taxol，进口，30mg/支，100mg/支)，国内多家公司生产紫杉醇注射液。

4.不良反应及对策

(1)过敏反应是紫杉醇特殊的不良反应，发生率明显高于其他第 3 代药物，可由紫杉醇本身或其助溶剂聚氧乙基蓖麻油引起。最常见的症状为皮肤尤其面部潮红、皮疹，多不影响治疗。偶见严重过敏反应(＜2%)，表现为呼吸困难、低血压、血舒神经性水肿、全身性荨麻疹、胸痛、心动过速等，症状通常发生在紫杉醇滴注的第 1 小时内，且大都发生在最初的 10 分钟，为 Ⅰ 型变态反应。过敏反应以预防为主，应严格按要求给予预防性药物。一旦发生严重过敏，应立即停药并给予地塞米松 10mg 静脉注射，吸氧、适当输液等，必要时给予肾上腺素及升压药物。

(2)骨髓抑制是剂量限制性毒性，随疗程和剂量增加，血液学毒性加重。主要是白细胞减少，其次是贫血，血小板减少较少，程度也轻。对于 Ⅰ 度白细胞或中性粒细胞减少，一般不建议化疗前给予 G-CSF 或 GM-CSF 治疗，若化疗后出现白细胞计数$<3.0\times10^9$/L 或中性粒细胞$<1.5\times10^9$/L，可以给予 G-CSF(惠尔血、洁欣、瑞白等)75～150μg，皮下注射，1～2 次/日，连用 2～3 天，同时注意预防感染。

(3)神经系统病变周围神经病变常见，表现为轻度肢体麻木和感觉异常，症状的严重性随剂量而加剧，停药后可减轻或缓解。严重的神经毒性如癫痫大发作、昏厥、共济失调罕见。可

给予神经营养药物对症处理。

5.临床经验 紫杉醇具有广谱抗肿瘤活性,已证明在肺癌、乳腺癌、卵巢癌、胃癌及其他多种实体瘤均有较好的疗效。紫杉醇单药或TP方案可作为晚期非小细胞肺癌的一线或二线治疗,在一线治疗已用顺铂者,建议与卡铂联用。对于术后辅助化疗患者以及部分全身情况稍差者,可将紫杉醇175mg/m^2 计算所得剂量分两次给药,用药时间改为第1、8天,第4~5天时复查血常规、肝肾功能等,做必要的处理,如注射G-CSF升白治疗、给予保肝、降酶药物等。第8天的剂量可做相应的调整如减量、半量甚至停药。

为防止过敏反应,治疗前预防用药很重要,包括糖皮质激素(如地塞米松)、抗组胺药(如苯海拉明)和 H_2 受体拮抗剂(如西咪替丁)等,并在输液过程中注意观察。紫杉醇可用生理盐水或5%GS稀释配制输液,但应注意使用玻璃瓶或聚丙烯瓶,输注管道也应使用其包装中特别提供的有滤膜的专用管道。紫杉醇与顺铂食用时应先给予紫杉醇,后输顺铂,否则将加重骨髓抑制,这是因为先用顺铂可使紫杉醇的肝脏清除率降低33%,延缓其体内代谢。

(六)**DP 方案**

1.适用情况 日前在国内,多西他赛单药或DP方案常用于一线方案治疗后病情进展患者的二线治疗。

2.处方

(1)地塞米松 7.5mg 化疗前一天晚及化疗前半小时口服

苯海拉明 25mg 化疗前半小时口服

(2)0.9%NaCl 100ml 甲泼尼龙 100mml 1次/日,静脉滴注,第1~3天

(3)0.9%NaCl 100ml 西咪替丁 0.4g 1次/日,静脉滴注,第1~5天

(4)0.9%NaCl 100ml 昂丹司琼 8mg 1次/日,静脉滴注,第1~3天

(5)0.9%NaCl 500ml 多西他赛 60~100mg/m^2

1次/日,持续静脉滴注1小时,第1天

(6)5%GS 250ml 复方丹参注射液 30ml 1次/日,静脉滴注,第1~3天

(7)0.9%NaCl 500ml 顺铂 25mg/m^2 1次/日,静脉滴注,第1~3天

(8)0.9%NaCl 100ml 昂丹司琼 8mg 1次/日,静脉滴注,第1~3天

(9)5%GS 500ml 维生素C 2g 1次/日,静脉滴注,第1~3日

每3周为一疗程,2个疗程评价疗效,常用4个疗程。

3.组方说明 化疗时先用地塞米松和甲泼尼龙预防多西他赛的过敏反应,减轻体液潴留,甲泼尼龙还有增加昂丹司琼的止吐效果。应用西咪替丁,可以保护胃黏膜。

化疗常致患者头晕、呕吐,故化疗前予苯海拉明口服以减轻头晕症状,甲泼尼龙与西咪替丁和昂丹司琼联用可减轻化疗所致呕吐反应。甲泼尼龙可能对术后切口的愈合有影响,故术前化疗只用一天,术后可连用以减轻胃肠道反应。

丹参一方面可以疏通微循环,便于大分子化疗药物进入到末梢循环,另一方面,丹参本身有抗癌作用,并与多种抗癌药有协同作用,所以化疗时常规输注丹参。

多西他赛的作用机制与紫杉醇相同,稳定微管作用比紫杉醇大2倍,并能诱导微管带的装配,但不改变原丝数量。多西他赛为周期特异性药物,能将细胞阻断于M期,对增殖细胞作用

大于非增殖细胞，一般不抑制 DNA、RNA 的合成。

顺铂可与 DNA 结合形成交叉链，破坏 DNA 功能，妨碍其复制，作用持久，是周期非特异性药物。顺铂需要生理盐水配制，大剂量的顺铂需要水化，以保护肾功能。

本方案是周期特异性和非特异性化疗药物的组合，对不同增殖周期的细胞都有杀灭作用。

多西他赛的常用药物有泰索帝（20mg/支，80mg/支）、艾素（20mg/支，80mg/支）、多帕菲（20mg/支）。

4.不良反应及对策

（1）骨髓抑制：是剂量限制性毒性，随疗程和剂量增加，血液学毒性加重。白细胞减少常见而且严重，Ⅳ级白细胞减少的发生单药和联合顺铂均可达 50%；贫血常见，血小板减少症较少，程度也轻，Ⅳ级血小板减少的发生率 1%。

（2）过敏反应：类似于紫杉醇，大都发生在开始输注多西他赛的最初几分钟。给予地塞米松片 7.5mg 口服，2 次/日，连续 3 日预防性给药，可预防、减轻过敏反应，也能减轻体液潴留。

（3）胃肠道反应：恶心、呕吐是最常见的化疗反应，可以用胃复安 10mg，肌内注射，可以重复使用。较重的胃肠道反应可用甲泼尼龙 40mg，昂丹司琼 8mg，静脉滴注，在化疗开始时首先使用，6～8 小时可以重复给药。胃肠道反应明显者可用奥美拉唑 40mg，加入 0.9%NaCl 100ml 中静脉滴注，1 次/日，以保护胃黏膜。为节省患者费用，可以用西咪替丁 0.4g，加入 0.9%NaCl 100ml 中，化疗前静脉滴注，有助于保护胃黏膜，减轻化疗的恶心、呕吐反应。

5.临床经验　多西他赛使用之前，须用地塞米松准备 3～5 天，以预防和减轻过敏反应和钠水潴留，此项准备较为烦琐，我们建议：用地塞米松 7.5mg，化疗前一晚及化疗前各服用一次，并结合用甲泼尼龙，可以很好地预防多西他赛的过敏反应和钠水潴留。

（七）白蛋白结合型紫杉醇方案

1.适用情况　适用于联合化疗治疗失败或辅助化疗 6 个月内复发的肺癌。

2.处方

（1）地塞米松 7.5mg 化疗前半小时口服

（2）0.9%NaCl　100ml　甲泼尼龙　40mg　1 次/日，静脉滴注，第 1 天

（3）0.9%NaCl　100ml　昂丹司琼　8mg　1 次/日，静脉滴注，第 1 天

（4）0.9%NaCl　250ml　白蛋白紫杉醇 180～260mg/m^2

1 次/日，持续静脉滴注，30 分钟以上，第 1 天

（5）5%GS　250ml　复方丹参注射液 30ml　1 次/日，静脉滴注，第 1 天

每 21 天为一疗程，共 6 个疗程。

3.组方说明　白蛋白结合型紫杉醇为细胞毒类抗肿瘤药，由一个个白蛋白结合紫杉醇纳米微粒构成，这些微粒只有人体红细胞的 1/100 大小，外层被白蛋白包裹，内核为不溶于水的细胞毒药物，白蛋白结合型紫杉醇纳米微粒通过 SPARC 蛋白吸附在肿瘤细胞上，并最终进入肿瘤细胞，释放出细胞毒药物，杀死肿瘤细胞，达到治疗目的。白蛋白结合型紫杉醇是一种新型的紫杉醇制剂，由于它不含有可导致过敏反应的助溶剂，故在给药前无需预处理，并能提高紫杉醇的给药安全剂量，与普通紫杉醇注射相比，具有明显增加药物疗效、降低毒副作用的优势。

4.不良反应和对策

(1)消化道反应大多数化疗药都可引起不同程度的恶心、呕吐、腹泻等消化道反应，主要是化疗药物作用于延髓呕吐中枢引起的呕吐，也有化疗药物直接作用于胃肠道，其传导介质为5-HT_3与多巴胺等，抗5-HT_3和抗多巴胺类药物可抑制化疗药引起的呕吐。昂丹西酮、格拉司琼、多拉司琼是高选择5-HT_3拮抗剂。5-HT_3拮抗剂加地塞米松方案是治疗化疗呕吐最有效的镇吐方案。胃肠道反应明显者可用奥美拉唑40mg加入0.9%NaCl 100ml中静脉滴注，1次/日，以保护胃黏膜。为节省患者费用，可用西咪替丁0.4g，加入0.9%NaCl 100ml静脉滴注，代替奥美拉唑，也可以用胃复安10mg，肌内注射。

(2)脱发主要为Ⅰ～Ⅱ度，脱发为一过性，一般无需处理，耐心向患者解释即可。发生脱发后，注意良好的营养支持、充分睡眠、情绪稳定等很重要，有利于头发再生。也可以外用生发剂。在化疗过程中戴冰帽以降低头皮温度，可使头皮血流减少、毛囊生发细胞代谢降低来减少脱发，但临床疗效不确切。

(3)骨髓抑制主要表现为中性粒细胞减少，也有血小板减少和贫血。对于化疗患者不建议常规使用G-CSF，当白细胞计数$<4\times10^9$/L时，可在化疗一周前予以G-CSF(惠尔血、洁欣、瑞白等)75～150μg，1～2次/日，连用2～3天，皮下注射；当白细胞计数$>5.0\times10^9$/L时，可以停药。化疗结束后48小时后再重复用1次。对于顽固性骨髓抑制，白细胞计数$<1\times10^9$/L时，患者要隔离，有条件的患者要进入层流病房，使用G-CSF(惠尔血、洁欣、瑞白等)150～300μg，2～3次1日，皮下注射。

5.临床经验 临床多项研究提示，白蛋白结合型紫杉醇治疗肺癌疗效优于溶剂型紫杉醇。随着国内外各项临床研究的深入展开，可以预测白蛋白结合型紫杉醇将在恶性肿瘤治疗中发挥较大作用。

(八)培美曲塞单药方案

1.适用情况 培美曲塞单药或联合顺铂用于肺腺癌及大细胞肺癌患者的一线或二线治疗，也适用于不可切除的恶性胸膜间皮瘤的一线治疗。

2.处方

(1)0.9%NaCl 250ml 胃复安 20mg 地塞米松 5mg

1次/日，静脉滴注，第1天

(2)0.9%NaCl 昂丹司琼 100ml 1次/日，静脉滴注，第1天

(3)0.9%NaCl 100ml

1次/日，静脉滴注(深静脉滴培美曲塞500mg/m² 注或溶于30ml 0.9%NaCl静脉注射)，第1天

(4)5%GS 500ml 维生素C 2.0g

1次/日，静脉滴注，第1天

3.组方说明 在输注化疗药物前，常予昂丹司琼、奥美拉唑等预防和减轻化疗相关性胃肠道反应，保护胃黏膜。同时给予异甘草酸镁等药物减轻化疗药物对肝脏的损害。

培美曲塞是一种抗叶酸代谢的抗肿瘤药物，它通过干扰细胞复制过程中叶酸依赖性代谢过程而发挥作用。体外试验显示，培美曲塞可以抑制胸苷酸合成酶、二氢叶酸还原酶、甘氨酸

核糖核苷甲酰基转移酶等叶酸依赖性酶，这些酶参与胸腺嘧啶核苷和嘌呤核苷的生物合成。接受培美曲塞治疗同时应接受叶酸和维生素 B_{12} 的补充治疗，并于给药前 12 小时口服地塞米松 4.5mg，连服 3 天。

4.不良反应及对策　主要不良反应为骨髓抑制，表现为中性粒细胞减少症、血小板减少症和贫血。治疗同时应接受叶酸和维生素 B_{12} 的补充，可以预防或减少治疗相关的血液学或胃肠道不良反应。临床研究显示，给予叶酸和维生素 B_{12} 补充治疗的患者，接受本药治疗时总的不良反应发生率降低，包括Ⅲ、Ⅳ度的血液学毒性以及非血液学毒性。

其他不良反应还有发热、感染、口腔炎、咽炎，对怀孕妇女可影响胎儿。给药前未给予糖皮质激素预处理的患者易出现皮疹。地塞米松（或相似药物）预处理可以降低皮肤反应的发生率及严重程度。

5.临床经验　美国 FDA 日前批准将培美曲塞用于晚期或转移性非鳞癌型非小细胞肺癌维持治疗，培美曲塞由此成为第一个具有该适应证的药物。在国内还没有大样本的临床试验，其效果尚待进一步验证。

（九）吉非替尼单药方案

1.适用情况　用于晚期非小细胞肺癌二线或三线治疗。

2.处方

吉非替尼　250mg　口服，1 次/日

连续服药至病情恶化或出现严重不良反应。

3.组方说明　吉非替尼商品名为易瑞沙，是一种合成的小分子化合物，是第一个应用于临床的特异性较强的抗肿瘤靶向治疗药物。吉非替尼是一种选择性表皮生长因子受体(EGFR)-蛋白酪氨酸激酶抑制剂，竞争性结合于细胞表面的 EGFR 特定催化区域的结合位点上，阻断与肿瘤细胞繁殖、生存、转移以及与肿瘤发展相关信息的传递，起到抗肿瘤作用。

国际临床研究（ISEL 试验）显示，吉非替尼作为二线治疗与最佳支持治疗相比，可延长东方人和不吸烟患者的疾病进展时间和中位生存时间。目前已在亚太地区亚裔人群中进行的大样本 IPASS 试验，揭示吉非替尼一线治疗 NSCLC 在 PFS，客观缓解率及耐受性方面皆优于卡铂/紫杉醇方案，并提出在不吸烟或少量吸烟的腺癌患者，吉非替尼可作为重要的一线治疗方案。

4.不良反应及对策

(1)皮疹：是最常见的不良反应，发生率为 71.9%，其中Ⅱ～Ⅲ度皮疹约 15%。可予以对症处理。

(2)腹泻：发生率为 37.5%，Ⅱ～Ⅲ度腹泻 6.2%～10%。轻者无需处理可自行好转，重者应给予止泻药如易蒙停治疗，不能耐受的严重腹泻应考虑停药。

(3)肝功能异常：主要为暂时性转氨酶轻至中度升高，一般不须停药。

(4)其他：包括食欲不振、口腔溃疡、失眠等，多数症状轻微。

5.临床经验　吉非替尼由阿斯利康公司开发，2005 年 2 月在我国上市。相对于传统的细胞毒性化疗药具有不良反应小、耐受性好的优势，而且口服后生物利用度高，受饮食的影响小，故临床采用口服给药，使用方便。

吉非替尼的疗效与人种、性别、病理类型和吸烟史等相关，对于女性、腺癌及无吸烟史的东方人群具有较好疗效。目前吉非替尼作为细胞毒性药物化疗后疾病进展的晚期非小细胞肺癌的二线或三线治疗。

接受吉非替尼治疗的患者，偶尔可发生急性间质性肺病，部分患者可因此死亡。伴发先天性肺纤维化或间质性肺炎或肺尘病或放射性肺炎或药物诱发性肺炎的患者出现这种情况时死亡率增加。如果患者气短、咳嗽和发热等呼吸道症状加重，应中断治疗，及时查明原因。当证实有间质性肺病时，应停止使用吉非替尼并对患者进行相应的治疗。

（十）埃罗替尼（厄洛替尼）单药方案

1.适用情况　在一线治疗期间或之后疾病进展的NSCLC患者，酪氨酸激酶抑制埃罗替尼可作为二线治疗。对于明确有EGFR的活化突变或扩增且无吸烟史的晚期或转移性NSCLC患者，可考虑埃罗替尼（加或不加化疗）作为一线治疗。埃罗替尼在PS为0～2患者的二线或三线治疗已被证实明显优于最佳支持性治疗，能改善生存期，延迟症状恶化。与吉非替尼相似，埃罗替尼同样适用于细支气管肺泡癌（BAC）的治疗。

2.处方

埃罗替尼　150mg　口服（进食后2小时），1次/日

连续服药直至病情进展或出现不能耐受的严重毒性反应。

3.组方说明　埃罗替尼商品名为特罗凯，是由罗氏和基因泰克公司联合开发的口服抗肿瘤新药，属于小分子酪氨酸激酶抑制剂，靶向选择性作用于酪氨酸激酶受体的表皮生长因子受体亚型（EGFR-TK），抑制其磷酸化，阻断肿瘤细胞内信号传导，抑制肿瘤细胞生长，诱导其凋亡。

4.不良反应及对策

（1）皮疹：是最常见的不良反应，其中Ⅲ～Ⅳ度皮疹发生率9%，皮疹的中位出现时间是8天，轻者可予以对症处理，严重者应减少剂量，1%的患者因严重皮疹而停药。

（2）腹泻：Ⅲ～Ⅳ度腹泻发生率6%，轻者无需处理可自行好转，重者应给予止泻药如易蒙停等治疗，适当补液，不能耐受的严重腹泻应考虑停药。

（3）肝功能异常：主要为暂时性转氨酶升高，治疗期间应定期复查肝功能，如肝功能严重损害应减量或停药。

（4）间质性肺病（ILD）：包括肺炎、间质性肺炎、间质性肺病、闭塞性细支气管炎、肺纤维化、急性呼吸应激综合征和肺渗出。症状发生于治疗后5天～9个月以上，中位发生时间为47天。多数患者常有化疗或放疗史、实质性肺疾病、肺转移或肺部感染。当有新出现的、难以解释的肺部症状，如呼吸困难、咳嗽、发热时，需进行检查评价，一旦确诊，应停止用药并采取适当治疗。

（5）胃肠道出血：常发生于同时应用华法林的患者。同时服用华法林或其他抗凝剂的患者应监测凝血酶原时间。

（6）其他：包括食欲不振、恶心、呕吐、疲劳、咳嗽等，有报告可出现严重的间质性肺病，发生率约0.8%。

5.临床经验　在接受埃罗替尼联合化疗的患者中，kras突变型患者较野生型患者的疾病进展时间和总生存期都缩短，故对kras突变型患者，应考虑化疗，而非用埃罗替尼治疗。

埃罗替尼的Ⅱ期临床研究结果表明，其对EGFR高表达的肿瘤具有显著疗效；Ⅲ期临床试验显示，在化疗失败的非小细胞肺癌，埃罗替尼能明显延长患者的平均生存期，在生存获益方面优于吉非替尼。有研究显示，埃罗替尼治疗细支气管肺泡癌的疗效较好。目前认为，埃罗替尼的耐受性与吉非替尼相似，主要的毒副反应是皮疹和腹泻。2004年11月美国FDA批准该药上市用于局部晚期或转移性非小细胞肺癌的治疗。

（十一）西妥昔单抗单药方案

1.适用情况　西妥昔单抗的应用标准为：Ⅲ期（胸膜渗出）或Ⅳ期、经免疫组化证实表达EGFR、年龄在18岁以上、ECOGPS为0～2、未曾接受过化疗及抗EGFR治疗且无脑转移的NSCLC患者。

2.处方

(1)0.9%NaCl　100ml　甲泼尼龙　40mg　1次/周，静脉滴注

(2)0.9%NaCl　100ml　昂丹司琼　8mg　1次/周，静脉滴注

(3)西妥昔单抗　400mg/m^2

1次/日，静脉滴注，第1天，时间>120分钟，滴速<5ml/分（然后改为维持剂量：250mg/m^2，IVD>60分钟，使用前勿振荡、稀释）

(4)5%GS　250ml　复方丹参注射液　30ml　1次/周，静脉滴注

3.组方说明　西妥昔单抗为EGFR的单克隆抗体。可与表达于正常细胞和多种癌细胞表面的EGFR特异性结合，并竞争性阻断EGF和其他配体的结合。通过对与EGFR结合的酪氨酸激酶的抑制作用，阻断细胞内信号转导途径，从而抑制癌细胞的增殖，诱导癌细胞的凋亡，减少基质金属蛋白酶和血管内皮生长因子的产生。

FLEX研究证实，在NSCLC标准一线化疗中联合西妥昔单抗能使所有组织学亚型患者的生存期显著延长。西妥昔单抗联合化疗组患者的中位总生存期较单纯化疗组延长，死亡危险降低13%。西妥昔单抗联合长春瑞滨/顺铂(NP)方案用于体力状态评分(PS)为0～2分的局部进展或复发性NSCLC的一线治疗。

4.不良反应及对策　西妥昔单抗耐受性好，不良反应大多可耐受，最常见的是痤疮样皮疹、疲劳、腹泻、恶心、呕吐、腹痛、发热和便秘等。其他不良反应还有白细胞下降、呼吸困难、皮肤毒性反应（痤疮样皮疹、皮肤干燥、裂伤和感染等），多数可自然消失。少数患者可能发生严重过敏反应、输液反应、败血症、肺间质疾病、肾衰、肺栓塞和脱水等。

严重的输液反应发生率为3%，致死率低于0.1%。其中90%发生于第一次使用时，以突发性气道梗阻、荨麻疹和低血压为特征。因部分输液反应发生于后续用药阶段。发生轻至中度输液反应时，可减慢输液速度或服用抗组胺药物，若发生严重的输液反应需立即停止输液，静脉注射肾上腺素、糖皮质激素、抗组胺药物并给予支气管扩张剂及输氧等治疗。部分患者应禁止再次使用本药。此外，在用药期间如发生急性发作的肺部症状，应立即停用，查明原因，若确系肺间质疾病，则禁用本药并进行相应的治疗。

5.临床经验　用药前应进行过敏试验，静脉注射本品20mg，并观察10分钟以上，结果呈阳性的患者慎用，但阴性结果并不能完全排除严重过敏反应的发生。

出现皮肤毒性反应的患者用药期间应注意避光。轻至中度皮肤毒性反应无需调整剂量，发生重度皮肤毒性反应者，应酌情减量。

西妥昔单抗能透过胎盘屏障，可能会损害胎儿或影响女性的生育能力，故孕妇及未采取避孕措施的育龄妇女慎用；因其可通过乳汁分泌，故哺乳期妇女慎用。对儿童患者的安全性尚未得到确认前，儿童禁用。

（十二）贝伐单抗＋紫杉醇方案

1.适用情况　贝伐单抗＋两药联合化疗方案适用于未曾接受过治疗、PS 0～1、无咯血史、非鳞癌、无中枢神经系统转移、无正在进行中的抗凝治疗的复发和转移 NSCLC 患者。基于Ⅱ～Ⅲ期临床试验的结果，东部肿瘤协作组推荐贝伐单抗联合紫杉醇加卡铂（PBC 方案）作为晚期 NSCLC（非鳞癌）患者的新标准治疗。

2.处方

（1）地塞米松　7.5mg　化疗前一天晚及化疗前半小时口服

苯海拉明　25mg　化疗前半小时口服

（2）0.9％NaCl　100ml　甲泼尼龙　40mg　1 次/日，静脉滴注，第 1，8，15 天

（3）0.9％NaCl　100ml　西咪替丁　0.49　1 次/日，静脉滴注，第 1，8，15 天

（4）0.9％NaCl　500ml　紫杉醇　90mg/m^2

1 次/日，持续静脉滴注 3 小时，第 1，8，15 天（输注紫杉醇时，先配一支，无过敏反应后，再配其余的紫杉醇）

（5）5％GS　250ml　复方丹参注射液　30ml　1 次/日，静脉滴注，第 1，8，15 天

（6）0.9％NaCl　100ml　贝伐单抗　5mg/kg

1 次/日，静脉滴注＞90 分钟（首次应用贝伐单抗应在化疗后静脉输注 90 分钟以上，如果第一次输注耐受良好，第二次输注可为 60 分钟以上；如果 60 分钟也耐受良好，以后的输注可控制在 30 分钟以上）

（7）0.9％NaCl　100ml　胃复安　10mg　1 次/日，静脉滴注，第 1，8，15 天

3.用药说明　贝伐单抗（Bevacizumab，商品名：阿瓦斯汀）为一种重组的人类单克隆 IgG1 抗体，能结合血管内皮生长因子 VEGF，并防止其与内皮细胞表面的受体结合，减少微血管生成并抑制转移病灶进展。

贝伐单抗的适用标准：复发或转移的 NSCLC、未曾接受过治疗、PS 0～1、无咯血史、非鳞癌、无中枢神经系统转移、无正在进行中的抗凝治疗。不符合以上治疗标准或 PS 为 2 的患者应该只接受化疗：推荐含铂方案作为一线化疗，但目前尚无证据表明某一含铂的化疗方案能优于其他方案。需要注意：除非作为与化疗联合后的维持治疗，贝伐单抗不能作为单药治疗。

紫杉醇是一种新的抗微管药物，对 G_2 期和 M 期肿瘤细胞敏感，是周期特异性药。单用紫杉醇剂量最高可用 250mg/m^2，联合用药为 135～175mg/m^2，但对于国人剂量要适当减小。使用紫杉醇同时可联合使用丹参，丹参能疏通微循环使药物易进入末梢循环，另外，丹参与紫杉醇有协同作用。

4.不良反应及对策

（1）胃肠穿孔/伤口开裂综合征：如果患者在应用贝伐单抗的过程中出现胃肠穿孔或需要

医疗干预的伤口开裂，则贝伐单抗须永久停用。

(2)出血：患者如果出现需要医疗干预的严重出血，应马上停用贝伐单抗并给予积极的医疗处理。近期出现出血的患者不应接受贝伐单抗治疗。任何具有导致血小板减少并造成出血危险的方案与贝伐单抗联合使用时都需谨慎。

(3)高血压危象：在出现高血压危象的患者，贝伐单抗要长期停用。在医疗处理没控制的严重高血压，建议贝伐单抗应暂时停用。

(4)肾病综合征：有肾病综合征的患者应停用贝伐单抗。中到重度蛋白尿患者使用贝伐单抗的安全性，目前还没定论。但在大多数的临床研究中，当24小时蛋白尿≥2g时，即停用贝伐单抗，如果24小时蛋白尿＜2g，患者根据24小时尿确诊为中到重度蛋白尿时，应定期监测，直到情况恶化或好转才决定是否停用贝伐单抗。(5)充血性心力衰竭：下列严重副作用事件被认为是接受细胞毒药物化疗的肿瘤患者不常见，而在贝伐单抗的临床研究中至少有1人发生：浆膜炎、肠梗阻、肠坏死、肠系膜静脉阻塞、吻合口溃疡形成、全血细胞减少、低钠血症、输尿管受限。

(6)过敏反应：紫杉醇药物可引起过敏反应，其原因是由于紫杉类药物需用聚氧乙基蓖麻油做溶剂，而该溶剂能诱发过敏反应.反应的发生与剂量无关，多发生于首次或第二次给药时。因此在用药前须用甲泼尼龙和地塞米松，以减少过敏反应。一旦发生过敏反应要停用紫杉醇。

5.临床经验　首剂应用贝伐单抗出现输液反应的情况并不常见(＜3%)。当出现严重的输液反应时，贝伐单抗应停用并采取适当的医疗措施。目前尚无法鉴别曾有严重输液反应者再次使用是否安全。

最少应在术后28天才开始贝伐单抗治疗。在开始贝伐单抗治疗时，手术切口应完全愈合。因为贝伐单抗有影响伤口愈合的潜在危险。在选择性手术时，应暂停贝伐单抗治疗。

在患者接受贝伐单抗治疗期间，每2～3周应监测其血压。对出现高血压的患者应更加频繁监测其血压。对接受贝伐单抗治疗诱发或加重高血压而停药的患者，应继续定期监测其血压。接受贝伐单抗治疗的患者应进行系统的尿液检查以监测是否诱发或加重蛋白尿。患者出现＋＋或更严重的蛋白尿时应检查24小时尿做进一步评价。

(十三)重组人血管内皮抑制素(恩度)方案

1.适用情况　本品联合长春瑞滨和顺铂化疗方案(NP方案)用于治疗初治或复治的Ⅲ、Ⅳ期非小细胞肺癌患者。

2.处方

(1)0.9%NaCl　250ml　胃复安　20mg　地塞米松　5mg

1次/日，静脉滴注，第1,8天

(2)0.9%NaCl　100ml　昂丹司琼　8mg

1次/日，静脉滴注，第1,8天

(3)0.9%NaCl　100ml　长春瑞滨　25mg/m^2

1次/日，静脉滴注(深静脉滴注或溶于30ml 0.9%NaCl静脉注射)，第1,8天

(4)0.9%NaCl　500ml　1次1日，静脉滴注，第1天

(5)0.9%NaCl　500ml　顺铂　75mg/m^2

1次/日,静脉滴注,第1天

(6)呋塞米　20mg　1次1日,静脉推注,第1天

(7)5%GS　500ml　维生素C　2.0g　1次/日,静脉滴注,第1,8天

(8)0.9%NaCl　100ml　甲泼尼龙　40mg

1次/日,静脉滴注,第1～14天

(9)0.9%NaCl　100ml　昂丹司琼　8mg　1次/日,静脉滴注,第1～14天

(10)0.9%NaCl　250ml　恩度　715mg/m²

1次/日,静脉滴注3小时,第1～14天(连续给药14天,休息1周,继续下一周期治疗)

(11)5%GS　250ml　复方丹参注射液　20m　1次/日,静脉滴注,第1～14天

每21天为一疗程,2个疗程评价疗效,常用4个疗程。

3.组方说明　恩度为血管抑制素类新生物制品,具有广谱抗血管生成活性,其作用机制是通过抑制形成血管的内皮细胞迁移而抑制肿瘤新生血管的生成,阻断肿瘤的营养供给,从而抑制肿瘤增殖或转移。

长春瑞滨是通过阻滞微管蛋白聚合形成微管和诱导微管的解聚,使细胞分裂停止于有丝分裂中期,是抗有丝分裂的细胞周期特异性的药物。

顺铂可与DNA结合形成交叉链,破环DNA功能,妨碍其复制,作用持久,是周期非特异性药物。顺铂需要生理盐水配制,大剂量的顺铂需要水化,以保护肾功能。

NP方案是周期特异性和非特异性化疗药物的结合,对不同增殖周期的细胞都有杀灭作用。

长春瑞滨常用药物有诺维本(NVB,10mg/支)、盖诺(国产10mg/支)、乐唯(国产10mg/支)。

4.不良反应及对策

(1)心脏不良反应:常见不良反应(发生率<10%),主要症状有窦性心动过速、轻度ST波改变、房室传导阻滞、房性早搏、偶发室性早搏等,常见于冠心病、高血压病史患者。建议在临床应用过程中,定期检测心电图,对有心脏不良反应的患者应用心电监护,对有严重心脏病史疾病未控制者应在医嘱指导下使用。

(2)骨髓抑制:该方案的骨髓抑制作用轻,白细胞轻中度减少,贫血常见,但多为中度。可以口服中成药养血饮,20ml,3次/日。

(3)胃肠道反应:恶心、呕吐少见。便秘常见,为小肠麻痹所致。可给予缓泻剂预防,如适量番泻叶冲饮或口服乳果糖15ml,2～3次/日。

(4)药液外渗:长春瑞滨的血管刺激性强,外周浅静脉滴注时常伴疼痛,若药物渗出血管可引起严重局部刺激甚至组织坏死。通常采用经深静脉或外周静脉置入中心静脉导管,能够保证输液通畅,避免局部刺激,也便于大量输液。如从外周静脉给药,应确认输液无外渗方可开始输入,长春瑞滨以生理盐水30～40ml稀释后在短时间(10～20分钟)内输入,随后以250～500ml生理盐水冲洗静脉。一旦药液外漏应立即停止注药并尽量吸出渗液,余药另换静脉注入。

5.临床经验　心、肾功能不全者,过敏体质或对蛋白类生物制品有过敏者慎用。有严重心脏病或病史者,包括有记录的充血性心力衰竭病史、高危性不能控制的心律失常、需药物治疗

的心绞痛、临床明确诊断心瓣膜疾病、严重心肌梗死病史以及顽固性高血压患者慎用。临床使用过程中应定期进行心电图检测，出现心脏不良反应者应进行心电监护。

2003 年 4 月～2004 年 6 月，由中国医学科学院肿瘤医院牵头，组织全国 24 所大型综合医院及专科医院对本品进行了随机、双盲、安慰剂平行对照多中心临床试验，验证了本品联合长春瑞滨和顺铂(NP 方案)在晚期非小细胞肺癌(NSCLC)中的作用。2008NCCN 指南已推荐本品与化疗联合治疗 NSCLC。

二、小细胞肺癌

【概述】

小细胞肺癌(SCLC)占所有肺癌病理类型的 15%左右，与非小细胞肺癌(NSCLC)相比，SCLC 的倍增速度更快，增殖细胞所占比例更高，且更早发生全身广泛转移。大多数患者通过血行转移，只有三分之一的患者病灶局限于胸腔。尽管 SCLC 对放疗很敏感，但绝大多数患者最终仍然死于疾病的复发。对于局限期的 SCLC 患者，可通过全身化疗加胸腔局部放疗以期得以根治。对于广泛期的 SCLC，大多数患者能通过全身化疗缓解症状，延长生存期，然而长期生存者罕见。只有极少部分Ⅰ期的 SCLC 患者(2%～5%)能够接受手术治疗。几乎所有的 SCLC 都与吸烟有关，吸烟的患者在治疗中表现出更大的毒副反应，同时获得更短的生存期。

化疗是 SCLC 最重要的治疗途径，对于已成功接受手术治疗的早期 SCLC 患者而言，推荐接收术后辅助化疗。对于大多数 PS 评分良好(0～2)的局限期 SCLC 患者而言，推荐行同步放化疗。而广泛期患者只接受全身化疗。广泛期 SCLC 伴脑转移者，可于全脑照射之前或之后行化疗，治疗的顺序取决于患者有无神经系统症状。

大多数 SCLC 患者在初始治疗后会出现复发或进展，这些患者在接受二线化疗后的中位生存时间仅 4～5 个月。二线化疗的有效率取决于其距离一线化疗的时间，如果两次化疗间隔时间＜3 个月，则二线化疗的有效率很低(不超过 10%)。如果间隔 3 个月以上，有效率可达 25%。

复发时间＜2～3 个月，且 PS 评分为 0～2 者，推荐用药：异环磷酰胺、紫杉醇、多西他赛、吉西他滨、伊立替康、拓扑替康。

复发时间＞2～3 个月且＜6 个月者，推荐用药：拓扑替康、伊立替康、CAV 方案、吉西他滨、紫杉醇、多西他赛、口服依托泊苷以及长春瑞滨。

复发时间＞6 个月者，可采用与初始化疗相同的方案。

在身体状况较差的患者减少化疗剂量，需要临床医师权衡缓解症状和肿瘤生长之间的利弊。

在一项Ⅲ期随机试验中，拓扑替康单药与 CAV 方案显示出相似的有效率及生存期，而前者的毒副反应更小，因而被推荐用于复发 SCLC 患者的二线治疗。拓扑替康单药被美国 FDA 批准用于初始化疗有效，2～3 个月后发生进展的 SCLC 患者的二线治疗。最近一项Ⅱ期试验表明，对接受含铂方案一线治疗后发生进展的广泛期 SCLC 患者，阿柔比星具有较好的疗效。

对存在有症状的局部病灶的患者，如骨破坏引起的疼痛、阻塞性肺不张、脑转移等，可采取局部放疗。

【临床处方】

(一)EP 方案

1.适用情况　用于小细胞肺癌的一线化疗方案。

2.处方

(1)0.9%NaCl　250ml　胃复安　20mg　地塞米松　5mg

1 次/日,静脉滴注,第 1～5 天

(2)0.9%NaCl　100ml　昂丹司琼　8mg1 次/日,静脉滴注,第 1～5 天

(3)0.9%NaCl　250ml　依托泊苷　120mg/m²

1 次/日,静脉滴注,第 1～3 天

(4)0.9%NaCl　500ml　顺铂　20mg　1 次/日,静脉滴注,第 1～5 天

(5)5%GS　500ml　维生素 C　2g　1 次/日,静脉滴注,第 1～5 天

每 3 周为一疗程,2 个疗程评价疗效,常用 4 个疗程。

3.组方说明　在输注化疗药物前,常予以胃复安、昂丹司琼,可以预防和减轻化疗相关性胃肠道反应。地塞米松可以增强胃复安和昂丹司琼的止吐效果。

顺铂可与 DNA 结合形成交叉链,破坏 DNA 功能,是周期非特异性药物。顺铂需要生理盐水配制,大剂量的顺铂需要水化,以保护肾功能。

依托泊苷为有丝分裂抑制剂,可使细胞停止于有丝分裂中期,为细胞周期特异性药物。

本方案是周期特异性和非特异性化疗药物的组合,对不同增殖周期的细胞都有杀灭作用。本方案价格便宜,副作用小,患者易于接受。

4.不良反应及对策

(1)骨髓抑制是最常见的剂量限制性毒性反应,给药后粒细胞的最低值出现在 7～14 天,血小板最低值在 9～16 天,骨髓完全恢复多在治疗后的 3 周,但药物积蓄毒性不明显。因此在下 1 周期治疗前如有白细胞、血小板减少,可用 G-CSF(惠尔血、洁欣、瑞白等)75～150μg,1～2 次/日,连用 2～3 天,皮下注射;当白细胞计数＞5.0×10^9/L 时,可以停药。恢复正常后仍可继续原方案。

(2)胃肠道反应主要为恶心、呕吐,常规镇吐治疗容易控制。少数有腹泻及口腔、食管黏膜炎,需对症处理。

(3)脱发可逆性脱发的发生率约 70%,可进展至全秃,停药 3～6 月内恢复。

(4)神经病变少数患者出现外周神经炎,伴有触觉丧失、手足麻木感,偶有头痛。

(5)低血压主要依托泊苷静脉滴注时引起,故依托泊苷静脉滴注需慢滴 2 小时,这样可防止出现低血压。

5.临床经验　此方案的疗效与安全性均胜于以往烷化剂＋蒽环类药物的组合——CAV 方案,后者在局限期 SCLC 已不被推荐。局限期 SCLC 患者推荐 EP 方案全身化疗同步进行局部胸腔照射,有效率达 70%～90%,中位生存时间为 14～20 个月,2 年生存率为 40%,局部控制率提高 25%,并能延长生存期。但会增加食管炎及肺毒性的发生风险。

有两个有效的联合化疗方案可供选择,即 EP 和 CAV,这两个方案在局限期患者中的有

效率是75%～90%，完全缓解率40%～50%；在广泛期患者有效率60%～75%，完全缓解率20%～25%。多数研究认为两者疗效无差异，只是化疗毒副反应表现不同，EP方案主要为骨髓抑制和神经毒性，而CAV方案主要为心脏毒性和骨髓抑制。也有研究认为，局限期小细胞肺癌EP较CAV有效率高5%。我们习惯选用EP方案，因其不良反应较轻，患者易耐受，依从性好。早期患者经EP方案2疗程诱导化疗，休息1～2周后手术，并发症未见明显增加。

肺癌易发生脑转移，尤其小细胞肺癌，替尼泊苷（VM-26）能够通过血脑屏障，联合顺铂是肺癌脑转移首选的化疗方案。

本方案毒性较小，但要注意依托泊苷的体位低血压。

（二）CE方案

1.适用情况　用于存在其他合并症或不能耐受顺铂的SCLC患者。

2.处方

(1)0.9%NaCl　250ml　胃复安　20mg　地塞米松　5mg

1次/日，静脉滴注，第1～3天

(2)0.9%NaCl　100ml　昂丹司琼　8mg

1次/日，静脉滴注，第1～3天

(3)0.9%NaCl　250ml　依托泊苷　100mg/m^2

1次/日，静脉滴注，第1～3天

(4)5%GS　250ml　复方丹参注射液　30ml　1次/日，静脉滴注，第1～3天

(5)5%GS　250ml　卡铂　AUC5-6　1次/日，静脉滴注，第1天

(6)5%GS　250ml　维生素C　2.0g

1次/日，静脉滴注，第1～3天

每21天为一疗程，常用4个疗程。

3.组方说明　在输注化疗药物前，常予昂丹司琼、奥美拉唑等预防和减轻化疗相关性胃肠道反应，保护胃黏膜。同时给予异甘草酸镁等药物减轻化疗药物对肝脏的损害。

依托泊苷是鬼臼毒的半合成衍生物之一，其作用靶点是DNA拓扑异构酶Ⅱ，干扰DNA拓扑异构酶Ⅱ使DNA断裂重新连接的反应，抑制有丝分裂，使细胞分裂停止于晚S期或早G_2期，属细胞周期特异性药物。

为减轻胃肠道反应、肾毒性及神经毒性，临床上通常用卡铂取代顺铂，卡铂是第二代铂类复合物，其抗肿瘤活性较强，消化道反应及肾毒性较低，它能与DNA结合，形成交叉链，破坏DNA的功能，使其不能再复制合成，对生长各期的肿瘤细胞均有杀伤作用，是一种细胞周期非特异性药物。但会造成较明显的骨髓抑制。卡铂取代顺铂的治疗在局限期SCLC的疗效尚未被评价，因而仅在合并其他并发症或不能耐受顺铂毒性的患者中使用。

4.不良反应及对策

(1)骨髓抑制：是最常见的剂量限制性毒性反应，给药后粒细胞的最低值出现在7～14天，血小板最低值在9～16天，骨髓完全恢复多在治疗后的3周，但药物积蓄毒性不明显。因此在下1周期治疗前如有白细胞、血小板减少，可用G-CSF（惠尔血、洁欣、瑞白等）75～200μg，1～

2 次/日，连用 2～3 天，皮下注射。恢复正常后仍可继续原方案。

(2)胃肠道反应：此方案的胃肠道反应较 EP 方案轻，主要为恶心、呕吐，常规镇吐治疗容易控制。少数有腹泻及口腔、食管黏膜炎，需对症处理。

(3)脱发：可逆性脱发的发生率约 70%，可进展至全秃，停药 3～6 个月内恢复。

(4)神经病变：少数患者出现外周神经炎，伴有触觉丧失、手足麻木感，偶有头痛。

(5)低血压：主要依托泊苷静脉滴注时引起，故依托泊苷静脉滴注需慢滴 2 小时，这样可防止出现低血压。

5.临床经验　局限期 SCLC 患者推荐 EP 方案全身化疗同步进行局部胸腔照射，有效率达 70%～90%，中位生存时间为 14～20 个月，2 年生存率为 40%，局部控制率提高 25%，并能延长生存期。但会增加食管炎及肺毒性的发生风险。体质较差者不推荐使用本方案。

(三)IC 方案

1.适用情况　用于广泛期 SCLC 的一线治疗，尤其是存在其他合并症或不能耐受顺铂的 SCLC 患者。

2.处方

(1)0.9%NaCl　250ml　胃复安　20mg　地塞米松　5mg

1 次/日，静脉滴注，第 1，8，15 天

(2)0.9%NaCl　100ml　昂丹司琼　8mg

1 次/日，静脉滴注，第 1，8，15 天

(3)0.9%NaCl　250ml　伊立替康　60mg/m^{2}1

次/日，静脉滴注，第 1，8，15 天

(4)5%GS　250ml　复方丹参注射液　30ml　1 次/日，静脉滴注，第 1，8，15 天

(5)5%GS　250ml　卡铂　AUC5-6　1 次/日，静脉滴注，第 1 天

(6)5%GS　250ml　维生素 C　2.0g

1 次/日，静脉滴注，第 1 天

每 21 天为一疗程，常用 4 个疗程。

3.组方说明　在输注化疗药物前，常予昂丹司琼、奥美拉唑等预防和减轻化疗相关性胃肠道反应，保护胃黏膜。同时给予异甘草酸镁等药物减轻化疗药物对肝脏的损害。

伊立替康是特异性拓扑异构酶 I 抑制剂，可特异性抑制 DNA 合成，引起 DNA 单链断裂，导致肿瘤细胞死亡，是细胞周期 S 期特异性药物。

为减轻胃肠道反应、肾毒性及神经毒性，推荐使用卡铂取代顺铂治疗广泛期 SCLC，卡铂是第二代铂类复合物，其抗肿瘤活性较强，消化道反应及肾毒性较低，它能与 DNA 结合，形成交叉链，破坏 DNA 的功能，使其不能再复制合成，对生长各期的肿瘤细胞均有杀伤作用，是一种细胞周期非特异性药物。但会造成较明显的骨髓抑制。

4.不良反应及对策

(1)腹泻：是伊立替康独特的非血液学毒性反应，也是主要的剂量限制性毒性，与伊立替康抑制乙酰胆碱酯酶活性有关。早发型腹泻发生在输注伊立替康 24 小时内，可在输注后立即发

生，5-HT_3 受体阻断剂昂丹司琼及 H_1 受体阻断剂苯海拉明可预防，阿托品或 654-2 可控制症状。迟发型腹泻发生在输注伊立替康 24 小时后，可迟至 10 天，为分泌性腹泻，轻者经止泻药如洛哌丁胺(易蒙停)治疗可缓解，重者可引起水、电解质失衡，应在给予易蒙停治疗同时输液纠正，下一周期用药应减量。

(2)骨髓抑制：也是剂量限制性毒性反应，主要是中性粒细胞减少。当白细胞计数＜4.0×10^9 时可以给予 G-CSF(惠尔血、洁欣、瑞白等)75～200μg，1～2 次/日，连用 2～3 天，皮下注射。应注意重度迟发性腹泻与骨髓抑制并发。

(3)胆碱能综合征：表现为腹部痉挛性疼痛、腹泻、出汗、流涎、流泪、视力调节障碍、心动过缓。可于给药前肌内注射阿托品 0.25～0.5mg 预防。

5.临床经验　一项Ⅱ期随机试验比较了伊立替康＋卡铂与依托泊苷＋卡铂，结果前者在 PFS 上显示出微弱的优势。最近一项Ⅲ期随机试验对比伊立替康＋卡铂与口服依托泊苷＋卡铂，前者的中位总生存期明显延长。因此 NCCN 指南推荐“伊立替康＋卡铂”这一方案用于进展期 SCLC 的治疗。

一项Ⅱ期试验表明，在已接受贝伐单抗、伊立替康、卡铂及同步放疗的局限期 SCLC 患者中，给予贝伐单抗维持治疗会造成气管食管瘘的发生，因此 NCCN 并不推荐贝伐单抗治疗 SCLC。

(四)CAV 方案

1.适用情况　用于小细胞肺癌的一线化疗。目前临床上选用不多。

2.处方

(1)0.9%NaCl　250ml　胃复安　20mg　地塞米松　5mg

1 次/日，静脉滴注，第 1～3 天

(2)0.9%NaCl　100ml　昂丹司琼　8mg

1 次/日，静脉滴注，第 1～3 天

(3)0.9%NaCl　100ml　长春新碱　$1mg/m^2$

1 次/日，静脉滴注，第 1 天

(4)5%GS　250ml　复方丹参注射液　30ml

1 次/日，静脉滴注，第 1～3 天

(5)0.9%NaCl　100ml　1 次/日，静脉滴注(长春新碱后环磷酰胺 800mg/小时)，第 1 天

(6)0.9%NaCl　100ml　奥美拉唑 40mg

1 次/日，静脉滴注，第 1～3 天

(7)5%GS　250ml　阿霉素　$40mg/m^2$　1 次/日，静脉滴注，第 1 天

(8)5%GS　500ml　维生素 C　2g

1 次/日，静脉滴注，第 1～3 天

每 3 周为一疗程，2 个疗程评价疗效，常用 4～6 个疗程。

3.组方说明　化疗时常予以胃复安、昂丹司琼，可以预防和减轻化疗相关性胃肠道反应。地塞米松可以增强胃复安和昂丹司琼的止吐效果。

长春新碱为细胞毒剂，可抑制 RNA 和脂质的合成，是细胞周期特异性药物，它可选择性集中在肿瘤组织和神经细胞，故神经毒生较大。

环磷酰胺为烷化剂类抗癌药，在体外并无抗肿瘤活性，在肝脏或肿瘤组织内变成活化作用型，释放出氮芥基，抑制肿瘤的生长，是细胞周期非特异性药物。

阿霉素为蒽环类抗肿瘤抗生素，作用于 mRNA 干扰细胞的转录，为细胞周期非特异性药物。

本方案是周期特异性和非特异性化疗药物的组合，对不同增殖周期的细胞都有杀灭作用。

4.不良反应及对策

(1)心脏毒性主要为阿霉素的毒性反应，为剂量蓄积性，环磷酰胺加强其心脏毒性。心电图常见表现为 T 波低平或倒置、ST 段下降和心律失常，但这些并非停药指征；持续 QRS 波低电压是心脏毒性较为特异的表现，应考虑停药。

(2)骨髓抑制也是常见的毒性反应，主要是白细胞减少。当白细胞计数$<4.0\times10^9$/L 时可以给予 G CSF(惠尔血、洁欣、瑞白等)150～200μg，皮下注射，1～2 次/日，连用 2～3 天，同时注意预防感染。可同时口服中成药养血饮 20ml，3 次/日。

(3)膀胱炎环磷酰胺用药量的 30％以活性型由尿排出，对肾、膀胱黏膜刺激可致蛋白尿、血尿，严重时并发出血性膀胱炎，应用时应充分水化以利膀胱排空。

(4)肾毒性肾毒性大，主要损害肾小管功能。一般剂量下肾小管的损伤是可逆的，大剂量下肾功能可衰竭。化疗前后应注意检查，以保护肾功能，避免使用对肾有损害的药物，化疗期间宜多补液，鼓励多饮水。为减少肾损害，化疗前及期间尿量必须保持不少于 3L/日。

(5)胃肠道反应可有恶心、呕吐、食欲不振。化疗前 30 分钟用镇静药或用地塞米松 20mg 静脉推注可加强昂丹司琼镇吐效果。呕吐明显者可用奥美拉唑 40mg，加入 0.9％NaCl 100ml 中静脉滴注，1 次/日，以保护胃黏膜。昂丹司琼为 5-HT_3 受体拮抗剂，中枢性止吐效果好。

(6)药液外渗静脉滴注外渗可引起皮肤坏死，外渗时应立刻局部冰敷，量多时尽可能用注射器吸出，然后用 10％的硫代硫酸钠加消毒水 4～6ml，皮下注射于患处。化疗药毒性很大，若从血管渗出，必须及时处理，我们主张使用外周插管的中心静脉置管(PICC)，这样能减少药物渗出的可能性。

5.临床经验　CAV 方案临床应用没有 EP 方案普及，尤其近年在第三代化疗药物出现后临床已少用。主要顾虑是其心脏毒性，对化疗缓解后需要行原发灶及纵隔放疗的患者，其心脏毒性将限制放疗剂量的增加。

长春新碱能使细胞阻滞在 M 期，此种作用在用药后 8 小时达高峰，因此环磷酰胺在长春新碱后 8 小时用可以明显增加对肿瘤细胞的杀灭作用。

(五)IP 方案

1.适用情况　IP 方案可作为广泛转移小细胞肺癌的一线方案，也可作为难治或复发小细胞肺癌的二线方案。

2.处方

(1)0.9％NaCl　250ml　胃复安　20mg　地塞米松　5mg

1 次/日，静脉滴注，第 1，8，15 天

(2)0.9%NaCl　100ml　昂丹司琼　8mg

1 次/日，静脉滴注，第 1，8，15 天

(3)0.9%NaCl　250ml　伊立替康 60mg/m^2 1 次/日，静脉滴注，第 1，8，15 天

(4)0.9%NaCl　500ml　1 次/日，静脉滴注，第 1 天

(5)0.9%NaCl　500ml　顺铂　75mg/m^2　1 次/日，静脉滴注，第 1 天

(6)呋塞米　20mg　1 次/日，静脉推注，第 1 天

(7)5%GS　500ml　维生素 C　2g　1 次/日，静脉滴注，第 1～3 天

每 4 周为一疗程，常用 4 个疗程。

3.组方说明　化疗时常予以胃复安、昂丹司琼，可以预防和减轻化疗相关性胃肠道反应。地塞米松可以增强胃复安和昂丹司琼的止吐效果。

伊立替康是特异性拓扑异构酶Ⅰ抑制剂，可特异性抑制 DNA 合成，引起 DNA 单链断裂，导致肿瘤细胞死亡，是细胞周期 S 期特异性药物。

顺铂可与 DNA 结合形成交叉链，破坏 DNA 功能，是周期非特异性药物。顺铂需要生理盐水配制，大剂量的顺铂需要水化，以保护肾功能。

本方案是周期特异性和非特异性化疗药物的组合，对不同增殖周期的细胞都有杀灭作用。

4.不良反应及对策

(1)腹泻是伊立替康独特的非血液学毒性反应，也是主要的剂量限制性毒性，与伊立替康抑制乙酰胆碱酯酶活性有关。早发型腹泻发生在输注伊立替康 24 小时内，可在输注后立即发生，5-HT_3 受体阻断剂昂丹司琼及 H_1 受体阻断剂苯海拉明可预防，阿托品或 654-2 可控制症状。迟发型腹泻发生在输注伊立替康 24 小时后，可迟至 10 天，为分泌性腹泻，轻者经止泻药如洛哌丁胺(易蒙停)治疗可缓解，重者可引起水、电解质失衡，应在给予易蒙停治疗同时输液纠正，下一周期用药应减量。

(2)骨髓抑制骨髓抑制也是剂量限制性毒性反应，主要是中性粒细胞减少，Ⅲ一Ⅳ级发生率约为 15%。当白细胞计数$<4.0\times10^9$/L 时可以给予 G-CSF(惠尔血、立生素、瑞白等)75～150μg，1～2 次/日，连用 2～3 天，皮下注射；当白细胞计数$>5.0\times10^9$/L 时，可以停药。

(3)胆碱能综合征表现为腹部痉挛性疼痛、腹泻、出汗、流涎，流泪、视力调节障碍、心动过缓。可于给药前肌内注射阿托品 0.25～0.5mg 预防。

5.临床经验　伊立替康是喜树碱的半合成衍生物，为作用于 S 期的细胞周期特异性抗癌药，目前已常规用于治疗大肠癌，应用于肺癌治疗的研究也较多。与 EP 方案对照治疗广泛期小细胞肺癌的Ⅲ期临床试验结果显示：IP 方案在总有效率、中位生存期、中位疾病进展时间等方面均不低于 EP 方案。因此，IP 方案可作为广泛转移小细胞肺癌的一线方案，也可作为难治或复发小细胞肺癌的二线方案。

因伊立替康可抑制乙酰胆碱酯酶，腹泻是 IP 方案最明显的毒副反应，在给药前应预防性给予昂丹司琼、苯海拉明及阿托品或 654-2。

（六）TP 方案

1.适用情况　小细胞肺癌二线治疗方案。

2.处方

(1)0.9%NaCl　250ml　胃复安　20mg　地塞米松　5mg

1 次/日，静脉滴注，第 1～5 天

(2)0.9%NaCl　100ml　昂丹司琼　8mg

1 次/日，静脉滴注，第 1～5 天

(3)0.9%NaCl　250ml

1 次/日，静脉滴注，第

拓扑替康 1.2～1.5mg/$m^2$1～5 天

(4)0.9%NaCl　500ml　1 次/日，静脉滴注，第 1 天

(5)0.9%NaCl　500ml　顺铂　60mg/m^2

1 次/日，静脉滴注，第 1 天

(6)呋塞米　20mg　1 次/日，静脉推注，第 1 天

每 3 周为一疗程，2 个疗程评价疗效，常用 4 个疗程。

3.组方说明　化疗时常予以胃复安、昂丹司琼，可以预防和减轻化疗相关性胃肠道反应。地塞米松可以增强胃复安和昂丹司琼的止吐效果。

拓扑替康是半合成的喜树碱类似物，通过抑制 Topoisomerase Ⅰ达到抗肿瘤作用的，是 S 期特异性药物。拓扑替康常用药为和美新。

顺铂可与 DNA 结合形成交叉链，破坏 DNA 功能，是周期非特异性药物。顺铂需要生理盐水配制，大剂量的顺铂需要水化，以保护肾功能。

本方案是周期特异性和非特异性化疗药物的组合，对不同增殖周期的细胞都有杀灭作用。

昂丹司琼常用药有欧贝、奥一麦等。

4.不良反应及对策

(1)骨髓抑制骨髓抑制是剂量限制性毒性反应，有白细胞减少、血小板减少、贫血，血小板减少的发生率高于 EP 方案及 lP 方案。

(2)胃肠道反应主要为恶心、呕吐，常规镇吐治疗容易控制。少数有腹泻，需对症处理。

(3)神经肌肉病变少数患者可有头痛、关节痛及全身肌肉痛。

5.临床经验　拓扑替康作用机制与喜树碱相同，是拓扑异构酶Ⅰ的抑制剂。单药治疗小细胞肺癌有效率与 EP 方案相近，而且对难治或复发小细胞肺癌及有脑转移者也有效，但血液学毒性较大，尤其血小板减少的发生率明显高于其他方案，从而限制了其临床应用。作为小细胞肺癌二线治疗方案的一个选择，需结合患者全身状况及毒副反应的耐受性综合考虑。

本方案疗效出现较晚，通常需 4 个疗程方能看出疗效，因此，为了明确判断疗效，通常需要 4 个疗程才能决定是否继续应用。本药主要的副反应是严重的骨髓抑制，且化疗需要 5 天，所以化疗期间(如第三天)最好查一下血象，以免造成严重后果。

（张明星）

第六节 支气管肺部其他恶性肿瘤

支气管肺部其他恶性肿瘤约占支气管肺部恶性肿瘤总数的2.5%～3%。支气管肺部由多种组织组成，故恶性肿瘤的组织类型很多，按组织来源区分，由来自上皮细胞、血液系统细胞、肌肉与结缔组织、血管组织、神经组织和来源不明或混合细胞型六种。在我国胸外科临床实践中，肺肉瘤较为常见。这些恶性肿瘤的临床表现近似肺癌，主要靠病理检查确诊。

一、肺肉瘤

来源于肺肌肉和结缔组织的恶性肿瘤称肺肉瘤，包括纤维肉瘤、平滑肌肉瘤、骨骼肌肉瘤、脂肪肉瘤、软骨肉瘤、纤维组织细胞肉瘤。

【病理】

根据组织来源不同其病理改变各异。纤维肉瘤的光镜图像显示由长条状或梭形纵横交错排列的细胞构成，其间充满较丰富的网状纤维；平滑肌肉瘤可长自支气管和肺血管壁的平滑肌，光镜下见长条型细胞，两端较钝，可见小圆形或多形性细胞；横纹肌肉瘤有多形性，腺泡型和胚胎型，光镜下见多形性和巨细胞，胞浆内可见明显的横纹；脂肪肉瘤由脂肪细胞组成，其圆形的细胞核居中，胞浆内含有脂肪空泡；软骨肉瘤由片状软骨性瘤细胞组成，细胞核大，可见双核，核仁明显，血供少；纤维组织细胞肉瘤长自一些兼性纤维母细胞和组织细胞，此类肉瘤以梭形纤维母形细胞样细胞为主要成分，典型的可呈波纹状、圆形、多边形等异形组织样细胞也参与组成。

【临床表现和诊断分析】

肺肉瘤罕见，一般累及年轻病人，常有呼吸道症状，表现为咳嗽、咳血痰、胸痛和气短。X线胸片显示肺周边呈圆形、肺结节状巨块阴影，通常边缘清无毛刺，少数病例有空洞形成，肺门及纵隔较少发现肿大淋巴结。软骨肉瘤病例的瘤体内可见钙化影，它与平滑肌肉瘤一样，多为中央型，其他类型的肉瘤为周围型。

X线影像学检查是主要的诊断手段，发现肺部巨大的肿瘤影，影高度怀疑肺肉瘤。长自较大气管的肺肉瘤，可向气管腔内生长，呈息肉状。巨大的中央型肿块。平滑肌肉瘤和软骨肉瘤可经纤维支气管镜活检确诊。周围型肉瘤在CT引导下细针穿刺活检，可明确病理类型。由于肺肉瘤多不侵犯支气管，故痰细胞学检查或支气管镜检查阳性率较低。

【治疗要领】

早期病例，即使中央型肺肉瘤，也以手术治疗为主，根据病情作肺叶或全肺切除。肺肉瘤对化、放疗反应差。病人的预后与病理类型相关，纤维肉瘤和平滑肌肉瘤预后较好，但横纹肌肉瘤、软骨肉瘤、纤维组织细胞肉瘤预后较差，但都较肺癌的预后好。

二、淋巴细胞肉瘤和网状细胞肉瘤

原发于肺的淋巴肉瘤和网状细胞肉瘤均属于淋巴组织的恶性肿瘤，也有发现肺的继发淋巴细胞肉瘤和网状细胞肉瘤，但均属罕见。

【病理】

肿瘤主要侵犯支气管黏膜下组织和肺间质。长自肺门的恶性淋巴肿瘤沿支气管周围和血管周围的间质蔓延扩展，侵犯支气管壁，达其外周的肺间质，但支气管腔一般不被阻塞，被肿瘤累及的淋巴结一般为单个，不融合成团，大体标本切面呈白色或浅棕色，质地较硬，均匀，有弹性。

根据分化程度，淋巴细胞肉瘤分为淋巴母细胞型和淋巴细胞型；网状细胞肉瘤也分为未成熟型和成熟型(组织细胞型)。

【临床表现和诊断分析】

原发于肺的淋巴肉瘤和网状细胞肉瘤在早期均无症状，约 50%病例作 X 线检查时才发现，在中、晚期，当瘤体压迫支气管黏膜，病人有咳嗽、咳血痰，胸痛和肩痛。纵隔型淋巴肉瘤常合并淋巴细胞白血病。肺的继发淋巴细胞肉瘤和网状细胞肉瘤的临床表现与霍奇金病相似。

原发于肺的淋巴肉瘤多位于上肺叶，X 线胸片显示圆形、致密的阴影、边缘模糊，约 25%淋巴肉瘤累及纵隔，而网状细胞肉瘤少见。由于肿瘤增大，常压迫或侵犯上腔静脉，引起上腔静脉梗阻综合征。少数病例因肿瘤侵犯上腔静脉壁，继发血栓形成，也可引起此综合征，甚至脑血管、腹腔内血管和下肢动脉栓塞并发症。无论是原发或继发的肺淋巴细胞肉瘤或网状细胞肉瘤只能经支气管镜穿刺活检确诊。在晚期痰细胞学检查也有一定价值，如发现颈部或锁骨上有肿大的淋巴结，可作摘除活检。

经各项检查对病变性质尚不明确的病例，可采用诊断性化疗和放疗。经治疗后，肿块阴影迅速缩小，而结节硬化型的霍奇金病含较多纤维成分，肿瘤阴影缩小较缓慢。

【治疗要领】

此两种肉瘤病变广泛，侵犯范围广，手术难以切净，肿瘤对化、放疗均较敏感，故一般不采用手术治疗。外科操作只用作纵隔穿刺活检或开胸活检，纵隔镜检查对某些病例也可明确病例类型。合并有上腔静脉梗阻的病例，为解除梗阻，可考虑姑息性切除大部分肿瘤和清除上腔静脉内的血栓，视病情作静脉搭桥术，以短期缓解症状，创造条件术后作化、放疗。

三、肺部转移瘤

肺脏有体循环和肺循环血运，其血管结构复杂，形成一巨大的网状，全身各脏器的恶性肿瘤，特别发展到晚期，其癌细胞或癌栓均可通过血行转移扩散，停留在肺部继续生长；颈部和纵隔的恶性肿瘤也可通过淋巴逆行转移至肺部；肺的原发恶性肿瘤还可通过血行和淋巴途径转移到同侧或对侧肺叶。本院常见的肺转移癌，多来自子宫绒毛膜上皮癌、结肠直肠癌和乳腺癌。通常肺转移癌为多发性病灶，但也有单个孤立结节的病例。

【临床表现和诊断分析】

在病变早期一般无症状，只有随诊或查体时发现。当肺广泛转移时，病人出现咳嗽、咳血和气短症状，如有胸膜转移，上腔静脉梗阻、癌性淋巴管炎，可出现相应的症状及明显的呼吸困难。

大部分肺转移癌病人有肺外肿瘤病史，但少数病例的肺部转移灶先于原发肿瘤被发现。X线影像学检查是主要的诊断手段，其形态学表现：①单个结节影：多来自消化道、子宫或肾脏的恶性肿瘤及骨肉瘤和神经纤维肉瘤；②多发性结节：可来自任何脏器的癌肿，如结节大小不一，可能已有多次转移；③微小转移灶常是绒癌转移；④癌性空洞多见于来自上皮的恶性肿瘤，例如头颈部癌肿或结肠癌；⑤合并气胸的转移癌多来自骨癌、滑膜肉瘤和下肢纤维肉瘤；⑥淋巴管型转移灶常显示肺内线型和结节网织状，一般来自乳腺癌、胃癌或胰腺癌；⑦腔内型转移癌可引起阻塞性肺炎，多由乳腺癌、直肠癌及肾癌转移；⑧棉絮状转移灶常来自绒癌。来自骨软骨肉瘤的肺转移可见钙化影。

痰细胞学检查对大部分血源性肺转移癌的阳性率均低，但对淋巴管型和支气管腔内型病灶的检出率可达50%。纤维支气管镜检查适用于多个较大的(＞2cm)或多发性转移灶，特别是支气管腔内型病灶，其阳性率高达50%～60%。

胸部CT检查可准确发现转移病灶的数目及定位，PET检查进一步鉴别病灶的性质，还可作甲状腺核素扫描，肝癌查AFP，绒癌查HCG等均有助于判断原发灶的定位及肺转移灶的性质。要区别肺部转移与原发灶，只有作病理检查才能确诊。

【治疗要领】

肺部多发性转移癌是肿瘤晚期的表现。只能用与原发癌相似的化、放疗方案继续治疗；对单个转移病灶的病例，如无开胸手术禁忌证，应争取尽早手术，尽可能保守切除，以免再转移到另一肺叶，失去再次手术机会。90年代末，主张对肺转移癌，不论是孤立或单侧多发，还是双侧肺转移癌均应争取手术治疗，作肿瘤结节摘取、楔形切除或肺段切除。只要临床判断可以切除，就不必考虑转移癌的倍增时间和无癌时间，手术治疗后5年生存率可达30%。对多发性肺转移癌，用谢氏直接液氮冷冻技术，待肿瘤结节形成冰球后，再逐一切除。总结近20年的临床经验，其5年生存率已达28.0%。冷冻病例中无癌时间超过24个月的病例，其生存期较长。

（白晋阳）

第七节　肺部良性肿瘤

一、乳头状瘤

为良性肿瘤，Mackenzie在100多年前首先使用乳头状瘤一词，其最初认为是喉部的良性肿瘤。可表现为单发、多发或弥漫性生长。除复发性呼吸道乳头状瘤外，其他类型的病因不明。

【分类】

Drennan 和 Douglas 于 1965 年将乳头状瘤分为单发、多发及炎性乳头状瘤三类。Spencer 在 1985 年将其分为以下五类：单发良性、多发良性、良性伴支气管黏膜腺体的表皮乳头状瘤、原位乳头状支气管癌、支气管乳头状瘤。WHO 根据乳头状瘤的组织来源分为两类：鳞状细胞乳头状瘤、移行（细胞）乳头状瘤。

1.鳞状细胞乳头状瘤　为向支气管腔内突起的乳头状肿物，有一个纤维组织核，表面覆以复层鳞状上皮，上皮内偶混有产生黏液的细胞。其结缔组织的蒂有淋巴细胞渗出。1892 年 Siegert 报道首例单发鳞状细胞乳头状瘤。但多为多发，单发者少见，可与咽部同类病变共存，青年人多见。

2.移行（细胞）乳头状瘤　被覆多种上皮，包括骰状上皮、柱状上皮或纤毛上皮，也可见灶性鳞状上皮化生及黏液分泌成分。可为多发，即使无不典型增生的改变，术后也可复发，有恶变可能。1970 年 Osborn 报道了移行细胞乳头状瘤，认为此病与吸烟无关，肿瘤可能源于支气管的基底细胞或其储备细胞。

3.单发乳头状瘤　单发乳头状瘤为极少见的下呼吸道良性肿瘤，占切除的下呼吸道良性肿瘤的 4%，目前认为起源于气管、支气管上皮及其黏膜腺体，已除外其起源于 Kultschitzky 细胞。可与囊腺瘤等其他肺良性肿瘤并存。肿瘤可位于支气管树的任何部位，但多见于叶或段支气管，其组织学分型多为鳞状细胞乳头状瘤。少数位于周边肺组织内，由类似透明细胞或混合上皮型细胞构成。多见于 40 岁以上者，表现为慢性咳嗽、喘鸣、反复发作的肺炎及哮喘样症状。有些病人可自己咳出肿瘤组织。因多位于支气管内，故胸片很少见到瘤体，常需 CT 或支气管体层像检查，CT 可证实为非腔外生长肿瘤及无纵隔淋巴结肿大。支气管镜可见活动性肿瘤及继发于肿瘤的支气管膨胀性扩张。

4.多发性乳头状瘤　Syme 于 1927 年就已有详细报道。多见于 5 岁以下儿童，15 岁以后少见。Ullman 在 1923 年发现提取的瘤细胞可导致狗患同样的肿瘤，故提出其病因为病毒感染。目前认为部分病人是因人体乳头状瘤病毒 6 或 11 亚型感染所致。此类病人也被称为复发性呼吸道乳头状瘤。

此类肿瘤常首先发生在会厌、喉部等上呼吸道，首发于下呼吸道者极少见。部分病人可自愈。但有 2%～17%的喉部 RRP 患者，因病毒传播而使病变向支气管远端扩散，此类病人易导致上呼吸道梗阻及治疗上的并发症。仅不足 1%的病人扩散至肺实质，累及细支气管、肺泡，因呼吸道末端的乳头状瘤可呈囊性表现，故双肺多发的囊性或实性病变要考虑为肺内播散。

【临床表现和诊断分析】

声嘶，晚期可见喘鸣及气道梗阻等表现。因大的远端支气管内 RRP 引起气道阻塞，放射学可见肺不张、肺炎、脓肿及支气管扩张等影像。诊断方法为内镜及活检。

单发乳头状瘤易与支气管慢性炎性息肉相混淆。后者病理可见慢性炎症血管增长及水肿的肉芽组织，全部或部分覆盖有正常的纤毛柱状呼吸道上皮，无乳头状的表面结构。

【治疗要领】

根治手术为最佳的治疗方法，一般采用气管部分切除或袖状切除术，如果远端肺组织发生不可逆性损害，也可连同肺组织一并切除，但肺叶切除术应尽量避免。内镜切除虽可缓解症状，但疗效不彻底。也可采用激光烧除术。有个别术后恶变病例报道，切除彻底者极少复发。有人认为近50%的单发支气管乳头状瘤最终导致肺癌。另有人发现在邻近乳头状瘤的支气管上皮处，可见到局灶性原位癌，其可能是本身恶变，也可能是邻近组织发生的癌变。

可供选择的手术方式有：①手术切除或激光烧除；②冷冻疗法、透热疗法；③辅助药物治疗，如氟尿嘧啶、类固醇、疫苗、普达非伦、大剂量维生素A及干扰素等。要注意气管切除可导致RRP播散，其致命的高危因素有声门下乳头状瘤及长期气管插管。

【预后】

2%～3%的患者可发生恶变，恶变者多为有长期病史者(病史多超过10年)，其共同特点为：婴幼儿期确诊，因病重而反复手术或气管切开，在20岁左右恶变为鳞癌，恶变后多在短期内(平均4个月)死亡。发生播散或恶变的高危因素有放疗(儿童)、吸烟(成人)、气管插管及肺实质内病变等。有以上高危因素者15%左右可发生恶变。

二、腺瘤

腺瘤在良性肿瘤中非常少见，北京协和医院胸外科1970～1997年，共手术治疗下呼吸道良性肿瘤212例，其中仅有5例肺腺瘤，约占总数的2.3%。

(一)单型性腺瘤

相似于那些发生在支气管壁的涎腺类肿瘤，只是成分单一。可表现为囊性、囊腺样或实性。

(二)多型性腺瘤

为涎腺类良性肿瘤，其特征是多形性或混合性表现，即：有明显确认的上皮组织，黏液样或软骨样组织的混合存在，上皮成分可为肌上皮或鳞状上皮组成导管状或片状。

多型性腺瘤也被称为混合瘤。Payne首先报道两例。最初认为其起源于支气管腺体。多见于较大的支气管内，一般位于支气管的软骨部。但肺内也可发生，文献报道发病年龄在47～74岁之间，平均为57岁。男女发病率相等。可无症状，症状为咳嗽、肺炎等，症状期为1个月到20年。胸片可见包块或肺不张，支气管镜见白色息肉样结节，部分阻塞支气管。首选治疗为手术完全切除。原发的多型性腺瘤生长缓慢，淋巴及远处转移极罕见，有人认为位于支气管的多型性腺瘤有潜在的恶性。

(三)乳头状腺瘤

Montes首先报道乳头状腺瘤，并提出该支气管肿瘤的组织学特点近似于clara细胞，后依据可能的细胞起源，将其分为以下两型。

1.*Clara细胞腺瘤*　Spencer于1980年首次报道。极少见。典型的clara细胞位于远端细支气管，是无纤毛的柱状或骰状上皮。故肿物多位于肺周边，无临床症状，查体胸片发现钱币样阴影，直径多在1.5cm左右。镜下肿瘤为乳头状排列的骰状上皮细胞组成。术后病人可长期存活。

2.肺泡细胞腺瘤　Yousem 在 1986 年首次报道了 6 例，而 Wada 在 1974 年以“淋巴管瘤”一词报道的病例被认为是最早报道的肺泡腺瘤。肺泡腺瘤由增生的良性肺泡上皮细胞和间叶组织所组成。可能源于肺泡Ⅱ型上皮细胞。Semeraro 在 1989 年提出，肺泡腺瘤是硬化性血管瘤的一型，类似其血管瘤样区。但也有人认为，虽该病与硬化性血管瘤在发病性别、年龄分布、肿瘤部位及临床行为等方面很相似，但其组织学表现不同。

发病年龄在 45～74 岁，平均 59 岁，70%为女性，几乎所有病人均无症状，多为查体时胸片发现，可位于任一肺叶，多在胸膜下，直径在 1.2～2.8cm，平均约 2cm。手术时，很容易将肿瘤从肺实质内剥出。肉眼为边界清的海绵状结节，无真正包膜，但与正常组织分界清楚。光镜下：瘤体具有单一的组织学特征。瘤体由单层骰状细胞排列的多囊性肺泡腔组成，这些排列的细胞有时表现为图钉状或片状。需与硬化性血管瘤、淋巴管瘤（其囊腔由内皮细胞排列）、错构瘤及囊腺样畸形及支气管肺泡癌相鉴别。

另需注意与支气管肺泡（细胞）腺瘤的差别。后者也被称为“腺样增生”或“不典型腺样增生”，常与肺癌（特别是支气管肺泡癌）并存，近期认为其是一种肿瘤，86%位于上叶，可转变为支气管肺泡癌。

（四）囊腺瘤

为良性肿瘤，少见。Ferguson 在 1988 年报道了气管内囊腺瘤，此为英文文献中的首例报道。认为其源于正常黏膜下层的黏液腺，由黏液分泌细胞构成的腺样或管状结构。位于气管或支气管内，多发生在右侧支气管内，也有左、右侧支气管发病率均等的报道。肿瘤呈息肉样腔内生长，并可阻塞支气管管腔，引起气管道阻塞的症状及咯血。男女发病均等，在 8～66 岁之间发病，平均 33 岁。支气管镜下呈粉红色、较坚韧、覆盖完整上皮的息肉状肿物，很少有蒂。光镜下可见肿瘤是由很多充满黏液的小囊腔组成，囊腔内壁为分化好的黏液上皮。虽然其很少有蒂，但仍可用气管镜刮除、冷冻或激光等完全去除。开胸手术切除仅适用于远端肺组织不可逆损毁或气管镜下切除失败的病例。肿瘤完全切除可获得永久性的治愈。

Kragel 在 1990 年报道首例肺黏液囊腺瘤，认为其不同于囊腺瘤，因黏液囊腺瘤位于肺周边，此也为良性肿瘤。

（五）大嗜酸粒细胞瘤

Hamperl 报道首例，以往被认为是类癌的一个亚型。此类肿瘤源于黏液腺体，为良性上皮类肿瘤。因其胞浆内的嗜酸性细小颗粒而得名，这些颗粒是胞浆内所富含的线粒体。多见于男性，患者在 22～75 岁之间。无特异性症状。瘤体直径在 1～3cm 之间，胸片表现为边缘清楚的质密影。光镜下肿瘤由胞浆内含细小嗜酸性颗粒的细胞群构成。也可见其与类癌混合共存的瘤体。病理上需与类癌鉴别，在光镜下两者表现相似，但在电镜下可明确区分。局部切除预后较好，但也有肺门淋巴结转移的个例报道。

（六）腺泡细胞瘤

此类肿瘤源于涎腺，常发生在唾液腺体，同其他涎腺肿瘤一样也可发生在肺。Fechner 在 1972 年报道首例肺内腺泡细胞瘤，为一男性 63 岁患者，病变位于右肺下叶。Katz 和 Bubis 在 1976 年报道首例主支气管内病变，为一 12 岁女孩，位于右侧主支气管内。Heard 在 1982 年报道首例气管内病变，为54岁男性患者。镜下：瘤体由两种细胞组成：一种细胞胞浆丰富并有空泡，另一种胞浆内含有黑色颗粒。光镜下易误诊为类癌，需借助电镜来确诊，其特点是无类癌样神经内分泌颗粒，腺泡细胞瘤所含颗粒的直径大于300nm，而类癌细胞颗粒的直径小于300nm。病变多为体检发现，瘤体直径约4.2cm。首次切除不彻底极易复发，故应作较广泛切除。

三、错构瘤

错构瘤多见于肝脏和肺脏，Albrecht在1904年首先提出“错构瘤”一词，用来描述受累器官的正常组织在发育过程中出现错误的组合、排列，因而导致了类瘤样的畸形。早在1845年，Lebert报道首例含有脂肪及软骨成分的良性肿瘤。1906年，Hart首先用“错构瘤”一词形容肺部类似Albrecht所描述的良性肿瘤。Moller在1933年曾以“混合瘤”一词报道错构瘤，后“混合瘤”一词被废用。Goldsworthy在1934年定义了肺部错构瘤，称其为“由脂肪及软骨组成的肺部良性肿瘤”。

【分类】

Butler及Kleinerman于1969年首先提出肺错构瘤是后天性肿瘤。Fletcher于1991年首先发现错构瘤有增殖性染色体畸变，此类现象以后被多次证实，说明错构瘤细胞内存在异常核型，故认为错构瘤是真正的后天性肿瘤，而决不是“正常肺组织的异常组合”，应被归为间质类肿瘤。因其生长缓慢，且多见于高龄患者，同时含有上皮及间质两种组织，故现在尚不能确定其准确特性。以往的错构瘤分有“腺样错构瘤”及肺胚细胞瘤”等类型。现已将前一类归于先天性囊腺样畸形，后一类归于肺恶性肿瘤。1981年WHO将错构瘤分为以下三类：

1.*软骨瘤样错构瘤*　典型的表现为伴有纤维及脂肪组织的软骨结节，并混有支气管上皮。在软骨或结缔组织内可发生钙化或骨化，并可在放射学上表现出来。此型最为常见，通常无症状，但可用常规放射学检查或尸检发现。瘤体增长缓慢。

2.*平滑肌瘤样错构瘤*　瘤体的主要成分是平滑肌和细支气管，应与平滑肌增生相鉴别，后者发生在慢性肺部疾病。其准确的性质不详，它甚至曾被认为是血源性平滑肌异位的产物，例如，“良性转移性平滑肌瘤”。

3.*周边型错构瘤*　实质型错构瘤的一种类型不同于软骨型错构瘤，有单一的非纤毛、管状上皮，伴不成熟的黏液基质，位于胸膜下，可多发。

肺错构瘤为肺内第1位常见的良性肿瘤，人群发病率为0.25%，占肺部肿瘤的8%，占良性肺肿瘤的75%～77%，占肺部“硬币样”病变的80%。其年发病率为1/10万。北京协和医院胸外科在1970～1997年间共手术治疗下呼吸道错构瘤70例，占同期下呼吸道良性非感染性疾病的33.0%。

【病理】

病理构成主要是软骨和腺样结构，肉眼观瘤体呈球形，周边的结缔组织间隔使其分叶，无包膜，但分界清，决无浸润，仅个例恶性报道。比较气管内与肺内错构瘤，两者的主要成分都是软骨、脂肪、成纤维细胞及骨组织，但各种成分所占比例明显不同。

肺实质内错构瘤的成分80%为软骨，12%为成纤维细胞，而脂肪及骨组织分别占5%和3%。正常肺组织与瘤体之间多分界不清或呈乳头状，此为成纤维细胞向瘤体外生长到肺泡壁所至。瘤体总是包含有肺泡Ⅱ型、纤毛、非纤毛或分泌黏液的细支气管上皮的细胞，此为瘤体是多中心成熟的证据。瘤体周围常见淋巴细胞、浆细胞及巨噬细胞为主的炎性渗出，部分可见浆细胞肉芽肿或非干酪样肉芽肿，但肉芽肿的检查，均未见微生物存在的证据，此类病人并非结节病患者。多发的错构瘤，在多数病例中，不同瘤体的组织成分是相似的，仅少数病例不同，或以软骨成分为主、或以纤维组织成分为主。

支气管内错构瘤的成分软骨样组织占50%，脂肪占33%，成纤维细胞8%，骨成分占8%。软骨样组织与气道软骨无解剖关系，骨成分总是位于软骨成分中，并显出是由软骨化生而来的。幼稚的、激活的成纤维细胞无序地散布在软骨周围，分泌浆液、黏液的腺体散布在脂肪与成纤维结构中，肿瘤的表面由呼吸道上皮覆盖。软骨组织常呈结节状，使瘤体表现出分叶状的特性，可能为多中心生长所至。75%的瘤体表面光滑，25%表面呈乳头状。

【临床表现】

文献报道男性多见，男∶女为2～3∶1。发病的高峰年龄在60～70岁之间，其平均年龄51～61.7岁，最小年龄9岁，最大年龄90岁。86%的患者有吸烟史，平均吸烟史为44包年(5～114包年)。我院资料显示男女比例为1.3∶1，手术年龄在21～82岁之间，平均为49岁。

肺内错构瘤仅少数引起症状，相反，气管、支气管内错构瘤绝大部分在确诊前3个月内可有呼吸道症状，平均约40%有一种或多种肺部症状。症状以咳嗽、憋气及反复发作的肺炎最为常见，咯血及胸痛等症状少见。

【辅助检查】

X线检查　肺错构瘤多为单发，仅2.6%为多发，且多发者多为2个瘤体。位于肺实质内错构瘤较多见，90%以上位于肺周边，各肺叶发生的几率无差异，但也有左肺上叶稍多见的报道。肺错构瘤的瘤体较大，直径在0.2～9.0cm之间，最大直径可达30cm，平均1.5～1.9cm。位于支气管内的错构瘤较少见。约占1.4%～19.5%，支气管内错构瘤体积较小，直径为0.8～7.0cm之间，平均为2.1cm，以1～3cm最多见。我院资料显示仅5.7%位于叶以下支气管；仅1.4%为多发；错构瘤最大径在0.4～9.5cm之间，平均2.4cm；约75%的瘤体直径小于、等于3cm。以右肺多见，右:左约为2∶1；中上叶多见，上、中叶与下叶之比约为1.75∶1。

80%为圆形，20%有分叶。10%～30%可见钙化，以偏心钙化最多见，管腔型钙化少见；典型的、具有诊断意义的爆米花样钙化极少见。绝大多数的阴影密度均匀，支气管内错构瘤常表现有受累肺组织的不张，而肺气肿、肺实变、斑片状钙化等较少见。约53%的患者在术前1～18年胸片检查未见阴影，而另约47%的患者则已有阴影。根据术前长期随诊的胸片，测得错构瘤的增长速度为(直径)1.5～5.7mm/年，其倍增时间为14年，增长速度与年龄无关。

支气管镜检查帮助不大，即使是对支气管内错构瘤确诊率也很低，约为16.7%，而误诊率约为25%，58.3%待查。主要误诊为软骨瘤、肉芽肿、脂肪瘤等。肺内错构瘤，支气管镜检查无1例有诊断意义，而经皮穿刺活检85%可确诊。

【诊断分析】

主要是与炎症及转移性病灶相鉴别。部分病例为术中意外发现，也有伴发肺癌者，其特点：常与肺癌位于同一肺叶，所伴肺癌的组织分型有鳞癌、腺癌及腺鳞癌。细针穿刺是与肺癌鉴别的最佳诊断方法。

肺错构瘤也可是全身疾病的局部表现，常见有以下的全身性疾病。

Carney'striad：即支气管软骨瘤、多发性胃平滑肌肉瘤、肾上腺嗜铬细胞瘤。Cowden综合征：外胚层、中胚层、内胚层器官的多发错构瘤病。错构瘤综合征：合并其他发育异常或良性肿瘤的肺错构瘤称为错构瘤综合征，此类病人多为Cowden综合征患者。合并疾病包括：各种疝、高血压、动脉狭窄、先心病、消化道憩室等。其特点：①75%有两种以上疾病；②都为少见或罕见病；③病情较常人重。但因合并的疾病多无特异性，且无明显的相关性，故有人提出反对。

【治疗要领】

切除术是最有效的治疗方法。气管或近端支气管内较小的错构瘤可经气管镜摘除或激光切除等，如果瘤体较大或位于较远端支气管内，可行肺叶切除、肺段切除、气管、支气管重建或气管内切除术。肺内周边的错构瘤、可经胸腔镜局部切除，同时送冷冻检查确诊。如果合并其他恶性肿瘤、怀疑肺癌、癌体较大或瘤体位于肺中心者，可行肺段、肺叶、双肺叶切除，此类手术仅占13.2%。而多数患者仅需剜除等局部切除术即可。

【预后】

术后长期随诊，约1.4%的患者于术后10～12年在同一肺叶复发，复发者多为软骨成分为主的错构瘤，复发前后成分无差异，目前认为肿瘤的多中心是术后复发的主要原因。尚无错构瘤恶变的证据，有肺内软骨瘤样错构瘤内发现孤立的肺腺癌转移灶的个例报道，其周围肺组织正常。3.6%术后1～7年发生肺癌，多为鳞癌，也有腺癌，但均在不同肺叶，与同时合并肺癌者相比，后者多在同一肺叶。

四、纤维瘤和软骨瘤

（一）纤维瘤

1767年，Lieutaud尸检一名12岁男孩，发现气管内纤维瘤，此为最早的关于呼吸系统纤维瘤的报道。Turck在1866年首次通过喉镜证实，Killian在1897年首次经气管镜诊断，Elsberg于1906年首次摘除纤维瘤成功。因其常与其他不同含量的间质成分共存，故可见到某些肿瘤即含有纤维瘤成分，也有其他肿瘤成分。这些肿瘤包括：Lombard和Baldenweck在1914年报道的纤维腺瘤、Gatewood和Richmond在1936年报道的纤维软骨瘤、Gibbs在1957年报道的气管神经纤维瘤、Tchedomir和Stefanovitch在1965年报道的黏液纤维瘤等。

【病理】

1.大体　可带蒂或不带蒂，包膜完整，质软或质硬，可有钙化，有上皮覆盖，可见表层有不同程度的血管。

2.镜下　表现为单纯的无细胞结构的纤维组织，或疏松结构的纤维组织，也有囊性变或骨化的报道。

【诊断分析】

纤维瘤可在较大支气管内或肺实质内发生，后者少见。可见于任何年龄，虽然少见，但在间质类肿瘤中，错构瘤未归于此类时，纤维瘤在成人及儿童中均最常见。男女发病相近。

纤维瘤生长缓慢，支气管镜下的表现常不一样，可为支气管腔内结节状或有/无蒂的息肉状肿物，直径多为 2～3.5cm。

【治疗要领】

大气道内的纤维瘤可激光烧除或内镜下切除，肺内纤维瘤可保守切除。有人认为纤维瘤可能癌变，故切除应力求彻底。

（二）软骨瘤

早在 1845 年，Lebert 第 1 个用显微镜证实了肺内含有少量软骨组织的肿瘤，称其为“软骨瘤”。但直到 1950 年，Franco 才首次给予肺软骨瘤以准确的定义。在此之前，一直将肺软骨瘤与肺错构瘤统称为“含软骨类肿瘤”，早期文献中不能明确区分。Franco 提出软骨瘤专指仅含中胚层的软骨成分的良性肿瘤，不应与错构瘤相混淆，后者含结缔组织及上皮组织。

软骨瘤是位于支气管壁软骨部最常见的支气管内肿瘤，位于肺实质内者少见。此发生部位上的特点不同于错构瘤，因软骨瘤更多见于主支气管，还可能表现为支气管软骨的自生软骨瘤。

【病理】

1.大体　极少大于 5cm 的球形肿物，与正常肺组织分界清，表面光滑或结节感，可有分叶，有包膜、实性、质硬、半透明，易于剥离。剖面呈黄、白或褐色，瘤体边缘较中心为硬，可见骨化或钙化成分，状如蛋壳。

2.镜下　为被覆上皮的软骨组织，无腺体及其他成分。以往认为软骨瘤是第二常见的间质类良性肺部肿瘤(除外错构瘤)，但因其多合并 Carney 综合征，故近期有关单发肺软骨瘤的报告较少。北京协和医院胸外科 1970～1997 年间手术治疗软骨瘤 2 例，占同期下呼吸道良性肿瘤的 0.9%。

【临床表现和治疗方案】

男女发病率相近，年龄：20～64 岁，为典型下呼吸道良性肿瘤的临床表现。肺内软骨瘤术前难以确诊。

切除术后可复发，偶见恶变为软骨肉瘤，而复发者恶变机会更大。故此对大气道内的软骨瘤鼓励扩大切除范围。

Carney 综合征　此综合征是 Carney 在 1977 年报道首例，并以其名字命名。此综合征是指以下的三个不同的脏器同时发生三种不同的肿瘤：①胃平滑肌肉瘤：多呈巨大包块，且可多发，可位于胃的任何部位，因胃平滑肌肉瘤易造成溃疡、出血，故慢性贫血者占 68.4%。晚期转移到肝、肺，但其恶性程度明显低于单纯原发的胃平滑肌瘤，因后者术后生存期很少超过 3 年，而 Carney 综合征术后生存期多超过 5 年；②肾上腺外嗜铬细胞瘤，52.6%的 Carney 综合征患者可发现此瘤。可为多发；常有内分泌功能，可分泌儿茶酚胺，引起恶性高血压及颅内出血，此类肿瘤多位于椎旁神经节的任何部位，但最常见在肾上腺外。可发生转移。以上两种肿瘤应予尽早切除。③肺软骨瘤(或错构瘤)，87.5%为单发，也可为多发。瘤体见于任何肺叶，胸片示阴影边缘整齐,可有钙化,术中很易剜除。病理表现:软骨是瘤体的主要成分,有时可见骨形成,瘤体周边为成熟骨及软骨,中心部位为退行性变。其与软骨肉瘤的鉴别在于无有丝分裂,以上三种肿瘤只要同时发现两种即可诊为Craney综合征。另有报道可合并乳腺纤维瘤。

此综合征多见于青年女性,仅个别男性病例报道。年龄在7~37岁之间。患者多因前两种肿瘤的症状而就诊,仅个别病例首发症状在肺。40岁以下女性患者,如发现以上三种肿瘤之一,均应全面检查,包括:血常规、便常规+潜血、上消化道造影、胸片、及生化检查,后者包括24小时尿的儿茶酚胺降解产物等。如果术前确诊为Carney综合征,肺部软骨瘤的治疗应最后考虑,多采用局部切除术。

五、脂肪瘤和平滑肌瘤

(一)脂肪瘤

在1854年,Rokitansky报道了首例下呼吸道脂肪瘤;1927年,Kernan报道了首例支气管镜下切除术;1946年,Watts、Claggett及McDonald报道首例开胸切除术。在中胚层起源的良性下呼吸道肿瘤中,脂肪瘤为第3位常见肿瘤,下呼吸道脂肪瘤占所有肺部肿瘤的0.1%,占肺部良性肿瘤的4.6%。

【病理】

Watts首先在1946年证实脂肪是支气管的正常解剖结构,其主要位于大气道黏膜下层,由大支气管壁延伸到细支气管。虽然皮下等结缔组织内的脂肪瘤多为多发,但支气管内的脂肪瘤几乎都是单发。

1.大体 气管、支气管壁的脂肪瘤,占80%,直径多在1~3cm。以左主支气管内最为常见,可能与左主支气管最长有关。认为其来源于大气道壁内的脂肪组织,向支气管腔内生长者为腔内型,向管壁内、外生长者为哑铃型。20%位于周边肺组织,瘤体较大,多在3~6cm之间,被认为是源于肺周边细支气管的脂肪组织。因其多位于脏层胸膜下,也被称为胸膜下肺型。肉眼为典型脂肪瘤,瘤体覆盖呼吸道上皮,包膜完整,边缘光滑、质软、淡黄色、可有分叶。

2.镜下 其瘤体内仅有成熟的脂肪细胞,可伴有黏液变性,而其他成分如纤维组织、腺体、骨及软骨组织非常少见;钙化也很少见。以此与错构瘤鉴别,而真正符合此特点的肿瘤很少见。如镜下可见形态一致的纤维母细胞的部分胶原纤维,仍为良性肿瘤,被称为梭形细胞脂肪瘤,此时应与脂肪肉瘤鉴别。

【诊断分析】

男性多见,女性仅占10%~20%。发病年龄在20~85岁之间,以40~60岁最为多见,平均51岁。症状期数周至15年,多数病人在出现症状2年内手术。除典型症状外,因脂肪瘤内缺乏血管,故无咳血痰的症状,但如合并感染,可有血痰。

实质型脂肪瘤的胸片阴影密度低,阴影内可见肺纹理,此为脂肪瘤特征性表现。管腔型的支气管镜检查,可见圆形、活动的息肉样肿物,基底部窄小形成蒂,但也可呈较宽基底。表面光滑、呈黄色或灰黄色,多数脂肪瘤呈哑铃状,主体位于气管外,窄细的颈位于支气管壁内连接腔内、外的瘤体。活检不易确诊。

需与肺癌鉴别，如为软骨组织形成则需与错构瘤鉴别，而脂肪瘤本身很难与脂肪瘤样错构瘤鉴别，大体上无明显差异。

【治疗要领】

因多位于支气管内，故瘤体多较小。若远端肺组织正常，可行气管切开肿瘤摘除术或支气管袖式切除术，较小的腔内型可行内镜下切除。

（二）平滑肌瘤

在 1909 年，Farkel 就以肺纤维平滑肌瘤报道了此类肿瘤。Deussig 在 1912 年报道首例肺多发平滑肌瘤。肺平滑肌瘤是早期被认识的肺部良性肿瘤之一，其约占肺部良性肿瘤的 2%，是（除错构瘤外），第 4 位常见的中胚层良性肿瘤。因其可为单发也可为多发，肺部的病变也可是其他部位转移而来，特别是与子宫浆膜下平滑肌瘤有关，也有合并多发皮下同类肿瘤的报道，所以该病的准确特性尚不明确。

【病理】

1.部位　此瘤可位于气管、支气管内，也可位于周围肺组织，两种部位上发生率相近，也有气管支气管内多见的报道。

2.起源　支气管内平滑肌瘤来源于支气管壁的平滑肌层，肺实质型可能来源于小气道或血管的肌层。多发者也可来源于肺外平滑肌瘤的转移。

3.大体　气管、支气管内的平滑肌瘤多位于气管下 1/3 段的膜部（后段），左、右侧及各叶支气管发病率无显著差异。为腔内息肉样生长，如舌状，基底较宽，偶见细长的蒂。球形或表面略呈结节状，多小于 4cm，个别可大于 6cm，有包膜、实性、质硬韧，切面呈灰色、粉红色瘤样组织。

肺实质内的此瘤多为单发，大小不等，最大可达 13cm，球形，可呈分叶状，有包膜，其他特点近似支气管内生长的此瘤，并可有囊性变，囊性变者多呈大的囊肿样表现。肺周边的此瘤可呈带蒂息肉样肿瘤，向胸膜腔内生长。

4.镜下　气管内此瘤以平滑肌为主要成分，血管及纤维组织较少，而肺实质内此瘤较前者的纤维组织及血管成分多。镜下见瘤细胞呈梭形，胞浆丰富，深染，无分裂像，可见纵行肌原纤维。瘤细胞呈束状或漩涡状交错分布，瘤组织中间夹杂纤维及血管组织。如纤维组织成分较多，也被称为纤维平滑肌瘤。

【诊断分析】

以青年及中年人多见，在 5～67 岁之间，平均为 35 岁。女性多于男性，男女比为 2∶3。另有报道：气管平滑肌瘤男稍多于女，肺平滑肌瘤女多于男近 1 倍。放射学无特征性表现，其阴影密度较脂肪瘤为高。

【治疗要领】

手术切除为首选治疗，支气管内不伴远端肺损害者也可经气管镜激光切除。见于女性的良性转移性平滑肌瘤在切除卵巢后可消退。见于新生儿的先天性多发性平滑肌瘤病常导致肠梗阻及肺炎等致命并发症。

（三）平滑肌瘤病

Steiner 在 1939 年首次采用“转移性纤维平滑肌瘤”一词报告一例 36 岁女性患者，因双肺过大的肿物而导致右心衰。Martin 将肺平滑肌病变分为三类:男性及儿童的平滑肌瘤病、女性的转移性平滑肌瘤、及肺多发性纤维平滑肌瘤样错构瘤。

Steiner 当时定义转移性平滑肌瘤病为:组织学上原发灶及转移灶均呈良性表现,为分化好的平滑肌细胞及结缔组织构成。多因子宫平滑肌瘤侵入子宫的静脉,造成在肺组织中着床的可能,形成了女性特有的肺转移性平滑肌瘤。肺多发性纤维平滑肌瘤样错构瘤也均见于女性,年龄在 30～74 岁之间,多有子宫肌瘤病史。

肺平滑肌瘤病一般无症状,少数病人有咳嗽、气短,放射学检查见双肺多发结节影,甚至呈弥漫性小结节影,严重者可影响肺功能,长期随诊阴影发展较慢,也有发现分娩后阴影自行消退的病例。病理见平滑肌和结缔组织,缺乏分裂象,可见肺泡或细支气管上皮组成的腺样结构。女性的转移性平滑肌瘤及肺多发性纤维平滑肌瘤样错构瘤与雌激素及孕酮有关,以上激素含量增高时,瘤体增大,以上激素水平下降后,瘤体缩小,绝经后妇女此病趋于稳定。对尚在卵巢功能期患者,全子宫和双附件切除可望抑制此病的发展。

六、神经和血管性肿瘤

(一)神经源性肿瘤

下呼吸道良性神经源性肿瘤包括神经鞘瘤、神经纤维瘤及神经瘤等三类肿瘤。

1940 年,Rubin 和 Aronson 报道了首例肺的神经纤维瘤病,病人死于肺部并发症。1951 年,Straus 和 Guckien 报道了首例息肉样生长的神经鞘瘤,并在支气管镜下切除成功。1954 年,Tillon 和 Good 报道了首例支气管内的神经瘤。1976 年,Silverman 报道了首例肺内神经鞘瘤。

神经源性肿瘤可位于较大支气管内或肺实质内,以前者多见。可见于任何年龄,男女发病相近。神经源性肿瘤易被误诊为平滑肌瘤、纤维瘤、及间皮瘤。瘤体位于肺周边可局部切除,位于支气管内可经支气管镜下切除,因其很易复发,故应保证切除彻底。

(二)副神经节瘤-化学感受器瘤

此类肿瘤属颈动脉体及其相似组织来源的肿瘤,多见于纵隔,肺内较少见。早在 1880 年,Riegner 切除首例颈动脉体类肿瘤成功,这一病例在 1951 年报道。1891 年,Marchand 首先报道了"颈动脉体肿瘤",Sa-pegno 在 1913 年报道了首例远处转移者,直到 1950 年,Mulligan 建议称此类肿瘤为"化学感受器瘤",1952 年,Lattes 称此类肿瘤为"非嗜铬副神经节瘤"。Zeman 在 1956 年报道了首例肺内化学感受器瘤,1958 年,Heppleston 报道肺内此类肿瘤,为一名 47 岁男性,被其称为"颈动脉体样肿瘤"。1960 年,Korn 报道首例肺内多发性"化学感受器瘤"。Kemnitz 在 1982 年报道首例肺内原发良性脑膜瘤。

肺内副神经节细胞瘤(节细胞瘤)分为转移性及原发性两类,后者极少见。肺内原发性节细胞瘤有两种类型。多发的、瘤体直径小于 3mm 的一型称为多发微小型。单发的、瘤体直径大于 1cm 的另一型称为单发型。因早期认为此类肿瘤源于化学感受器细胞,故而也称为化感器瘤。目前对其来源及特性尚不明确。近期的电镜研究检查发现,肿瘤与化学感受器无关,而与脑膜细胞或肌细胞的特性相近。对多发性微小型化感器瘤的超微结构及免疫组化研究也提示与脑膜细胞有关，故有人认为应称其为微小肺脑膜瘤，其与单发的肺脑膜瘤之间的关系不明。

多发性节细胞瘤是此类肿瘤中最常见肿瘤，瘤体多较小，直径在1～3mm之间，其大小常仅为肉眼可见，通常位于肺部血管周围，多与慢性肺部疾病有关，因其可表现为局部缺血或栓塞所造成的副神经节细胞的残留，故尸检的发现率约为3%。单发性节细胞瘤瘤体较大，直径多在1～5cm，最大者可达17cm。右肺多见。多为中年女性，偶见局部浸润，但术后无复发，有个别肺门淋巴结转移的报道。好发年龄在43～69岁之间，女性多见。患者可有咳嗽、胸痛、憋气等症状。可伴有高血压，可能提示其为功能性肿瘤。

组织形态与类癌、血管外皮瘤相似，但因正常的副神经节覆着于肺血管上，故副神经节细胞瘤常与肺动脉分支部紧密相连。病理诊断常需用免疫组化染色的方法与类癌相鉴别。肺副神经节细胞瘤对S-100蛋白呈阳性反应，对细胞角蛋白和5-羟色胺呈阴性反应；而类癌则相反。

有人建议此类肿瘤在治疗方式上应按恶性肿瘤处理。各部位发生的副神经节细胞瘤约有5%～10%为恶性，而肺内原发者极少恶性报道，如考虑为恶性，应首先除外转移性肿瘤。副神经节细胞瘤在组织学上表现为良性，但出现区域淋巴结转移，此时应诊断为恶性。

肺脑膜瘤：肺实质内脑膜瘤可为原发，也可为转移。原发性脑膜瘤多见于女性，40～70岁多见。多无症状。胸片表现为结节影。肉眼观：边界清晰，呈球形，直径1.7～6.0cm，切面呈灰白色。光镜：肿瘤由含沙瘤样小体的脑膜细胞组成。电镜：可见交错的细胞膜和桥粒。Vimentin、免疫染色肿瘤细胞全为阳性，上皮细胞抗原(EMA)免疫染色部分为阳性，但角蛋白、s-100及神经特异性烯醇化酶免疫染色为阴性。肺内脑膜瘤可能为颅内病变的转移灶，故应作全面检查，以除外颅内病变。原发性肺脑膜瘤的治疗为手术切除，预后好。

（三）血管球瘤

1950年，Hussarek报道了首例气管内血管球瘤，为一位43岁的女性患者。1978年，Tang报道了首例位于肺内的血管球瘤，为67岁女性患者。血管球瘤可发生在皮肤、骨骼、肺及胃肠道。目前认为它源于一种特殊的动静脉分流的细胞。多位于气管，常单发，恶性血管球瘤较少见，多表现为局部浸润，仅有个别广泛转移的病例报道。临床上可引起呼吸困难、咯血等症状。需与血管外皮瘤、类癌及嗜铬细胞瘤等鉴别。因在光镜下易误诊为类癌，而电镜下血管球瘤细胞胞浆内无类癌样的神经内分泌颗粒。可激光烧除。预后好，无术后复发的病例报道。

（四）血管类肿瘤

下呼吸道良性血管类肿瘤包括：血管瘤(分为海绵状血管瘤、毛细血管瘤及混合型血管瘤)、血管内皮瘤、淋巴管瘤等，血管外皮瘤为低度恶性肿瘤，不再此讨论。

1.血管瘤　Bouer在1936年首次报道肺血管瘤破裂致死的病人，Hepburn在1942年首次切除肺血管瘤成功，Janes在1944年局部切除多发海绵状血管瘤成功。实为一种肺动静脉的畸形，血管瘤：其发生特点是在婴幼儿的喉部、声门下或气管上部，可导致气道梗阻，可能伴有其他部位皮肤或黏膜下的血管瘤。

【病理】

大体观可为单发或多发的局限性肿物，暗紫色或红色，可有包膜，有薄壁的输入动脉及扩张的输出静脉，其间为曲张的血管窦。

肺海绵状血管瘤：虽少见，但为血管瘤中最常见类型。可能伴有遗传性出血性毛细血管扩张症。镜下见瘤体为扩张的血管窦组成，窦被覆血管内皮细胞，周围可见纤维组织间隔。毛细血管瘤：位于肺周边的血管瘤可凸出肺表面，呈凸凹不平状，无包膜，质稍硬，易于剥离。镜下见大量小血管构成的网状结构，其被覆内皮细胞，腔内为大量红细胞，周边可见少量纤维组织及炎性细胞浸润。因无明显临床症状，此瘤多在尸检时发现。

【诊断分析】

多无症状，有症状者，咯血表现较其他良性肿瘤突出。

透视可见随呼吸改变大小的肺阴影，胸片及CT显示无明显分叶的球形阴影，直径在2～12cm，以4～6cm最多见，密度均匀、边缘清晰、光滑、无空洞，偶见弯月状或环状钙化(静脉石)。如呈节段性膨胀的血管瘤，影像可表现为哑铃状或串珠状阴影。有时可见连接肺门与肿物的条索影，此为血管瘤的交通血管。血管造影可确诊。

支气管镜可诊断，必须注意：支气管镜下活检可致大出血，抢救不及时会窒息而死。

【治疗要领】

放疗有效，因该病很少累及气管切开水平以下的气管，故气管切开可用于治疗气道梗阻者，单发的肺海绵状血管瘤可手术切除。

2.血管内皮瘤　为良性肿瘤，但有恶性表现。指有更多的实性瘤体成分，而瘤体的其他部分为血管瘤畸形。Wollstein在1931年报道首例肺血管内皮瘤，为一例婴儿患者，称其为恶性血管瘤。曾被称做“血管肉瘤”。此病常见于皮肤、乳腺及肝脏，在肺内少见。

无包膜，边界不清，质软韧，因有实性成分，故不易被压缩。镜下：多边形或梭形瘤细胞，胞浆少、胞核大，瘤细胞排列呈管状、巢状或不规则片状，瘤体内存有腔洞或不规则裂隙，这些间隙中多无血液成分。

以婴幼儿最为多见，可合并先天性心脏病。放射学常表现为单发肺实质内结节影，边缘清晰、密度不匀，也可表现为支气管息肉样病变。可导致血胸或肥大性肺性骨关节病。

尽早彻底切除肿物为最佳治疗，放、化疗效果尚未确定。病人常在短期内死亡。

(彭银花)

第八节　食管良性肿瘤

一、概述

食管良性肿瘤较为少见，仅占食管肿瘤的10%以下。Moersch等统计在主诉有吞咽困难的11000患者中，仅发现食管良性肿瘤15例。Plachta对连续19982例50岁以上的病例进行尸检发现如例患有食管良性肿瘤，约占0.5%。

（一）分型

食管良性肿瘤按其组织来源可分为三型：①壁内型：肿瘤发生于食管肌层，无蒂，最常见的是平滑肌瘤；②腔内型：肿瘤多有蒂，其中以息肉最为多见，其次为乳头状瘤、脂肪瘤、纤维瘤、黏液瘤等；③黏膜下型：血管瘤、淋巴管瘤和粒性成肌细胞瘤。

按组织学分类可分为：

1.上皮细胞型　乳头状瘤，息肉，腺瘤，囊肿。

2.非上皮细胞型

（1）肌性：平滑肌瘤，纤维肌瘤，脂肪肌瘤，纤维瘤。

（2）脉管性：血管瘤，淋巴管瘤。

（3）间叶组织及其他：网状内皮瘤，脂肪瘤，黏液纤维瘤，神经纤维瘤，骨软骨瘤。

3.异位组织　胃黏膜，成黑色素细胞，皮脂腺，粒性成肌细胞，胰腺组织，甲状腺结节。

（二）临床表现

食管良性肿瘤患者绝大多数无明显的临床症状。其症状和体征与肿瘤的解剖部位、大小和肿瘤生长的速度有关。

腔内型肿瘤可以因肿瘤的大小不同而出现不同程度的吞咽困难、呕吐和消瘦。部分患者有咳嗽、胸骨后压迫感，或上消化道出血。部分食管息肉患者，因息肉蒂较长，呕吐时肿物可呕至口中，甚至出现呕出物堵塞气道，造成呼吸道急性梗阻，突发窒息，严重病例导致缺氧性心跳停止。小的壁内型肿瘤多无症状，或出现不同程度的吞咽困难和胸骨后疼痛。巨大食管黏膜下良性肿瘤可致食管腔梗阻，吞咽困难，食管血管瘤患者可发生出血，甚至大出血而危及生命。

（三）检查与诊断

对可疑食管良性肿瘤病例，不论有无症状，均应行X线检查和内镜检查，其X线表现主要特征有：①钡餐检查时，钡柱到达肿瘤上缘，可稍有停滞，随即偏流或分流而下虽有管腔狭窄，但因肿瘤对侧及其附近食管壁柔软仍保持舒缩功能，很少出现完全性梗阻。②钡充盈食管时，显示肿瘤边缘光滑锐利的充盈缺损，多呈圆形、卵圆形或分叶状，与正常管壁界限清楚，两者间常成锐角，即所谓锐角征或环形征。此征应与纵隔肿瘤压迫食管所造成的X线征相鉴别。后者压迹边缘光滑，其上、下缘与正常食管的夹角不成锐角，相应部位纵隔内软组织影的直径大于食管压迹的直径，结合食管内外肿瘤的其他特征，两者鉴别并不困难。③肿瘤区域黏膜完整，纵形皱襞伸展变平而不甚清晰，其附近的黏膜皱襞正常。④在食管轮廓外，常可见与充盈缺损范围一致的软组织块影。此点有助于与食管外肿物鉴别。若诊断仍难以确定、不能排除诸如动脉瘤或血管畸形时，则可加作血管造影或纵隔充气造影、纵隔CT和磁共振（MRI）检查。X线检查仅能获知肿瘤的部位、范围，与周围组织的关系，不能确定其病理类型。

内镜检查：大多数需要做食管镜检查。内镜检查可以发现腔内型肿瘤的外表结构、蒂及其附着部位；也可见食管黏膜下肿瘤的表面黏膜色泽，此外还应观察：①肿瘤表面黏膜是否光滑完整；②肿瘤突向管腔的程度；③管腔明显狭窄时，内镜是否可顺利通过狭窄部位，有无阻塞感；④肿瘤是否可以活动。

对于壁内型病变,尤其是可疑食管平滑肌瘤时,不宜经正常黏膜取活检,因为活检不仅不能获得合适的活检标本,而且还可造成黏膜下组织的感染或炎性反应而影响以后的治疗。特别是食管平滑肌瘤,如在食管镜检查时活检,则会导致手术困难。食管良性肿瘤应与食管癌、肠源性囊肿、食管重复畸形、异常血管环、动脉瘤、纵隔肿瘤相鉴别。

(四)治疗

除对成人的一些小而无症状的壁内型食管良性肿瘤可予以严密观察外,其他较大的肿瘤均应手术切除。若在观察期间肿瘤迅速增大并出现症状,则应尽早手术治疗。因食管良性肿瘤一般不需要施行食管切除术,所以手术死亡率较低,手术效果确切。

手术途径及方法取决于肿瘤的部位和食管受累的范围。

1.腔内型肿瘤

极少数腔内型食管肿瘤可经内镜下摘除。经内镜肿瘤摘除的适应证为肿瘤小而且内镜可以安全地处理瘤蒂的腔内型食管良性肿瘤。如果肿瘤较大,经内镜处理瘤蒂困难,则要根据瘤蒂的起始部位选择颈部切口或剞胸切口手术摘除肿瘤。手术原则是从纵隔中游离食管,在瘤蒂起始部的对侧食管壁上做一纵形切口进入食管腔,此切口应足够大,以便从管腔内游离及牵出肿瘤,并能安全结扎瘤蒂后切除肿瘤。肿瘤切除后,逐层缝合食管。小的腔内型肿瘤一般不需要施行食管切除术。

2.壁内型和黏膜下型肿瘤　经剖胸切口手术摘除。若肿瘤位置较高,估计经颈部切口可摘除肿瘤,应尽可能选用颈部切口摘除肿瘤。在游离出病变食管后,纵形切开肿瘤表面的肌纤维,用锐性加钝性分离的方法解剖出肿瘤并切除之。术中若一旦损伤食管黏膜,则应用细丝线间断缝合食管黏膜,修复黏膜并充气检查黏膜无漏气后,细丝线间断缝合食管肌层。如肿瘤瘤体较大,病变范围较广,切除肿瘤后食管缺损处无法修复,则应选择食管切除,用胃或结肠重建食管。

二、食管平滑肌瘤

食管平滑肌瘤是一种较少见的疾病,据 Seremetis 收集的 180222 例尸检材料中,仅发现食管平滑肌瘤 161 例,占 0.89‰。与食管癌之比为 1∶(127～233),实际发病率可能高于文献统计数字。食管平滑肌瘤为最常见的食管良性肿瘤,占食管良性肿瘤的 50%～80%。占整个消化道平滑肌瘤的 5%～10%。第二届中国食管良性疾病专题研讨会收集文献 35 篇,共报告食管平滑肌瘤 522 例。发病率远远高于食管乳头状瘤、腺瘤、息肉、纤维瘤、血管瘤等良性肿瘤。食管平滑肌瘤发生在食管胸下段者占 50%,胸中段者 40%,胸上段者低于 10%,在颈段者非常罕见。这种现象可能与食管各段的平滑肌含量多少有关。本病男性发病多于女性,约为 4.5∶12,发病年龄 12～80 岁,平均 44 岁;以 30～50 岁之间最多,年龄最小者 2 岁零 4 个月。

（一）病理

肿瘤多为单发，多发性食管平滑肌瘤为2.4％～4％，有多达14个者。已有文献报道，肿瘤大小不一，肿瘤直径多为5～10cm，10cm以上的巨大食管平滑肌瘤少见。直径最小者1mm，最大者35cm，其重量最轻者0.25g，最重者达5000g。99％的肿瘤位于食管壁内，其余或呈息肉样向腔内生长，或向纵隔内生长。

肿瘤表面光滑，包膜完整，形态不一，一般为圆形或椭圆形实质性肿瘤，也可呈螺旋形、马蹄形、哑铃形、姜块形或不规则形，少数病例呈环形，环绕食管腔生长引起管腔阻塞。肿瘤切面呈灰白色或淡黄色，为实质性，质地均匀，有时可见灶性出血、液化、坏死、囊性变和钙化等。镜下所见：主要由分化较好的平滑肌细胞组成，瘤细胞呈囊状互相交错或游涡状、栅栏状排列。细胞间可混有数量不等的纤维组织，毛细血管网和极少量的神经纤维。瘤细胞呈长梭形，胞浆丰富，红染，细胞边界清楚，有纵形肌纤维，胞核呈梭形，两端圆钝，无间变，偶见核分裂象、胞浆水肿、透明呈空泡状。本病恶变为平滑肌肉瘤者极少见，文献报告仅有2例。

（二）临床表现

临床症状与肿瘤大小有关。小于5cm的肿瘤一般无症状。临床表现为吞咽困难者约占47.5％，进展缓慢，呈间歇性，一般不严重；其次为疼痛，约占45％，表现为胸骨后隐痛或上腹部疼痛，多为肿瘤压迫周围组织或神经所致，这些症状一般较轻，而中晚期食管癌为进行性吞咽困难，以及因癌肿侵犯周围组织及神经而引起的疼痛常为持续性疼痛。胸闷、上腹不适者占40％；体重减轻者占24％；其他症状诸如发热、暖气、厌食以及某些非特异性的消化道紊乱症状。由于肿瘤部位的黏膜完整，故食管黏膜溃疡和继发性出血者少见。由于平滑肌瘤生长缓慢，上述症状可持续长达数年之久。如肿瘤巨大，压迫患者气管，则可出现呼吸道症状。

（三）检查与诊断

1.X线检查　肿瘤较大者，X线胸部平片可见食管区域的软组织阴影，巨大者可误诊为纵隔肿瘤。食管钡餐造影呈一光滑的半月形充盈缺损影。黏膜和轮廓完整，边界清楚锐利，肿瘤与正常食管壁上、下交界呈锐角。在透视下可见肿瘤活动，肿瘤上缘的正常蠕动波中断，瘤蒂附着处的正常蠕动波亦有中断现象，约半数肿瘤突入食管腔内，肿瘤表面的黏膜皱襞消失，而其对侧黏膜仍然清晰可见，此即所谓“涂抹征”。钡剂亦可沿充盈缺损处向下分流，即分流现象。一般无近端食管扩张和钡剂通过缓慢现象。肿瘤较大者，特别是当其接近贲门部时，可压迫食管，使之变扁，管腔亦随之变形。70％～80％的病例可经食管钡餐检查证实诊断。

2.食管镜检　食管平滑肌瘤黏膜完整，故食管镜检查的诊断价值有限，但可明确肿瘤的所在部位、大小、形态及数目。食管镜检查时，可见肿瘤不同程度地突向食管腔内，呈圆形、卵圆形或腊肠形，但无食管管腔狭窄。肿瘤表面黏膜光滑、皱襞消失、色泽正常，黏膜内血管曲张、肿瘤活动而不固定。内镜前端压迫肿物时可有实质性肿物在黏膜下的滑动感。应注意的是，不宜在正常黏膜取活检，避免造成食管出血、穿孔或炎症反应，引起肿瘤与黏膜粘连，手术时易损伤黏膜，影响手术，增加手术难度及术后并发症的发生率。

3.食管超声内镜检查　可显示肿瘤的轮廓，有无粘连及邻近大血管的关系。有助于选择治疗方法。

4.CT 和 MRI 检查　少数病例尤其是肿瘤位于食管中段者，应与主动脉肿瘤、血管压迫或畸形相鉴别。CT 和 MRI 检查有助于明确肿瘤大小、性质、范围、与邻近脏器的关系，有助于鉴别诊断。

（四）治疗

虽然食管平滑肌瘤属良性肿瘤，除瘤体极小、无症状、患者年老体弱、心脏功能不全者之外，均应考虑手术治疗。手术可以解除肿瘤对周围器官或重要结构的压迫。平滑肌瘤具有潜在的恶性倾向，或含有微小的平滑肌肉瘤病灶。因此，对无症状、肿瘤生长缓慢的病例，亦应手术摘除肿瘤。根据肿瘤的位置、大小、形状与胃的关系以及食管黏膜有无粘连等决定手术术式。肿瘤位于颈段者，可经胸锁乳突肌前缘切口；位于胸上中段者，宜行右后外侧切口；位于胸中下段者，若肿瘤位于食管左侧，分别选择经左胸后外侧切口，反之，选择右胸后外侧切口；靠近贲门者也可采用左侧上腹直肌切口，经腹摘除食管肿瘤。

对食管平滑肌瘤，食管部分切除的适应证为：①肿瘤环绕食管半周以上；②肿瘤直径 8cm 以上；③瘤体与黏膜粘连致密、分离困难；④合并其他食管疾病如食管癌；⑤肿瘤位于胃食管交界者。据 Seremetis 统计，10％的食管平滑肌瘤须行食管部分切除术。食管部分切除术并发症明显多于黏膜外肿瘤摘除术。死亡率为 2％～10.5％。

对肿瘤体积直径 5cm 以下、肿瘤与黏膜无粘连的病例，也可选择电视胸腔镜辅助、黏膜外肿瘤摘除术，其优点为损伤较小，患者术后恢复较快。

黏膜外食管肌层切开肿瘤摘除术为标准术式，对患者损伤小，并发症少，效果好，手术死亡率为 1.8％。进胸后，在肿瘤部位游离食管，纵形切开食管肌层，暴露肿瘤，沿黏膜外锐性或钝性分离，摘除肿瘤。摘除肿瘤后，阻断肿瘤下端食管，经胃管充气，检查证实食管黏膜完整无损后缝合肌层，并用邻近胸膜覆盖。如肿瘤较大，肌层缺损较多者，可用心包片、胸膜片、肌瓣、大网膜或人工材料等包绕、加固食管防止形成继发性憩室。

（五）术后并发症及预后

食管平滑肌瘤黏膜外肿瘤摘除或食管部分切除、食管胃吻合术后可能发生以下并发症。

1.食管漏或胃食管吻合口漏　食管平滑肌瘤黏膜外摘除术者，如术中损伤食管黏膜而修补不完善或黏膜破损未被发现，容易发生术后食管漏。而食管部分切除，食管胃吻合者，如术中未注意无菌操作，食管胃内容物污染手术野，或食管切除范围较大，胃游离不够充分导致食管胃吻合口有较大张力，或食管游离过多，吻合口血运不良，或食管胃吻合的技术因素等均可造成食管胃吻合口漏。食管漏或食管胃吻合口漏常造成严重后果。患者术后如出现高热，呼吸急促，心率加快，胸腔积液或液气胸，多提示有食管漏或食管胃吻合口漏。食管碘油造影或口服美蓝试验，有助于诊断，若诊断明确，则应及时处理。漏口小者，经胸腔闭式引流，抗感染、禁食、输液等治疗，漏口有可能逐渐愈合。漏口较大者，如患者情况允许，则应及时施行漏口修补术。

2.脓胸　食管部分切除，食管胃吻合时，如食管胃内容物污染术野，而又未认真反复冲洗手术野，容易造成术后脓胸。因此，应注意术中无菌操作并应用抗生素，预防发生术后脓胸。

3.瘢痕狭窄或假性憩室　体积较大的平滑肌瘤摘除术后，因食管壁缺损较多，修复后周围组织瘢痕挛缩，后可发生食管瘢痕性狭窄或假性憩室。术中应避免不必要的意外损伤，仔细修补食管壁。若患者瘢痕狭窄较重出现吞咽困难时，则往往需要进行食管扩张或再次手术切除狭窄部位，重建食管。

食管平滑肌瘤术后预后好。术后复发者罕见。文献仅报道 2 例术后复发者，可能为多源性，并非真性复发。大组病例报道，食管平滑肌瘤摘除术的死亡率为 0.9%～2%，食管部分切除术为 2.6%～10%。

三、食管息肉

（一）概述

食管息肉在食管良性肿瘤中较为常见，仅次于食管平滑肌瘤。据 Storey 统计，占食管良性肿瘤的 1/3。息肉起源于食管黏膜或黏膜下层，可发生在食管的任何部位，但多发于颈段食管，约占 80%，尤其是环咽肌附近最为多见。此病多见于老年男性，仅 8%为青年女性。大多为单发，个别为多发。食管息肉命名仍不统一，名称较多，如纤维血管瘤、纤维脂肪瘤、黏液纤维瘤或有蒂脂肪瘤等。Bernatz 等建议，将食管息肉命名为“纤维脂肪瘤”。

（二）病理

食管息肉属腔内型病变，初期为很小的黏膜瘤。肿瘤在生长过程中，随着食管的不断向下蠕动，由其推动力使肿瘤逐渐向下延伸而形成一蒂状长圆柱形肿物，瘤蒂长短不一，长者可进入口腔。

显微镜下观，息肉含有不同来源的结缔组织成分，表面被覆一层正常的食管黏膜，有时可继发溃疡。纤维成分可为疏松组织、黏液样组织或致密的胶原组织，亦可含有数量不等的脂肪组织。

（三）临床表现

食管息肉生长缓慢，临床常无任何症状。当息肉增长到引起食管腔阻塞时，才出现不同程度的梗阻症状。常见症状有吞咽困难、呕吐、反流以及体重减轻或消瘦等，少数患者有胸骨后疼痛。若肿瘤巨大，可压迫气管，引起咳嗽，呼吸困难，哮喘甚至窒息，但反复上呼吸道感染很少见。有的息肉表面形成溃疡，可引起呕血或黑便，有的患者表现为程度不一的上腹部疼痛，个别患者有较剧烈的胸痛，类似心绞痛症状。

食管息肉的典型临床症状：患者可因阵咳或呕吐而将肿瘤呕至口腔内，或肿瘤定期出现于口腔内，患者自觉咽部有异物感或咽部有肿物感，随着吞咽动作，患者可将肿瘤重新吞咽至食管腔内。有些患者在感觉到咽部有肿物时，可用手指将其推回。因息肉可以活动，因此上述症状往往为一过性，而在就诊体格检查时多无阳性发现。因此，临床医师在详细询问患者的病史时，若有上述食管息肉的典型临床症状，则应考虑到食管息肉可能，并予以相应的检查。

（四）检查与诊断

诊断食管息肉主要依靠X线检查和内镜检查：

1.X线食管钡剂造影检查　病变部位食管呈梭形扩大，管壁光滑，黏膜皱襞变平或消失。钡剂在肿瘤表面有分流或偏一侧通过。有的因息肉堵塞管腔及食管腔内有食物残渣滞留，可被误诊为贲门痉挛或狭窄，甚至将腔内肿物误诊为食管异物。食管局部管壁扩张，收缩功能良好。肿物呈一长条状、香肠状或棒状充盈缺损影，可有分叶，表面光滑，随吞咽动作而上下移动。如肿瘤表面有溃疡时应考虑有恶变可能。有时因肿物较大，在胸片上可见纵隔阴影增宽征。食管CT检查可显示息肉的轮廓与食管壁的关系，而且可根据观察瘤体的组织密度，初步判断肿瘤的性质。

2.内镜检查　食管镜检查对诊断食管息肉有重要价值。食管镜检查可明确肿瘤的大小、形态、部位、表面情况和硬度等。食管镜可见息肉表面光滑，呈粉红色，用食管镜的前端触及瘤体时，可感觉瘤体较软；基底部或宽阔、或有细长的瘤蒂，有蒂者息肉可以上下活动。如为血管性息肉。其色泽较深，可被压缩。瘤体表面有糜烂或溃疡者应予以活检，进一步明确其病理性质。

食管息肉应与食管平滑肌瘤、神经纤维瘤及贲门失弛症相鉴别。

（五）治疗

食管息肉一经诊断，尽早手术切除，因为息肉可发生溃疡出血、堵塞食管腔或恶变。个别患者可因肿瘤突然堵塞咽喉部，发生急性喉梗阻、窒息或/和缺氧性心跳停止。

根据息肉的大小、部位、基底部的宽度选择治疗方法。直径＜2cm的息肉，且有蒂者可经食管镜用圈套器摘除；或经食管电灼断蒂后摘除：如息肉较大，不宜经食管镜摘除时，位于颈段食管的肿瘤可经颈部切口切开颈段食管摘除息肉；如肿瘤位于食管中下段，基底部较宽，瘤体较大者，则应剖胸手术切除。

食管息肉切除后效果满意，预后良好。如能彻底切除食管息肉的基底部，则很少复发。

四、食管囊肿

（一）概述

食管囊肿为胚胎性遗留物而非新生物。因其征象类似良性肿瘤，故一般将其视为食管的良性肿瘤，发病率低于食管平滑肌瘤和食管息肉，与食管平滑肌瘤的比例为1∶(5～8)。约占食管良性肿瘤的2.2%。

食管囊肿的发病原因不清楚。可能起源于胚胎前肠的异位细胞，认为是肠源性囊肿的变异。食管囊肿的部位决定于基质分离的程度，外形与移位上皮的形成有关，覆盖层决定于组织来源及其分化的程度。

（二）病理

成人食管囊肿常呈椭圆形，可完全位于食管壁内，亦可通过一瘘管与食管相连。表面覆盖有一薄层肌纤维，囊肿与食管肌层或黏膜一般无紧密的粘连。大小多在5～10cm之间。婴幼儿可见有较大的囊肿，可占据一侧胸腔之大部，且多位于气管分叉处。囊内上皮为消化道上皮，52%为纤毛柱状上皮，27%为胃黏膜，10%为鳞状上皮，其余为混合型。囊壁多由两层平滑肌组成，偶而在囊壁内发现有软骨。囊内含有白色透明黏液或棕色黏液，如其上皮为胃黏膜，可发生溃疡、出血和穿孔。有时囊内可并发感染，但在成人少见。

（三）临床症状

食管囊肿较小时，一般无任何症状。如肿瘤较大，可因囊肿压迫邻近组织发生不同的症状。在婴幼儿常因肿瘤较大，压迫邻近组织，可以发生呼吸道症状或食管梗阻症状，出现呼吸困难或吞咽困难。成人当囊肿造成食管腔部分梗阻时，则可出现吞咽困难，反流和胸痛等症状，甚至发生呼吸窘迫。如果囊内出血，患者突然出现剧烈胸痛，此情况多发生于婴幼儿和儿童，在成人则少见。还可因穿透气管或支气管引起咯血。临床上发现食管囊肿并发颈椎或胸椎的半椎体畸形，常为并存内被胃黏膜的食管囊肿。

（四）检查与诊断

患者可以无症状，偶然体检作X线胸片或钡餐检查时发现。X线所见与食管平滑肌瘤相似。在胸片上，表现为纵隔肿块影，致使气管、支气管或食管移位。在钡餐造影检查时，肿瘤上下端与正常食管壁形成的锐角不如食管平滑肌瘤明显，其余征象与食管平滑肌瘤相似。食管镜检查可以确定肿瘤的部位及大小，可发现囊肿突出于食管腔内，表面黏膜正常，质地较平滑肌瘤柔软。食管囊肿经X线检查和食管镜检查即可定位及确诊。禁忌经食管镜活检。

（五）治疗

依据囊肿发生的部位、大小、形态、食管受累的范围以及与食管周围器官或结构的关系等因素决定食管囊肿的治疗。在成人，小而无症状的食管囊肿，可严密观察；对大而有症状的囊肿常需要手术治疗，可将其从食管壁上摘除，但不能切开食管黏膜或过分损伤肌层。婴儿的食管囊肿与周围组织粘连较紧，而且血运丰富，增加了手术切除的难度。可以在囊肿表面作一小切口，单纯切除囊肿内壁。如果囊肿不能从食管壁上游离，则需要作食管部分切除术。食管囊肿手术治疗并发症少，治疗效果好。

五、食管乳头状瘤

（一）概述

食管乳头状瘤少见，由食管黏膜鳞状上皮局部增生形成。发病率占食管良性肿瘤的2.2%～6.8%，好发于50岁左右的人群，发病原因不明，可能与局部慢性机械性、化学性、慢性炎症刺激及病毒感染有关。位于食管下段者，肿瘤的发生可能与长期胃食管反流有重要关系。食管乳头状瘤是一种癌前病变，可演变为食管鳞状上皮细胞癌或腺棘细胞癌。

（二）病理

本病可发生于食管的任何部位。肿瘤呈单发或多发，常无蒂，亦有有蒂者。常呈分枝或分叶状，突入食管腔内，表面覆盖正常食管黏膜。肿瘤多为0.2～1.5cm，平均0.6cm。组织学特征为有鳞状细胞覆盖的指样突起，可分为4型：①原始型：肿块小而突起，无蒂或呈悬垂结构状；②疣型：黏膜上皮呈疣状增生，色苍白而透明；③芽型：类似小菜花状突出于黏膜表面；④弥漫型：黏膜较大面积变粗并有裂隙。镜下见黏膜上皮呈乳突状增生，黏膜下层有轻度圆形细胞浸润。

（三）症状

临床常无明显症状，偶有吞咽不适。

（四）检查与诊断

食管镜检查可发现肿瘤的大小及发生部位，经活检可明确诊断。

（五）治疗

食管乳头状瘤的治疗应依据肿瘤的大小而采取相应的措施，体积小者可经内镜切除或激光烧灼；瘤体较大者，特别是怀疑恶变者应经胸切开食管直视下切除肿瘤。

六、食管血管瘤

食管血管瘤较为少见，常位于食管黏膜下层，大小不同，偶呈息肉样瘤，或为黏膜下层深紫红色块。食管血管瘤由大量新生血管构成。可单发或多发。按组织类型可分为毛细血管瘤，海绵状血管瘤，混合血管瘤，静脉血管瘤，淋巴管瘤，肉芽肿型血管瘤和血管球瘤等。

本病可发生于任何年龄，男性较多，约占80%，好发于食管中上段。

（一）临床症状

大多数患者无症状，少数患者自诉有吞咽不适或吞咽困难，偶有发生上消化道大出血者。

食管镜检查可见肿瘤为黏膜下隆起的包块，呈蓝色或红色，也有的呈分叶状或屈曲如蚯蚓状，少数瘤体较大者可阻塞食管腔。食管镜检查如疑为血管瘤，禁忌施行活检，以免引起大出血。

（二）食管血管瘤的治疗

根据病变范围不同而选择不同的治疗方法。病变弥散者以放射治疗为宜，病变局限者行局部切除，效果满意。

七、食管粒性成肌细胞瘤

粒性成肌细胞瘤常发生于舌、皮肤、皮下组织，也可发生于唇、咽、乳腺、女性外生殖器、腋下等处。发生于食管者少见，属良性病变，现已被分类为颗粒细胞瘤和血管瘤。发生于其他器官内的粒性成肌细胞瘤约3%为恶性。本病女性多见，男女之比2∶1。发病年龄为19～58岁，多为28～48岁。

有人认为肿瘤来源于 Schwann 细胞的可能性较大，但未被普遍承认。肿瘤呈结节状、马蹄状或息肉状，为单发，偶可多发。显微镜检查可见，细胞为多形性，聚集成结节状，脑浆淡染，内有小的嗜中性颗粒，胞核小而规则，有时可见横纹，细胞内不含脂肪，其表面的鳞状上皮可有假性瘤样增生。因瘤体小，患者多无症状，或有吞咽不适、胸骨后疼痛，或程度不同的吞咽困难等症状。本病诊断依靠食管镜检查，食管镜检可明确肿瘤发生部位及肿瘤的大小和形态，经活检而明确诊断。

治疗：可行局部切除，或黏膜外肿瘤摘除，术后效果好。

八、食管神经源肿瘤

食管神经源肿瘤非常罕见，可分为神经纤维瘤和神经鞘瘤。

本病病变多位于食管壁内，有的呈蕈状突向食管腔内。一般无临床症状，当瘤体较大时，可出现与食管平滑肌瘤的临床表现类似的症状。X 线检查及内镜检查可发现肿瘤的发生部位及大小，活检可明确诊断，本病需与食管癌鉴别。

食管神经纤维瘤无包膜，切面呈灰白色，半透明，无漩涡状结构。瘤组织由细长梭形或星形细胞组成，细胞交织排列成紊乱的网状结构，可见少量的神经鞘细胞，亦可见神经轴突。神经鞘瘤包膜完整，边界清楚。食管神经纤维瘤可分为 AntoniA 型和 B 型。A 型细胞密集排列成束，常见栅柱状或漩涡状排列；B 型细胞稀少，间质水肿疏松，颇似黏液瘤，常有小束腔形成。本病恶变率为 2%～3%。

治疗：除对老年、体弱、瘤体小、无症状可随访观察外，均应尽早手术。治疗采用肿瘤摘除术和局部切除术，预后好，复发少见。

（岳光成）

第九节　食管癌

食管癌是发生在食管上皮组织的恶性肿瘤，占所有肿瘤的 2%。全世界每年约有 20 万人死于食管癌，发病年龄多在 40 岁以上，男性多于女性，近年来 40 岁以下发病者有增长趋势。显著的地域性分布差异是食管癌突出的流行病学特征。河南省林州市（原林县）及其毗邻的辉县、安阳等地是我国也是世界上食管癌发病率和死亡率最高的地区。高发与低发区人群的食管癌死亡率和发病率可相差 500 倍，并且预后极差，中晚期患者 5 年生存率仅为 10%左右。早期食管癌 5 年生存率大于 90%，但是目前用于食管癌早期诊断和人群筛查的手段有限，胃镜普查虽然有助于食管癌的早期发现，但是由于耗资、耗时和耐受性问题，难以在高发区无症状人群中广泛推广。经过进行多学科、系统性综合研究，通过人群普查和随访，明确提出食管癌变是一个多阶段进行性发展过程，并确立了食管癌前病变的概念。但食管癌变多阶段演进的分子机制尚不清楚，缺乏敏感、特异的早期诊断和生物防治的指标和方法。随着科技迅猛发展，医疗技术、手段的进步，食管癌的诊断方法也不断地提高。

一、食管癌的诊断技术

(一)影像学检查

1.X线钡餐检查 食管X线钡餐检查显示钡剂在癌肿部位停滞,病变段钡流变细;食管壁僵硬,蠕动减弱,黏膜变粗而紊乱,边缘毛糙;管腔狭窄而不规则,梗阻上段轻度扩张,可有溃疡壁龛影及充盈缺损等改变。常规X线钡餐检查常不易发现浅表性小癌肿。应用甲基纤维素钠和钡剂双重对比造影可清楚显示食管黏膜,提高食管癌的检出率。

2.计算机体层摄影术(CT) CT扫描产生高分辨率的横断面团像,清晰地显示食管与邻近纵隔器官的关系,有助于对食管癌患者进行正确的术前分期。CT检查具有图像清晰,诊断效果好;高灵敏、高分辨力,较常规X线摄影敏感性高100倍,可发现大小在1cm以上的病变,对早期肿瘤的诊断有很大价值;横断面成像,无影像重叠等优点。但是,CT扫描也有一定的局限性,对颈段食管效果较差(因该部位脂肪较少),另外CT设备昂贵、检查费用较高。

3.磁共振成像(MRI) MRI通过磁场和射频波扫描机体特定部位以获得该区域图像,无放射性,为非损伤性检查,但费用较贵。随着MRI技术的日益成熟,MRI检查已开始用于食管癌的诊断,其矢状位、冠状位及横断位组成的三维图像可显示食管癌肿大小、侵犯范围,了解是否存在周围临近组织及淋巴结和远处脏器转移,矢状面可显示癌肿与心脏、气管和大血管的关系。

(二)拉网细胞学检查

该检查是一种方便、安全、便于食管癌普查且在食管癌普查中发挥重要作用的检查方法。对食管癌高危人群进行拉网细胞学检查,发现该方法是高危易感人群筛检食管癌的一种可靠方法,阳性率为90%,检查阳性者须进一步做内镜与活组织检查确诊。但随着内镜技术的应用和发展,目前在医院已很少采用拉网细胞学检查。

(三)内镜检查

内镜是发现食管癌的重要途径,由于有独特的组织取材功能,可对病变进行定性分析。

1.胃镜 检查直观,图像清晰及特异性高,胃镜可以直接观察到癌肿,同时可以方便地对病灶作刷检或夹取组织进行活检,是目前食管癌诊断的主要检查手段。对中晚期食管癌病例确诊率可达100%,对早期食管癌的确诊率50%~60%。

2.色素内镜检查 色素内镜检查是将色素撒于或喷于食管黏膜上,通过内镜观察进行诊断的方法。可用于食管黏膜染色的试剂有Lugol's液、亚甲蓝(美蓝)、醋酸和甲苯胺蓝等,而最常用的是Lugol's液染色。在日本已用于食管癌的早期诊断。其方法快速、损伤小、简单易行,已成为食管癌高发区普查的常用方法。用Lugol's液对食管手术切除标本进行染色,发现在黏膜不染色区中,90%以上为异型细胞(包括不典型增生细胞和癌细胞)。通过亚甲蓝染色指导活检和常规内镜活检进行比较,结果发现亚甲蓝染色指导活检具有活检组织块数少和活检阳性率高的优点。有学者在此基础上开展的双重染色法,能够对恶性肿瘤进行部位、性质、范围、深度的诊断。邓登豪等采用内镜下甲苯胺蓝-Lugol's 液双重染色法对 108 例可疑食管癌患者进行检查后，认为内镜下双重染色法将有助于早期食管癌、浅表癌及癌前病变的诊断。

3.荧光内镜(LIFE) 荧光内镜是以氦-镉激光、氪激光为激发光源，有的辅以光敏剂加强肿瘤色带，用高敏摄像机摄取人体组织红和绿色谱，取得谱区的荧光，利用成像颜色的差异判别良、恶性组织。采用激光诱发荧光技术自体荧光内镜下诊断食管癌，其结果准确率极高。给患者口服或注射荧光物后，用一定波长的激光通过内镜进行观察，肿瘤可出现荧光，使病变组织清晰显示，检出结果的敏感度为 97%.特异度为 95%。

4.超声内镜检查(EUS) 超声内镜检查是在通过内镜直接观察腔内异常改变的同时，于距病灶最近的位置对其进行实时超声扫描，以获得食管层次的组织学特征及周围邻近脏器的超声图像，从而提高了内镜和超声的诊断水平。食管超声内镜可准确判断癌肿侵犯食管壁的深度、局部淋巴结转移和周围脏器浸润情况；有助于早期食管癌诊断，是对食管癌最准确的术前 TNM 分期方法。但远处转移不如 CT 和 MRI。近年 EUS 逐渐应用于临床，并被认为是食管癌分期的金标准。优点是可精确测定病变在食管壁内浸润的深度、测量壁外肿大的淋巴结、区别病变在食管壁的部位。EUS 检测灵敏度为 94%、特异度为 50%、阳性预测值为 82%。

(四)分子生物学检查 食管癌的发生是一多基因参与、多阶段演进的发展过程，癌基因激活和抑癌基因失活导致细胞增殖异常是其中的重要环节。通常认为癌基因和抑癌基因是一对矛盾统一体，互相制约，相互平衡，控制着细胞生长和分化。目前，尚无发现任何一种基因的单独改变能足以引起癌症，也没有发现哪一种基因改变与某种特异肿瘤相联系，因此也没有哪种试验能检测出各种肿瘤。每一种癌都有自己的分子特征，需要进行其特异性的实验。对筛查食管癌特异相关蛋白和相关分子改变，目前正在寻找用于食管癌早期诊断的标记物。但到目前为止，尚无任何一种分子生物学技术或指标能取代传统的病理学在食管癌诊断中的地位。

二、早期食管癌诊断要点

对早期食管贲门癌的诊断一定要根据患者症状、细胞学检查、钡餐食管造影和内镜以及病理检查结果综合研究分析再确定诊断。因为目前的几项诊断方法对早期病例均非绝对可靠，特别是发现几项检查结果有矛盾之处时更应慎重考虑。如 X 线诊断为早期癌，而患者又有明显的吞咽梗阻症状或食管镜表现为早期癌，然而病理及细胞学检查结果为慢性炎症等，均需要进行重复检查，甚至有时需要重复多次检查才能确诊。

(一)早期症状

早期食管癌可无症状或症状轻微，如胸骨后不适、间歇性吞咽困难、咽下烧灼感、针刺样或牵拉摩擦样疼痛、异物感、上腹部不适、食物通过缓慢等。但根据文献报道早期食管癌 90%有症状，10%无症状。其中最主要的有 4 种症状：

1.大口进硬食时有轻微的硬咽感；

2.吞咽时食管内疼痛；

3.吞咽时胸骨后闷胀隐痛不适感；

4.吞咽时食管内异物感。

需要指出的是这些症状十分轻微并且断续发作，每次时间短暂，易被忽视。有的持续数年而无明显改变，也有的呈进行性加重，但大部分进展缓慢，详细询问病史对诊断有一定意义。必须强调这些症状并非早期食管癌所特有，慢性食管炎、进食过硬或过热食物引起的食管外伤等，都可能产生这些症状，因此应做好鉴别。

（二）钡餐透视、钡餐造影

根据早期食管及贲门癌为黏膜表层的病理变化，因此早期食管癌在钡餐透视、钡餐造影时可无特异性表现或呈阴性，或仅表现为食管黏膜投影的不正常表现。为了使钡剂易于贴敷在食管黏膜上，钡剂内加阿拉伯胶，调成均匀黏稠的钡胶浆，患者采取立位，小口多次吞钡浆，转动体位多轴透视并拍摄食管黏膜像，有经验的医师可以通过钡餐造影筛选出部分早期食管癌患者，但缺乏定量及定性的指标。近来，采用气钡双对比 X 线钡餐造影能更为清晰地显示食管的黏膜相，有利于发现某些早期食管癌。据文献报道，可发现直径 2mm 的黏膜病变，能显示肿瘤对食管壁浸润的程度。

早期食管癌食管钡餐造影征象有：

1.*黏膜皱襞的改变*　以增粗、迂曲最常见，其中常有 1 条或 2 条以上黏膜中断、破坏。边缘毛糙或排列紊乱，还可出现黏膜集合样改变，表现为数条黏膜相聚一点，或呈交叉相聚。

2.*局限性表浅充盈缺损*　表现为边缘毛糙的局限性浅在充盈缺损，或边缘较光整的小凹陷。

3.*形成小溃疡*　表现在增粗的黏膜面出现小龛影，单发或多发，附近黏膜皱襞增粗并有中断现象，食管管腔出现局部轻度痉挛。

4.*局部隆起性充盈缺损*　表现为食管壁乳头状、结节状或息肉样充盈缺损，边缘毛糙不规则，局部黏膜紊乱，少数可见米粒样小龛影。

5.*食管管腔局限性僵硬*　表现为食管局限性舒张度降低，呈僵硬现象。

6.*食管功能性改变*　表现钡剂在病变部位流速减慢，呈现滞留或痉挛。

后两种改变常与以上表现同时存在。

这些早期癌的 X 线表现常因投照技术的关系发生人为的假象或被遗漏而无所发现。因而 X 线诊断早期癌不能作为独立的方法，必须结合患者的症状、细胞学和食管镜检查。

（三）食管 CT 及 MRI

CT 及 MRI 检查对于早期食管癌的诊断帮助不大。腔内核磁内镜检查对食管癌的准确率仍不及超声内镜，对早期食管癌的诊断价值更低。

（四）食管细胞学检查

食管黏膜上皮基底细胞癌变成为原位癌，在生长过程中癌细胞逐渐取代表层上皮细胞，病灶表面即暴露在食管腔内，因此容易从食管腔内得到脱落的癌细胞。用拉网细胞学检查采取脱落细胞标本直接涂片，是诊断早期食管癌的可靠方法之一。其诊断准确率可达 85%。据报道第一次拉网细胞学阳性率为 91.7%，拉网 2～3 次者，其阳性率可达到 100%。早期食管癌发现率为14.6%，拉网法因其操作简便、阳性率高、费用低而曾被广泛应用。由于所获得的组织量极少，加之细胞变形的影响，仍存在一定的误诊率，对可疑病例应进一步行内镜检查以求确诊除外细胞学检查假阳性的可能，并明确病变的部位和范围以指导治疗。但由于内镜的广泛应用，此方法目前已很少应用。

（五）内镜检查

早期食管肿瘤，通过内镜检查及组织活检、刷检等手段可以获得细胞学及酶学的诊断。因此，内镜检查已成为主要的食管癌普查手段之一。但在内镜下仅仅依靠肉眼来判别有无早期肿瘤尤其是原位癌存在一定困难。为了定性诊断，人们将各种技术与内镜相结合，产生了色素内镜、内镜超声等技术。食管镜检查的最突出的优点是通过活检与刷片细胞学检查.一般能明确食管癌的组织学诊断或细胞学类型，在食管镜下对食管癌进行细针穿刺细胞学检查结合多次咬取活检标本，进行组织学检查，诊断的准确率可达到90%～100%。

早期食管癌和贲门癌内镜形态学特征是病变处黏膜局限性充血、糜烂、粗糙感、白斑样改变、微隆起等浅表性病变。常规内镜检查可表现为：

1.糜烂　较常见，黏膜呈局限性斑片或地图状暗红色改变，微凹，边界多清晰，典型者边缘呈鼠咬状，病变区混浊无光泽，粗糙颗粒状，多数无苔，有苔者病变多较深。

2.发红　较常见，黏膜呈充血样发红，平坦，边界清楚或不清楚，失去正常光泽，见不到黏膜下血管或血管纹理紊乱，是食管癌最早阶段的内镜下表现。

3.霜样白斑　较常见，微凸于黏膜，呈局限性白色隆起，高度多在1～2mm，表面粗糙，似霜样，边界多清楚。

4.混浊　血管紊乱，黏膜出现局限性混浊，无光泽，黏膜下血管纹理消失，或紊乱，常常边界不清，是食管癌最早阶段的内镜下表现。

5.颗粒状改变　黏膜呈粗砂纸样改变，常与其他表象共存。

6.斑块　局限性白色或红色隆起斑块，高度2～5mm，白色斑块表面粗糙，面积可大可小。较大者多伴随其他改变，红色斑块面积多在10mm^{2}以内，成平盘状，红色病变较白色病变深。

7.结节　红色隆起呈丘样，高度达5mm以上，病变多深。

8.息肉样隆起　隆起呈息肉样，高度达5mm以上，有蒂或基底较窄，成白色或红色，较少见。

9.黏膜出现白色纵行皱襞样改变　充气不消失，为单条或多条，形态长短不一，顶部可有发红糜烂等改变。

10.出血　癌组织脆性增加，可表现为自发性出血或接触性出血，多为伴随表现，个别病例仅表现出血。

（六）色素内镜检查

近年来，国内外学者均提倡应用色素内镜诊断早期食管癌，以期提高内镜检查的准确性。

1.食管黏膜碘染色性　食管黏膜碘染色的原理基于成熟的食管鳞状上皮含有糖原，当遇到碘时被染为橙色或深棕色；当鳞状上皮发育不良或癌变时，其糖原含量减少或消失，病变区域不被碘染色，当重度炎症水肿及萎缩时也可出现类似情况。有人研究应用甲苯胺蓝进行类似染色取得较好效果，但其原理与碘染色不同，甲苯胺蓝可以被恶性上皮的核酸物质吸收呈显色反应，故病变上皮染色而正常上皮不被染色。用常规内镜和 Lugol's 液染色内镜检查进行对比研究，结果染色前不典型增生或鳞癌的检出敏感性为 62%，特异性为 79%，染色后分别为 96%和 63%，其中 55%中度不典型增生和 25%重度不典型增生病例在染色后发现。

2.亚甲蓝染色法　正常食管鳞状上皮细胞不摄取亚甲蓝而不染色，但可被肠化细胞和柱状细胞摄取或与糜烂、溃疡、癌表面的白苔和坏死物质结合而染成蓝色。通过亚甲蓝染色指导活检和常规内镜活检进行比较，结果发现亚甲蓝染色指导活检具有活检组织块数少和活检阳性率高的优点。

3.双重染色　双重染色法为亚甲蓝-Lugol's 液染色法和甲苯胺蓝-Lugol's 液染色法。亚甲蓝-Lugol's 液染色法：蓝色区为恶性肿瘤，棕褐色区为正常食管黏膜，介于两者之间为癌肿浸润区。甲苯胺蓝-Lugol's 液染色法：全层型上皮内癌、黏膜癌先染成青紫色，基底上皮内癌不染色，从而可以提高食管原位癌和早期癌的检出率及诊断准确率。

（七）超声内镜检查

超声内镜检查(EUS)是近年来发展起来的诊断新技术，通过内镜直接观察腔内异常改变的同时，可于距病灶最近的位置对其进行实时超声扫描，以获得管道层次的组织学特征及周围邻近脏器的超声图像，还可以检测上胃肠道内的病变，诊断黏膜下肿瘤，鉴别良恶性溃疡，而且可以准确判断病变浸润及邻近转移的程度。EUS 用于判断食管癌尤其是早期癌的浸润深度优于 CT，CT 与 EUS 的准确度分别为 89%～92%和 59%～60%，是检查黏膜内病变较准确的方法之一。

（八）荧光内镜技术

内镜下荧光技术使诊断的敏感性和特异性提高，荧光技术对癌前病变、原位癌、黏膜下癌及多发病变的诊断均具有很高的价值，但是该技术尚不完善：荧光诊断受测量环境影响较大；常用的激光波长范围较窄，对组织的穿透能力较差；自体荧光较弱，影响检测的准确性；目前使用的光敏剂仍不能有效地提高荧光的对比强度；而且光敏剂无法达到与肿瘤组织的特异性结合，其毒副反应问题需进一步解决。实现肿瘤组织与光敏剂的特异性结合也许是提高诊断特异性及敏感性的一条途径。

（九）肿瘤标记物检测及基因技术在早期食管癌诊断中的作用

肿瘤标志物的检测可为肿瘤临床诊断尤其是早期诊断提供更准确的依据。各种肿瘤标记物及基因技术在食管癌的诊断中取得了一定的进展，如肿瘤抑制基因 p53 蛋白过度表达、COX、端粒酶活性表达、EGFR、C_2MYCDE 等。有些可能是食管癌的早期事件，且对食管癌变起促进作用，可能成为早期食管癌的诊断指标。

大量研究表明，慢性食管炎、Barret 食管、贲门失弛缓症、食管良性狭窄、掌拓角化症、食管裂孔疝等患者及食管癌高发区有症状或无症状普查患者均属高危易感人群。加强此类人群的筛查有利于提高早期食管癌的检出率。

但是，要实现早期食管癌的诊断，首先必须确定食管癌的高危易感人群，除具有慢性食管炎、Barrett 食管、食管上皮异型增生和贲门失弛缓症等癌前病变患者以外，食管癌家族中近亲属以及我国食管癌高发区居民均被视为高危易感人群，通过拉网细胞学或内镜检查对这些人群进行筛检，对上述检查结果阳性患者尽早行内镜下取活组织病理检查，必要时还须同时进行肿瘤标志物检测，可尽量降低早期食管癌的漏诊率，真正做到食管癌的早期诊断。各种食管肿瘤标记物对食管癌的特异性及敏感性都不能令人十分满意，临床独立应用尚有一定困难，基因诊断及治疗肿瘤研究越来越热，但真正用于临床上食管癌的早期诊断尚需进一步研究。

三、中晚期食管癌的诊断

临床上见到的食管癌多数为中晚期。食管癌好发于中段食管，其次下段食管，上段食管最少。中晚期食管癌依据食管钡餐造影表现及大体标本分为：髓质型、蕈伞型、溃疡型、缩窄型、腔内型五型。

（一）症状表现

食管癌发展到中晚期由于癌肿造成管腔狭窄即产生食管癌的典型症状，它有以下几种表现。

1.吞咽困难　食管癌发展到中期以后，绝大多数患者都有进行性的吞咽困难症状。吞咽困难的程度取决于食管周径受侵范围，而与肿瘤大小关系较少。因食管壁有高度的弹性，如周径的 1/3 是正常的管壁则能吃普通饮食。一般而言，开始大口吃硬食物下咽发噎，小口慢吃或进半流质饮食时即无感觉，以后进半流食也发噎，进普食时必须用汤水送下。肿瘤再继续发展，患者只能吃流食，最后喝水也感困难。吞咽困难的程度与病理类型有一定关系，缩窄型与髓质型症状重，蕈伞型、腔内型与溃疡型往往病变很大而症状较轻。吞咽困难有时因病变部位食物堵塞而迅速加重，也可由于肿瘤溃烂脱落而减轻。它更与局部炎症水肿、精神情绪有关。因此不能单凭症状来判断病变的大小和作为诊断的依据，更不能作为某种药物或治疗方法的效果标准。

2.呕吐　进食呕吐也是食管癌的常见症状，多半发生在梗阻比较严重的患者。由于梗阻的上段食管扩张，食物及口腔黏液潴留；另一方面，由于食管梗阻使食管腺和唾液腺反射性分泌增加。呕吐常在进食后引起，吐出大量黏液和食物，也有少数患者呕血，这是由于癌组织表面溃疡或癌穿破邻近组织引起的。

3.胸背疼痛　有些患者在下咽食物时有胸骨后沉重、钝痛及堵塞感。少数有刺痛及烧灼感，在贲门癌的患者，有时因癌表面的溃疡被胃酸腐蚀而出现与胃溃疡相似的胃痛症状。若有持续性胸背疼痛，多半是原发癌外侵或转移癌压迫肋间神经或纵隔神经所致。

4.体重减轻　在中晚期患者，随着吞咽困难的程度不同，有程度不同的体重减轻。出现显著的脱水、营养不良、消瘦等多半是较晚期症状。

5.呼吸系统症状　癌压迫气管引起咳嗽、呼吸困难。当癌组织穿破气管而发生气管食管瘘时，出现进食呛咳、肺炎、肺脓肿、发热和吐脓臭气味的痰等。

6.神经系统症状　侵犯喉返神经，发生声音嘶哑，当侵犯膈神经而致膈肌麻痹时，则可发生呼吸困难及膈肌反常运动。

7.癌转移的现象 锁骨上淋巴结增大是食管癌远处转移最常见的部位,常伴有声音嘶哑。肝脏转移则出项肝肿大,食欲不振,后期有黄疸。发生腹腔转移时可以触及肿块及叩诊移动性浊音阳性。身体各部位的持续疼痛,应考虑有骨转移的可能。

8.恶病质 表现为极度消瘦和衰竭。多为食管癌贪门癌最晚期的症状。

(二)食管钡餐造影检查

1.阳性表现 中晚期食管癌食管钡餐造影均能见到不同程度的阳性表现:

(1)管腔轮廓不规则,伴腔内充盈缺损及狭窄,边缘多不规则呈虫蚀状,狭窄常不对称。

(2)正常黏膜皱襞消失,代之黏膜纹紊乱、中断以及破坏消失,可见不规则结节状充盈缺损,表面凹凸不平。

(3)病变区管壁僵硬、扩张受限、蠕动减弱或消失。

(4)钡剂通过受阻或排空障碍,甚至完全梗阻。

(5)癌肿向腔外生长明显时,可在纵隔内形成软组织肿块影。

2.各型食管癌食管钡餐造影特点

(1)髓质型:肿瘤多累及食管的全层,向腔内外扩展,食管壁增厚,管腔狭窄,造影显示为明显不规则充盈缺损,不同程度的管腔狭窄,其上、下缘与食管正常境界呈坡状隆起,病变区黏膜消失或破坏,由于肿块黏膜面可伴有溃疡,造影常有大小不等的龛影,有较明显的钡剂通过受阻,偶见软组织阴影,上部食管有较明显的扩张。

(2)蕈伞型:肿瘤成类圆形或椭圆形肿块向腔内突出,可有表浅溃疡。多显示明显的不规则而较长的充盈缺损,其上下缘呈弧形,边缘锐利,与正常食管分界清,经常在充盈缺损区有溃疡龛影和黏膜破坏紊乱,钡剂通过部分受阻,上部食管轻度或中度扩张。

(3)溃疡型:溃疡较深,往往深达肌层或穿透肌层,显示为大小不等、形状不同的龛影,切线上龛影深入食管壁内,甚至突出于管腔轮廓之外,溃疡边缘隆起者,常表现为半月征,正面龛影则表现为圆形或形状不整的局限性钡剂残留。钡剂通过无明显受阻,或管腔轻度狭窄,上下部食管管腔多无扩张。

(4)缩窄型:癌组织沿食管呈环状浸润,管壁明显增厚,形成向心性狭窄,可见病变部位管腔呈典型的环形或漏斗状局限性狭窄,病变局限,多为 2～3cm,边缘整齐。局部黏膜消失,钡剂通过高度受阻,上部食管显著扩张。

(5)腔内型:肿瘤体积巨大,表现为癌肿向食管腔内突出。呈较大的息肉样充盈缺损,局部黏膜紊乱,肿瘤表面可有浅溃疡或糜烂,并有龛影,可见清晰的弧形边缘,如倒杯状,上、下缘锐利清楚,食管边缘不连贯。病灶所在管腔呈梭形扩张,钡剂通过顺利。

(三)电子计算机断层扫描(CT)和核磁共振(MRI)检查

CT 显示正常食管为其内充盈气体、薄壁的圆形管腔,边界清楚,一般管壁厚度不超过 5mm。如管腔变形、管壁变厚、与周围器官界限不清说明食管有病变。

多数学者认为 CT 可以用来对食管癌进行手术前分期诊断,用占位效应和或脂肪间隙消失标准可以判定肿瘤向纵隔结构的直接侵犯。气管、支气管侵犯可以出现占位效应。文献报道其平均敏感率为 93%。主动脉或心包侵犯时有脂肪间隔消失,敏感率分别为 88%和 94%,

其特异性均在90%以上。

CT和MRI对肿瘤侵犯主动脉的诊断的依据是椎旁三角形脂肪间隙的消失。正常情况下，在主动脉、食管和椎体之间形成的三角区内充填着脂肪，如果食管癌患者的这一脂肪间隙完全被软组织所取代，就提示有主动脉侵犯的发生。文献报道应用这个标准进行，CT判断主动脉侵犯敏感度为100%，特异性为82%；MRI的敏感度和特异性分别为100%和86%。

但CT和MRI的第一个缺点是不能对肿大淋巴结(≥1cm)的良恶性进行诊断；第二个缺点是不能从大小正常的淋巴结中诊断出已经发生转移者。

CT诊断纵隔淋巴结肿大不准确，其敏感性只有40%，特异性94%，准确率70%，在对横膈下淋巴结受侵诊断方面敏感性61%，特异性94%，准确率82%。

Moss将食管癌的CT检查分为4期：

Ⅰ期：腔内出现肿块影，而无管壁增厚。

Ⅱ期：食管壁增厚。

Ⅲ期：食管壁增厚，且肿物延续侵及纵隔相邻气管，如气管、支气管、主动脉或心房等。

Ⅳ期：显示有远处转移。

应用CT检查可以确定食管肿瘤的大小、外侵情况，以及不同平面的加强检查可以显示贲门旁、胰腺、腹腔动脉和肠系膜的淋巴结有无增大，更可确定肝胆系统有无癌转移。

MRI检查比CT对癌的外侵情况及有无转移更难确清晰，以便医师制订治疗计划。

(四)超声波检查

对食管癌术前均应作颈、胸、腹三个部位的超声波检查，以确定有无转移淋巴结。颈部重点检查甲状腺下缘以下肩胛舌骨肌区、颈深静脉及食管旁区，双侧胸腔部位检查上纵隔、气管旁、后纵隔、肺门及横膈淋巴结；腹部检查贲门旁、脾门、胃大小弯及肝门区和后腹膜部位。早期食管癌除了原位癌，癌侵及固有膜、黏膜肌层和黏膜下层者可有10%～20%淋巴结转移，中期癌有50%以上淋巴结转移。

(五)内镜检查

食管镜检查是诊断食管癌最确切的方法：内镜下表现为肿块、肿块溃疡浸润、溃疡、缩窄黏膜破坏等进行活组织病理检查可以进行病理诊断。

另外对上段食管癌患者有时还要行支气管镜检查以便对癌是否侵犯支气管及其手术切除率进行诊断和评估。

(六)超声内镜检查

近年来超声内镜检查是胃肠内镜诊断的重大进展，超声内镜不仅能诊断和评价黏膜层病变，也可以诊断和评价管壁病变和管壁外的异常。声波穿过不同密度组织之间时产生界面回声，从而形成超声层次。其第1层是表层，第2层是深层黏膜，第3层是黏膜下层，第4层是肌层，第5层是外膜层。食管癌和贲门癌常呈管壁层状结构低回声中断。

超声内镜检查不但能对原位癌进行定位，也可以探测肿瘤侵犯程度、邻近器官受侵情况及区域淋巴结转移情况。

四、鉴别诊断

(一)食管结核

1.食管结核少见,多有结核病史,多为继发,原发者少见。

2.临床表现多有进食发噎感,胸骨后疼痛,平均年龄小于食管癌。

3.X线表现:增殖型结核多见于食管中段,其次是下段,表现为局限性管壁增厚、侧壁局限性充盈缺损,大小不一,管腔狭窄程度不等,黏膜下展消失;伴有溃疡者可见黏膜不规则,管壁僵硬,但见一定的扩张度。钡流通过缓慢但无梗阻。有时在充盈缺损附近可见软组织块影。溃疡型结核病变处可见充盈龛影,多为长条状,附近黏膜有辐辏现象,好发于食管中段,管腔轻度狭窄,或管壁轻度僵硬或不明显,钡剂通过顺利,黏膜粗乱或不规则。而食管癌主要表现为管腔狭窄,管壁不整、僵硬,黏膜破坏明显,在有龛影时其周围充盈缺损特别明显而不规则。

4.内镜下咬检病理学能明确诊断。

(二)食管裂孔疝并发反流性食管炎

1.病史较长,有长期吞咽困难、反酸、烧心等症状。

2.食管钡餐造影可见下段食管管腔轻度狭窄,呈对称性,边缘较光滑,有一定扩张度,粗乱的胃黏膜经膈裂孔延入胸内。

3. 24h食管pH值监测可明确患者是否存在病理性反流、反流程度及模式。

4.内镜检查可以对RE进行确诊,并评价食管炎的程度。

5.PPI试验,即应用较高剂量在较短的时间治疗,患者症状可以显著缓解。

(三)食管平滑肌瘤

1.吞咽困难症状较轻,进展慢。

2.食管钡餐造影可见突向管腔的光滑圆形或“生姜”样壁在性充盈缺损,表面黏膜展平呈“涂抹征”,但无溃疡,局部管腔扩张。

3.内镜下可见隆起的圆形肿物,但黏膜正常,内镜推之可活动。

(四)食管良性狭窄

1.一般有误服史或慢性反流性食管炎等病史。

2.食管钡餐造影可见食管狭窄,狭窄向正常食管段逐渐过渡。

3.内镜检查病变处狭窄但组织韧而不脆,病理为炎症。但临床上要警惕在长期炎症基础上发生癌变的可能。

(五)食管外压改变

1.食管钡餐造影可见食管狭窄,但狭窄段食管黏膜无破坏。

2.内镜下狭窄段通过顺利,黏膜光滑。

3.胸部CT检查往往能发现肺部、纵隔等病变或仅仅为动脉硬化主动脉迂曲引起。

(六)食管静脉曲张

1.可有肝硬化病史。

2.无吞咽困难或吞咽困难轻。

3.食管钡餐造影可见食管下段黏膜皱折增粗、迂曲或呈串珠样充盈缺损，管壁柔软，管腔扩张度不受限。

4.内镜下可见典型的黏膜下扩张、迂曲的紫色静脉血管。

（张明星）

第十节 食管癌的放、化疗

一、食管癌放射治疗毒性反应和防治

放射治疗在食管癌治疗中占有不可替代的地位，是目前治疗食管癌主要的、安全的、有效的主要手段之一，但在控制肿瘤的同时不可避免地会造成放射损伤。食管癌放疗引起的正常组织损伤取决于放疗总剂量、单次剂量、分割之间的时间间隔和照射体积等因素。由于食管的走行和纵隔的解剖特点，食管癌放疗时不可避免地要照射正常食管、心脏、脊髓、肺、皮肤、大的血管等组织或器官，加之同期化疗的应用，加重了放疗的毒性反应。

食管癌放化疗中常见的不良反应包括：放射性食管炎、放射性食管狭窄、放射性肺炎、放射性皮肤损伤。严重的、较少见的有：放射性心肌损伤甚至心衰、脊髓炎等。放射性食管炎和放射性肺炎是限制剂量提升、影响肿瘤治疗效果的最重要因素。

（一）放射性食管炎和放射性食管损伤

放射性食管炎是食管癌放疗中的最常见毒性反应之一，如何预防和控制放射性食管炎至关重要。

1.放射性食管炎概述　急性放射性食管反应是射线引起的食管黏膜反应，主要导致毛细血管内皮细胞肿胀坏死，管腔闭塞，局部血运障碍，黏膜充血肿胀，局部抵抗力下降，继发细菌感染。临床表现为胸骨后烧灼感、吞咽疼痛，以进食时明显，从而导致患者不愿进食，少数患者即使只做吞咽动作也感觉疼痛。急性放射性食管炎的症状一般在胸部照射 2～3 周后，平均照射剂量为 20～30Gy 时，有吞咽困难的感觉，发展到吞咽疼痛以及持续疼痛的状态。很多患者最后根本就不能进食，需要静脉滴注或通过鼻饲进食，极少数患者需要通过肠道外营养支持。放化疗同时进行的患者，23%的患者急性食管炎高峰期在 30d 内，36%的患者出现在 60d 内，其症状会在停止放疗后持续 1～3 周。后期出现的放射性食管炎会在停止放疗后的 3～8 个月有所发展，主要表现是由食管狭窄引起的吞咽困难。食管狭窄需要行扩张术，可以在一定程度上缓解症状。

2.食管急性损伤和晚期损伤　放射性食管炎根据发生时间分为急性放射性食管炎和后期放射性食管损伤，前者指发生于放疗第 1 天至第 90 天这段期间，后者指 90d 以后发生的食管损伤。

（1）急性放射性食管炎：常规放疗开始后2～3周，食管受照射剂量20～30Gy对，可出现食管黏膜的放射性水肿，往往使食管癌本身的症状进一步加重。放射治疗3～4周后，在食管受照射剂量30～40Gy时，食管黏膜上皮可逐渐发生坏死、脱落，形成点状或线状小溃疡，随着剂量的增加，溃疡加深、加大。临床表现为吞咽疼痛和胸骨后疼痛。若后期合并使用近距离腔内放疗，食管黏膜所受到的照射剂量则会大大的增加，放射性食管炎进一步加重，溃疡进一步加深或癌组织坏死过快，有时可以发生下列严重情况。①食管气管瘘：临床表现为进食呛咳，特别是进流食时更明显，严重者可致吸入性肺炎。②食管纵隔瘘：临床表现为胸背部疼痛加重，心慌、脉快，体温和白细胞升高等。X线钡剂造影检查可见钡剂从食管腔漏到气管或肺组织内。③上消化道出血：溃疡累及食管血管，可引起上消化道出血，临床表现为柏油样便或呕血，严重时可有头昏、口渴、面色苍白等症状。

（2）后期放射性食管损伤：放疗开始第90天后发生的食管损伤属于食管后期放射性损伤，主要表现为进食时容易发生哽噎症状，食管狭窄，吞咽困难，严重时可出现完全性梗阻。当出现食管狭窄时一定要区分是良性狭窄还是肿瘤局部复发，很多时候从影像学难以判断，因此应积极进行病理检查。

3.放射性食管炎高危因素　放射性食管炎的发生与诸多因素有关，主要有以下几点。

（1）外照射的剂量：食管受照射面积为75cm²，常规放疗剂量60Gy时，食管放射性损伤的发生率为1%～5%；而当剂量达到75Gy时，则放射损伤的发生率可高达25%～50%。因此，食管癌的放射治疗剂量一般都控制在60～70Gy。

（2）食管腔内放疗：外照射加高剂量腔内放疗能提高食管癌的局部控制率。腔内放疗时多以放射源中轴1cm（即食管黏膜下约0.5cm）处作为剂量参考点。食管黏膜受照射剂量要比参考点剂量高。腔内放疗分次量和总剂量愈高，食管损伤的程度就愈高。

（3）再程放疗：食管癌复发后再次给予放疗，并发症的发生率及严重程度增加。

（4）超分割放疗：超分割放疗的生物学优点在于减轻正常组织的后期损伤，提高肿瘤控制率，但同时会增加组织的急性反应。

（5）加速超分割放疗：加速超分割放疗的优点在于降低分次剂量以减少后期正常组织损伤，加速超分割可以降低分次剂量以.减少后期正常组织损伤，同时缩短治疗时间可抵消肿瘤细胞的加速再增殖，从而提高肿瘤局部控制率和生存期。但同时食管黏膜的放射反应也随之增加。

（6）放疗化疗同时进行：放疗化疗同时进行会加重食管黏膜的放射性损伤，同期化疗加超分割放疗的严重食管炎的发生率为4%～16%，如果采取加速超分割放疗加化疗，严重食管炎的发生率会更高。

4.食管炎的治疗

（1）一般性治疗：注意休息，加强护理，进食低酸、清淡食物，禁食咖啡、啤酒、辛辣食物、番茄制品等。加强营养支持治疗，保持口腔、食管清洁，每进食后要饮用适量清水起到冲刷食管保持清洁的作用。静脉营养支持，保证热量和氨基酸供给，利于正常食管组织修复。

(2)消炎止痛治疗:应用0.9%氯化钠注射液250ml,加入地塞米松10mg、庆大霉素8万U、2%利多卡因20ml,每次口服10～20ml,缓慢咽下使之覆盖于食管黏膜达到消炎止痛的作用。

还可以应用非甾体抗炎药肌内注射或自肛门塞入以镇痛治疗,严重时可以应用吗啡。

(3)抗生素治疗:合并感染时或存在感染高危因素,可以应用抗生素治疗,以促进损伤修复和愈合。

(4)严重病例的处理:严重的急性放射性食管炎要停止放射治疗,并住院观察,当出现食管穿孔时被认为有高死亡风险,必须立即停止放疗,加强抗感染,有力的全胃肠外营养支持,补充氨基酸、蛋白质,纠正贫血。即使如此仍有很高的死亡率。

5.食管炎的预防　放射性食管炎会给患者造成痛苦,甚至造成治疗中断,甚至危及生命,因此预防尤为重要,预防措施如下。

(1)饮食和护理:在放疗中和放疗后,因为受照射的食管比较脆弱,应避免机械和化学性刺激,避免饮酒、吸烟,避免进食辛辣、过咸、过冷及粗糙食物,进食要慢咽,温度适宜。每次进食不宜过饱,餐后勿立即平卧,以免引起食物反流和食物残渣滞留食管,加重食管黏膜的炎症。每次进食完毕,口服温热(40℃)的0.9%氯化钠注射液200ml冲洗食管,减少食物滞留食管,减轻黏膜充血、水肿。积极预防上呼吸道感染,饭后漱口,必要时用复方氯己定漱口液漱口,用软毛牙刷刷牙,预防口腔溃疡、感染,避免细菌随吞咽动作下侵食管黏膜。

(2)控制食管照射剂量:根据放射生物学推测,食管受照射野面积为$75cm^2$,常规放疗剂量达60Gy时,食管放射损伤的发生率,即$TD_{5/5}$为1%～5%,而当剂量达75Gy时,即$TD_{5/5}$为25%～30%。因此,一般食管癌的放射治疗剂量应控制在70Gy以下,尤其同期化疗时更应降低。

(3)谨慎腔内放疗:尽管高剂量率腔内放疗能提高食管癌的局部控制率,但由于腔内放疗时食管黏膜受照射剂量比较高,食管放射损伤的发生率可高达90%以上。腔内放疗分次量、总量愈高,食管损伤的程度愈高。而且由于腔内放疗的剂量分布特点,并不适合所有食管癌,因此应谨慎选择腔内放疗。

(4)慎重再程放疗:再程放疗并发症的发生率及严重程度明显增加,食管疼痛、吞咽困难较严重,应慎重选择。

(5)适当支持治疗:静脉输液营养支持。有报道静脉输入小牛去血蛋白提取物注射液,起到保护食管黏膜的作用。经济条件好的可以应用细胞保护剂,如Amifostine等。

(6)可以应用一些中医中药改善放射性食管炎的症状。

(二)放射性肺炎

由于大部分的食管穿行于纵隔之中,因此在食管癌外照射时必定要照射正常的肺组织,而肺组织在放射生物学范畴属于并行排列器官,当其一部分受损不会导致整个器官功能丧失,因此发生放射性肺炎的主要危险因素是照射体积,另外还有照射总剂量、是否同时应用化疗;其次包括原有基础肺疾病、基线低的肺功能和低的体力状况评分等;吸烟状态对放射性肺炎的影响不肯定。放射性肺炎的评价标准常用 RTOG/EORTC 和 NCI/NIH 的 CTC AE 3.0。

【临床表现】

放射性肺炎常常发生于放疗后 1～3 个月后，但由于同期化疗的应用，发生时间往往有所提前，甚至在放化疗中即可发生。有相当一部分较轻的放射性肺炎没有自觉症状，仅仅有影像学改变。常见症状为低热，合并感染时可以高热，干咳、胸部胀满，胸膜炎、胸腔积液和胸膜疼痛。典型症状是呼吸困难，严重时普通吸氧不能缓解。而影像学检查会出现肺间质改变，在急性期是渗出、间质水肿，放疗结束后 2～4 个月急性期过后，逐渐发展成为肺纤维化。

【放射性肺炎的预防】

1.肺体积照射剂量的控制　放射性肺炎的资料很多是来源于非小细胞肺癌放化疗的临床试验，目前认为预防和降低放射性肺炎的最有效的方法是控制双肺的照射体积。随着放疗技术的发展精确放疗时代的到来，三维适形放疗和逆向调强放疗成为胸部放疗包括食管癌放疗的主要技术手段。在计划系统中能够精确地计算出肺的照射体积，国内外很多研究表明把双肺接受 20Gy 照射的体积(V20)控制在一定范围内能够显著降低放射性肺炎的发生率。对于单纯性放疗，RTOG 进行的剂量递增试验表明 V20≤35％较安全，而 V20≥36％极易造成严重的放射性肺炎。而同期放化疗时，由于化疗药物加重了肺损伤，一般要把 V20 控制在≤30％比较安全，国内一些研究也有类似的结果。

2.细胞保护剂应用　Amifostine 是一种细胞保护剂，它经细胞膜碱性磷酸酶作用产生含有自由巯基的活性分子，迅速被摄取到细胞内，经氧化形成对称的双硫键并提供 2 个氢原子，能够起到抗氧化作用。有一项Ⅲ期临床试验证实，放疗同时应用 Amifostine 可以明显降低放射性肺炎的发生率。

3.放射性肺炎的治疗

(1)一般性治疗：包括休息，营养支持，有呼吸困难的患者予以吸氧，适当给予祛痰、扩张支气管治疗以保持呼吸道通畅。而对于严重的呼吸衰竭需要辅助通气治疗。

(2)激素的应用：由于放射性肺炎目前被认为是一种免疫性炎症，因此对于较严重的放射性肺炎(Ⅲ级及以上)，需要应用激素治疗。常用泼尼松，50～60mg 晨起顿服，QD，连用 1～2 周，再逐渐减量，总的应用时间尚不统一，一般为 3 个月以上。或者对于病情急、重的患者，可以应用甲泼尼龙，40mg，Ⅳ，QD-BID，1 周，再换用口服泼尼松。长期应用激素治疗同时要注意激素的副作用。

(3)抗生素：尽管理论上放射性肺炎并非感染性炎症，但是由于肿瘤患者为免疫低下人群，合并感染并不少见，加之在临床实践中应用抗生素有效，因此对于严重放射性肺炎，抗生素应用在临床治疗中较常见。但要注意根据药敏结果和临床经验，选择适合的抗生素，并且注意疗程不要过长，以免发生二重感染。

(4)中医中药：国内一些研究认为应用活血化瘀的中药可以有效治疗放射性肺炎，比如：丹参滴丸、养阴清肺口服液等，并在临床上取得了一定的效果，但是缺乏系统研究结果的支持。

二、食管癌放化疗/化疗药物简介

自 RTOG85-01 奠定了同期放化疗在食管癌中不可替代的地位后，化疗不再仅仅作为姑息治疗手段，而是联合放疗作为综合治疗的不可或缺的一部分而发挥着重要作用。食管癌放化疗/化疗应用最成熟、最广泛的药物是 DDP 和 5-FU，还曾应用丝裂霉素（MMC）、博来霉素（BLM）、多柔比星（ADM）等经典化疗药物，近年来新的化疗药物逐渐应用到食管癌化疗和放化疗中来，比如：紫杉醇（PTX）、多西紫杉醇（DOC）、长春瑞滨（NVB）、吉西他滨（GEM）和第三代铂类等，这些药物的引入提高了肿瘤的近期缓解率，降低了或改变了不良反应，或改变了毒性反应的范围，但较之应用广泛的 5-FU 和 DDP 为基础的方案，应用时间相对较短，长期生存资料尚不完善。现就几类较新的化疗药物做一简单介绍。

（一）紫杉类药物

目前认为泰素（紫杉醇）是治疗食管癌最为有效的药物之一，同样已经用于食管癌的联合化疗方案中。紫杉类药物促进微管的聚合和稳定，阻断有丝分裂，抑制肿瘤生长，具有广谱的抗肿瘤效果，同时具有一定的放疗增敏作用。含紫杉类联合方案经过十余年的临床应用，已显示出明确的效果。Polee 等对 51 例晚期食管癌患者使用 PTX 180mg/m^2，静脉滴注 3h，结束后予以 DDP 60mg/m^2 连续 3h 静脉滴注，每 2 周重复。在接受 3～8 周期化疗后，完全缓解（CR）率为 4%，部分缓解（PR）率为 39%，稳定（SD）率为 43%，病情进展（PD）率为 14%，中位缓解期为 8 个月，中位生存期 9 个月，1 年生存率为 43%。主要毒性为骨髓抑制，该方案对晚期食管癌有肯定疗效，且不良反应易于耐受，具有良好的研究前景。

Baruch Brenner 等对 34 名晚期食管癌患者和 4 名复发食管癌患者通过每周 96h 静脉滴注 PTX 并伴随 DDP 和放射疗法，来测定 PTX 的最大耐受量。PTX 每周以 10、20、30、40、60 和 80mg/m^2 的剂量持续 96h 静脉滴注，每周第 1 天加入 DDP 30mg/m^2，持续 6 周，同时，放射予以治疗 50.4Gy。结果显示，PTX 每周 60mg/m^2，96h 静脉滴注是食管癌患者安全的治疗剂量，其副作用主要为骨髓抑制、嗜中性白血球减少症。

Ajani 等首先报道单药紫杉醇（PTX）250mg/m^3 每 3 周 1 次连续 24h 静脉滴注，治疗晚期食管癌 50 例，有效率为 32%，中位缓解期为 17 周。Van der Gaast 等报道 PTX100～160mg/m^2 与 DDP 60mg/m^2 联合的Ⅰ期临床治疗晚期食管癌，双周为 1 周期，共 31 例，有效率为 55%，耐受性好。Ilson 等报道 PTX 175mg/m^2 3h 静脉滴注 d1 联合 DDP 20mg/m^2 d1～d5 及 5-FU 1g/m^2 d1～d5 连续静脉滴注，21d 为 1 周期，治疗 61 例食管癌，有效率为 48%，中位缓解期为 5.7 个月，中位生存期为 10.8 个月，但不良反应重，46%患者需减量化疗。中国医学科学院肿瘤医院治疗 30 例晚期食管癌患者，PTX 175mg/m^2 d1 和 DDP 40mg/m^2 d2、d3，21d 为 1 周期，有效率为 57.1%，其中完全缓解 5 例（17.9%），部分缓解 11 例（39.3%）。可见三药联合的疗效不高于两药联合 PTX+DDP，增加 5-FU 只增加其毒性。

对药物的相互作用研究表明，先用 DDP 会加重紫杉醇的主要毒性反应，可能由于 DDP 对细胞色素 P450 酶的调节作用，导致紫杉醇的血浆清除率下降。体外试验证实，先用紫杉醇后用 DDP，毒性作用较少，对肿瘤细胞的杀伤作用较大。为了降低泰素联合顺铂、5-FU 方案的毒性，一个多中心试验采用泰素24h输注联合DDP方案，总有效率为44%，由于本方案中排除了5-FU，降低了胃肠道反应，但仍有68%的病例出现Ⅲ/Ⅳ级中性粒细胞减少，化疗相关死亡率为10%。欧洲2个试验采用2周给药方案，一个试验使用泰素3h输注联合DDP，每14d重复。20例病例的有效率为40%，完全缓解率为15%。Ⅲ/Ⅳ级中性粒细胞减少率和神经毒性发生率分别为10%和5%。另一个试验泰素剂量从100mg/m^{2}递增至200mg/m^2，最大耐受剂量为180mg/m^2，毒性以Ⅲ/Ⅳ级中性粒细胞减少和外周神经毒性为主，客观有效率为52%。

（二）拓扑异构酶抑制剂

Vp-16为拓扑异构酶Ⅱ抑制剂，在食管腺癌中的作用很小，在鳞癌中有报道单药有效率<15%，故在食管癌的研究中应用很少。Polee MB 2001年报告食管鳞癌Vp-16联合DDP和5-FU/LV，有效率34%。CPT-11是拓扑异构酶Ⅰ抑制剂，是近来活跃在食管癌治疗中的新药，特别是联合DDP显示出了有希望的活性，Ajani JA 2002年报告了29例食管腺癌，CPT-11联合DDP每周方案，有效率为31%，其疗效有待进一步验证。CPT-11单药每周给药方案治疗食管癌和胃食管癌的有效率为15%。一项Ⅱ期试验证明CPT-11+PDD每周方案治疗食管腺癌和鳞癌的总有效率为57%，大部分患者的吞咽困难症状得到改善，有效患者的生活质量同样得到明显提高。除了骨髓抑制以外，其他毒性反应都能耐受。这个有效率被另一个试验所证实。

Iison等报道CPOT-11 65mg/m^{2}联合DDP 30mg/m^{2}治疗晚期食管癌，每周1次化疗，连续使用4周，然后休息2周，有效率为57%。Govindan等报道CPT-11 160mg/m^{2}联合泰索帝60mg/m^2，3周为1周期，治疗初治晚期或复发的食管癌，有效率为30%。不良反应包括71%患者出现4度骨髓抑制，43%患者出现中性粒细胞减少性发热。因此，CPT-11联合泰索帝治疗食管癌有效，但最佳剂量还需继续探索。

最近一项Ⅱ期随机试验将5-FU持续输注联合CPT-11与CPT-11联合PDD进行比较，结果认为前者的中位生存期优于后者。CPT-11联合PDD每周方案同样已经用于局部晚期食管癌的同步化放疗试验中。结果认为毒性能耐受，病理学完全缓解率与含泰素方案的同步化放疗相似。

CPT-11同样显示出对消化道肿瘤、卵巢癌和小细胞肺癌较好的疗效。常见不良反应包括食欲减退、体重减轻、疼痛、中性粒细胞减少和Ⅲ/Ⅳ度贫血。

喜树碱类药物通过抑制拓扑异构酶Ⅰ而产生细胞毒作用，研究发现与DDP联合有相互协同作用，两药合用可提高疗效。我国学者独立研究和开发的喜树碱衍生物10-羟基喜树碱(HCPT)，临床研究显示对食管癌有较好的疗效。

（三）长春瑞滨

长春瑞滨(NVB)的作用机制和紫杉类药物相反，抑制微管聚合而促进其解聚，近年来研究发现NVB对食管癌也具有一定的疗效。Conroy等对71例初治的晚期转移性食管鳞癌患者予以NVB 25mg/m^2 d1、d8，DDP 180mg/m^2 d1，24例(33.8%)患者达PR，无病生存期为3.6个月，总中位生存期为6.8个月，有43%和25%的患者出现中度或明显生存质量提高。该方案显示出比5-FU+DDP方案更好的耐受性和疗效，主要不良反应为中性粒细胞减少，可作为食管鳞癌的一线化疗药物。

长春瑞滨和紫杉类药物联合对多次治疗失败的晚期食管癌也显示出一定的疗效。Airoldi等报道对20例曾经放化疗、单独手术或联合模式治疗后复发的食管鳞癌患者，给予泰索帝(Taxo-tere，TXT)80mg/m^2 d1＋NVB 20mg/m^2 d1，每3周重复，结果显示有效率达60%，中位生存期为10.5个月，81%的患者吞咽困难得到改善，主要不良反应是Ⅲ/Ⅳ度白细胞降低。

（四）吉西他滨

吉西他滨(GEM)是一种脱氧胞苷的类似物，在细胞内经过核苷激酶的作用转化成具有活性的二磷酸(dFdCDP)及三磷酸核苷(dFdCTP)。吉西他滨的细胞毒作用就是由于dFdCDP和dFdCTP抑制DNA合成。Kroep等对36例晚期食管癌患者采用GEM 800mg/m^2 d2、d9、d16，DDP 50mg/m^2 d1、d8，每4周重复，RR为41%，MST为9.8个月，剂量限制性毒性仍为血液系统毒性，如白细胞及血小板减少。Morgan-Meadow等报道了GEM治疗局部晚期和转移性食管癌的Ⅱ期临床结果，GEM 1000mg/m^2 d1、d8、d15，联合LV和5-FU，每28d重复，2周期评价疗效。总有效率为31.4%，中位生存期为9.8个月，1年总生存率为37.1%，患者对治疗耐受良好。

（五）奈达铂

奈达铂(Nedaplatin，NED)是第二代有机铂类抗癌新药，是顺铂的类似物，临床研究显示奈达铂对多种实体瘤有效，可用于头颈部癌、肺癌、食管癌、膀胱癌、睾丸肿瘤、卵巢癌以及子宫颈癌等治疗。Hirao等采用NED(60～80mg/m^2 d1)，多柔比星(30mg/m^2 d1)，5-FU(700mg/m^2 d1－d5)治疗初治的晚期食管鳞癌，每4周重复，Ⅰ期研究认为最大耐受剂量(MTD)为70mg/m^2，推荐剂量(RD)为60mg/m^2，Ⅱ期研究中总有效率为57.1%，该方案有效率高，耐受良好。管忠震等报告了国内的Ⅱ期临床研究显示：NED＋(5-FU)治疗食管癌的有效率为32.1%(9/28)，而DDP＋(5-FU)的有效率为22.7%(5/22)，2组有显著性差异(P＜0.017)。

（六）奥沙利铂

奥沙利铂(Oxaliplatin，L-OHP)为第三代的铂类药物，抗瘤活性强，与DDP无交叉耐药，而且与5 FU有协同作用。对多种肿瘤有效，不良反应较低。Mauer等对34例晚期转移性食管癌予以L-OHP 85mg/m2d1，2h滴脉滴注，CF 500mg/m^2，5-FU(400mg/m^2)静脉推注，然后22h持续静脉滴滴5-FU(600mg/m^2)d1～d2，每2周重复。总有效率为40%，其中CR为3%，PR为37%。中位缓解时间为4.6个月，中位总生存期为7.1个月，1年生存率为31%。主要毒性表现为中性粒细胞减少和周围神经病变。

在食管癌同期放化疗Ⅰ期临床试验中，Maurel等应用奥沙利铂、顺铂、氟尿嘧啶联合同期常规分割放疗，50.4Gy，1.8Gy/f，每日1次，每周5次，进行了剂量递增研究，发现该方案主要剂量限制性毒性是腹泻和乏力，推荐进行Ⅱ期临床试验的剂量是：L-OHP 85mg/m^2，d1，DDP 55mg/m^2，d1，5-FU 3000mg/m^2，持续96h泵入，每28d重复，共2周期。

（七）卡培他滨

卡培他滨(Xeloda，希罗达)是新一代口服氟尿嘧啶类药物，在胃肠道以原药的形式快速吸收。在肝脏和肿瘤组织内被代谢为有抗肿瘤活性的5-FU。lorenzen等对24例(17例鳞癌，7例腺癌)晚期转移性食管癌给予卡培他滨 1000mg/m^2 bid d1～d14,一日 2 次＋TXT(75mg/m^2 d1),每 3 周重复,患者接受中位 4 个周期治疗,中位随访期 16.5 个月,总有效率达 46%,其中包括 1 例 CR,10 例 PR,中位进展时间为 6.1 个月,中位生存期为 15.8 个月。该联合方案不良反应容易控制,有效率高,值得临床进一步观察研究。

(八)替吉奥

替吉奥(S-1)是一种氟尿嘧啶衍生物口服抗癌剂,由替加氟(FT)、吉美嘧啶(CDHP)及奥替拉西(Oxo)组成的复合物。S-1 于 1999 年被批准治疗晚期胃癌,2001 年被批准治疗头颈部癌症,2003 年被批准治疗结直肠癌,2004 年被批准治疗非小细胞肺癌。多年临床应用显示,S-1 是安全有效的广谱抗癌药物。目前晚期胃癌的化疗方案中,80%以上应用 S-1,有效率(CR＋PR)可达 44.6%。Iwase 等采用 S-1[80mg/(m^2 · d) d1～d14]和 DDP[70mg/(m^2 · d)一次,d8 一次 CIV 48h]治疗 1 例晚期食管癌,患者治疗前肿瘤标志物 CEA:27060ng/ml,5 周期治疗后,行内窥镜检查证实原发肿瘤消失,活检未发现癌细胞,CEA:710ng/ml,无明显不良作用。其他类似个案报道均得到同样的结论但需要大样本研究来进一步证实该方案的有效性。

三、食管癌放化疗临床试验研究进展

临床试验在规范肿瘤治疗、探索新的治疗方案、提高恶性肿瘤生存方面具有不可替代的作用,同样对于食管癌来讲临床试验一直是推动其治疗的最有力因素。在循证医学时代,食管癌的放化疗治疗越来越强调高级别证据的研究结果,因此设计良好、统计效力足够强大、多中心的临床试验更加成为指导治疗的首选。

(一)经典临床试验

1.RTOG85-01　本试验确定了放化疗在食管癌中的地位,其长期生存结果表明:联合组应用顺铂/氟尿嘧啶加常规分割 50Gy 的放疗,较之单纯放疗常规分割 60Gy,能够显著提高肿瘤的局部控制率、总生存率,5 年总生存率可达 26%,与手术接近。同期放化疗组的局部失败率高达 44%,其中包括了 27%的病灶残留和 17%的局部复发。

2.RTOG94-05　本试验的目的是想通过增加放疗剂量来提高局部控制率(局部率),但是结果非常令人失望,同期放化疗高剂量组 60Gy 与标准剂量 50Gy 相比,无论是局控率还是远地转移率均未改善,而且在 60Gy 的高剂量组出现了很高的治疗相关死亡率。因此,在此以后 50Gy(或50.4Gy)的常规分割放疗作为欧美的标准放化疗方案。

(二)放化疗联合手术的临床试验

在随后的研究中,肿瘤学家希望通过加入手术来提高食管癌的局部控制率,形成了新辅助放化疗＋手术的综合治疗模式,虽然多项Ⅱ期临床试验结果得出了令人鼓舞的生存结果,但到目前为止发表的 9 个Ⅲ期临床试验得出的结果并不一致,大多数研究未报道对总生存的益处,仅仅 2 组报道了生存优势。Walsh 等研究得出了总生存率的优势,新辅助放化疗＋手术组和单纯手术组 3 年总生存率分别为 32%和 6%($p=0.01$),但单纯手术组只有 6%的 3 年总生存率明显低于同期其他研究,使其结果受到了质疑。而最近在 JCO 发表的 CALGB9781 也有类似结果,新辅助放化疗组与单纯手术组的中位生存期分别为4.28年和1.79年($p=0.02$),同样的5年生存率也有差异,分别为39%和16%。但是因为过低的入组效率(预计475例的计划仅仅完成了56例)而关闭。以上各研究的入组标准相差甚远,病理类型不尽相同,有全部为鳞癌,有鳞癌和腺癌均包括;放疗剂量各异,剂量差别较大20~40Gy;放疗分割方式的不同,从超分割的1.2Gy/f到大分割的3.67Gy/f不等,很难进行直接比较。因此最近有作者对放化疗联合手术的临床试验进行了Meta分析,分析显示综合治疗获得了2年13%的生存优势,而且在鳞癌和腺癌中均是如此。从以上可以看出新辅助放化疗加手术的综合治疗显示出了生存优势,是目前食管癌治疗的一个主流研究方向。

新辅助放化疗虽然没有显著提高生存率,但是加入手术后提高了局控率,因此在放化疗之前给予诱导化疗,理论上也许能够降低远地转移率,在一些回顾性或小样本的Ⅱ期临床试验中所谓三步法模式,即:诱导化疗+新辅助放化疗+手术显示了令人鼓舞的结果,其较之新辅助放化疗+手术有更佳的局控率和总生存率,但仍需Ⅲ期临床试验来证实。

鉴于同期放化疗5年生存率与手术相当,而且新辅助放化疗并未显出益处,人们开始考虑手术还有无必要。有一些研究比较了放化疗能不能代替手术作为根治性手段,即放化疗后加或不加手术的比较。德国食管癌协作组研究了172例食管鳞癌随机分为诱导化疗+新辅助放化疗+手术和诱导化疗+根治性放化疗组,中位随访时间超过了6年,结果加入手术仅仅获得了更高的局控率,而2组总生存率相同。法国FFCD9201入组了444例食管癌,放化疗有效的259例随机分为手术组和继续根治性放化疗组,这其中88.8%是鳞癌,手术仅提供了更高的局控率,而2组的总生存和生存质量均无显著差别。

(三)已经发表的临床试验小结

1.根治性同期放化疗可以达到和手术相当的疗效,可以作为手术的一种替代治疗手段。

2.新辅助放化疗已显示了改善生存的优势,但目前未被高级别证据所证实。

3.诱导化疗+新辅助放化疗+手术的三步法模式显示了令人鼓舞的初步结果,但仍需Ⅲ期试验来证实。

4.同期放化疗之后手术的作用值得探讨,目前的资料主要来源于鳞癌结果,而缺乏腺癌的资料,是一个研究热点。

(四)临床试验动态

目前食管癌放化疗的临床试验研究趋势,主要集中在多学科联合的综合治疗上,即主要进行了新药、新化疗方案同期放化疗联合或不联合手术的研究,特别值得注意的是很多的临床试验均联合了靶向治疗药物,以西妥昔单抗(Cetuximab,C225)和帕尼单抗最多见,说明了靶向治疗药物不仅在肿瘤内科治疗中取得了瞩目的疗效,而且在与放疗联合中的作用越来越受到肿瘤学家的认可。

当前食管癌放化疗的临床试验的热点主要集中在以下几个方面。

【手术的作用】

虽然目前很多研究认为根治性放化疗可以达到与手术同样的治疗效果,但是同期放化疗与单纯手术的直接比较很少,而且这些结果主要是基于食管鳞癌的研究,对于腺癌还没有更多证据,因此仍有许多肿瘤学家倾向于应用新的化疗药物或加入靶向治疗药物提高新辅助放化疗的病理 CR 率，从而改善总的预后。未来的研究趋势是仍想探讨加入手术是否可以提高生存率。

【诱导化疗的作用】

同期放化疗或新辅助同期放化疗的广泛开展，使局控率进一步加强，食管癌的疗效有了一定的提高，但同时人们也发现，随着生存期的延长，患者发生远地转移的比例明显增高，加之食管癌是一种全身疾病的观念越来越为人们接受，即在临床确诊时就有相当一部分已经发生了广泛的转移，于是在同期放化疗前给予系统的化疗而减少远地转移的想法就应运而生了。已有多个Ⅱ期研究结果提示，所谓的三步法治疗方案，即诱导化疗＋同期放化疗＋手术要明显优于同期放化疗＋手术。诱导化疗具有潜在的作用被许多肿瘤学家所接受，在根治性放化疗临床试验中，有一些采取了诱导化疗，组成两步法治疗方案：诱导化疗＋根治性放化疗。而新辅助放化疗临床试验，有的采取了诱导化疗，组成了所谓的三步法治疗方案：诱导化疗＋同期放化疗＋手术。M.D.Anderson 肿瘤中心专门设计了一个随机对照的Ⅱ期试验，旨在评价诱导化疗的作用，采用了 OXL＋DDP，首先诱导化疗 4 周期，每 14d 重复，OXL 40mg/m^2，d1，d15；5-Fu 250mg/m^2，d1～d2，d15～d16，然后进行同期放化疗 OXL 同前，每周 1 次，共 5 次，而 5-Fu 250mg/m^2，每周 5d，共 5 周，和放疗同时进行。而对照组无诱导化疗。放化疗完成后如果允许，行手术治疗。观察的指标：①比较术后病理 CR 率。②1 年、3 年总生存率。

【什么是标准的放疗方案】

1.*放疗剂量*　在各国的临床试验中，美国的放疗剂量最为统一，绝大部分为所谓标准放疗，即 50.4Gy/28f，1.8Gy/f，欧洲或澳大利亚的剂量略低，45Gy/25f 为多见，个别采取了更低的 39.6Gy 的剂量，原因未注明，推测可能有二：①因为新的化疗药物和(或)靶向药物的出现，理论上可以获得更好的疗效，可能不需要太强的放疗。②考虑到患者的耐受性问题。而亚洲的临床试验，中国和日本采用的放疗剂量均较高，为常规分割 60Gy。因此目前放化疗的放疗剂量倾向于给予较低剂量，在同期放化疗中很少试验进行放疗剂量的递增研究。

2.*分割方式*　常常采用常规分割放疗，没有超分割和大分割研究的设计。美国 Stanford 大学单中心的试验，在首先行 OXL＋CAPE 同期常规分割新辅助放化疗后，采用图像引导的大分割立体定向放射外科治疗进行补量治疗，该研究进行了大分割的剂量递增，但此研究不是单纯的放疗剂量递增，而是作为综合治疗的一部分，而后进行手术治疗。

3.*辅助性放化疗放疗是否要减量*　有一个比较有意思的现象，就是在欧美的新辅助放化疗或诱导化疗＋新辅助放化疗临床试验中(亚洲无此类新辅助放化疗研究)，放疗的剂量并没有因为有手术的加入而降低，也就是根治性放化疗和新辅助放化疗采用了同样的放疗剂量，为 50.4Gy 或 45Gy。显然，研究者希望通过较强的放化疗获得更高的病理 CR 率，以期提高总生存率，而且欧美的肿瘤学家显然并不担心 50.4/45Gy 的放疗剂量会影响手术的完成。

【是否有新的标准化疗方案】

首先明确，目前全世界公认的同期放化疗的标准化疗方案是 PF：顺铂＋氟尿嘧啶。如果回答目前有无新的标准化疗方案，就涉及到 3 个问题，即：化疗药物的选择、化疗强度和化疗方案的组成。

1.*化疗药物的选择*　大部分采用新的化疗药物，或新的化疗药物的组合。与经典的 PF 方案顺铂和氟尿嘧啶相比，新的化疗方案可分为三类：紫杉醇类为主、新的化疗药物与 DDP 或 FU 联合，顺铂的换代药物草酸铂和氟尿嘧啶的换代药物卡培他滨与新的化疗药物联合。

（1）目前有 4 个首次用于食管癌同期放化疗的药物，Paclitaxel Poliglumex、PaclitaxelCel、Pemetrexed 和 S-1。

Paclitaxel Poliglumex 是紫杉醇结合一种具有抗肿瘤性质的可降解的、水溶性多聚谷氨酸聚合体，谷氨酸残基增加了紫杉醇的水溶性，这样与单独应用紫杉醇相比，提高了紫杉醇复合体的剂量，从而可能提高疗效。美国的一Ⅱ期临床试验应用多聚谷氨酰紫杉醇，治疗可手术食管或胃食管结合癌，50.4Gy，1.8Gy/f，以评价新化疗药物 Paclitaxel Poliglumex 联合 DDP 的作用。

PaclitaxelGel 是一种新的给药系统，即紫杉醇凝胶，通过食管镜把它直接注射进入肿瘤组织内，它可以缓慢释放紫杉醇，美国一项多中心Ⅱ期临床试验评价了它在食管癌新辅助行同期放化疗的作用。

Pemetrexed，商品名 Alimta，中文名：培美曲塞二钠，是一种抗叶酸代谢的抗肿瘤药物，它可以抑制胸苷酸合成酶、二氢叶酸还原酶、甘氨酸核糖核苷甲酰基转移酶等叶酸依赖性酶，这些酶参与胸腺嘧啶核苷和嘌呤核苷的生物合成，通过干扰细胞复制过程中叶酸依赖性代谢过程而发挥作用，被应用于美国 NCI 资助的Ⅰ期临床试验，Ⅲ或Ⅳ期食管或胃食管结合癌，标准放疗：50.4Gy，1.8Gy/f，同期化疗 Pemetrexed＋DDP，而评价新化疗药物 Pemetrexed 与 DDP 联合在同期放化疗中的安全性和 MTD、DLT。

S-1 是由替加氟、吉美嘧啶、奥替拉西钾组成的复方制剂，口服给药后替加氟在体内缓慢转变为 5-FU 而发挥抗肿瘤作用。吉美嘧啶主要在肝脏分布，对 5-FU 分解代谢酶 DPD 具有选择性拮抗作用，从而使由替加氟转变成 5-FU 的浓度增加，继而使肿瘤内 5-FU 的磷酸化代谢产物 5-FUMP 以高浓度持续存在，增强了抗肿瘤作用。奥替拉西钾口服给药后主要对消化道内分布的乳清酸磷酸核糖基转移酶有选择性拮抗作用，从而选择性地抑制 5-FU 转变为 5-FUMP。上述作用的结果使本品口服后抗肿瘤作用增强，但消化道毒性降低。韩国的一个Ⅱ期试验评价了 S-1 联合 DDP 在新辅助放化疗中的作用。

（2）紫杉类化疗方案（紫杉醇和多西紫杉醇）为半数以上的临床研究所采用。究其原因，已有多个Ⅱ期临床试验的结果证实，紫杉醇单药对于食管的鳞癌和腺癌均有较高的疗效，同时又是放疗增敏剂，在一些应用紫杉醇＋DDP 联合同期放化疗的研究中，临床 CR 率可高达 35%～47%，而且由于避开了 5-FU，减轻了黏膜炎，更有利于方案的实施。

（3）其他新的化疗药物包括拓扑异构酶Ⅰ抑制剂 CPT-11（伊力替康）、具有肿瘤亲和力的 5-FU 衍生物 Capecitabine（卡培他滨）、第三代铂类 Oxaliplatin（奥沙利铂），这些药物与经典的 DDP 或 5-FU 组合，或新药之间组合构成了新一代的化疗方案。

2.*化疗强度*　因大部分为Ⅰ/Ⅱ期临床试验，而且相对于经典 RTOG85-01 的 PF 方案（每 4 周重复），采用的均为新的化疗方案，在同期放疗时多采用每周给药的方式，很难与单纯化疗的剂量相比较，因为分成周给药后可以降低一些副反应，所以只能从总剂量进行比较。

RTOG0436，Ⅲ期试验，有前期的Ⅰ/Ⅱ期临床试验作为基础，方案可行性更加可靠，采用的化疗剂量较强，与单纯化疗接近，6周给予紫杉醇总量为300mg/m^2，而单纯化疗时6～8周内紫杉醇的总量为350mg/m^2，6周DDP总量为150mg/m^2，相当于PF时的2周期化疗剂量(5周内给予)。

中国Shixiu-1剂量只较美国RTOG的剂量略低，为6周给予紫杉醇总量为270mgm^2，6周DDP总量为120mg/m^2，分别相当于美国的90%和80%，因未见到其Ⅰ/Ⅱ期结果，不知这种强度剂量是否可以耐受。

医院旨在探讨加入Cetuximab的作用的一个多中心、随机对照试验，化疗的剂量非常之强，紫杉醇6周剂量为315mg/m^2，DDP为140mg/m^2，基本和RTOG0436相同。

从以上试验设计可以看出，虽然没有阐明具体原因，因为有经典的RTOG85-01结果，其显示了：较强的化疗剂量不仅能够提高局控率，而且能够减少远地转移率。并可应受到NSCLC同期放化疗的启示，因在2007年ASCO的分析显示，肺癌的同期放化疗只有在化疗剂量为全量或接近全量时，同时放化疗才能明显提高疗效。因此多数研究者倾向于给予的同期化疗剂量为全量或接近全量。但是随着化疗剂量的增加，副反应也会明显增加，因此如果想采用较强的化疗剂量，建议首先进行严格的Ⅰ/Ⅱ期临床试验验证。

3.化疗方案的组成：两药或三药　因为在已有的研究结果中，未看到三药方案的优势，同时考虑到三药方案的毒性较大，尤其是放射性食管炎，因此在同期放化疗的临床试验中，只有少数设计了三药联合的方案，均为紫杉醇＋顺铂/卡铂＋氟尿嘧啶，绝大多数采用了两药联合方案。

由以上可以看出，目前缺乏新的标准化疗方案与放疗联合，紫杉类化疗药物为主的两药方案，全量或接近全量的给予，和常规放疗相结合是主流趋势。

（五）靶向药物的地位

在进行中的47个临床试验中，有23个涉及靶向药物，包括了5类、8种药物，有针对EGFR的西妥昔单抗、尼妥珠单抗和帕尼单抗，小分子EGFR酪氨酸激酶抑制剂厄洛替尼，针对VEGR的贝伐单抗，Bcl-2蛋白抑制剂AT-101和多靶点酤氨酸激酶抑制剂舒尼替尼、范德替尼。

而由于食管癌其中EGFR的表达可见于50%～80%，并且有此表达者预后不良，因此涉及靶向药物的临床试验针对EGFR靶点的约占70%，以西妥昔单抗和帕尼单抗为最多见。

但是应该看到，由于靶向药物应用于食管癌放化疗时间较短，大部分均是Ⅰ期/Ⅱ期试验，旨在探讨靶向药物与放化疗联合的给药方式、剂量和安全性等评价，其远期的生存结果目前还不确定。

（六）食管癌临末试验动态的小结

从正在开展的食管癌临床试验来看，食管癌的治疗正在处于一个多学科综合治疗时代，单纯手术研究很少，药物研究主要是靶向药物在食管癌中的应用，不管是与化疗还是放疗的结合上,针对 EGFR 的靶向药物是热点。综合治疗主要集中于同期放化疗加或不加手术的研究。同期放化疗方案包括了新的化疗药物与靶向药物的联合,但多数临床试验是Ⅰ期/Ⅱ期,各种新药正在初步试验中,尚无新的标准放化疗方案。紫杉类为主的化疗方案与 EGFR 单抗 Cetuximab 的联合是目前食管癌临床试验的同期放化疗主流方案。

(白晋阳)

第十一节 贲门癌

学者们对胃食管交界的精确定位颇有争议,因为该部位至少有三种不同的定义:①食管的鳞状细胞和胃的柱状细胞交界处;②管状食管与囊状胃的交汇点;③食管环状肌层与胃斜行悬吊纤维相遇处。每个定义都有优点,也都有缺点。临床上,只要患者的食管下段没有柱状上皮,内镜可确认的鳞状上皮交界(齿状缘或Z线)是最实用的胃食管交界定义。

贲门癌是指原发于或主要占据食管胃黏膜交界线以下 2cm 范围内的癌,主要类型是腺癌。过去由于食管胃交界线和贲门黏膜解剖组织结构的特殊,对贲门癌的归属曾长期存在不同的看法,有的学者将其划入胃癌范畴,有的则列入食管癌内。鉴于贲门癌的部位特点,在发病情况、细胞学、X 线诊断及临床治疗等方面有许多不同于胃癌的特殊性,而与食管癌却有一些相似之处,故将贲门癌于食管癌之后在胸外科范围内单独列章叙述。

贲门癌是最为令人沮丧的内脏肿瘤之一,因为在诊断时通常已属晚期,近 20～30 年来,其治疗后的存活率并无明显变化,因此,研究病因学中的所谓癌前病变和早期诊断很有现实意义。

【病因】

不少学者将贲门癌的病因分析或者汇入食管癌病因,或者汇入胃癌的病因。对于贲门癌的组织发生,长期以来,人们一直注意研究慢性胃溃疡、胃息肉(腺瘤)、慢性萎缩性胃炎与胃癌的关系,溃疡、息肉、萎缩性胃炎曾被认为是胃癌的癌前病变。经近些年来的研究,对贲门癌的组织发生,倾向性观点如下。

1.慢性胃溃疡 确实可以癌变,但机会很少。所谓溃疡癌变的病例多数实为癌与继发性溃疡重叠的结果。贲门部溃疡的发生率远比胃窦、胃体低,李凌及潘帼认为,文献中有清楚病理描述的早期贲门癌病例,尚无一例明确来自贲门慢性溃疡,而且伴有继发性溃疡的比例也远比胃窦、胃体的早期癌少。可见,溃疡在贲门癌的病因学上并不重要。

2.胃息肉 癌变率各家统计数字差别很大。多数认为息肉常显示不同程度的异型性,具有肯定的恶性倾向。同时也有肯定来自腺瘤的早期贲门癌的资料,说明贲门部息肉确与癌的发生有一定关系。但是,胃息肉的发病率很低,贲门息肉更少见,因此,息肉在贲门癌发生上的重要性也不很大。

3.慢性萎缩性胃炎 与胃癌的关系是多年来胃癌研究的中心课题之一。问题已渐趋明朗,但尚无肯定结论。萎缩性胃炎与胃癌有相似的地理流行病学分布规律。长期随访资料表明，萎缩性胃炎者的胃癌发生率比正常人群高。病理分析资料表明多数胃癌患者伴有萎缩性胃炎。萎缩性胃炎特征性改变之一是肠上皮化生，其发生率高达60%以上。一些学者认为，肠化生是胃癌的癌前病变。日本的中村还提出了假设：分化型癌主要发生于肠化生上皮而未分化型癌发生于固有上皮组织，这一观点为不少学者所接受，但也有一些学者持不同看法。近些年来一些学者还指出，肠化生有两型：小肠型和结肠型，只有结肠型才具有肯定的恶性前期的潜在性质，而小肠型仅有反应性的特点。

专家对贲门早期癌、不典型增生和肠化上皮灶的分析后认为：

(1)不能得出分化型癌来自肠化上皮而低分化型癌来自固有上皮的结论。

(2)与癌有明显关系的是不典型增生性病变。

(3)结肠型化生大部具有不典型增生的性质，与小肠性化生不同。

(4)癌的最初发生部位为腺颈部。他们认为，贲门癌起源于贲门腺颈部干细胞，干细胞有多向分化的潜能，在癌变过程中可向不同方向分化，形成具有贲门或肠上皮特点的腺癌。一些早期、中晚期贲门癌或胃癌在光学和电子显微镜以及组织化学研究中都表明，多数癌呈“混合型”，有力地支持了这个观点。不典型增生则是贲门癌的真正的癌前病变，也是溃疡、息肉、萎缩性炎症等各种所谓与贲门癌有一定关系的疾病所可能共有的关键性的病理过程。溃疡、息肉在贲门部的发生率很低，萎缩性炎症与肠上皮化生大都也呈良性过程。这些病变，只有当它们具有明显的不典型增生的性质时，才有癌变的可能。其中，结肠型化生多数具有不典型增生的性质，值得进一步研究。

一些学者指出反流性食管炎及通常为反流性食管炎所引起的食管黏膜柱状上皮化生，即Barrett化生，与食管腺癌以及食管胃交界部的腺癌组织的发生有关。

【分型】

胃肠道癌的大体分型一般沿用Borrman分型或在Borrman分型基础上稍加改变的“改良型”，其基本类型是蕈状、溃疡Ⅰ型、溃疡Ⅱ型及浸润型。1978年我国全国胃癌协作会议建议分为盘状蕈伞、结节蕈伞、局限溃疡、浸润溃疡、局限浸润、弥漫浸润、表面扩散、不定型或混合型8个类型，但文献中仍很少有按此作贲门癌大体分型的报道。

1.*隆起型*　又称菜花型，肿瘤形成边缘较规则的较大肿块，主要向腔内生长，呈菜花、蕈样、结节巨块或息肉状，表面可有浅溃疡。

2.*局限溃疡型*　肿瘤形成边缘高凸的大溃疡，有时如围堤状，切面肿瘤与周围组织境界较清楚。

3.*浸润溃疡型*　肿瘤形成溃疡，边缘隆起常不明显；肿瘤边缘及其切面与周围组织分界不清晰。

4.*浸润型*　肿瘤主要向贲门壁内浸润性生长，使该处均匀增厚，肿瘤边缘不清晰，切面常较硬，以肿瘤为中心黏膜常呈放射状收缩。

上述大体分型与组织学类型有一定关系。隆起与局限溃疡型以高分化腺癌和高分化黏液腺癌居多，尤以隆起型的高分化型癌比例最高。浸润溃疡型的中、低分化腺癌及低分化黏液腺癌所占比例较高。浸润型多为低分化或弥漫型的腺癌和黏液腺癌。

大体分型也与预后有关，隆起型预后较好，局限溃疡型次之，浸润溃疡型较差，浸润型最差。

【病理】

1.组织学类型　常见与大体分型相似，贲门癌的组织学类型多数采用一般胃癌的组织学分类方法，主要有两类：腺癌和有明显黏液分泌的黏液腺癌。但是，这两类腺癌从分化很好的形式到分化很差的弥漫浸润形式之间有一个相当宽阔的范围，其预后的意义也不是分化与未分化两个简单的类型所能完全反映。此外，有相当一部分癌突出表现为弥漫浸润，黏液腺癌也有一个介于分化好的形成黏液湖的黏液腺癌与分化差的分散浸润的印戒细胞癌之间的中间类型。因此，可把贲门癌分为腺癌和黏液腺癌两大类，每类又分为高分化、低分化及弥漫三型。

(1)高分化腺癌：癌组织形成明显的腺管，大部分癌细胞呈柱状，分化较好，腺管形状较规则，有的可形成明显的乳头状结构。

(2)高分化黏液腺癌：癌组织形成明显的黏液湖，癌细胞分化较好，常形成腺样结构，有的飘浮于黏液湖中。湖周常有少量纤维结缔组织围绕。

(3)低分化腺癌：大部分癌细胞呈低柱、立方、扁平或不规则状，常较小，胞浆较少，排列成小管、小泡、小索、"单纯"、"髓样"或筛状。

(4)低分化黏液腺癌：癌组织分化较差，形态介于高分化黏液腺癌与弥漫型黏液腺癌之间，有的突出表现为形状不规则大小不等的黏液泡。

(5)弥漫型腺癌：大部分癌细胞较小。胞浆很少，三五成群或单个弥漫浸润。偶见腺管样结构。一部分细胞内常含有数量不等的黏液，少数形成典型的印戒细胞。

(6)弥漫型黏液腺癌：癌细胞主要呈印戒状，弥漫成片或单个分散浸润，常混有数量不等的形状不规则的未分化癌细胞。

组织学类型与预后明显相关，高分化、低分化及弥漫三种不同分化程度的型间预后明显不同；而同一型的不同类别间，如高分化腺癌与高分化黏液腺癌之间，低分化腺癌与低分化黏液腺癌之间，弥漫型腺癌与弥漫型黏液腺癌之间，则预后基本无差别。

乳头状腺癌在一些组织学分类中被列为一独立类型，预后和高分化腺癌相似。弥漫型腺癌和弥漫型黏液腺癌突出表现为弥漫浸润，往往同时混合有未分化细胞、印戒细胞以及两者之间的过渡形式；有时癌组织内有大量纤维结缔组织增生，预后极差。

2.少见的组织学类型　除了腺癌和黏液腺癌之外，贲门癌尚有一些少见的组织学类型，所占比例在5%以下。

(1)腺鳞癌：癌组织部分呈腺癌分化，同时部分呈鳞癌分化；两种成分密切混杂，有时见于同一癌巢内。此类型少见。

(2)鳞状细胞癌：癌组织有明显向鳞状上皮分化的特征，找不到向腺上皮分化的图像。文献中获得公认的贲门鳞癌只是极少见，必须排除食管癌的侵犯和转移，并找到起源于贲门腺上皮内证据后，才能下贲门癌的结论。

(3)未分化癌：癌组织呈未分化状态，异型性明显，完全看不出向鳞癌或腺癌分化的迹象。纯粹的贲门未分化癌少见。

(4)嗜银细胞癌：起源于胃肠道的 Kulchitsky 细胞，常为低度恶性，癌细胞较小，规则，大小一致，排列成规则的小梁状、岛状、菊花状或腺样结构，嗜银染色常阳性，有时可出现类癌综合征。胃的类癌不多见，发生于贲门的更少。

非类癌性贲门腺癌伴发类癌综合征也偶有报道。

(5)含肿瘤性潘氏细胞的腺癌：含肿瘤性潘氏细胞的腺癌很少见，文献报道的病例大部是肠腺癌。

(6)癌肉瘤：贲门部的癌肉瘤文献中报道极少，肿瘤具有腺癌与横纹肌肉瘤二种成分，两者密切混杂。

(7)贲门癌合并皮肤黑棘皮病：黑棘皮病分三型：良性型、假恶性型及恶性型。恶性皮肤黑棘皮病80％以上伴腹内脏器腺癌，其中大部为胃腺癌。一般认为皮肤病变的出现多数可能与肿瘤转移至肾上腺或腹膜后交感神经有关。有学者还提出一种假设：皮肤病变是由于某些肿瘤释放一种肽类物质所致。

【扩散和转移】

1.直接侵犯　贲门癌直接浸润食管下段，是常见的临床病理现象。有时甚至不易与食管癌侵及贲门部者相鉴别。贲门癌发展至中晚期，常出现较明显的外侵及转移。直接外侵常累及膈肌裂孔区、肝左叶、胃肝韧带、胰尾、脾、脾门以及其他腹膜后结构。

2.淋巴路转移　贲门壁各层尤其是黏膜下层和浆膜下层有丰富的淋巴引流网，并与食管的淋巴网交通。这些淋巴网汇集成许多壁外淋巴管向下引流至腹腔丛或向上进入纵隔，最后均进入胸导管。丸山圭一等通过淋巴造影，认为贲门存在着三条淋巴引流系统：

(1)升干：沿食管壁上行至纵隔。

(2)右干：从小弯沿胃左动脉和贲门食管支至腹腔动脉旁。

(3)左干：从后壁沿大弯和胰的上缘至腹膜后。左干又可分为三条径路：①大弯支：从大弯沿胃短动脉、脾门和脾动脉到腹腔动脉旁；②后胃支：从胃后壁沿食管胃后升支在胰腺上缘加入脾动脉系统淋巴管；③膈支：从左贲门沿左膈下动脉(贲门食管支)直接注入主动脉旁淋巴管。

上述淋巴管沿途有许多淋巴结。转移的常见部位是第一站淋巴结，即贲门旁淋巴结(左贲门旁与右贲门旁)、下段食管旁淋巴结、胃小弯淋巴结；进一步可累及第二站淋巴结，即胃左动脉旁淋巴结、脾动脉旁淋巴结、脾门淋巴结以及网膜淋巴结；后期可发生远处淋巴结，如腹腔动脉旁淋巴结、腹主动脉旁淋巴结、肝门区淋巴结、纵隔淋巴结以及锁骨上淋巴结转移。

3.血行转移　贲门癌常见的血行转移是肝、肺、骨、脑、肾上腺以及皮肤等器官，其转移径路有二：

(1)通过门静脉入肝，再经腔静脉入肺，然后进入大循环。此为通常转移径路。

(2)通过器官间静脉短路不经过肝脏而直接进入肺或大循环。如贲门或食管静脉丛经左下肺韧带与左下肺静脉交通入肺，或与半奇静脉、奇静脉交通经上腔静脉入心脏。这种非通常的转移径路也是有可能的。

4.种植性转移　晚期贲门癌也常发生周围腹膜、网膜以及盆腔的种植，并可能出现腹水或血性腹水。

【临床表现】

1.症状　早期贲门癌无明显症状，甚至比食管癌更缺乏早期症状，因此易被忽略。有时仅感消化不良或食欲不振，一般也不引起注意。有些病人早期表现上腹部或心窝部饱胀不适，在癌表面溃疡被胃酸侵蚀时可出现与胃溃疡类似的微微隐痛、烧灼感。吞咽困难的症状出现较晚，轻度哽噎感可在进食稍多或进不易嚼碎的食物时更为明显。这些症状常常间歇性出现，可能逐渐加重。明显的吞咽困难在晚期时才可能出现，但其程度往往仍较食管癌者为轻，进展也较缓慢。不少很晚期的病人尚无严重吞咽困难。

局部出血是贲门癌较常见的现象，一般是慢性少量出血，不易觉察。当肿瘤侵犯较大的血管而引起破溃时，则可发生明显的、甚至大量的出血，表现为柏油样便和(或)呕血。在贲门癌病例中，显著贫血及其症状远较食管癌为常见。

上腹部和腰背部持续性隐痛是贲门癌较晚期的常见症状，通常提示肿瘤已严重侵犯腹膜后，常常已是不能手术切除。

晚期贲门癌除有贫血外，还可表现为营养缺乏性水肿、全身衰竭及恶液质。若癌肿转移至脑，可出现头痛、呕吐，甚至昏迷；转移至肝，常有肝区疼痛、黄疸和腹水；转移至肺，常有胸痛、咳嗽、咯血等症状。

2.体征　早期贲门癌病人的体格检查可无发现。较晚期的病人常有明显的消瘦、贫血、水肿，甚至恶病质。晚期病例常有上腹部的压痛和肿块扪及，或有腹水征阳性。锁骨上淋巴结，可因癌肿转移而肿大，常位于左侧胸锁乳突肌内、外侧脚之间。此外，对较晚期病例，直肠指检可扪及肿块而明确有盆腔转移。

【辅助检查】

1.实验室检查　早期贲门癌病人化验检查可以无异常发现，但当病变部位有糜烂出血时，大便隐血试验可呈阳性，中晚期病人由于长期营养障碍或病变部位出血，可出现血红蛋白和血球压积下降，血浆蛋白降低以及电解质紊乱。

2.X 线检查

(1)早期贲门癌：早期贲门癌可能表现为：①贲门区黏膜失去正常形态，表现为黏膜皱襞增粗、不整、中断甚至消失。贲门区黏膜皱襞的改变，在贲门癌中出现最早，并最为普遍。②在增粗黏膜皱襞中出现小的龛影或存钡区，如尖刺状或斑点状。③由于肿瘤突出黏膜面，在增粗中断的黏膜皱襞中出现小的充盈缺损。

在早期贲门癌病例中可出现贲门端痉挛性狭窄，这主要是由于局部痉挛引起。假若患者吞咽大口稠钡，贲门端仍可扩张，钡剂通过尚好，而胃底可无明显增厚及软组织肿块影。

喷射征可见于个别早期贲门癌。

(2)中、晚期贲门癌：

①贲门区正常黏膜破坏：可主要为：a.黏膜皱襞模糊、增粗，或皱襞间沟变浅乃至消失。b.黏膜皱襞骤然中断消失，或出现小充盈缺损、龛影等改变。c.黏膜皱襞扭曲、变形、移位。d.贲门区正常黏膜皱襞完全破坏消失，代之以肿瘤引起的不规则充盈缺损，贲门部 X 线标志被破坏消失。

②贲门狭窄：贲门狭窄为中晚期贲门癌的常见征象。钡流通过受阻显示狭窄，钡积聚于狭窄上方的食管腔内，在大量钡剂以较高压力经过狭窄僵硬的贲门口时，可出现喷射征。

③贲门区扩张：少数病例食管下端与贲门因肿瘤组织充填于腔内而使局部扩张。大量钡剂通过时，无明显梗阻，腔内可见息肉样充盈缺损。黏膜皱襞破坏消失。

④贲门区软组织肿块阴影中晚期贲门癌在钡剂造影中可能呈现肿块阴影，表现为结节状、分叶状、长条带状或起伏不平丘陵形，贲门区境界不清的软组织影可表现为胃泡内侧的局限性增厚。双重对比造影时，肿瘤表面涂布钡剂后，与胃泡中空气对比之下，可清楚显示其边缘轮廓。

⑤贲门区龛影：多数贲门癌有溃疡，X线可显示大小和深浅不一，形态不规则，边缘不整齐的龛影。个别病例可因溃疡中有瘤组织隆起，而在龛影中出现充盈缺损。有时龛影不明确，仅表现为一堆杂乱的皱襞影。

⑥贲门区钡路改变：因癌瘤影响，使钡剂通过贲门区时，不按正常走向，可有扭曲、抬高、下压、变直等改变，有时钡剂环绕肿物而呈分流现象。

⑦食管下端受侵；贲门癌常侵及食管下端，可有下述现象：a.食管下端黏膜增粗、中断、破坏、消失。b.管腔不规则狭窄，管壁僵硬，其上方管腔扩张。c.管腔内息肉样或不规则充盈缺损。d.食管下端钡流走行方向改变，钡流速度减慢，有梗阻。

⑧胃底受侵：胃壁受侵时，可见不规则增厚，作充气扩张观察，可有胃泡失去其光整的半圆形轮廓，尤以贲门附近变形显著等改变。胃泡缩小变形，充气时不能扩张，为胃底广泛癌组织浸润的征象。

⑨胃小弯受侵：贲门癌常累及胃小弯，表现为胃小弯上部轮廓不规则、僵硬、不能扩张或出现充盈缺损、龛影、黏膜皱襞破坏消失等改变，与正常胃壁有明显分界。

中、晚期贲门癌在大体病理上主要分为菜花型或隆起型、浸润型及溃疡型（包括局限溃疡型和浸润溃疡型）。在X线上各型均有一些相应的表现，但因贲门部解剖部位的特殊，常常不能显示各型的特征，使分型诊断困难。

（3）各型贲门癌的X线表现：

①菜花型（隆起型）：肿瘤向腔内突出，多呈巨块或息肉样充盈缺损，常向上波及食管下段。病变处黏膜破坏、紊乱或大部消失，管壁僵硬。充盈缺损中常有大小不一深浅不等的龛影。胃泡内贲门小弯侧，经常可见到结节状或分叶状软组织肿物阴影，钡剂通过受梗阻。

②浸润型：食管下端贲门部管腔狭窄，管壁僵硬，黏膜皱襞断裂或部分消失，病变处管壁普遍增厚，钡剂通过受到严重梗阻。

③溃疡型：主要表现为较大较深的龛影，边缘不规则，常有“半月征”。

上述三种类型是贲门癌处于中晚期的X线表现，但有部分病人不能分型。鉴别诊断要区别贲门周围脏器的阴影，尤其是肝左叶或尾状叶、瀑布型胃、贲门部静脉曲张、贲门部少见的良性肿瘤，如息肉、平滑肌瘤及神经纤维瘤等。而贲门癌早期的X线征象主要与贲门失弛缓症及消化性溃疡相区别。

3.纤维胃镜检查　纤维胃镜检查对早期只有黏膜改变的贲门癌的诊断和不典型的中晚期贲门癌为确定诊断均有显著作用。

4.CT 检查

(1)正常贲门部的CT所见:正常胃底及贲门部在CT图像中大多数轮廓光整,无充盈缺损,左侧卧位时胃腔中无软组织肿块。少数病例在食管胃连接部位可见局部胃壁增厚,或软组织肿块突入胃腔。文献报道,这可能与正常食管胃连接部及贲门口解剖横断面有关。此外胃扩张程度的不同也有影响,有的病例在多服造影剂后,变换体位重新CT扫描,则软组织肿块影消失。在CT图像中见到的分开肝尾叶与左叶侧段的裂缝即指示胃食管连接部的部位。

(2)贲门癌CT所见:胃底贲门部边缘不整,有充盈缺损,左侧卧位时胃腔中可见不规则肿块影,其表面可附着造影剂,显示十分清楚。CT扫描可显示癌瘤的大小及向腔外扩展的程度,与周围脏器的关系,如侵及肝脏、脾脏、膈肌等。此外可显示区域性淋巴结的转移,有无腹腔或腹膜后淋巴结肿大以及有无肝转移等,从而有助于估计癌瘤切除可能性,但CT对小于1.5cm的转移病灶不易发现。

5.*超声波检查* 在对消化道疾患的诊断中,X线造影是主要检查方法,尤其对黏膜面病变的诊断极为优越;但对于了解病变的内部结构、向外浸润及与周围脏器的关系则难以诊断,而超声波检查则可在这些方面发挥作用。

在对贲门癌的诊断中,超声波检查的目的不应以发现病变为前提,而是有助于癌肿浸润深度及范围的判断。正常胃壁有五层结构,对照癌部位的超声图像变化可确定癌浸润深度。同时,可了解癌浸润范围,膈肌等是否受贲门癌外侵,有无肝转移征象,以及有无腹水等,利于手术适应证的衡量。

此外,超声波检查显示的胃黏膜皱襞及胃壁层状结构变化,可以供都具有胃黏膜呈肥厚征象的浸润型贲门癌、胃恶性淋巴瘤及肥厚性胃炎等的鉴别诊断,对诸如平滑肌瘤等鉴别诊断时,超声内镜方法检查有助于判别肿瘤源于何层。

【诊断分析】

由于贲门癌在较晚期常常侵及食管下段,而下段食管癌有时也侵及贲门部,因而在一些病例中,X线检查也难以鉴别,同时也由于食管上皮可能发生腺癌而贲门部上皮也可能发生鳞癌,因而对于占据食管贲门交界部的癌,有时很难确定其为食管癌或贲门癌,我国多数学者习惯于将这个部位的腺癌归入贲门癌而将鳞癌归入食管癌,这在绝大多数病例是正确的。

早期表现往往是上腹部或心窝部的不适、微痛、烧灼感或轻度吞咽哽噎感,有时伴有消化不良或食欲减退。明显的吞咽障碍或吞咽困难是晚期的迹象。由于吞咽困难出现很晚,因此,在病程早期阶段就诊的比例较少。消化道出血是贲门癌较常见表现,一般是潜在的少量出血,因此贲门癌病人的大便隐血试验常呈阳性,但有时可出现呕吐及便血。个别较早期病例,有时发生突然大量出血,或出血是它的首发症状。拉网细胞学普查在高发区可以较有效地发现早期食管癌,但发现早期贲门癌的效果较差。这可能是因为球囊较小不易接触到肿瘤之故。近几年来由于细胞学和其他普查方法的改进,早期贲门癌的发现率有所提高。

X线检查是诊断贲门癌的重要方法。应用气、钡的双重造影检查,有时也可发现较小的溃疡,其边缘隆起,这往往是较早期贲门癌的表现。但其组织学诊断则有待于食管镜的活检。对于较晚期病例,有时从胃泡中即可发现软组织阴影。但X线检查对于确定贲门癌的病变范围，特别是胃小弯的受侵范围，以及肿瘤的切除可能性等，不如在食管癌准确。同时，在进行贲门部X线检查时，不应忽略食管及胃其他部位的检查，以免遗漏可能同时存在的多发病变。纤维食管镜或胃镜已成为较早期贲门癌的不可缺少的诊断工具。在可疑贲门部病变但X线检查又不能明确性质的病例，应行食管镜检查及活检以明确病变部位及诊断。在经上述X线及食管镜检查未能发现或未能确定病变性质时，如疑点不能解除，应于短期内复查。因此，早期贲门癌的诊断必须采用综合性检查，即密切结合X线、细胞学及内镜等所见进行分析，才能提高诊断准确率。

【鉴别诊断】

贲门癌有时必须与贲门痉挛、胃底静脉曲张、食管炎及食管下端良性狭窄等相鉴别。

1.贲门失弛缓症　患者多见于青壮年，主要症状为食物下咽不畅，胸骨后间或有阻塞感，有的仅有异物感。病程一般较长，且症状进展缓慢，可有间歇性加重而出现吞咽困难，服用解痉药物后可使症状得到一定程度的缓解。X线造影可见食管高度扩张，蠕动微弱，贲门处钡剂通过缓慢，狭窄部分边缘平滑，成漏斗状或鸟嘴状。拉网细胞学和内镜检查有助于与贲门癌鉴别。贲门失弛缓症也可合并发生贲门癌或任何部位食管癌，此时诊断比较困难。在原有贲门失弛缓症的基础上，如出现边缘不规则充盈缺损及黏膜破坏，应提高警惕。

2.胃底静脉曲张　胃底及贲门附近有颗粒状或息肉状充盈缺损，有时可以较大，卧位时可见胃壁边缘不规则，范围可以较广泛，但管壁柔软，无吞咽困难。贲门癌的病变多局限在内侧；管壁僵直；结合病史以及食管的改变鉴别是比较容易的。

3.贲门部良性肿瘤　贲门部平滑肌瘤为最常见的贲门部良性肿瘤。因其发展慢、病程较长、一般无明显的自觉症状，当平滑肌瘤压迫使贲门部管腔变小时，可引起吞咽不适和进食阻挡感。X线检查可见呈弧球形、边缘整齐、黏膜光整的肿物突入一管腔内。普通内镜检查和超声内镜检查有助于诊断，并可判断肿瘤源于何层。

4.肝左叶阴影　肝左叶之尖部位于胃底贲门区的前方。如左叶肿大，则可能在胃底贲门部显示软组织肿块影。于正位和右前斜位时较明显，于左前斜位往往可以与胃分开而消失。吞钡后无钡剂附着在肿块上，贲门部黏膜皱襞正常等以资鉴别。

贲门区慢性炎症很少见，中国医学科学院肿瘤医院曾有1例，其X线所见局部黏膜皱襞消失，很像早期癌瘤。这类病例须内镜活检帮助鉴别。

5.食管炎　患者主诉进食时吞咽不适，有牵拉、膨胀、压迫等感觉。在进熟食和刺激性食物时，在咽部、胸骨后部、背部或剑突下部可有烧灼样疼痛。这些症状类似早期贲门癌的症状，食管拉网细胞学和内镜检查有助于诊断，但常需随访和定期复查才能作出肯定的诊断。

6.食管裂孔疝　食管裂孔疝常见的症状之一是贲门关闭不全引起的，如上腹部和胸骨后疼痛、打嗝、嗳气、烧心和反胃等，其次是因裂孔疝并发症所致的反流性食管炎和食管狭窄的症状，如吞咽疼痛和困难、出血等。根据典型的症状即所谓“体位性症状加重”和X线上消化道检查多能明确诊断。

7.食管下段良性狭窄　常是慢性食管炎的后遗症。造影呈现不规则的狭窄，有时不易与食管癌或贲门癌分辨。这些病人常有较长期的食管炎病史，或伴有食管裂孔疝。但更可靠的鉴别诊断是食管镜检查及活检。

【治疗要领】

1.*手术疗法* 由于贲门癌组织学为腺癌或黏液腺癌，放射治疗几乎无效，化学治疗效果也甚微，手术治疗是公认的贲门癌的首选治疗方法。

(1)适应证：经X线、细胞学及内镜确诊，超声检查、腹部CT扫描或腹腔镜检查除外淋巴结、肝、肾上腺、网膜、腹膜及盆腔转移，无腹水。一般情况中等以上，无重大心肺或其他脏器合并症。

(2)手术探查应注意的问题：由于贲门的解剖学特点，与肝、脾、横结肠、胰尾、肾、肾上腺、小肠、膈肌、后腹膜等诸多脏器相邻，又具有丰富的淋巴引流，向上入纵隔，向下沿大弯及小弯两条主要途径扩散，还可在胃壁内浸润，甚至累及全胃，因此，一般的消化道造影不可能显示全部上述各个进程，应用发泡剂双重对比造影，可以清楚显示肿块、软组织影、黏膜破坏、溃疡、胃壁增厚的范围等，但X线改变常要比实际情况轻。应用腹部CT，可以了解肿物与周围器官之关系，但是比较食管的CT所见，贲门癌的阳性发现往往不太肯定，譬如是否侵及胰，往往判断不正确，CT怀疑有胰尾浸润而实际并无粘连，CT认为与胰无关联，但开腹肿瘤与胰浸润粘连成团。CT有助于发现肝转移，但对局部淋巴结转移的判断就不太准确。总之，在术前判断贲门癌之发展程度，估计其切除可能性等是一件相当困难的事，是临床到目前尚未解决的难题。为了不使病人失去治疗机会，腹部B超、CT以及食管胃造影等检查的阳性发现，除非确诊已有广泛扩散转移，都应给予探查，争取切除病变并恢复消化道连续性。

(3)手术方法：手术是贲门癌首选的治疗方法。手术方法应根据病变大小、部位、病理分型及全身情况而定。原则上应切除胃近端大部，食管远端部分。残胃与食管吻合多在主动脉弓下。病变波及全胃可切除全胃行食管空肠吻合术。手术径路常用左胸第七肋间切口或上腹正中切口。上腹正中切口对于食管切除长度有一定的限制。在心肺功能储备低下和高龄病人中，可以采用颈腹二切口非开胸食管内翻剥脱部分胃切除，食管胃颈部吻合术。对心肺功能不足病人还有一种手术径路，就是联合胸骨正中切开和上腹正中切口。肿瘤已侵及胃脾韧带或胰尾，则可在次全或全胃切除同时行脾、胰尾切除术。注意妥善缝合胰的切断面，最好再用大网膜覆盖，以防止发生胰瘘。贲门癌手术治疗时胃切除范围一直是有争议的问题。有主张一律行全胃切除，有的作者主张整块切除全胃、脾、胰尾、网膜及区域淋巴结取得改进的生存。也有比较次全及全胃切除术后疗效，发现两者之存活率并无差别，建议仅在肿瘤累及胃体时作全胃切除。还有的作者发现在全胃切除术时预防性脾切除对有脾门淋巴结转移者并无益于长期生存，而对无脾门淋巴结转移病例，未作脾切除的反而存活率高。脾切除组还存在术后感染率高，复发死亡较快等现象。

对于晚期贲门癌，不能根治，进食较困难者或合并大出血者，可作姑息性切除或减状手术如：食管腔内置管术、胃造瘘术。这些减状手术，延长寿命有限，且可能发生并发症，故应严格掌握适应证。

2.*放射治疗* 贲门癌组织学多为腺癌或黏液腺癌，放射治疗几乎无效，即使为鳞癌，由于部位深，放射治疗难以奏效，一般不被采用。

3.药物治疗　对贲门腺癌有效的药物很多，如氟尿嘧啶、丝裂霉素、阿霉素、呋喃氟尿嘧啶、亚硝尿类、喜树碱及噻替派等。其中氟尿嘧啶、丝裂霉素、喜树碱为最常用的药物。

(1)呋喃氟尿嘧啶：为氟尿嘧啶的衍生物，在体内主要经肝脏转变为氟尿嘧啶而起作用。化疗指数为氟尿嘧啶的2倍，而毒性只有氟尿嘧啶的1/5～1/6。其作用机制与氟尿嘧啶相似，作用于细胞增殖各期。此药对胃癌、肠癌、胰腺癌和乳腺癌有一定疗效。口服：每日200mg，3或4次，总量20～40g。毒性反应如食欲不振、恶心、呕吐、腹泻，也可有发热、色素沉着、皮痒、乏力，眩晕及轻度骨髓抑制。

(2)喜树碱：由珙桐科植物喜树中提取的一种生物碱。可抑制DNA聚合酶而影响DNA的合成。亦可直接破坏DNA或与DNA结合而使DNA易受内切酶的攻击。此药为细胞周期特异性药，作用于S期。此药经我国试用对胃癌和肝癌有一定疗效。静脉注射：每日1次，每次10mg，以140～200mg为1疗程。肌肉注射：每日1次，每次5mg，总量100～140mg。毒性反应如尿频、尿痛、血尿，应用时应多饮水。还有胃肠道反应、骨髓抑制、脱发等。

(3)丝裂毒素：为由Strcaespitosus培养液中分离出的抗肿瘤抗生素。因含有两个烷化基团乙撑亚胺和氨甲酰基团，所以它是烷化剂。其抗肿瘤作用是与DNA分子的双螺旋形成交叉连结，破坏DNA的结构和功能，抑制增殖细胞DNA的复制。对增殖各期中的细胞均有杀伤作用。为周期非特异性药。此药对胃癌的疗效较好。

静脉注射后T1/2为10～17min，主要在肝脏代谢，20%以原形由尿中排出。静脉注入：每周2次，每次4～6mg或20mg每3～4周1次。毒性反应如骨髓抑制较重，具有消化道反应、脱发和局部刺激。

对贲门癌手术治疗的病人，我们常规采用术中化疗，即在手术开始时于胃管内注入氟尿嘧啶500mg，同时在静脉内滴注氟尿嘧啶500mg，在手术结束时氟尿嘧啶500mg溶于200ml生理盐水中，浸渍胸腔或腹腔10min，以控制癌肿的扩散。

术后化疗于手术后2～4周开始，对早期贲门癌及侵及浅肌层但无淋巴结转移的患者，术后可用温和化疗，首选呋喃氟尿嘧啶200mg，每日3次，连用2个月，或加用丝裂霉素4mg，每周1次静注。侵及深肌层以下，不论淋巴结转移情况如何，均用联合化疗。对贲门癌有效的联合化疗可选用如下表中的方案。

早期贲门癌术后需化疗1年，完成3个疗程。中晚期贲门癌术后需化疗两年，第1年3个疗程，第2年2个疗程。

四、综合治疗

综合治疗一般是选用一种或数种化疗药物，3～4周后手术切除。有些病人局部病灶可以完全消失。术前放射治疗在食管癌能使癌肿及转移的淋巴结缩小，癌肿周围小血管和淋巴管闭塞，可提高切除率，减少术中癌的播散。但在贲门癌对手术切除率及术后生存率无影响。

【手术并发症的诊断及处理原则】

贲门癌术后常见并发症见食管癌手术并发症的诊断及处理。

（刘红岗）

第十二节 纵膈肿瘤

一、神经源性肿瘤

神经源性肿瘤约占纵隔肿瘤19%～271%，其种类繁多。大多位于后纵隔脊柱旁沟区域。儿童神经源性肿瘤恶变率较高（50%），成人在10%以下。Gale等根据神经细胞的胚胎发生，将其分为三类：神经鞘肿瘤、神经节细胞肿瘤及副神经节细胞肿瘤。

（一）神经鞘肿瘤

神经鞘肿瘤起源于神经嵴的支持细胞，以良性为主，约占90%。一般分为神经鞘瘤和神经纤维瘤。恶性者为恶性神经鞘瘤也称神经肉瘤。

1.病因与发病机制　神经鞘瘤的发生率较神经纤维瘤略高。发病年龄为30～50岁。神经鞘瘤为Schwann细胞组成，包膜完整，瘤体生长缓慢。呈结节状，常有变性，质地软硬不一。极少发生恶变。瘤细胞分Antio A和B两型。

神经纤维瘤多见于20～40岁。瘤为实质性，常呈白色，质细嫩无包膜，由增生的Schwann鞘和轴索所组成的网包围着。其恶变率为10%。

恶性神经鞘瘤又称恶性许旺瘤，也称神经肉瘤。发生于婴儿或老年人。常外侵或远处转移。

2.症状与体征

（1）神经鞘肿瘤一般无症状，常在X线胸透时偶然发现。

（2）部分病人可有胸部隐痛，偶见Homer综合征。

（3）体积大者可占据一侧胸腔，压迫肺与其他脏器引起相应症状，如咳嗽、气急、胸闷等。

（4）哑铃型肿瘤一端在椎管内可压迫脊髓引起脚体麻痹，侵及臂丛神经可致上肢麻痹。

（5）多发性神经纤维瘤可在身体各部呈大小、数日不一的结节状病灶。

3.诊断要点

（1）症状与体征。

（2）胸部X线检查，圆形或椭圆形孤立块影大多位于脊柱旁沟上中部。边缘清晰锐利，密度均匀，极少钙化。肋骨下缘受压可引起骨质退行性或增生性改变，压迫椎骨可使椎间孔扩大。

（3）CT扫描可确定肿瘤是否侵入椎管内，并可显示有无胸膜、肺转移。

（4）MRI，不仅可确定椎管内有无受侵，还可了解受侵的长度。

4.治疗

（1）手术切除最为理想。常规取后外侧切口。体积小、椎管内无肿瘤者可在电视胸腔镜下切除。

（2）椎管内生长的哑铃型肿瘤，应同神经外科医生一起手术。先分离椎管内肿瘤，然后再分离胸腔内部分或分块切除。

(3)瘤体巨大合并上腔静脉综合征者可采用“胸骨正中切口加一侧前胸外侧切口”。在切除肿瘤的同时切除受侵的上腔静脉并行人造血管重建。

(4)恶性神经鞘瘤术后应加用放疗。

(5)术后常见并发症为 Homer 综合征,或椎管内出血造成脊髓压迫。

(6)良性肿瘤预后良好。恶性者多在手术后 1 年内死亡。

(二)神经节细胞肿瘤

神经节细胞肿瘤起源于神经嵴的神经细胞,好发于儿童。包括神经节细胞瘤、神经母细胞瘤。

1.病因与发病机制　神经节细胞瘤为良性肿瘤,多见于儿童。瘤体通常较大,包膜完整。常与交感神经干或肋间神经干相连。若部分在椎管内生长可呈哑铃型。组织学形态是成熟的节细胞在 Schwann 细胞和结缔组织的间质中。其恶变率为 20%～40%。

神经母细胞瘤系未分化的交感神经细胞所组成,高度恶性。其占儿童纵隔神经性肿瘤的50%左右。发病年龄多在 5 岁以下。病理形态是神经母细胞在纤维组织网周围形成玫瑰花状的环。本病根据 1988 年 INSS 国际分期分为以下 4 期。

Ⅰ期:肿瘤局限于原发区域:肉眼完整切除,同侧和对侧区域性淋巴结阴性。

Ⅱa 期:单侧肿瘤肉眼未完整切除,同侧和对侧区域性淋巴结阴性。

Ⅱb 期:单侧肿瘤完整或未完整切除,同侧区域性淋巴结阳性,对侧淋巴结阴性。

Ⅲ期:肿瘤累及双侧;或单侧肿瘤对侧淋巴结阳性。

Ⅳ期:肿瘤扩散到远处淋巴结、骨、骨髓、肝或其他器官。

2.症状与体征

(1)气短、出汗、皮肤潮红等是常见的症状。主要是自主神经节肿瘤细胞产生儿茶酚胺所致。腹泻、腹胀与肿瘤分泌血管活性肠多肽激素有关。

(2)胸痛、Homer 综合征、截瘫等是神经母细胞瘤常见的症状。部分患者可出现舞蹈眼、斜视眼震挛、眼球震颤等。可能是抗体产物或免疫反应所致。肿瘤切除后,患者眼的异常运动随之消失。

3.诊断要点

(1)症状与体征。

(2)胸部 X 线表现因肿瘤分化程度而异。良性者为脊柱旁沟的实质性块影,界限清楚,不少可见到点状钙化。神经母细胞瘤肿块界限不清,也可见到点状钙化,常伴有附近骨质的改变或椎管内浸犯。

(3)尿香草基扁桃酸(VMA)及高香草酸(HVA)升高。此为儿茶酚胺的降解产物。肿瘤切除后可降至正常。复发会再度升高。

(4)肿瘤免疫组化神经元特异性烯醇化酶(NSE)染色均为阳性,单抗免疫显微镜检查,SY38 蛋白阳性。

4.治疗及预后

(1)神经节细胞瘤手术切除,预后良好。

(2)神经母细胞瘤的治疗随肿瘤分期而不同。Ⅰ、Ⅱ期者手术切除,必要时加术后治疗。Ⅲ期者应争取完整切除或大部分肿瘤切除,术后加用放疗和化疗。Ⅳ期者主要用化疗,预后异常恶劣。

神经母细胞瘤1岁以内的婴儿比大的儿童预后好。尤其在初生3个月内自然消失率高。据文献报道,2年生存率1岁以下者约47%,1～2岁13%,2岁以上7%。

(三)副神经节细胞肿瘤

副神经节细胞瘤起源于交感神经者称为真正的副神经节细胞瘤,也称嗜铬细胞瘤。起源于副交感神经者称为非嗜铬副神经节细胞瘤或化学感受器瘤。

1.病因与发病机制　非嗜铬副神经细胞瘤较少见。大多为良性,恶变率为12%左右。肿瘤质软、有广泛的血供。组织学形态为富于血管、腺泡状结构、类上皮细胞成巢。良恶性在组织学上难以区别。

嗜铬细胞瘤也少见,约占纵隔肿瘤的1%。它可产生肾上腺素或去甲肾上腺素。瘤体被血运丰富的胸膜覆盖,肿瘤质软,红褐色,腺样生长。以重铬酸钾染色,镜下胞质内充满棕黄色颗粒。

2.症状与体征

(1)非嗜铬副神经节细胞瘤一般无症状。

(2)嗜铬细胞瘤部分可无症状。但大多出现心悸、气促、出汗、心前区或上腹部疼痛、紧缩感,持续性高血压等表现。这是肿瘤分泌肽类激素所致。

3.诊断要点

(1)症状与体征。

(2)胸部X线表现,块影位于前或中纵隔的上、中部,或内脏纵隔主动脉弓附近。孤立或多发,呈圆形或卵圆形,边缘较清晰。

(3)血儿茶酚胺,24h尿VMA(香草基扁桃酸)升高可高度怀疑嗜铬细胞瘤。

(4)间位碘化苄胍(^{131}I-MIBG)闪烁照相辅以快速CT扫描可帮助探测藏在心房壁内或紧贴主动脉窗的较隐蔽的化学感受器瘤的存在。

4.治疗

(1)首选手术切除,如肿瘤血管十分丰富,手术十分危险时可仅做活检。术后应行放疗。

(2)手术切除纵隔内嗜铬细胞瘤,具有切除其他部位嗜铬细胞瘤相同的危险。术中要控制血压的剧烈波动。心肌内的嗜铬细胞瘤应在体外循环下手术切除。

(3)良性者术后预后良好,恶性者差。

二、胸腺肿瘤

胸腺位于前上纵隔,附于心包及心底部大血管之上。分左、右二叶,在中线融合呈H形。

胸腺参与细胞免疫和神经肌肉传递功能。随年龄的增长而逐渐退化。

成人胸腺肿瘤约占前纵隔肿瘤的47%。按肿瘤组织学可分为3类:胸腺瘤、胸腺癌、胸腺类癌。

(一)胸腺瘤

1.病因与发病机制　胸腺瘤约90%位于心包前方之上纵隔,6%位于后上纵隔。少数可发生在颈部或近膈肌的下纵隔,甚至肺门或肺实质内。胸腺瘤病理学分为四类:上皮细胞型(27%)、淋巴细胞型(22%)、混合细胞型(50%)及梭形细胞型(1%)。其中上皮细胞型和混合细胞型常具外侵性。临床及病理学认为,一旦胸腺瘤浸润到包膜或包膜外,即可视为恶性胸腺瘤。胸腺瘤一般分为以下4期。

Ⅰ期、:包膜完整,镜下无肿瘤细胞浸润。

Ⅱ期:肿瘤浸润包膜或纵隔脂膜。

Ⅲ期:浸润邻近器官(心包、大血管等)。

Ⅳ期:胸膜、心包或远处转移。

2.症状与体征

(1)胸腺瘤可发生于任何年龄,但以50岁左右多见。

(2)约50%病人无任何临床症状。

(3)部分病人有胸部钝痛、气短、咳嗽等症状,近五分之一病人可出现体重减轻、乏力、发热、盗汗和其他不适。

(4)约40%胸腺瘤病人可伴重症肌无力。而10%～15%重症肌无力病人合并有胸腺瘤。重症肌无力是神经肌肉传导障碍所引起的骨骼肌无力。如眼睑下垂、复视、发音不清、咀嚼无力等。严重时可出现呼吸肌无力,以致死亡。

(5)5%胸腺瘤病人可伴有单纯红细胞再生不良。这是由于胸腺瘤患者血液中IgG抗体抑制红细胞生成素和血红蛋白的合成所致。

(6)梭形细胞型胸腺瘤病人中,10%可合并获得性丙种球蛋白缺乏症,多为老年病人。这是由于血液中抑制性T淋巴细胞抑制免疫球蛋白的合成。

(7)极少数胸腺瘤病人可合并某些自身免疫性疾病,如系统性红斑狼疮、Hashimoto甲状腺炎、恶性贫血、溃疡性结肠炎等。

(8)17%胸腺瘤病人可发生其他器官肿瘤。

3.诊断要点

(1)症状与体征。

(2)胸部X线检查,正位片可见圆形或椭圆形块影,边缘锐利或有分叶。侧位片可见密度较淡、模糊不清的阴影。10%胸腺瘤可见到钙化,瘤体边缘条状钙化影往往提示肿瘤为良性。

(3)CT扫描可确定胸腺瘤的范围,并提示有无气管或上腔静脉狭窄、胸腔或心包积液、肺内转移、膈肌侵犯等。对术前判断有明显帮助。

(4)外科活检,一般不进行,必要时可行针刺活检或纵隔镜、电视胸腔镜下活检,以获得病理诊断。

(5)同时伴有重症肌无力,对胸腺瘤的诊断有决定意义。

(6)年轻的纵隔肿瘤病人,可查血清AFP和βHCG,以与恶性生殖细胞肿瘤相鉴别。

4.治疗

(1)首选手术治疗:一般取胸骨正中切口,肿瘤体积较大且突向一侧可加用该侧前胸外侧切口(即呈侧 T 形切口),不仅有利于瘤体的完整切除,且便于被侵犯的邻近器官(肺、胸膜、心包等)的同时切除,以及被浸犯的上腔静脉同时切除后的血管移植。

老年或有开胸禁忌者可选用颈横切口。

(2)放射治疗:胸腺瘤不论完整或姑息切除,术后均应放疗。

(3)化学药物治疗:Ⅲ、Ⅳ期肿瘤术后可加用化疗。对不能手术的胸腺可采用化疗加放疗。40%左右的病人可获缓解。常用药物可采用 FACP 方案(氟尿嘧啶 750mg,CTX 800～1000mg,ADM 50mg,DDP40～60mg)或 CHOP 方案(CTX 800～1000mg,ADM 50mg,VCR 2mg,Pred 100mg)。

(4)胸腺瘤合并重症肌无力,手术要求在切除胸腺瘤的同时彻底清除胸腺组织及脂肪组织。这是手术成功的关键。

术前常规使用维持量抗胆碱酯酶药。术前早晨加用 1 个剂量以使患者安全度过麻醉诱导关。麻醉中禁用箭毒等肌肉松弛剂。术后加用较大剂量皮质类激素(地塞米松 20～30mg Ⅳ 微泵 24h 维持。以后改用泼尼松 20～30mg 顿服每日 1 次)。密切观察病情变化,注意鉴别肌无力危象与胆碱酯酶危象。随时准备再次气管插管、人工呼吸机辅助呼吸。

(二)胸腺癌

胸腺癌是具有恶性细胞结构的上皮肿瘤,临床上较少见。在其病理学分类的 8 个类型中以鳞状细胞癌和淋巴上皮瘤样癌相对多见。

1.病因与发病机制　胸腺癌多发生于 60 岁以上男性。癌的包膜多不完整,易浸润到胸膜、心包和肺。常有纵隔淋巴结或胸腔外转移。肿瘤可单独发生,也可在胸腺瘤基础上发生。

2.症状与体征

(1)可具有恶性肿瘤的一般症状,如体重减轻、胸痛、咳嗽、气促等。

(2)少数病人可出现上腔静脉梗阻的表现。

3.诊断要点

(1)症状与体征。

(2)胸部 X 线检查,前纵隔块影边缘常不规则,少部分可有胸骨骨质破坏的表现。

(3)胸腺淋巴上皮瘤样癌其 EB 病毒抗体滴度较高。

4.治疗

(1)胸腺鳞状细胞癌首选手术切除,术后加用局部放疗。预后一般。

(2)胸腺淋巴上皮瘤样癌因其形态学上与鼻咽部淋巴上皮瘤相似,故首选放射治疗。必要时也可手术加放疗。

(三)胸腺类癌

胸腺类癌属胸腺内分泌细胞肿瘤。

1.病因与发病机制　胸腺类癌多见中年男性。组织学特点与其他部位的类癌相似。镜下可见玫瑰花样结构及肿瘤中心性坏死,电镜下可见大量神经内分泌颗粒。免疫组化检查:NSE(+)、白细胞分化抗原(Leu-7)(+)、缩胆囊素(CCK)(+)、嗜铬粒蛋白(+)、突触素(+)、免疫球蛋白(-)、卵磷脂胆固醇酰基转移酶(LCA)(-)。

2.症状与体征

(1)少部分病人可无任何临床症状。

(2)多数病人可有胸痛、咳嗽、气促、乏力、贫血、低热等症状。

(3)约 1/3 病人出现 Cushing 综合征,15%病人出现内分泌功能紊乱症,

3.诊断要点

(1)症状与体征。

(2)胸部 X 线示,前纵隔实质性分叶状块影,少数可有点状钙化。

(3)CT 扫描可显示较小体积的胸腺肿瘤及侵犯上腔静脉的表现。

(4)高度怀疑此症的病人可行放射性同位素检查,约 1/3 病人已有骨骼转移。

4.治疗

(1)手术切除加局部辅助放疗为最佳治疗方案。但预后不理想。

(2)化疗一般无明显疗效。

三、生殖细胞肿瘤

生殖细胞肿瘤是较常见纵隔肿瘤之一。发病年龄以 20～40 岁居多,多位于前纵隔。一般分良、恶性两类。良性者为畸胎瘤,恶性者包括精原细胞瘤、非精原性恶性生殖细胞瘤如绒毛膜癌、胚胎癌、内胚叶窦瘤等。

(一)畸胎瘤

1.病因与发病机制　畸胎瘤多为良性,恶变率 10%左右。其发生一般认为是胚胎期胸腺始基发育时,部分多潜殖力组织脱落,随心血管发育植入胸内演化而成。既往将其分为表皮囊肿(起源于外胚叶)、皮样囊肿(起源于外、中胚叶)、畸胎瘤(起源于外、中、内胚叶)。近年研究认为,表皮囊肿和皮样囊肿在组织学检查中也多有 3 个胚叶组织。故现统称为畸胎瘤。

2.症状与体征

(1)较小畸胎瘤可无症状。

(2)体积逐渐增大可出现胸闷、胸痛、咳嗽、气促等症状。

(3)继发感染或穿破相邻器官时可出现多种相应临床症状。若穿破支气管和肺,可咳出皮脂和毛发;穿破胸膜腔可造成胸腔积液或感染;穿破心包则引起心包炎、心包积液,甚至心包填塞。

3.诊断要点

(1)症状与体征。

(2)胸部 X 线显示,前纵隔圆形或椭圆形块影,多突向一侧。有的叶呈分叶状。阴影密度不均,典型的可见到钙化、骨化、牙齿等表现。

(3)CT 扫描可准确显示病变范围,并可分辨出瘤内所含脂肪、肌肉等组织类型。

4.治疗

(1)手术切除,疗效甚佳。一般选前胸外侧切口,必要时可横断胸骨。瘤体甚大者可选用胸骨正中联合一侧前胸外侧切口,便于切除肿瘤及受侵的病肺。

(2)肿瘤体积大、显露困难者.可先切开囊腔清除部分内容物,然后解剖分离切除囊壁。

(二)精原细胞瘤

1.病因与发病机制　精原细胞瘤的发生多认为由来自性腺外的生殖细胞沿尿生殖嵴向性腺迁移过程中停在正在发育的胸腺附近而形成。好发于青年男性。

2.症状与体征

(1)80%病人均有不同程度的胸闷、胸痛、气急、低热等症状。

(2)约 50%病人有胸内转移的表现。

(3)部分病人可见上腔静脉综合征、锁骨上淋巴结肿大或骨、肝、腹膜后等远处转移。

3 诊断要点

(1)症状与体征。

(2)胸部 X 线示前纵隔块影,密度均匀一致。

(3)CT 扫描约 40%～50%示有胸内转移。

(4)AFP(甲胎蛋白)无明显升高,β-HCG(β-绒毛膜促性腺激素)可升高。一般不超过 100μg/L。

4.治疗

(1)无明显远处转移者均应积极行手术切除加术后放疗。以胸骨正中切口为理想。

(2)伴有上腔静脉综合征的病人可先行化疗。必要时行手术切除及上腔静脉人造血管移植。

(3)已有骨、肝转移者选用化疗(或介入化疗)加局部肿瘤放疗。

(4)原发性单纯性精原细胞瘤预后较好。5 年生存率为 50%～80%。死亡多由远处转移所致。

(岳光成)

第十三节　心脏肿瘤

一、心脏黏液瘤

据多家统计,在心脏原发性肿瘤中,以黏液瘤最为多见,占 35%～50%,心脏黏液瘤也是手术治疗最多的心脏肿瘤。

Crafoord 于 1954 年,由术前诊断并手术切除第一例心脏黏液瘤,从此心导管检查成为确诊心脏肿瘤的主要手段。20 世纪 60 年代以来,随着超声心动图的应用,心脏肿瘤的诊断发生了极为重要的变化,使得大多数心房黏液瘤的病人在生前能经过非创伤性检查而获得诊断;而在此之前 90%的肿瘤是由尸检或意外地在心导管检查及手术中发现的。

长期以来曾对心脏黏液瘤是否为真正的肿瘤存在着争议,少数学者认为心脏黏液瘤是由机化的血栓黏液样变性而来,但多数学者根据组织学、超微结构、电子显微镜以及组织培养研究，目前已肯定心脏黏液瘤是真正的肿瘤。

心脏黏液瘤可发生任何年龄，有自死产婴儿至90多岁的患者，但绝大多数在30～60岁，儿童患者罕见。在许多大病例组报道中，女性患者占70%。心脏黏液瘤有遗传倾向，10%有家族史。多发性心脏黏液瘤伴面部重度雀斑，手术后易复发及家族性，有学者将其归为一综合征。

心脏黏液瘤虽归属为良性，但同样潜在致命的危害，脱落的肿瘤细胞可在脑血管继续生长，破坏血管壁，造成动脉瘤。也曾发现黏液瘤转移到二尖瓣，左心室，房间隔，胸骨，胸壁及骨盆。

在心脏肿瘤中，心脏黏液瘤是能由外科手术治愈的代表，早期诊断及早手术甚为重要，以降低病死率，减少由于房室瓣功能障碍和栓塞并发症引起的病残。

一般认为，心脏黏液瘤为良性肿瘤；报道转移的极少，这些病人很可能属于恶性肿瘤伴大面积的黏液变性、黏液肉瘤或漏诊的多发性良性黏液瘤。但心脏黏液瘤不作手术切除，一般难免有死于梗阻或栓塞等后果。左房黏液瘤的猝死率高达30%。编者统计，国外100例左房黏液瘤等待手术期间死亡率为8%；国内143例心脏黏液瘤等待手术期间死亡率为6.99%，另有未手术出院11例，短期内死亡4例，栓塞3例。心脏黏液瘤病人总的栓塞发生率为9%～50%，而左房黏液瘤的体循环栓塞的反复发生率为30%～40%；尚易合并心内膜炎。左房黏液瘤对二尖瓣血流的影响，如同风湿性二尖瓣病变，肺静脉高压，肺动脉高压及功能性三尖瓣关闭不全都将相继出现；右房黏液瘤对三尖瓣直接的血流影响将导致体循环淤血，并极易使三尖瓣环扩张及钙化。左、右房黏液瘤的长期存在必将引起左、右心或右心衰竭。虽有报道1例右房黏液瘤历时43年，1例95岁老人尸检时发现一枚巨大左房黏液瘤，但有此类幸免者毕竟为个别现象；而病情走下坡路一般在出现症状后数月至数年。

心脏黏液瘤患者，若手术前病史短，心功能良好，未发生过并发症，手术结果通常良好，手术病死率平均为5%，国内323例手术病死率为8.92%；手术并发栓塞率为3.70%，而根据近年来“中国外科年鉴”编辑资料，有所下降。死亡原因中，低心排出量综合征和心力衰竭占首位，为35.71%；脑、冠状动脉栓塞占17.85%；心脏骤停未能挽回而死亡者占10.7%。心脏黏液瘤较早期手术后，中度以下的三尖瓣关闭不全和肺动脉高压将逐渐随二尖瓣功能的矫正而改善，二尖瓣狭窄在手术切除黏液瘤后即可消失，中度以下关闭不全可望随左心室缩小而逐渐消退；但若病史长，心肌与肺血管阻力有较明显改变者，术后恢复需要较长的过程，不应忽视后续治疗，包括应用强心、利尿剂数月至一年左右；若术前心功能很差，左房黏液瘤的病理生理已使三尖瓣重度关闭不全，在手术中忽略而未予矫正，或于术前已酿成严重肺血管器质性改变，这类病人虽属少数，但术后预后较差，应加强后续治疗。作二尖瓣或三尖瓣替换术后需抗凝治疗，但在我国有较高的出血并发症，而在三尖瓣替换后，血栓栓塞发生率较高，替换三尖瓣操作时也较易并发心脏传导阻滞。此外，若用生物瓣，目前的生物瓣耐久性均较差。此类问题对预后均有影响，应作为专门问题妥善处理。心房黏液瘤合并心房纤颤者，在术中于复跳后，应电击除颤，术后有房颤不能自动恢复者，亦可除颤，一般能恢复窦性心律者较多，且易于巩固，还对增加每搏心排出量，减少心脏能耗，减免术后血栓栓塞并发症有重要意义，也是影响预后的因素。

Gerbode 等于 1967 年首先报道心房黏液瘤术后复发，此后国内外报道复发者屡见不鲜，复发率为 5%～14%，我国上述一组病例的复发率为 5.88%，但是国内外尚均缺乏更长期的随访，上述复发率尚不够精确，而 4%～5%较为可能。术后头 3～4 年内复发率高，但有早在术后 6 个月内，迟至 7.5 年复发的报道。复发的黏液瘤比第一次切除的黏液瘤生长更快，侵入性更大。较多资料表明黏液瘤切除后血沉如不恢复正常，可能提示肿瘤切除不彻底，或者它处尚有黏液瘤存在，蛋白电泳在切除肿瘤后下降，尔后再上升，也有参考价值。

复发的主要原因有：①切除不充分；②手术时或作心导管时造成心腔内种植；③多部位生长，即黏液瘤自另一个心房或心室病灶长出；④周围栓塞；以及⑤卵圆窝组织受刺激后又发生新的黏液瘤。间隔外的黏液瘤较易复发，因为它们多发性的机会多、基底广、浸润范围大、切除较不易彻底。也有报道切除复发黏液瘤后有再复发者。

作者统计 1986 年前报道有随访资料的九家文献，计 199 例，晚期死亡 4 例(2.01%)，其中 2 例死于栓塞，故不能排除其中包括复发。鉴于心脏黏液瘤切除术后有一定复发率等原因，定期随访十分必要，超声心动图检查是较实用而有效的方法。此外，有报道 1 例妇女患者，患双房黏液瘤，其 7 个子女中 3 个患心房黏液瘤；国内报道一组 12 例中，2 例为母与女的关系，家族倾向在随访中值得重视。作者曾遇 1 例右房黏液瘤切除后两次复发，同时先后发现舌部黏液腺瘤，甲状腺腺瘤，肠息肉，子宫息肉及双侧肾上腺瘤。对多发性腺瘤患者似应检查心脏有无黏液瘤，切除其黏液瘤后可能更需随访。

【病理】

从部位看，心脏黏液瘤大多数单发于心房，国外资料约 75%发生于左心房，其余主要在右心房，在心室者最少。约 5%为多发性，即 1 个心腔不只 1 个黏液瘤或 1 个以上心腔同时发生黏液瘤，作者曾有 1 例右心室黏液瘤，是从三个不同位点分别长出。1980～1986 年，我国外科手术 310 例心脏黏液瘤，在左心房者占 91.5%，右心房 5.05%，右心室 2.36%，左心室 0.67%，1 个以上心腔发生者占 1.67%。

在心房黏液瘤中，90%附着于房间隔卵圆窝边缘的附近或房间隔上部；10%附着于房间隔以外，最常见是心房前壁，其次在心耳。双房黏液瘤通常是从房间隔的一个病灶向左房和右房长出，作者曾见到一例左房黏液瘤，巨大的黏液瘤在左心房，其蒂部附着在房间隔左侧面，并深入到右侧面，该右侧面局部心内膜表面长有一颗绿豆大右房黏液瘤。

心脏黏液瘤外观常为灰白色胶冻样团块，柔软易碎，呈分叶或梨形，内部有时含有局限性血肿而显出暗红色，有一个或长或短的蒂。

直径 0.4～10cm，重 8～247g。部分症状与肿瘤大小有关，有症状的病人，手术切除的黏液瘤直径大小，左房者平均为 6cm，右房者 7.1cm。尸检标本，无症状病人的左房黏液瘤平均为 4.2cm，右房黏液瘤平均为 0.8cm。

心脏黏液瘤生长于心内膜，向心腔内突出，显微镜观察由多角形细胞和黏液样基质等构成。多角形细胞有正圆至卵圆形的核，缺乏嗜曙红的细胞浆，覆盖肿瘤表面，同时在基质中形成小巢和管道。黏液样基质含有丰富的酸性黏多糖，尚有不同量的网状蛋白、胶原蛋白以及弹力纤维和平滑肌纤维。除多角形细胞外，尚有许多浆细胞，淋巴细胞，肥大细胞及组织细胞，但很少见到有丝分裂。

近年来，免疫组化研究黏液瘤组织发生，认为与心内膜或内皮细胞同源；电镜下该肿瘤细胞很像具有多向分化能力的间质细胞。

此外，有人曾用扫描电镜对心房黏液瘤表面与心房球状血栓作比较观察，发现外观光滑的黏液瘤有裂缝和裂口，而这些不规则的表面也正是血栓形成的起源处和栓子的来源。

【临床表现】

心脏黏液瘤最常见的临床表现可分为三类，即梗阻症状、栓塞症状及全身症状，其中前两类症状主要取决于肿瘤的解剖部位及生长速度。病人可无症状，有部分或全部的上述症状，但具有上述全部临床表现者很少见。临床诊断常很难做出，从出现临床症状到做出诊断常有相当长的耽搁，一般是1～2年，但心房黏液瘤的症状发展还是比心脏瓣膜病快得多。

1.全身症状　全身症状的出现可先于梗阻或栓塞症状相当一段时间，包括血沉增快，发热，贫血，体重下降及蛋白异常（通常是血清免疫球蛋白上升）。心脏黏液瘤患者中血沉增快者占60%，发热占40.8%，贫血占40%，体重下降占33%，蛋白异常占34%。90%的患者具有上述一个或一个以上的表现。除上述外，尚可有白细胞增多，皮疹，杵状指（趾），溶血性贫血，血小板减少，C反应蛋白阳性，风湿病的表现如关节炎、关节疼痛及雷诺征表现。

全身症状的起因尚无定论，可能和下述有关：肿瘤的出血和变性，微栓进入肌肉，肿瘤碎片引起的免疫反应。免疫反应可能是免疫球蛋白增加的原因。Currey等提出心房黏液瘤可引起自身免疫反应，类似于心肌梗死后和心脏切开后综合征。血沉增快的可能原因是高丙种球蛋白血症，但未发现球蛋白定性上的异常。左房黏液瘤分泌多糖进入循环，伴抗体形成和高丙种球蛋白血症。左房黏液瘤的溶血性贫血是由于红细胞受肿瘤的创伤而破坏，同样可引起血小板减少及瘀斑。右房黏液瘤却可出现红细胞增多症，有时伴有静息期动脉血低氧。低氧可能由于经过未闭的卵圆孔的右向左分流或合并心房间隔缺损。Frohlich指出，心房细胞产生一种促尿钠排泄的激素，提示心房黏液瘤病人的全身症状可能由心房细胞本身引起，这些症状在黏液瘤切除后大多消失。

2.梗阻症状　梗阻症状是由于黏液瘤阻碍心脏血流或干扰房室瓣膜正常功能而致血流动力学障碍所引起。肿瘤小一般无症状，肿瘤大则可梗阻房室瓣口或几乎充满心腔。如果肿瘤有蒂，部分被压缩而使得肿瘤能来回于心房与心室，房室瓣遭受破坏或变形，并产生梗阻和反流。肿瘤的机械作用是临床症状和类似于某种类型瓣膜性心脏病表现的基础。

左房黏液瘤梗阻血流，使许多病人具有左心室和右心室功能衰竭的症状和体征。最常见的症状是呼吸困难或充血性心力衰竭，临床过程常呈进行性加重，但有一些病人的症状可缓解达许多个月。1/3的病人发生间歇性的二尖瓣口梗阻，间歇性的梗阻是晕厥或猝死的原因。其他症状有胸痛和咯血等。左房黏液瘤心脏杂音的发生率为68.8%，典型的是二尖瓣舒张期杂音，这由黏液瘤于舒张期进入左心室梗阻二尖瓣所致，但也有单纯二尖瓣反流的收缩期杂音。杂音可随时间和体位而改变是黏液瘤的一个重要特征。第1心音有时亢进，而且可因肺动脉高压出现肺动脉瓣区第2音增强，肿瘤在二尖瓣口活动突然受阻可产生额外的心音（肿瘤扑通音），比二尖瓣开瓣音迟，强度低，心尖部最清晰，发生于舒张早期主动脉瓣关闭后0.08～0.12s。

右房黏液瘤常大于左房黏液瘤，可梗阻三尖瓣口而产生三尖瓣狭窄的临床表现，或损害三尖瓣瓣叶导致三尖瓣关闭不全。右房黏液瘤不同程度的梗阻三尖瓣所产生的临床表现有疲乏，颈静脉怒张、搏动，肝肿大，浮肿，腹水，心包积液、心包炎，通过未闭的卵圆孔血流右向左分流则可出现缺氧、发绀、杵状指(趾)、红细胞增多症，肺动脉高压以及猝死等。症状持续时间常比风湿性三尖瓣瓣膜病短。最常见的初期临床表现是活动后呼吸困难而无端坐呼吸，亦可有晕厥，并与体位有关，三尖瓣完全梗阻是猝死的原因，右心衰竭常发展迅速，药物治疗效果不佳。三尖瓣区舒张期杂音是由于肿瘤于舒张期部分梗阻血流；收缩期肿瘤从右心室向右心房移动产生三尖瓣反流和收缩期杂音。三尖瓣也可因受长期的水锤样作用而组织损害。三尖瓣的杂音亦可随体位而改变。肿瘤沿着右房或右室心内膜表面移动，可产生摩擦音，20%的病例有摩擦音。88%的右房黏液瘤病人有心脏杂音或摩擦音。有的尚有肿瘤扑通音，胸骨左缘最清晰，发生于舒张期主动脉瓣音后 0.10～0.13s。

3.*栓塞症状*　心脏黏液瘤病人栓塞发生率 9%～50%不等，但在多数病例组约为 1/3。栓塞的共同原因是黏液瘤易碎而又位于心腔。栓塞症状是许多病人的第一个临床表现。栓子的主要成分是黏液瘤脱落的碎片及以后血栓形成的成分；有时在黏液瘤表面形成血栓，脱落后形成栓子，栓子的成分可全部或部分为血栓。来自左侧心腔到体循环的栓子常为多发性，以四肢和脑血管栓塞多见，其次到内脏，冠状动脉栓塞较少见，但有一些明确的报道。凡切下的栓子标本均应作仔细的组织学检查，如发现黏液瘤组织，可因此而确诊。左、右心腔黏液瘤的栓塞发生率相似。肺动脉的肿瘤栓子栓塞与肺动脉的血栓栓塞性疾病有某些不同，后者一般在数周后消退，而前者将持续很长时间，前者可造成一侧肺无血液灌注，而后者这种情况很少发生。栓塞的后果是梗死、出血及血管瘤形成。有时栓子大，引起主动脉梗阻或肺部血管分叉口部位栓塞。栓塞引起多发性动脉瘤已有血管造影证实，最常见的部位是脑血管，但也有报道在肾，肠系膜，肝及脾的动脉瘤，这极易与全身性疾病相混淆，如胶原性疾病中的结节性多动脉炎，全身性红斑狼疮，韦格纳肉芽肿病，血栓性血小板减少性紫癜。造成多发性动脉瘤的机制可能是动脉壁遭瘤栓侵入而破坏，另外的一种可能性是继发于黏液瘤的自身免疫性动脉炎。

【辅助检查】

1.*超声心动图检查*　因为心脏黏液瘤的临床表现多种多样并且与心脏瓣膜病相似，因此诊断常很困难。自从应用无创伤性检查，特别是超声心动图以来，心脏黏液瘤的诊断取得了卓有成效的进展。

超声心动图是目前确诊心脏黏液瘤的最有价值的手段。M 型超声可发现黏液瘤的存在，征象为心腔内透声差，存在云雾状的异常回声区。二维超声除发现黏液瘤存在外，尚可确定黏液瘤大小，有蒂或广基，附着部位，有关质地和有无液化区存在等征象。多普勒超声心动图主要是发现黏液瘤梗阻血流所引起的血流变化，造成心脏瓣膜关闭不全或狭窄等征象，并可对梗阻的程度进行定量分析。

采用经食管二维超声心动图检查(TEE)，准确性进一步提高，特别是对腔静脉、肺动脉、降主动脉和右心房肿物的检出，价值高于经胸二维超声心动图，而且更有助于与左心房血栓的鉴别。

2.*心导管检查和心血管造影*　这项检查在历史上曾起过于术前确诊心房黏液瘤的作用，但这种作用已几乎被超声心动图所取代。目前心血管造影的作用已很小，只有在超声心动图检查正常而临床上仍高度怀疑或对超声心动图的发现有疑问时才进行。心血管造影诊断左房黏液瘤的方法包括：①在肺动脉注射造影剂，使左房显影；②穿刺房间隔作左房造影电影摄片记录；③左室造影，适用于二尖瓣有轻到中度反流可使左房显影的病例。诊断右房黏液瘤是把造影剂注入腔静脉或直接注入右房。造影中所见黏液瘤的征象为在左房或右房有充盈缺损。心导管检查提示心脏黏液瘤存在的血流动力学改变为：①左室或右室压力曲线的上升支有切迹，尤其是表现为大小和程度有变化，反映肿瘤位置在改变；②舒张期有压力阶差，阶差随着从斜卧到仰卧体位的改变而变化，这与二尖瓣或三尖瓣狭窄的固定的压力阶差不同。心导管检查和心血管造影是有创检查，心导管有使肿瘤破裂脱落引起栓塞的危险，有一定的病死率和病残率，而且有一定数目的假阴性或假阳性，导管穿过房隔还可能引起脑血管、冠状动脉栓塞或猝死等并发症，这项检查已较少应用。

3.*X线检查*　所见多为正常或仅见非特异性征象，且取决于肿瘤有否引起瓣膜梗阻或反流。左房黏液瘤可见左房增大，一般为轻度，肺静脉高压，但明显的肺水肿少见。瓣膜关闭不全可引起左房大，有时可见典型的二尖瓣狭窄征象。右房黏液瘤可见右房大，一般为轻度，X线透视有时可见右房壁反常运动。X线片中如见钙化团块，虽极少见但有诊断意义，尤其是青少年患者，因青少年的二尖瓣狭窄中钙化很少见。

4.*心电图检查*　心脏黏液瘤反映在心电图上是缺乏诊断意义的，且多为正常。可有非特异性的T波或ST段异常。左房黏液瘤偶见左房增大。右房黏液瘤右房大和低电压较常见。大多数病人为窦性心律(80%～100%)，少数为心房纤颤，开始为阵发性以后转为持续性。房颤发生率低的原因可能和左房无明显扩大有关。房颤和栓塞无明显关系，大多数有栓塞史的病人是窦性心律者。栓塞的倾向和肿瘤的脆性有关。

5.*CT扫描*　CT扫描是肺和纵隔疾病检查的重要手段，但对心脏肿瘤的诊断价值有限。心脏运动所致的伪像，严重影响其分辨率。但CT扫描在诊断心脏旁肿块和心包肿瘤，如心包囊肿、间皮瘤、淋巴瘤和脂肪瘤等仍有较高价值，在确定肿瘤向心肌、心包和纵隔伸展时价值优于超声心动图。

6.*磁共振显像*　磁共振显像(MRI)具有高度的空间分辨率，能清楚地显示肿瘤的位置、大小、范围及其与邻近器官的关系，对心肌内或心包肿瘤的诊断价值优于二维超声心动图，对心腔内肿瘤的诊断价值与之相仿。MRI突出的应用价值还在于可辨别心脏、大血管抑或纵隔肿块，特别是心脏旁肿块，如心外膜脂肪垫、胸膜心包囊肿等；判断纵隔或肺肿瘤有否波及心脏或大血管。这些判断对于如何选择手术治疗及估计预后甚为重要。MRI较高的软组织分辨力亦使其能够对心脏肿瘤性质做较准确的判断。

须指出，除了费用因素外，MRI亦有其局限性。如存在房颤、频发早搏等心律失常时，因干扰心电图门控，影响MRI的分辨力。

【诊断分析和鉴别诊断】

从上述临床表现可以看出，心脏黏液瘤的临床表现可与内、外、神经等多学科的多种疾病相混淆，心血管外科尤需注意与风湿性心脏病二尖瓣狭窄、感染性心内膜炎、心包炎、三尖瓣下移畸形及心脏转移性肿瘤等相鉴别。下列情况应考虑到左心房黏液瘤的可能，及时行超声心动图检查加以鉴别：①心尖部舒张期杂音或伴收缩期杂音，随时间和体位改变而明显变化，坐、立位时杂音明显，卧位时杂音减轻，既往无风湿热病史；②窦性心律时，出现反复的动脉栓塞征；③与体位变化相关的晕厥或猝死；④长期低热，血沉增快，贫血，无风湿热和感染性心内膜炎证据；⑤内科治疗难以奏效的顽固性心力衰竭。

目前，心脏黏液瘤几乎都由超声心动图检查获得初步诊断和术前诊断。以下为心脏黏液瘤与其他心脏肿块从超声心动图表现的鉴别诊断要点。

【治疗要领】

心脏黏液瘤一经确诊，即使症状不明显也必须限期手术。黏液瘤部分梗阻房室瓣口，导致血流动力学障碍，因此病情危重。黏液瘤合并感染性心内膜炎或反复周围栓塞，均应急早手术。若黏液瘤碎片脱落并发脑栓塞，发生偏瘫，如病人意识清醒，病情稳定，亦应及早手术。心脏黏液瘤病人如有长期发热、心力衰竭、贫血及血沉增快，必须鉴别是否由黏液瘤本身引起，如排除其他原因，应不耽搁手术，切除黏液瘤后上述症状大多可以消失。

外科手术是治疗心脏黏液瘤唯一确定性的治疗方法，其他方法对黏液瘤本身尚无效。目前心脏黏液瘤围手术期病死率已降至5%以下。手术的效果良好，大多数病人在心脏黏液瘤切除后较快康复，不需要长期后续治疗。但心脏黏液瘤手术后尚有一定复发率。防止术后复发和手术中因肿瘤破碎引起栓塞是手术的重点注意事项，切除黏液瘤时，应注意别处是否尚有黏液瘤残留。长在心房者，除切除肿瘤蒂附着处以外，应不惜切除更大范围的房间隔或心房壁，除非虑及传导系统，一般应向四周扩大切除至少0.5cm以上，宁用补片，通常为自体心包，修补；在心室，应彻底切除蒂，蒂呈白色纤维组织状，然后切除蒂附着的心内膜和心肌组织，如不影响乳头肌或冠状动脉主干或主要分支近端，也可考虑多切除一些心内膜和心肌，从心外膜面作加垫片褥式缝合修补。切除完毕后应作彻底冲洗和检查，预防栓塞和肿瘤种植。

黏液瘤术前可影响心脏瓣膜，肿瘤随心脏舒缩有水锤样作用于瓣叶，造成局部增厚可不予处理，如瘤体梗阻房室瓣口，导致二尖瓣环扩大，一般是可逆的，只有在瓣环明显扩大，同时左心室功能差时，才需作瓣环成形术，以减少术后早期的心衰；但如导致三尖瓣环大，三尖瓣严重反流，应予缩环成形。肿瘤侵入心脏瓣膜组织结构，作局部切除后不能成形矫正时，则予作心脏瓣膜替换术。

【手术并发症】

1.*心脏黏液瘤堵塞心脏瓣膜口*　心脏黏液瘤可随体位的改变而移动，堵塞房室瓣口、主动脉瓣或肺动脉瓣口，容易发生在瘤体巨大、瘤蒂长者，可因此导致病人晕厥或猝死。在平时病人往往自我摸索规律，选择体位，避免发生不适，术前医生应了解病人有无这类病史和病人认为的最适体位，在手术过程中，应与麻醉师密切配合，在接送病人，麻醉诱导期中选用安全体位，防止此类情况发生。

2.*栓塞*　心脏黏液瘤手术时可发生栓塞并发症，栓子的来源有三：一为气栓，二为体外循环微栓和心内组织碎屑，三为黏液瘤碎片，其中以后者最为重要，因此防止肿瘤破碎是手术中的重点。切开心包后，应避免不必要的翻动心脏，免除心脏跳动中的手指探查，避免插管戳破瘤体，如对左房黏液瘤，不宜在右上肺静脉根部作左心引流插管；对右房黏液瘤插管时应避开瘤体，必要时经上腔插上腔引流管，在体外转流后，直视下再插下腔引流管。在切除肿瘤过程中，应避免肿瘤破碎。切除后，须反复冲洗心腔，如有条件，在切除前用纱布掩盖相邻的房室瓣口。国外曾有文献报道,在经左房切口切除左房黏液瘤时先用网兜兜住黏液瘤,以防止破碎,我们认为此法操作并不方便,有时反而会使肿瘤破碎。在切除巨大肿瘤取出困难时,有些作者采用钳夹蒂部房间隔组织,边提边作强力吸引,达到取出瘤体的目的,此法是可取的,但完成这一步后,必须仔细检查有无肿瘤碎片滞留在心腔内。作黏液瘤切除术时,在连接体外循环管道中,可在动、静脉侧分别安装过滤器,以加强血液过滤。

在心脏黏液瘤切除术中,常须开放多个心腔,手术结束时,应非常重视各部心腔及主动脉根部的排气,以防空气栓塞。

右心腔黏液瘤脱落的栓子可导致肺梗死,左侧心腔者则可导致体循环动脉栓塞,如脑栓塞等。一旦怀疑,胸部X线片等可帮助诊断大片肺梗死,脑CT可帮助诊断脑栓塞。应根据栓塞后的病理过程,在不同病理变化阶段,采取相应的治疗措施。近年来,由于血管镜的发展,给大的肿瘤碎片栓塞所引起的肺梗死的早期治疗带来了希望;若无血管镜,可用纤支镜或切开肺动脉主干盲目吸引。用手术方法可取出靠近大脑中动脉水平的栓子和肾动脉内的栓子。对于空气栓塞,及早使用高压氧仓治疗可获满意效果。

3.低心排出量综合征　该征仍是目前各种疾病体外循环心内直视手术后最常见的并发症,国内报道低心排出量综合征是心脏黏液瘤切除术后死亡的主要原因。

二、心脏其他原发性肿瘤

心脏原发性肿瘤很少见,Barnes等于1934年临床诊断1例原发性心脏肿瘤,此前主要由尸检发现,发生率为0.0017%～0.28%。在发明现代体外循环心内直视手术之前,心腔内肿瘤生前诊断的正确率仍很低。随着手术技术的进步,心脏肿瘤已成为有希望治愈的心脏疾病之一。心脏肿瘤的表现与心脏的或非心脏的疾病相似,因此,使得确诊复杂化。心脏肿瘤临床表现的变化,主要与它们在心脏内的部位有关。症状的产生是由于肿块的影响,局部侵犯,栓塞或全身体质的变化,因此,必须结合这些症状考虑鉴别诊断。诊断方法上,除心电图、胸部X线检查以外,超声心动图被认为是目前最有效的诊断手段,另外,CT、磁共振(MRI)、核素以及数字减影血管造影(DSA)等检查对诊断也有帮助,心导管检查和心内膜活检等也是有效的方法。

心脏原发性肿瘤分为良性和恶性两类。良性者占75%,恶性者占25%,恶性者中主要是各种组织类型的肉瘤。

(一)良性肿瘤

1.心脏横纹肌瘤　可能起源于胚胎性成心肌细胞。是婴儿和儿童最常见的原发性心脏肿瘤。约80%病人的年龄小于1岁,30%～50%患者伴有结节性硬化症。除了瓣膜和心包以外,可生长于心脏任何部位。约90%为多发性;但位于心室者最常见,而左、右心室部位发病率大致相等。50%以上的病例,有一个或一个以上的瘤体凸入一个心腔,产生梗阻症状。

肉眼观肿瘤呈局限性隆起,无包膜,黄褐色到灰色,直径≤2cm。显微镜下的特征是蜘蛛细胞,具有确诊意义。

心脏横纹肌瘤患者的临床表现,取决于肿瘤大小、数目及部位,包括心脏梗阻的症状,心律失常，房室传导阻滞，心包积液，甚至猝死；非特异性的表现包括心脏增大，左室或右室衰竭以及双室衰竭，S_3 和 S_4 奔马律，收缩期或舒张期杂音，可酷似二尖瓣狭窄，二尖瓣闭锁，主动脉瓣狭窄，主动脉瓣下狭窄或肺动脉漏斗部狭窄。

目前的诊断方法主要是二维超声心动图和心导管检查。

有报道对出生数天的婴儿手术切除心脏横纹肌瘤成功。但不是所有患者都有手术指征，Fenoglio 等把病人分为三个预后组：第 1 组为死产或出生后 24h 内死亡，病变以心脏内损害为主，可能死于心脏血流梗阻，占不利于手术者的大多数；第 2 组为另一种极端情况，患者无归诸于心脏的临床发现，死于非心脏的原因，这些患者常有结节性硬化症，但很少有腔内损害而不需治疗；第 3 组为肿瘤并不大到致死，但广泛程度足以引起心脏的症状和体征，这类病变有利于诊断发现，病人适合治疗。Foster 等推荐手术切除引起血流动力学损害的心腔内梗阻病变；但不赞成为纠正低心排出量状态而切除多发性壁内肿瘤，因为肿瘤属于良性，故仅切除心腔内部分而不提倡较为彻底的切除方法，有长期随访支持这种方案的功效。

2.*心脏纤维瘤* 心脏纤维瘤呈单个出现，部位发病率的高低依次为室间隔，左室前壁，左室后壁，最后为右心室。因为起源于成纤维细胞，其形态和表现和身体其他部位的软组织纤维瘤相同。

临床表现取决于肿瘤的部位，约 50%患者有归诸心脏的症状和体征。McAllisterHA 等的 17 例中，有 8 例突然死亡或发生心室纤颤。这些病例的肿瘤侵占或累及传导系统。位于心室游离壁或心房者可无症状。体征可包括充血性心力衰竭或不能解释的杂音。胸部 X 线检查通常可见心脏增大。

治疗方法是外科手术。除非切除，大多数患者将死于肿瘤引起的心律失常或难以治疗的充血性心力衰竭，通常在年轻时死亡。手术切除位于室间隔的瘤体是困难的，虽有成功的报道，但因接近传导系统而有危险。位于游离壁的则较易切除。有报道作心脏移植治愈不能切除的纤维瘤。

3.*血管瘤* 血管瘤由良性增生的内皮细胞所构成，通常形成充满血液的管腔。在原发性心脏肿瘤中，血管瘤占 3.5%，可发生于心脏和心包的任何部位，主要位于心壁或心腔内。虽然通常为单个的，心脏血管瘤可伴有皮肤或内脏的血管瘤，后者称之为弥漫性血管瘤病。心脏血管瘤多数为心内膜下的小结节，0.2～3.5cm 直径，绝大多数发生于成年人，具有多孔性，在心内并无特殊的好发部位。

症状取决于肿瘤的部位。血管瘤可酷似肺动脉漏斗部狭窄或伴有瘤栓的心房黏液瘤，或可梗阻上腔静脉。壁内肿瘤可引起房室传导阻滞或压迫冠状血管而产生心肌梗死相似的症状。病人可有充血性心力衰竭，心包积液，甚至致死的心脏压塞。二维超声心动图、心导管检查和心血管造影使得死亡前诊断较常见。最后诊断须由病理检查。

一个血管瘤的自然病史，主要是由于血管腔内血栓形成而自限性生长，随后机化、纤维化，但有时症状成为问题。随着心脏外科和体外循环技术的进步，对心脏血管瘤更应采取手术治疗。手术切除周界清楚的心脏血管瘤的报道尚不多。对未作切除者的预后尚缺少仔细研究。

4.*毛细血管纤维弹性组织瘤* 心脏毛细血管纤维弹性组织瘤的很大部分病例无心功障碍，在尸检或手术切除的瓣膜中偶然发现。这种毛细血管瘤，肉眼观像海葵，有多个毛细血管叶状体通过一个短蒂附着到心内膜。它们的结构和正常的腱索相似，具有正常心内膜的全部成分，直径一般小于1cm，在生物学和组织学上为良性。尸检发现该肿瘤可见于儿童和成人。在儿童多数发现于三尖瓣，极少伴有症状，Mc Allister HA 和 Fenoglio JJ 报道46例成年患者，虽然很大部分在尸检或手术切除的瓣膜中偶然发现，但有3例伴有阵发性心绞痛和未估计到的猝死，该3例的肿瘤位于主动脉瓣的主动脉侧，部分梗阻冠状动脉口。Frumin H 等报道1例成人三尖瓣毛细血管纤维弹性组织瘤患者，在手术切除后胸痛和晕厥症状消失。尽管有报道这种肿瘤患者的症状有胸痛、栓塞现象或猝死，但明确的因果关系尚未确立。

5.*脂肪瘤*　脂肪瘤可位于心脏各部位和心包。位于心肌者常小而有不规则边缘，位于心包者直径可达10cm以上。脂肪瘤除非位于脏层或壁层心包者，通常无症状。外科切除有症状者常能成功，但大多数脂肪瘤不需要治疗。

房间隔脂肪瘤性肥大，可能不是一种真正的肿瘤，而是无包膜的脂肪组织增生。比真正的脂肪瘤更多见。有人复习32例脂肪瘤性肥大患者，28%患者的死亡直接与该病有关。大多数病人的年龄大于60岁。二维超声心动图和CT无疑增加对这种肿瘤的经验。如需要治疗，则可用现代治疗心律失常的方法和心脏起搏处理。

6.*房室结间皮瘤*　根据记录，房室结间皮瘤是能引起猝死的最小肿瘤，通常由间皮的上皮排列的多个小囊的损害，这些间皮的上皮缺乏有丝分裂活动。这种肿瘤在房室结中起源有几种可能，包括房室结淋巴管，异位的前肠上皮细胞，或间皮。始终为良性，广泛累及房室结，虽可蔓延到房间隔，但不累及室间隔或房室瓣，因此，His束和束支不受其累，房室传导阻滞总是房室束上者，以窄QRS波为特征，这也提示房室结和房室束不同的胚胎起源。

病人的临床过程差异很大，最常见的是，病人为成年女性，50～60岁间，症状为房室传导阻滞，晕厥，或猝死；但有详细记录，病人有继发于间皮瘤的房室传导阻滞，生存数十年，老年时死亡与间皮瘤无关。临床过程的决定因素仍未明。房室结间皮瘤患者对电子起搏的耐受性很差，已有报道，在心室电起搏中出现致死的心律失常，其原因未明。

7.**其他**　瓣膜血液囊肿、支气管囊肿、畸胎瘤、淋巴管瘤及神经纤维瘤等，均可为心脏原发性良性肿瘤的病种，但均十分少见。

（二）恶性肿瘤

心脏原发性恶性肿瘤约占心脏原发性肿瘤的25%，几乎均为肉瘤。男女发病率相近，可发生于任何年龄。软组织肉瘤的许多组织类型均可见于心脏肉瘤，且显微镜下与身体其他部位者无区别。心脏肉瘤的种类主要有：心血管肉瘤，横纹肌肉瘤，及纤维肉瘤。主要在心包的间皮瘤和畸胎瘤也可见于心脏。心脏淋巴瘤将单独叙述。

1.*血管肉瘤*　血管肉瘤是由恶性细胞形成血管管道的肿瘤，很少见。最常发生于皮肤，皮下组织，但可来自任何血管，包括心脏。虽然只占心外软组织肉瘤的2%，但是心脏最常见的原发性肉瘤。目前，对恶性血管肿瘤尚无明确的分类，归属于此类者有多种名称：恶性血管内皮瘤，血管内皮肉瘤，恶性血管外皮瘤，血管肉瘤及卡波济肉瘤，因为这些亚型的临床过程和预后均相同，故统称为血管肉瘤。

血管肉瘤的性别发病率男性为女性的2～3倍。多发生于右侧心腔，尤以右房多见。右房血管肉瘤常向腔内凸出，可大至2cm直径，梗阻一个或两个腔静脉口，三尖瓣口或同时梗阻三尖瓣口和腔静脉口。大多数累及心包，广泛侵犯心外膜和心外膜下脂肪组织，肿瘤使心包腔消失、或机化性出血者，约占病人的30%。

肉眼观，心脏血管肉瘤呈多个出血性结节(或其中一个出血)，1～7cm直径，充满右心房或浸润心肌心外膜，累及壁层心包者较少见。显微镜下可见相互吻合的血管管道，管道由典型的内皮细胞排列而成，这种恶性内皮细胞呈圆至椭圆或多形性的，伴有不同数量的有丝分裂，有时堆积成乳头状或丛状。

Glancy DL等报道37例中32例表现右侧心腔梗阻的体征。McAllister HA等报道77%患者有右心衰竭或心包疾病的临床表现。包括充血性心力衰竭，心包渗液，呼吸困难及胸膜性的胸痛。但10%患者为突出的非特异性症状，如发热，体重减轻，以及不适等与一般心脏病相比提示恶性病变。

体格检查发现，包括伴循环静脉扩张，肝大，周围水肿，发绀，心音低，或有心包摩擦音。少数有心脏杂音。一般胸片中可见心脏增大征象，心电图不正常，包括非特异性的ST-T波改变，低QRS电压，电轴右偏，室上性心律失常，右束支传导阻滞或曾有心肌梗死的征象。Glancy DL报道，搜集的41例血管肉瘤中诊断为心脏原发性者仅占12例，诊断的依据是骨骼、肺脏或原发部位活组织病理切片证实者4例，心包液中发现肿瘤细胞1例，心包充气造影见到肿瘤1例，以及静脉造影诊断1例。从诊断到死亡的生存时间为3～15个月，其中早期死亡的大多数原因为由于血心包而心力衰竭，腔静脉梗阻，或肿瘤侵入心肌，即不能控制的局部病变。但1/2～3/4病人最终有转移证据，如同心外软组织肉瘤，最常见的转移部位依次为胸膜，纵隔淋巴结，肝脏及骨骼，也有肾上腺，脾，肾，脑或肠系膜者。

血管肉瘤与累及心脏的卡波济肉瘤之间的关系已引起更多的关注。虽然，原发性心脏卡波济肉瘤已有报道，但是继发于皮肤，特别在艾滋病(AIDS)患者中更为常见(在一组尸体解剖检查中，确诊者占28%)。此外，血管肉瘤患者通过右心房的肿瘤导致心脏功能障碍，而心脏卡波济肉瘤在临床上很少有迹象；累及心外膜下脂肪组织，少量的心内膜和心肌受累。

血管肉瘤的治疗大多数未成功。因为很少见，很难得见于文献报道。由于局部广泛的病变，手术切除常未可实行。可用放射疗法和化学治疗以达到姑息性治疗的目的。

2.横纹肌肉瘤　横纹肌肉瘤由纹状的肌肉特征的恶性细胞所组成，是第二位常见的心脏原发性肿瘤。见于报道的年龄为3个月～80岁。儿童患者罕见，患者年龄大多为20～50岁。男、女发病率相近。可发生于任何心腔，左、右两侧心脏相近。尸检发现50%病人的肿瘤发生在心脏的多个部位。横纹肌肉瘤常有心腔内部分，从原发部位侵犯，延伸至其他心腔及心脏瓣膜。50%病人有心包受累，但不像血管肉瘤状的弥漫性受累，而常是肿瘤局部蔓延的结果。延伸至纵隔和胸膜也不少见。约30%在病程早期有转移。最常见的转移部位包括肺，胸部淋巴结，肝，肾，肾上腺，胰以及骨骼。

显微镜下横纹肌肉瘤可分为三种主要类型，即胚胎型、小泡型及多形型。前两型称为青少年型，多形型主要见于成人。青少年型和成人型在心脏均有发生，而以成人型为主。在显微镜下发现恶性细胞中横纹为诊断横纹肌肉瘤的必要条件，这种特征是该肿瘤起源的证据。成横纹肌细胞光镜常可识别。

大多数病人有非特异性的主诉，包括发热，食欲不振，体重减轻，不适，比心脏疾病更提示恶性,但归因于心肌、心瓣膜及心包病变的症状和体征并不常见。作为心脏原发性横纹肌肉瘤的表现,如最近起病的充血性心力衰竭迅速进行性加重,传导阻滞,心律失常,胸痛,瓣膜功能障碍,心包渗液,以及心肌梗死等均有报道。脑和肺循环栓塞现象,虽比心房黏液瘤少,但亦有报道。心电图通常显示非特异性的 ST-T 改变,但也可发生低电压和束支传导阻滞。胸部 X 线片常见心脏阴影弥漫性增大。其他诊断方法包括超声心动图,CT,血管造影及磁共振。

病死原因一般为局部广泛的浸润或远处转移。许多病人于诊断后 1 年内死亡。单纯手术治疗一般无助于改善生存。处理的建议见后。

3.*纤维肉瘤* 纤维肉瘤和恶性纤维组织细胞瘤是起源于成纤维细胞的恶性间质瘤。病人年龄 9 个月～75 岁,男、女发病率相似。该肿瘤在左侧或右侧心脏部位发病率相近,而且无相对的好发部位。因为尚存在组织学分类问题,正确的发病率难以肯定。

肿瘤为结节状或浸润型,坚硬呈灰白色。尸检发现 50%以上病人是心脏多处受累,1/3 侵犯心包。半数病人肿瘤的一部分凸入心腔,引起心脏瓣膜口的梗阻或瓣叶受侵犯。

如同其他心脏肿瘤,心脏纤维肉瘤的临床表现多种多样且缺乏特性,易于混淆。最常见的是不能解释的心脏杂音,胸膜性胸痛,发热以及呼吸困难。大多数病人有非特异性心电图改变。McAllister HA 的 14 例中 5 例有远处转移;3 例在死亡前经心血管造影做出诊断,手术切除未成功,均于术后死亡。病人预后差,该组者于诊断后不到 2 年均死亡。

4.*心脏平滑肌肉瘤、脂肪肉瘤及滑液细胞肉瘤* 此外,心脏骨骼外骨肉瘤,软骨肉瘤均有报道,但均极少见,尚无足够的例数,讨论它们的临床特点。

有人报道,局部根治后辅助化疗,用环磷酰胺、甲氨蝶呤以及阿霉素使肢体肉瘤患者免除疾病和总的生存率改善。也有报道,辅助化疗对预后差的部位肉瘤患者有利。

鉴于组织学上与心脏肉瘤相同的心外肿瘤,经手术、照射、化疗或它们的联合应用,获得成功的治疗,因此,类似的方案似可用于心脏肉瘤。多篇报道证明,单纯手术治疗不能实现长期生存。因为手术很少能获得肿瘤的完全切除,局部失败率高。有报道 1 例心房恶性纤维组织细胞瘤,因 4 次复发作了 5 次手术,在第 5 次手术后死亡,但尸检时未发现远处转移灶。Sorlie D 等报道 1 例高分化血管肉瘤获得 3 年生存,这说明如果切除完全,Ⅰ级肿瘤很少复发,其转移倾向也很小。但若切除不完全,Ⅰ级肿瘤仍有复发的高度危险,并有组织学进展和转移的倾向。因此报道心脏肉瘤自然病史时包括组织学分级是基本的要求。Ⅰ级肿瘤仅有微不足道的转移倾向者,可用极为彻底的外科手术,即心脏移植,单此一项方法而治愈。

因为手术切除常不完全,且常不可能,因此,为获得局部控制,应用放射治疗是重要的措施。虽然包括放射的治疗措施,有助于控制某些病人的肿瘤,但在许多病人局部病变将发展,另外有的发生转移疾病。

尸检发现原发性心脏肉瘤病人中 50%或以上有转移疾病。心外软组织肉瘤首先转移到肺部也反映了心脏肉瘤的转移行为,不管组织亚型如何,肺是首先转移到的部位,其他部位包括胸膜,淋巴结,中枢神经系统,肝及骨骼,一旦转移疾病发生,如同心外肉瘤,极大多数心脏肉瘤患者是不能治愈了。这时,姑息的化疗,有少数文献报道联合应用环磷酰胺,长春新碱以及氮烯咪胺尚有效,并发现心外肉瘤最有效的药物——阿霉素,对心脏肉瘤疗效却普遍很差,已很少应用。

一种表明化疗有效的使用方法是作为手术和放疗的辅助措施，Rosenberg 等报道，手术和放射治疗后，辅以化疗将改善对心脏肉瘤局部的控制。辅助化疗也用于最初诊断亚临床转移存在的病人。已表明这种方法对四肢肉瘤改善局部复发率和生存率有效。Pizzo PA 等认为，手术、放疗及化疗三种措施都用，是使横纹肌肉瘤手术后残存病变患者能长期生存的唯一方法。因为横纹肌肉瘤代表第 2 位的心脏原发性恶性肿瘤，因此，这种联合疗法是可取的。

Eckstein 等曾报道，1 例左心房恶性纤维组织细胞瘤的 27 岁女性患者，经多学科的处理，手术切除一个无蒂的 10cm×10cm 的肿瘤，CT 检查证实局部复发，用环磷酰胺、长春新碱、阿霉素及氮烯咪胺联合化疗对该病人明显有效，在 9 次周期以后，病人因持续发现放射学上的异常而接受第二次手术，切除全层左房壁和全部房间隔，以及可见的肿瘤组织，因肿瘤侵犯及闭塞右肺静脉而作右肺切除。切下的标本中多数未见肿瘤组织，8 个月之后，又接受一次右侧顶枕部颅内肿块的切除，仍然生存并良好，直至离最初处理 2 年。

这种多学科处理方法的应用，必须很仔细地安排，因为各种治疗的毒性在许多情况下会相加，甚至有协同加害作用。对心脏放射治疗并非无并发症，在接受心脏放疗的病人中，使用心脏毒性约尚缺乏广泛地评价，然而，这些病人当用单一方法治疗时所得的预后很差，肯定了采用这种更为积极方案的合理性。

（三）心脏原发性淋巴瘤

在死于淋巴瘤的病人尸检中，有报道累及心脏的恶性淋巴瘤占 9%～25%，绝大多数为继发于心外的病灶。心脏原发性淋巴瘤最低限度的定义是肿瘤必须仅是累及心脏和心包。McAllister HA 等报道一组 7 例原发性淋巴瘤，占心脏恶性肿瘤的 5.6%，患者年龄为 18～77 岁，男、女性别发病率相似，其中 4 例有心脏的症状和体征，包括充血性心力衰竭、心脏增大及心包渗液。无 1 例死前明确诊断，均在症状开始后不到 1 年死亡。总之，心脏原发淋巴瘤罕见，淋巴瘤侵犯心脏大多继发于心外病灶。已报道有多种类型：霍奇金病，淋巴肉瘤（淋巴细胞淋巴瘤）及网状细胞肉瘤，目前称为弥漫性的组织细胞或大细胞淋巴瘤。尚无资料提示这些淋巴瘤的行为与心外部位者有任何不同，因此，它们的处理应该相似。根据完整的分期，治疗应该根据组织亚型和病期。治疗心肌淋巴瘤中已有些放射治疗的有限经验。心脏淋巴瘤的治疗中，尚未提示化疗的功效，虽然期望心脏淋巴瘤能像其他外部淋巴瘤一样对化疗方案有效，且可治愈。

（四）心脏肉瘤的治疗

起源于心脏的恶性肉瘤的最佳处理方案尚无定论。报道的病例总数太少。报道中相当大比例的病理诊断不够详细，缺乏组织分级资料。应用放疗和化疗细节资料常无从得到。尽管缺乏心脏肉瘤治疗的资料，但心外软组织肉瘤获得有效处理的资料并不少，应用相似的方法可作为治疗心脏肉瘤的根据。心脏肉瘤的预后似乎不应比其他预后差的部位的肉瘤结果差（预后差的部位如躯干）。由于采取系统性的措施，根据原则给予治疗，有报道半数以上的心外软组织肉瘤病人获得了治愈，处理经验可供参考。

影响心外软组织肉瘤预后的若干重要因素已经明确。肿瘤的组织亚型一般影响预后，但进一步鉴定组织亚型的能力尚很差，且错误不少。最重要的预后因素是原发肿瘤组织病理等级。各种细胞的特征和形态的特征用于等级评定。包括细胞的分化程度，有丝分裂的频率，肿瘤有无坏死及细胞外物质的形成。Ⅰ级肿瘤为高分化，Ⅱ级为中等分化，Ⅲ级为低分化。一些学者报道组织分化程度与生存、转移发生率及局部复发有很密切的关系。

肿瘤的大小和解剖位置也是影响软组织肉瘤预后的要素之一，因为均影响切除的可能性，从而关系到局部的控制。头部、颈部、纵隔及腹膜后者，因为肿瘤接近至关重要的结构，常难以充分切除，影响预后。手术切除的彻底性影响预后，Leibel SA 报道一组 10^9 例，完全切除者的5年生存率为40%，不完全切除者则仅3%。局部控制对最终结果有明显影响，因为局部一次或一次以上的复发，转移的机会更多。

另一重要预后因素是疾病的阶段。软组织肉瘤的病期有四个参数，即组织分级，肿瘤大小，淋巴结侵犯及远处转移，其中组织学分级是病期最重要的决定因素。随着病期的发展，5年生存率下降。

软组织肉瘤的最佳处理方案，取决于手术、放疗及化疗等多学科方法的合理使用。开始的治疗一般采用手术，但单纯的局部切除是不充分的治疗。例如，对肢体的肉瘤，单纯切除的局部失败率达42%～93%；若广泛切除，不同程度切除肿瘤侵犯的解剖结构，包括了大量的肿瘤周围的正常组织，局部复发率为32%～66%，但广泛切除常遗留显微镜下肿瘤组织，因为肉瘤局部侵入性的生长很快，肿瘤的指状物常延伸到或穿透假被膜，以致发生对周围组织的显微镜下可见的侵犯，侵犯达到离瘤体一定的距离；若局部根治性切除，切除病变所占据的解剖分隔空间内的全部结构，或者截肢，可获接近80%的局部控制率，效果优良，但会给许多病人带来明显的功能和美容方面的残缺。对放射治疗与保守的手术切除相结合的疗法已有评价，并已证实术前或术后放射治疗结合保守的手术切除，也能获得可以接受的局部复发率。

三、心脏转移性肿瘤

和其他部位的转移，例如肝、肺或脑相比，肿瘤转移到心脏的概率较少，临床表现也常不明显，但其意义尚关系到它们能酷似更常见的心脏疾病及有时因心脏转移的原因而致命。心脏转移性肿瘤为心脏原发性肿瘤的16～40倍。因为某些类型的肿瘤在人群中的发生率在改变，而且治疗手段的不断提高，使某些肿瘤的患者能获得长期生存，历史上的发病率可能已不正确。然而，重要的问题可能是心脏转移的发病率统计随着经治者追索的热情而不同。临床的估计总是低于实际存在，尸检的结果使肿瘤学家和病理学家吃惊。统计困难的原因在于肿瘤转移到心脏常是隐匿性的，其表现能相似于冠状动脉疾病、瓣膜性心脏病等疾病。

心脏转移性肿瘤患者的年龄主要见于50～70岁，这和恶性疾病的自然年龄分布相似，男、女性别发病率相等。

心脏转移性肿瘤比较少见的原因与下列因素有关：心肌强烈的搓揉活动，心内膜血管较少，心脏纹状的肌肉系统使用特殊的代谢途径，血流迅速通过心腔，以及心脏和周围结构缺乏淋巴管交通从而使该种扩散方式困难。另外，冠状动脉从主动脉发出时呈直角，使得肿瘤细胞经此血路扩散比较困难，虽然红细胞常规经此通途。

【发病机制】

1.转移途径　有四种可能的潜在机制，即直接蔓延、血路转移、种植以及淋巴转移。直接蔓延可来自胸腔内肿瘤，如从肺癌，乳腺癌或从长于血管内的肿瘤，后者从肾上腺样瘤生长到下腔静脉进入右心房。种植主要到心包，可导致渗液，栓钉，或缩窄性心包炎；虽然一些学者，如 KlineIK 和 SmithLH 等认为，许多肿瘤转移到心肌是通过淋巴管，这些淋巴管在心肌处处可见。

2.原发病 心脏转移通常伴转移到其他器官。某些肿瘤，例如黑素瘤，对心脏转移率高，反映该肿瘤广泛转移的倾向性。Parry 引证 Applefeld 和 Roberts 等学者的资料，心脏转移发生率最高的是恶性黑素瘤，急性白血病，以及肺癌或乳腺癌。恶性淋巴瘤也是常见原因。从逆行淋巴路扩散，血路扩散，或直接从其他胸内肿瘤蔓延。鉴于心外肉瘤比较少见，其心脏转移也引人注目。

(1)急性白血病：Roberts WC 等报道，急性白血病患者中，心肌白血病浸润率为 37%。浸润各心腔的心壁，心包及心包下的脂肪组织。白血病的沉积，几乎都呈灶性，常位于心内膜内。其浸润常伴有出血，但也有不同于这两种局部情况者。在许多病人这些浸润和(或)出血不产生可辨认的症状或体征。心肌白血病细胞浸润的程度和心电图改变似有联系。

(2)黑素瘤：Glancy DL 等报道，转移性肿瘤中，黑素瘤累及心脏的发生率最高。心脏转移中，转移到心肌者比心外膜者多，这提示转移到心脏是通过血路途径。

(3)淋巴瘤：恶性淋巴瘤的转移，据 Mc Donnellp 等报道，在各种肿瘤转移到心脏或外周的心包膜中，约占 9%。淋巴瘤累及心脏的临床表现，一般是非特异性的，或在病人活着时不足以识别。肿瘤侵犯心脏远较临床怀疑的广泛。Perry MC 发现累及心脏有三种类型：心包膜，心外膜-外膜，以及弥散的间质-血管周围。认为这三种类型分别与直接蔓延，通过心脏淋巴路的逆流，以及血路扩散相关。

(4)肺癌或乳腺癌：肺癌和乳腺癌累及心脏是通过直接扩散或通过淋巴路的逆流转移，到心脏和心包膜。后一途径可能导致多个小结节的转移灶；而直接蔓延通常是一个部位的侵入。Burnett RC 等认为，血路转移仍是最常见的途径。

(5)肾上腺样瘤：肾上腺样瘤因有时扩散到下腔静脉进入右心房，甚或右心室而著称。Choh JH 等认为，积极的手术方法可能获得成功的切除。

3.转移部位

(1)心包转移：转移到心包可导致心包渗液，心包填塞，或缩窄性心包炎。在鉴别诊断中，应注意纵隔淋巴瘤经放射疗法治愈后可以发生良性的心包炎，而出现与恶性病变相似的表现。

(2)心肌转移：心外肿瘤转移到右心房，可相似于心房黏液瘤和累及三尖瓣，许多种类的肿瘤，例如肉瘤，淋巴瘤，Wilms'肿瘤(维尔姆斯瘤)，肾上腺样瘤，睾丸癌，以及嗜铬细胞瘤等心脏转移都可产生这些表现。继发于转移癌的右心室梗阻，可发生右室流出道梗阻而伴有气短，以及由于右心室过度负荷而猝死。在一些病人，转移的损害是由孤立性病灶引起，可使诊断更为困难。Calaroney 等报道，转移性肿瘤左心房受累，也可产生间歇性瓣膜梗阻，与心房黏液瘤相似；或破碎后引起动脉栓塞。转移到左心室腔内，可引起左室流出道梗阻，Hanley 曾通过取心内肿瘤组织作活组织检查做出诊断。

(3)心内膜转移：心外肿瘤转移直接到心内膜或心瓣膜表面极少见，可能与这些组织血管较少有关。典型的病例，累及心内膜的表现酷似二尖瓣或三尖瓣狭窄。Perry 报道，诸如来自肾、睾丸、肝、肺或甲状腺等癌肿转移到的心内膜瘤栓，可产生血流动力学梗阻，心脏杂音，以及体循环栓塞。

【诊断分析】

心脏转移的检出，对病变广泛、面临死亡的病人也具有学术上的意义，有利于积累诊断治疗的经验。若患者的肿瘤对放疗或化疗有潜在的敏感性，那么确诊心脏转移能够引导到有效的治疗和延长有高质量的生命。最紧要的是要有高度的警惕，尤其对于心脏转移率较高的癌肿，如肺癌、乳腺癌、黑素瘤、急性白血病及淋巴瘤，发展为急性心包炎，心包填塞，心律失常，心脏传导阻滞，心脏增大，或充血性心力衰竭者，应予迅速检查有无心脏转移。

除了上述转移的原发部位和转移到的部位，可能产生某些特点的各种临床表现之外，尚可产生一些其他不常见的表现，包括右向左分流，见于孤立性的转移引起三尖瓣梗阻，患者有卵圆孔未闭，甚至导致发绀出现，此外，尚有心室破裂的报道。

在诊断上，除了病史、体格检查以外，胸部 X 线片、心电图、超声心动图等有创性和无创性检查，均有不同的价值，也利于积累诊断的经验。心电图虽无确诊价值，但可辅助诊断。房性心律失常，尤其是心房纤颤和心房扑动在心脏转移中较为常见，开始为偶发，以后可以固定性。Perry 归纳房性心律失常的机制有如下四种可能：肿瘤累及心房交感神经纤维；肿瘤侵犯心房供血的冠状动脉，导致心房心肌梗死；肿瘤侵犯心房的心肌而非梗死；以及侵犯窦房结产生病窦综合征。其他的心律失常，有阵发性室上性心动过速，期前收缩，继发于肿瘤累及房室结或白血病浸润室间隔的种种传导阻滞。肿瘤转移到心脏，可产生酷似心肌梗死或实际的心肌梗死的表现。肿瘤侵入心肌可产生心电死带而出现 Q 波。

【治疗要领】

心脏转移性肿瘤的治疗受如下因素的影响：病人所患肿瘤的类型，全身情况，以及过去的治疗。放射治疗、化疗或两者均应考虑，取决于病人总的情况。对心律失常和充血性心力衰竭，应给予标准的治疗方法。当肿瘤累及心脏瓣膜时可选择外科手术，也常有通过手术发现转移的情况。此外，全身支持疗法十分重要，其中包括免疫治疗等措施。

四、心包肿瘤

心包肿瘤分为原发性和转移性两类。原发性者又分为良性和恶性两种。

心包膜与心脏解剖关系上密不可分，但壁层心包未与心脏、大血管直接接触，其间有心包腔相隔，有其解剖部位的独立性。在肿瘤的组织类型上除黏液瘤、横纹肌瘤及心脏瓣膜毛细血管瘤之外，心包和心脏肿瘤的组织类型与身体其他部位肿瘤的组织类型是一致的；心脏与心包者也相似，仅各种肿瘤的发生率有所不同。

比较而言，心包壁层部位的转移性心包肿瘤，心包壁层和脏层的原发性肿瘤，比心脏黏液瘤以外的其他心脏肿瘤，较早出现症状，如心包腔的积液积血，填塞症状，X 线检查中尚可能发现其形态改变，甚至有畸形和肿瘤影及心包积液征象等，故较易发现。尤其随着 CT 技术、超声心动图应用的普及，对心包肿瘤的诊断和治疗起了较大的推动作用，可较早期检出。

心包在心脏-心包一体中，有相对的解剖独立性，这一点是心包接受手术的有利条件，因此对心包原发或转移性肿瘤(如直接蔓延者),可在手术治疗上尽量争取。

【病理】

1.心包良性肿瘤　心包的良性肿瘤包括囊肿和实质性两类,后者以脂肪瘤、畸胎瘤及异位性组织较多见。此外,发生在心肌的许多肿瘤,如横纹肌瘤,平滑肌瘤及神经纤维瘤等也可发生在心包。

心包肿瘤通常产生于表层衬里或基底细胞,或从胚胎发育中细胞异位而来。因为心包与心脏及其他纵隔结构的内在关系,基于这种异位原因可发生各种异位的囊肿和肿瘤。

(1)心包囊肿:心包囊肿是常见的心包原发性肿瘤,是心包发育中组织的残存,大多数(70%)位于心脏右缘,也可位于左缘,或凸入前上及后纵隔。

肉眼观,囊肿直径为1～15cm,囊肿内含黄色浆液,表面光滑而呈多叶状,但在切面上,囊肿通常为单房性,内壁常有小梁。有些病例可见囊肿与心包腔连接。

显微镜下囊壁与正常心包膜相似,包含胶原纤维、弹力纤维以及间皮细胞的衬里,后者局部可过度堆积。极少数者可见钙化和慢性炎症区。

(2)脂肪瘤:脂肪瘤是脂肪组织呈单个的增生,可发生在心脏或心包的任何部位。有报道一些病例多发性脂肪瘤伴结节性硬化症。

肉眼观,有包膜,呈黄色,数毫米到10cm直径,表面可有结节状隆起。

显微镜下可见以成熟的脂肪组织为主,含有纤维、血管或黏液基质成分。胎儿型脂肪则很少见。

(3)畸胎瘤:畸胎瘤可良性或恶性,以良性者较常见。大多数畸胎瘤位于心包内,在心底部附着到大血管。儿童年龄组为多见,以女性发病率较高。

肉眼观,大小不一,可大至15cm直径。外形光滑,分叶或梨形。切片可见实质性组织和多房性囊肿区并存。

显微镜下几乎所有类型的组织均可见到,但必须辨明具有所有三个胚层来源的组织才能证实诊断。如果其中一种或一种以上的成分显微镜下表现恶性,或者存在转移,那么这种畸胎瘤应归属于恶性畸胎瘤。

(4)异位组织:心包中可有异位的胸腺组织或甲状腺组织,后者也可见于心肌中。

临床上鉴别心包肿瘤可借助于超声心动图或CT,心包囊肿为囊性征象而脂肪瘤为实质性,畸胎瘤则是兼有实质性和囊性两者并存。

2.心包原发性恶性肿瘤　心包的原发性恶性肿瘤,按照发病率的高低,依次为:

(1)血管肉瘤:血管肉瘤是心包和心脏最常见的原发性肉瘤。男性的发病率为女性的2～3倍,可发生于任何年龄,70%在20～50岁之间。虽可发生在任何部位,但80%在心包中或右侧心脏中。因为肿瘤属腔内性质,故25%会产生梗阻症状;远处转移不常见。

肉眼观,呈单个或多个结节,1～7cm直径,充满右心房或浸润心肌、心包膜,而较少侵犯壁层心包,有些病例在心房见多个瘤体,少数可凸入三尖瓣或二尖瓣口。

显微镜下可见恶性内皮细胞排列成的血管腔隙,其内皮细胞是圆到椭圆或多形的形状,伴有不同数量的有丝分裂。有的区域内皮细胞可积聚,产生毛细血管或簇状形态。

(2)横纹肌肉瘤:横纹肌肉瘤是第2位常见的肉瘤。男性发病稍高,可发生于任何年龄组,但在儿童则罕见。左、右两侧心脏的部位发生率相仿,常部分累及心肌。60%的病人为多发性病灶,50%累及心包。

肉眼观,为松软结节状,常有中心坏死,有时见直接和远处转移。

显微镜下可见肿瘤有多种生长图形,包括松的黏液样区、梭形细胞区、少量细胞的集中区、出血区及坏死区。诊断有赖于识别成横纹肌细胞,但有时较困难,因光镜识别横纹率仅20%～30%,但电子显微镜能识别粗的或细的丝状物以及Z盘。

(3)间皮瘤:间皮瘤为第3位最常见的原发性恶性心脏和心包肿瘤。可发生于任何年龄,男性发病率为女性的两倍。未有报道兼有石棉肺者。大多数间皮瘤为弥漫性累及脏层和壁层心包,呈结节状或片状。直接扩散侵犯心外膜下心肌,但从不突入心腔。

肉眼观,肿瘤周界不清,有轻度隆起的结节,结节一般位于房间隔的房室结区。

显微镜下可见小管或由圆形细胞构成的条索,以及排列无序的梭形细胞的集中区。

(4)纤维肉瘤和恶性纤维组织细胞瘤:纤维肉瘤男、女发病率相等,可发生于任何年龄。可位于心包和心脏的任何部位。35%于心包,50%在心肌,凸入心腔而引起梗阻症状,约2/3为多发性者。

肉眼观,呈结节或浸润,质地坚硬,呈灰白色。

显微镜下,肿瘤由恶性梭形成纤维细胞组成,伴频繁的有丝分裂。细胞排列呈索带状或丛簇,有黏液样变性灶,化生骨。也可有软骨。在恶性纤维组织细胞瘤中,可有与纤维肉瘤相同区域,但常有巨大细胞,梭形细胞常呈编席状的排列。

【临床表现】

心包原发性肿瘤,早期一般无症状,极少数病人有胸部疼痛,有些病人有发热、干咳及心力衰竭的临床症状。早期病人可能有心包摩擦音,后期病人多出现心包填塞的临床表现,颈静脉怒张,静脉压升高,肝肿大,甚至出现腹水,胸水,浮肿及脉压差缩小,奇脉等,一旦出现后期症状,病情常进行性加重。

转移性心包肿瘤,有相当一部分在尸检时发现;其临床表现早期者易被原发病掩盖,典型的症状为心包渗液和心包填塞症状。

【辅助检查】

1.X线检查　透视、摄片,可能显示心影扩大,心包积液征象;畸胎类瘤在胸片上可见到钙化区。心包腔充气对比造影,可能显示心包腔内肿块轮廓。心血管造影可能显示局限性的心外压迫区。

2.超声心动图检查　超声心动图检查已广泛用于心包疾病诊断。可发现实质性肿块和心包积液,对心包积液尤为敏感。

3.CT检查　最初的CT扫描受到生物学运动的影响,现代CT检查装置克服了上述因素等影响,明显增加了有用的信息。虽然生物运动可能仍对心脏腔室部位的诊断有所影响,但对心包部位的诊断已能相当正确。

4.磁共振检查　磁共振检查的主要优点是能够对任何平面进行扫描,提供心脏、大血管以及心包膜的图像,不受放射线或静脉内造影剂的影响。通过磁弛豫时间对组织特征的潜在分辨能力,优于 CT 和超声心动图。但无论 CT 或磁共振,对组织定性均是困难的;从总体来看,除某些部位以外(如胰腺),磁共振在定位或定性能力上均优于 CT。

5.纵隔镜检查并活组织取样病理学检查 是能达到局部直观和病理学诊断的有效手段,但内镜检查也有其局限性,对观察局部与外部联系的状况受到限制,尚须结合其他辅助检查。

6.心电图检查 恶性心包渗液和心包填塞的心电图征象,为可见低电压,窦性心动过速,T 波的各种改变。心电图的低电压缺乏特异性,心包积液时敏感性不高。Rinkenberger RL 等报道,大量心包渗液或心包填塞时,心电图可有较为特异的征象,即心电交替现象,在心电描记中,每隔 2 次或 3 次心跳,P 波和 RST 波的图形改变。完全性心电交替,包括心房和心室复合波同时出现交替现象,仅见于心包填塞。心包渗液出现心电交替现象的机制是心脏悬浮在液体介质中可使心脏有超常的大摆动,当心脏较靠近胸壁时,P 波和 R 波高,当心脏向后移动时,P 波和 R 波的幅度下降。心包渗液常见的心律失常是心房扑动,心房纤颤,多灶性房性心动过速,以及非持续性的、突发的阵发性房性心动过速。

【诊断分析】

王一山曾归纳临床上引导诊断心包肿瘤的参考意见:①心包渗液反复出现,特别是血性渗液,而缺乏炎性病变的证据,如结核等;②心影轮廓异常,局部呈不规则的凸出或结节状,应引起高度怀疑;③无明显原因难以控制的心力衰竭,特别对有显著静脉压升高,肝肿大,腹水和持续性浮肿者应疑及;④不可解释的胸痛伴有脉压差缩小,奇脉和上腔静脉阻塞现象者。转移性心包肿瘤的诊断与原发性心包肿瘤相似,身体其他部位有原发病变伴心包渗液者诊断较易,如原发灶不易发现时,则须与心包原发性肿瘤相鉴别。

【治疗要领】

1.心包良性肿瘤 对心包良性肿瘤有如下理由而应积极采取手术治疗:①早期手术可能获得满意的切除;②切除良性肿瘤,可预防恶性变,即使是心包囊肿也可防止继发感染;③即使不能全部切除,有时仅能作部分切除,也可缓解症状;④手术至少能最终采取病理标本,明确诊断,除外恶性病变。

2.心包原发性恶性肿瘤 对心包原发性恶性肿瘤,首先应争取手术切除。但单纯手术切除、单纯放射疗法,或单纯化疗,效果均较差,联合治疗可能获得比较好的效果。疗效与肿瘤组织类型、药物敏感程度及病人的耐受力有关。

3.心包转移性肿瘤 对心包转移性肿瘤,能切除者应尽量切除,例如从周围组织蔓延来的肺癌转移,可作肺和心包切除。

心包穿刺为常用的治疗和诊断方法,其作用有:①作诊断研究;②解除心包填塞;③在作心包切除前达到心包减压;④处理大量复发性心包渗液。心包穿刺抽液可由数种途径,最常用的是剑突下径路,如果渗液为局限性者,有时从胸骨旁甚至心尖径路,后两者只有在透视或超声心动图检查引导下进行。心包穿刺的并发症有心律失常,冠状动脉破损,甚至猝死。有条件者,心包穿刺时应有血流动力学监测(飘浮导管),心电监护及超声心动图检查引导,这样比较安全。

(刘瑞宝)

第十四节 胸部肿瘤的放射治疗

一、食管癌的放射治疗

Ⅰ.外放疗

(一)外放疗技术

1.处方剂量和正常组织器官的剂量限制 肿瘤放疗剂量:何谓最佳食管癌放疗剂量,目前意见尚不统一。在保证脊髓、肺和心脏的剂量不超过耐受量的前提下,复旦大学附属肿瘤医院所采用的肿瘤处方剂量有以下几种:①常规分割肿瘤剂量为60~70Gy,每次1.8~2.0Gy,5天/周。②采用后程加速超分割放疗,前半疗程41.4Gy/23次/4.5周,后半疗程采用加速超分割,每次1.5Gy,每天2次,27Gy/18次/2周,总剂量68.4Gy/41次/6~7周。③若采取同步放化疗的方法,放疗,每次1.8Gy,每天1次,总剂量50.4Gy/28次/38天。在放疗的第1天开始进行化疗,化疗方案为DDP+5-Fu,4周期。此方案是西方国家食管癌非手术放化疗同步治疗的标准方法,但在国内同行中被认同程度较低。

处方剂量要求:95%PTV接受处方剂量,99%PTV接受95%的处方剂量。PTV内最大剂量大于处方剂量的110%体积<20%,<95%处方剂量区域不能落在GTV内。

关键器官耐受剂量要求:脊髓最大剂量≤45Gy,V_{20}(双肺的体积扣除GTV所形成的正常肺体积中放疗剂量≥20Gy体积占全肺体积百分比)尽可能低,一般要求≤25%,肺的平均剂量(双肺-GTV)≤15Gy,心脏平均剂量≤30Gy。以上限制以对脊髓和肺的考虑为首要,其次为心脏。

2.放疗计划设计 采用肺组织密度不均质校正剂量算法(需要注明校正的方法),采用固定野和(或)动态旋转野设计放射野。照射野的形状通过射野方向观(BEV)设计,用剂量体积直方图(DVH)、等剂量线图、二维等剂量线和云图综合评价确定治疗计划。

3. 3DCRT的实施和验证 第1次治疗前用EPID验证每个射野位置的准确率,以后每1~2周验证两互相垂直野(或接近互相垂直野)1次。

(二)放疗靶区

放疗进入到三维放疗时代,临床上能实现对某一特定靶区的准确投照,从而达到合理的放疗剂量分布,即所需要照射靶区的高剂量,而靶区外的正常组织器官显著低剂量。该剂量学分布的好处是建立在临床上所确定照射靶区是准确的前提条件下。否则,若照射靶区无法准确确定,这些新放疗技术将提高肿瘤漏照或受到低剂量照射的危险性。因此,在目前新的放疗技术条件下如何来准确确定肿瘤放疗靶区则显得非常重要。

1.原发病灶

(1)原发病灶可见肿瘤病灶(GTV-P)评估:临床上检测食管癌可见肿瘤病灶方法有多种,包括食管钡餐造影、胸部CT、食管内镜和PET/CT等,每种检查方法有各自特点。

食管钡餐造影：能直观显示肿瘤所在部位，并能反映食管黏膜、食管壁光整度以及食管壁蠕动状况等信息，进而提示食管内是否存在早期癌灶和沿着黏膜及黏膜下侵犯等信息。但食管钡餐造影不能反映肿瘤横向外侵程度和范围，以及食管周边是否存在转移的淋巴结等信息。

胸部CT：依靠高空间分辨率和组织密度差异来清楚显示食管癌灶外侵、与周围组织和器官的关系以及食管周围是否存在区域淋巴结转移等。但胸部CT不能反映食管黏膜是否紊乱、食管壁光整度以及食管有无蠕动障碍等反映食管是否存在表浅病灶等信息。

食管内镜检查：在获得肿瘤病理学诊断等定性方面价值比较突出，但在反映食管癌病变范围上仍存在局限性。如它不能直观显示肿瘤所在部位，不能显示食管蠕动和食管壁边缘改变，有时食管管腔较狭窄时内镜无法通过，就更无法了解食管远端肿瘤病灶受侵犯的信息。食管腔内超声检查有一定程度克服单纯使用内镜的局限性，如提高了对于食管黏膜下是否存在癌侵犯的判断水平。

PET/CT：^{18}FDC-PET作为一种功能成像技术，不仅无创，且能提供与CT性质迥异的信息，而对传统成像技术起到互补作用。但由于单用PET的空间分辨率不高，不能确定食管壁和食管旁组织，也无法对阳性淋巴结精确定位，故其诊断的准确率仍有限。而^{18}FDG-PET/CT具有PET和CT两种功能，既能反映组织细胞代谢，较早发现病灶，又能以CT信息对PET所发现的病灶准确定位，两者互补。理论上可使诊断准确率明显提高，还能提供肿瘤准确的部位、大小及与周围正常组织和器官的解剖关系，在选择治疗方法、拟订治疗方案中起重要作用。但是，应用何种方法来确定PET/CT上所显示的FDG摄取范围与食管癌实际病变范围相一致，尚需要进行临床研究。

对于食管癌的GTV-P确定尚需要通过多种检测手段如胸部CT、食管钡餐造影、食管内镜检查等共同参与，对有条件的患者也需要参考PET/CT所提供的信息。特别强调的是，在三维放疗时期，食管癌CTV-P确定至少需要在胸部CT和食管钡餐造影两个方面信息共同参与下确定。

(2)原发病灶亚临床病灶(CTV-P)评估：食管癌外侵有横向和纵行两个方向。由于目前缺乏评价横向外侵亚临床病灶的"金标准"，因此，目前无一项临床研究涉及此方面的问题。

在纵行发展方面，癌灶一方面可以沿着食管上下蔓延，待确诊时多数食管癌癌灶纵行长度远大于横向外侵的程度。资料显示，待确诊时食管癌纵行长度<3cm者不到2%，3～5cm者占10%～15%，>5cm者占85%～90%。另外，在纵行方向，食管癌病灶可以向外呈浸润性生长，表现为镜下可见的亚临床病灶，有时癌灶可以沿着食管黏膜下的血管、淋巴管、神经周围间隙出现跳跃性生长。

2.区域淋巴结

(1)食管癌淋巴结转移的诊断标准：在诊断食管癌淋巴结转移上，CT的准确率为45%～88%，它主要依据淋巴结短径是否≥10mm来评价良恶性，但正常和转移淋巴结的大小范围存在交叉，故这一标准正确与否尚存争议。在不同部位淋巴结是否存在转移的诊断标准不完全一致。

EUS中，满足两个以上标准的淋巴结被认为是转移：边界清、圆形、不均质低回声、>10mm。但这些多是主观标准，易出现诊断误差。另外，1/3的食管癌患者因探头无法通过狭窄处而不可能进行完整的肿瘤分期，使其在诊断食管癌淋巴结转移中受到限制，EUS 准确率仅 58%～81%。

[18]FDG-PET 作为一种功能成像技术，不仅无创，且能提供与 CT 性质迥异的信息而对传统成像技术起互补作用。但由于单用 PET 的空间分辨率不高，不能确定食管壁和食管旁组织，也无法对阳性淋巴结精确定位，故其诊断准确率仍有限。而[18]FDG-PET/CT 具有 PET 和 CT 两种功能，既能反映组织细胞代谢，较早发现病灶，又能以 CT 信息对 PET 所发现的病灶准确定位，两者互补，理论上可使诊断准确率明显提高，还能提供肿瘤准确的部位、大小及与周围正常组织和器官的解剖关系，在选择治疗方法、拟订治疗方案中起重要作用。

基于以上影像学信息所提供的证据水平，食管癌是否存在淋巴结转移病灶主要依赖于胸部 CT 所见，若短径≥1cm 者或食管气管沟有淋巴结肿大（无论大小），以及 PET/CT 显示食管淋巴结引流区域存在 suv 值高于 2.36 的 FDG 高摄取病灶，临床均考虑为转移的淋巴结。

（2）食管癌淋巴引流区域的预防性放疗：食管癌淋巴结转移是较早和常见的临床现象。日本 Akiyama 对 600 例食管癌术后病理检查淋巴结转移状态进行报道。无论癌灶位于食管哪一段，食管癌淋巴结转移率均较高，达 51%～71%。国内食管癌实施三野清扫手术后的病理检查资料显示，食管癌淋巴结转移率为 32%～63%，转移度为 10%～14%。

从理论推测，食管癌是否需要进行淋巴引流区域预防性治疗取决于两个方面：①食管癌的淋巴引流是否具有区域聚集的规律性；②食管癌治疗失败的好发部位是否以淋巴引流区域复发为多见。

根据食管癌淋巴结转移规律的临床研究，食管癌淋巴引流的聚集性并不是非常明显，也就是说目前尚难依据一些临床信息来推测哪些淋巴引流区域为食管癌治疸失败的高危险区域。

1）食管癌原发病灶

GTV：参照食管钡餐造影、胸部 CT、食管镜检（有条件加用腔内超声）来确定食管癌的 GTV。有条件者可以加用 PET/CT 图像的信息来帮助确定食管癌的 GTV 范围。

CTV：①纵行方向。根据食管癌术后病理标本上所显示的癌灶外侵亚临床病灶范围以及既往食管癌根治性放疗后所出现治疗失败部位的分析，食管癌纵行外放 2～3cm 为 CTV1，食管癌纵行外放 1cm 为 CTV2（两个 CTV 给予不同的放疗剂量）。②横向方向。由于目前缺乏食管癌横向外侵的病理学“金标准”，因此目前尚缺乏食管癌横向外侵程度的报道，因此笔者设定食管癌横向外放为 0mm，即横向 CTV＝GTV。

PTV：若能个体化确定食管癌的 ITV，则可以在此基础上外放 1cm 为 PTV；若不能个体化确定 ITV，则 PTV 通常为 CTV 外放 1～1.5cm（其中包含摆位误差，食管、心脏和纵隔运动移动的误差等）。另外，食管癌 T 分期的早晚也将影响到 CTV 到 PTV 的外放边界值。如食管癌 T 分期早者，食管活动和蠕动范围大，ITV 较大，因此 CTV 到 PTV 外放边界要适当增加。

2）食管癌淋巴结转移病灶

GTV：CT 影像所见纵隔淋巴结短径≥1cm；肿大的食管气管沟淋巴结；PET/CT 上所显示的 FDC 高摄取病灶（在笔者单位为 SUV≥2.36 的病灶），或病理诊断确定为有转移的淋巴结。

CTV:CTV=CTV。

PTV:通常在CTV外放1cm左右。

(三)放疗时间剂量分割

1.常规分割　常规分割放疗是指每天照射1次,每周5天,每次剂量为1.8～2.0Gy,总剂量为60～70Gy。这是放疗长期临床所积累的经验。应用此时间剂量分割治疗,大多数实体肿瘤均能达到在正常组织器官放射性损伤控制在一定范围之内达到一定水平的控制肿瘤的目标。

2.超分割　根据放射生物学研究降低放疗的每次分割剂量能显著降低正常组织器官后期放射性损伤。据此,临床上可以考虑在不增加后期反应组织损伤的基础上,通过降低每次分割剂量来达到提高放疗总剂量的目的,使肿瘤受到更高生物效应剂量的照射。通常所选用的超分割治疗方法为:每次1.1～1.2Gy,每天2次,每天放疗间隔时间在4～6h,放疗总剂量在原来常规分割基础上增加15%～20%。

3.加速分割　在动物实验和临床上均有证据显示,放疗过程中肿瘤细胞增殖动力学行为发生改变,会出现加速再增殖的表现,因此在总放疗时间延长条件下,将出现放疗控制肿瘤生物学效应下降表现。

(1)大分割加速分割放疗:该放疗模式是将每次放疗分割剂量提高,每天照射次数仍为1次或每2～3天照射1次(通常是根据每次分割剂量提高幅度来确定),总剂量有所降低的分割放疗模式。但应用此模式治疗食管癌时需要注意到食管是一串行器官,若每次分割剂量高于常规,有增加正常食管狭窄的风险性。Sykes等分析了食管癌大分割治疗结果,101例食管癌,照射剂量为45～52.5Gy/15～16次/3周,3年生存率为27%,5年生存率为21%。本研究结果显示放疗急性反应可以耐受,但在生存3年以上的20例患者中有5例出现食管狭窄,需要引起临床医师的注意。

(2)加速超分割:该放疗模式是缩短总疗程时间的加速分割和增加每天放疗次数,降低每次分割剂量的超分割原理为一体的治疗模式。由于目前尚不清楚食管癌加速增殖开始的具体时间,因此临床上有多种加速超分割治疗模式。

1)后程加速超分割:基于对头颈肿瘤放疗过程中加速再增殖开始时间推测可能发生在放疗开始后4周左右

具体放疗时间剂量分割为:放疗前2/3疗程采用常规分割放疗,后1/3疗程进行加速超分割照射。与常规分割放疗比较,分割次数增加,总疗程缩短,总剂量与常规分割相近。施学辉等首先报道了食管癌后程加速超分割放疗的疗效,即在放疗的前4.5周(前2/3疗程)进行常规分割照射,每天1次,每次1.8Gy,照射41.4Gy/23次/4.6周后,缩野改为每天照射2次,每次1.5Gy,间隔4～6h,共9个治疗日照射27Gy,总剂量为68.4Gy/41次/6.4周,总剂量同常规分割(每次1.8Gy,总剂量68.4Gy/38次/7.6周),总疗程比常规分割缩短1.2周。5年生存率后程加速超分割组为34%,常规分割组为15%。后程加速超分割放疗组的急性反应虽有所增加,但患者均能很好耐受,无1例中断疗程。

2)分段加速超分割:由于顾及加速超分割放疗患者急性放射反应较重,为提高患者耐受性,有学者使用分段加速超分割放疗模式。即每天照射2次或2次以上,每次1.25～1.5Gy,照射 35～40Gy，休息 8～14 天后继续加速分割放疗，总剂量 65～70Gy/6 周。

（四）食管癌放疗总剂量

何谓食管癌根治性放疗总剂量尚无定论，国内、外学者也对此做了大量研究工作。

RTOG 在过去的 20 余年内做了大量有关放疗总剂量的临床研究。这些临床研究全部基于放化疗同步治疗为基础，以探讨放疗总剂量为多少是最合适的。Herskovic 于 1992 年报道了 RTOG85-01 临床Ⅲ期试验初步结果。该试验中研究组为 4 个周期 5-Fu 加 DDP 加外放疗 50Gy 组（其中一个疗程化疗与放疗同期），对照组为单纯外放疗，放疗总剂量为 64Gy。该研究为临床Ⅲ期试验，结果显示，与单纯放疗相比，放化疗综合治疗明显改进患者的局部/区域控制率和总生存率。放化疗综合治疗组和单纯放疗的中位生存时间分别为 12.5 个月和 8.9 个月（$P<0.01$）。12 个月和 24 个月的生存率，放化疗综合治疗组为 50%和 38%，单纯放疗组为 33%和 10%（$P<0.001$）。由于两组疗效差异非常显著，该试验在累计到 121 例患者后即提早被停止。1999 年 Cooper 报道了 RTOG85-01 最终结果，放化疗综合治疗组显著改善了食管癌生存疗效。放化疗综合治疗组 5 年总生存率为 26%（95%可信限为 15%～37%），单纯放疗组为 0%。此临床研究奠定了放化疗综合治疗在食管癌治疗中的价值，综合治疗中所采用外放射总剂量为 50.4Gy/28 次（每天 1 次，每次 1.8Gy，每周 5 天的常规分割方法）。

1.RTOG90-12 研究　由于在 RTOG85-01 研究中，食管癌经过治疗后，局部失败仍然高达近 50%，因而 RTOG 提出了进一步提高放疗剂量和加大化疗的强度，试图提高局部控制率和生存率，他们设计了 90-12 试验，后来因为毒性太大而终止。RTOG90-12 临床研究计划较 RTOG85-01 做了一些调整：放疗剂量从 50Gy 增加至 64.8Gy，分割方法仍为常规分割；5-Fu 连续灌注 4～5 天；化疗总数增加至 4～5 个疗程。该试验结果显示，即使提高了外放疗总剂量，局部/区域控制率以及生存率方面和 RTOG85-01 的结果相似。但治疗不良反应、治疗相关死亡率更高。从本研究所提供的信息看，在放化疗综合治疗基础上提高外放射总剂量未进一步提高治疗疗效。

2.RTOG94-05 研究　RTOG94-05 为临床Ⅲ期随机对照研究。该研究的目的是，在放化疗综合治疗模式基础上提高外放疗剂量是否能提高治疗疗效，即将外放疗剂量由 50.4Gy 提高到 64.8Gy，观察治疗疗效的变化。共 236 例临床分期为 $T_{1\sim4}$、$N_{0\sim1}$、M_0 的食管鳞癌或腺癌，不能手术或手术患者进入本研究。根据体重下降、原发肿瘤大小和组织学分型进行分层，所有患者被随机分为接受放化疗综合治疗组（4 周期化疗，每月 1 次，每 24h5-Fu1000mg/m^2，共 4 天；顺铂 75mg/m^2，第 1 天）加同期放疗 64.8Gy，与相同的化疗方案加同期放疗 50.4Gy。放疗时间剂量分割均为常规分割。该试验在中期分析时即停止，全部患者的中位随访时间为 16.4 个月，在仍存活患者的中位随访时间为 29.5 个月。218 例合格的患者中，两组（高剂量组与标准剂量组）的中位生存时间分别为 13.0 个月与 18.1 个月，2 年生存率分别为 31%与 40%，局部/区域失败与局部/区域病灶未控分别为 56%与 52%。在高放疗剂量组中有 11 例治疗相关死亡发生，而标准组中有 2 例发生；11 例治疗相关的死亡病例中有 7 例的放疗剂量 50.4Gy。高的放疗剂量不能够增加生存率和局部控制率。虽然在高剂量组中有更高的治疗相关的死亡率，但看不出与更高的放射剂量相关。该研究结果提示，食管癌的标准治疗应该是 5-Fu 加顺铂同步应用外放疗，放疗总剂量为 50.4Gy，常规时间剂量分割。

3.RTOG92-07 研究　由于应用外放疗方法提高食管癌放疗总剂量并未见提高了生存疗效，相反，治疗不良反应以及治疗相关性死亡率增加。RTOG 之后又开展了 RTOG92-07 的临床研究。研究的目的是探讨在外照射合并同期化疗基础上再应用食管腔内治疗以提高食管癌灶剂量是否能提高食管癌治疗的疗效。治疗方法为外照射 50Gy(25 次/5 周)，2 周后用高剂量率腔内放疗 3 次，总剂量为 15Gy(于第 8 周、9 周和 10 周，每次分割剂量为 5Gy)，或用低剂量率腔内放疗 1 次，20Gy(于第 8 周)。同步应用化疗方案仍为每 24h 5-Fu 1000mg/m^2，96h 灌注；顺铂 75mg/m^2，在第 1、5、8 和 11 周进行。

历年来绝大多数非随机对照研究表明，食管癌照射剂量 60～70Gy 的疗效优于不足 60Gy 者。即使照射剂量达 60～70Gy，其局部失败率仍高达 70%～80%，说明此剂量尚不足控制绝大多数食管癌。而且术前照射 50～70Gy 者，标本转阴率仅 2%～30%；照射 40～50Gy 时几乎无转阴者，因而主张进一步提高食管癌放疗剂量。

FIsher 认为消灭食管癌亚临床病灶，常规分割照射剂量至少需要 50Gy，消灭肉眼可见病灶需要 60～70Gy。复旦大学附属肿瘤医院在 20 世纪 70 年代曾将剂量分为 50Gy、60Gy 和 70Gy 组，其 5 年生存率分别为 11.5%、18.5%和 10.2%，故建议照射剂量 60～70Gy 为宜。王捷忠等报道 511 例食管癌放疗结果，也以 60～70Gy 剂量组的效果最好。

近年来，新的放疗技术如三维适形、束流调强适形放疗应用于临床，是否能将食管癌放疗剂量提高？赵快乐等报道了常规大野放疗完成后应用三维适形放疗技术加量治疗食管癌的放疗剂量递增临床试验。所有病例均为大野时常规分割，46Gy/23 次/4.5 周完成后，缩野改用加速超分割方法加量照射，每天 2 次，每次 1.5Gy，放疗剂量从 70Gy 递增到 76Gy，每 3Gy 为一个阶梯进行加量。

之所以食管癌放疗总剂量各个临床研究所做出的结果差距如此之大，有人推测食管癌放疗的癌灶消失剂量与肿瘤的异质性有关。由于先天或后天获得的遗传学不稳定性，大部分恶性肿瘤在临床诊断时被发现含有显然不同生物学特征的肿瘤细胞，即肿瘤异质性。这些细胞在免疫性、生长速度、核型、色素、酶或激素产生、细胞表面受体、对放射或化疗药物的敏感性方面存在差别；其侵袭和转移能力也呈异质性，侵袭力强者更常参与形成远处转移。这些可能造成进入不同临床研究的患者肿瘤生物学行为存在明显差异性，进而表现出临床上所见到控制肿瘤的放疗总剂量差异性。正常食管是一串形薄壁器官，增加放疗总剂量造成正常食管损伤风险增加可能是必然的，只是它所能耐受放疗总剂量上限到底是多少尚不是非常明确。

（五）放射反应和并发症

1.要求患者注意饮食，以流质、半流质或软食为主，不要进食硬食、粗糙食物、大块不易嚼烂的食物，以免出现食物梗阻情况。

2.如果出现食物残渣梗阻情况，用食管镜将食物取出。

3.每 2 周复查一次 X 线食管片，了解肿瘤退缩情况以及是否出现新的或深的溃疡；如有穿孔前征象，应进行消炎、支持等对症处理，或暂停放疗。如出现进食呛咳，应立即检查，小心穿孔。

4.定期了解患者的急性放疗反应，最常见的急性放疗反应包括放射性食管炎(进食痛，或胸骨后疼痛)、放射性气管炎肺炎(咳嗽)，严重者进行止咳。消炎，加用激素、止痛药和营养支持等处理。

5.定期体检，了解患者颈部和锁骨上等浅表淋巴结情况。如放疗过程中出现新转移灶，应及时调整治疗方案。

6.密切随访血常规，尤其是白细胞和血小板计数的变化。

（六）放疗疗效和影响因素

食管癌放疗的总体疗效尚不能令人满意。常规放疗 5 年生存率 10%左右，后程加速超分割放疗疗效尽管有所提高，但 5 年生存率在 30%左右。影响放疗疗效的临床因素包括以下几个方面。

1.*临床病期* 食管癌淋巴结转移灶对放射线不够敏感，一旦有了淋巴结转移，单纯放疗者极少能生存 3 年以上。食管癌的远处转移较多，在有远处转移的情况下，食管癌局部控制价值和意义将显著下降，仅作为姑息性治疗措施。

2.*病灶长度* 国内多数报道食管癌放疗的疗效与食管病灶长度有关。病灶长度＜3cm 者，其 5 年生存率超过 60%；病灶长度＜5cm 者的疗效优于≥5cm 者。

3.*病灶部位* 复旦大学附属肿瘤医院治疗颈段、上胸段、中胸段和下胸段食管癌放疗的 5 年生存率分别为 24.4%，23.7%、13.7%和 5.9%。

Ⅱ.腔内放疗

（一）腔内放疗剂量

食管癌腔内放疗是利用食管这一进食的天然管道将放射源引入到食管腔内，对病变处进行近距离放疗的一种方法。近距离放疗的特点是放射源表面剂量很高，随着距离增加，剂量急剧下降。近距离放疗虽可降低邻近组织的照射量，但靶区剂量分布也极不均匀，有效放射范围十分有限，这也是近距离腔内放疗的致命缺点。

既往食管癌腔内放疗是以某一点作为剂量参考点来进行处方剂量计算的，如以距离放射源中轴 1cm 或食管黏膜下 0.5cm 为最常用的参考点。但在那种技术条件下，食管癌病灶及其周边正常组织器官剂量的分布并不清楚。

近年来由于放射源微型化，微机控制和剂量优化系统的发展与提高，腔内放疗剂量学描述也有了显著改进和提高。按照 ICRU 系统要求，腔内放疗剂量学的描述应包括治疗技术的描述、放射源强度、参考区定义及参考剂量。由于照射区域的 CT 横断面资料融入了治疗计划系统内，临床上能准确确定所要照射的靶区和所需要保护的正常组织器官，因此临床上能得到靶区和正常组织器官明确的剂量分布。这些将有利于资料的积累和不同治疗中心的交流。

食管腔内放疗的放射源有^{60}Co、^{137}Cs 和^{192}Ir。按其剂量输出率又分为低剂量率（LDR，0.4～2Gy/h）、中剂量率（MDR，2～12Gy/h）和高剂量率（HDR，＞12Gy/h）3 种。近年来较多采用^{192}Ir 的 HDR 技术。

（二）根治性腔内放疗适应证

主要用于食管腔内病灶小，而且无区域淋巴结或全身转移者。如早期单发的食管内病灶，鳞癌或腺癌均可；原发肿瘤长度≤10cm；肿瘤局限食管壁以内。

（三）腔内放疗禁忌证

主要的禁忌证：①食管瘘；②颈段食管肿瘤（因治疗可能引起气管-食管瘘）；③无法通过的

食管阻塞。

由于食管本身特点以及食管癌的生物学特性，食管癌腔内放疗存在诸多不利之处：①由于食管管腔有一定大小，不能保证每次施源器置入能紧贴在病灶处并保证每次的重复性；②管癌病灶常呈偏心性生长，不利于获得理想的剂量分布；③食管的吞咽运动影响到放疗准确率和剂量分布。因此，腔内放疗在食管癌治疗中的价值绝大多数作为外照射一种补充手段，而很少用单一的腔内放疗，除非是非姑息治疗情况下。

（四）腔内放疗与外照射联合应用的疗效

因此，迄今尚无充分证据显示食管癌腔内照射＋外放疗能提高食管癌治疗疗效。这可能与治疗患者的选择有关，从腔内放疗剂量学特点看，在极早期和早期食管癌中，腔内放疗可能有所价值。与外放射联合应用时，腔内放疗常用的方法：每周 1 次，每次 5～7Gy，总剂量不超过 20Gy。

腔内放疗是治疗食管癌恶性梗阻的快速有效手段，可以用于晚期或治疗后复发患者的姑息对症治疗手段。照射方法：每周 1 次，每次 7Gy。经 3 次腔内放疗后，80％的食管恶性梗阻可获改善，缓解期可达 60 天以上。完全梗阻者可用激光治疗打通通道再行腔内放疗，有条件配合适量外放疗时，姑息治疗效果更好。

（五）腔内放疗并发症

腔内放疗时紧贴施源器的食管壁受量很高，易发生严重的食管黏膜灼伤，造成放射性溃疡、食管穿孔、食管缩窄。放疗前肿瘤外侵，尤其有食管较深溃疡者易发生食管穿孔。外照射加腔内放疗的放射反应和并发症高于单纯外照射，HDR 腔内放疗的并发症高于 LDR 腔内放疗。

Ⅲ.综合治疗

（一）术前放疗

术前放疗的目的是使肿瘤退缩和降期，从而使不能直接手术切除或难以切除的病灶转化为可切除病灶，提高了手术切除率，进而提高生存率。另外，术前放疗使受到放射线损伤的癌细胞即使在手术中脱落或被挤压入血流亦难存活，从而减少了医源性播散的危险性。

总体来看，术前放疗通常使用的剂量为 40～50Gy，常规分割照射，每天 1 次，每次分割剂量为 2Gy，每周 5 天，放疗结束后 4～6 周再行手术治疗。术前放疗可以使食管癌手术切除率达 82％～96％，5 年生存率达 22％～30.0％，手术死亡率 0％～7.8％。但是，临床上对食管癌术前放疗价值的评价仍有分歧，多数文献肯定了术前放疗具有提高手术切除率及提高局部控制率的作用，但不能明显提高患者的长期生存率。临床上仍需要在统一术前放疗技术条件下开展大样本临床研究来明确其临床价值。

（二）术前放化疗

在过去数十年内，世界范围内开展了大量临床Ⅲ期研究以评价术前新辅助放化疗的临床价值。Cebski 收集了世界范围内有关术前新辅助放化疗临床Ⅲ期研究并进行了 Meta 分析。其中包含了 10 项临床Ⅲ期试验，共 1200 余例患者，研究组为新辅助放化疗＋手术，对照组为单纯手术。结果显示，术前新辅助放化疗使食管癌患者 2 年生存率提高 13％。术前综合治疗对不同病理类型的疗效提高程度接近。进一步分析显示，术前采用同步放化疗较序贯放化疗更能显著提高患者总生存时间。然而,术前放化疗增加了手术难度和术后并发症,因此,需要外科、放疗科和化疗科医师共同合作来探讨最佳模式,从而使术前综合治疗优势更充分体现在提高生存疗效上。

(三)术后化疗

由于食管癌手术切除的复杂性和创伤性相对较大,患者术后不良反应以及治疗相关性死亡发生率较其他部位实体肿瘤高,这些限制了术后辅助化疗等研究的临床可操作性。因此,临床上有关食管癌术后化疗临床价值的前瞻性研究并不多见。

2 项来自于日本的临床研究探讨了食管癌术后放疗的临床价值。所有入组患者均为食管鳞癌患者。研究组术前未使用任何化疗、放疗等新辅助治疗。术后化疗方案两组不相一致。一组采用 VDS 3mg/m^2(第 1 天)+CDDP 70mg/m^2(第 1 天)的化疗方案。另一组采用 5-Fu 800mg/m^2(共 5 天)+CDDP 80mg/m^2(第 1 天)化疗方案。患者对两种术后化疗均有很好耐受性。但是,结果显示,含 5-Fu+CDDP 的术后化疗有显著提高患者无肿瘤生存率和提高患者生存疗效的趋势。亚组分析显示,对于食管癌术后病理显示有淋巴结转移组,含 5-Fu+CDDP 的术后化疗组能使患者生存率由 38%提高到 52%($p=0.037$)。

美国东部肿瘤协助组也开展了术后化疗价值的临床研究。入组患者为食管或食管胃交接处腺癌,术后病理分期为,T_2N_1 或 $T_{3\sim4}$,术后化疗方案为多西他赛+DDP,化疗疗程数为 4 个。该组患者接受术后化疗后 2 年生存率为 60%,这个疗效显著好于历史对照组 2 年生存率为 38%的疗效。因此,在美国 NCCN 治疗指南中对于非 $T_{is}\sim T_1$ 的食管腺癌患者,即使手术完全切除术后,仍建议术后辅助化疗。若病理类型为鳞癌患者,术后还是推荐临床密切随访观察。

(四)术后放疗

食管癌术后局部复发率高达 40%～60%,也是其主要死亡原因。术后复发者再行放疗效果较差。Nemoto 等报道 33 例食管癌术后复发再行放疗,结果中位生存期仅 7 个月,3 年生存率 12%。因此,若能发现术后高复发的高危人群,临床上给予术后辅助放疗理论上推测价值更大。

根据手术后肿瘤残留状态,食管癌术后放疗包括两种:①术后预防性治疗,是指食管癌经过手术切除治疗后,术后并无可见肿瘤病灶或镜下肿瘤病灶残留,即术后肿瘤状态为 R_0 者,术后放疗为“预防性”。该放疗的目的是提高局部和区域控制率进而提高生存率。迄今,临床研究数据显示,术后“预防性”治疗的价值更多体现在提高了肿瘤局部和区域性控制率,并未显著提高患者生存率或只是提高了部分亚组患者生存疗效。②术后根治性放疗,指食管癌经过手术治疗后,术后病理或影像学资料显示存在镜下或肉眼肿瘤病灶残留,即术后肿瘤状态为 $R_{1\sim2}$,此时,术后放疗的目的并不是“预防性”的,而是希望术后治疗来控制手术后有残留的肿瘤病灶。术后残存肿瘤的常见部位有气管和主支气管膜部、心包、主动脉壁、椎前筋膜、吻合口等。该类患者术后放疗的价值是明确的,它能提高患者局部和区域控制率,进而提高患者总生存率。中国医学科学院肿瘤医院的一组资料显示,有残存肿瘤者放疗后的 5 年生存率为 18%(8/45),不放疗组的 5 年生存率为 0%(0/26),其中以气管、主支气管、心包、椎前筋膜等处少量的残存癌术后放疗效果最好。

1.R_0 者的术后“预防性”放疗的现有临床研究结果：在 1990 年之后，临床上报道了一些探讨食管癌术后放疗临床价值的临床Ⅲ期试验的结果。

在现有的食管癌术后放疗的临床Ⅲ期试验中，样本量最大的一组来自于中国医学科学院肿瘤医院。1986 年 9 月至 1997 年 12 月，549 例食管癌进入本研究。所有病灶位于胸段，病理为鳞癌，病变长度≥4cm，年龄≤68 岁，术后肿瘤状态为 R_0。单一手术组为 275 例，手术＋术后放疗组为 274 例(其中 54 例因为种种原因未完成规定的术后放疗)。术后放疗组的放疗剂量：两侧双锁骨上区为 50Gy/25 次/5 周，全纵隔为 50～60Gy/25～30 次/5～6 周。结果显示，全组 5 年生存率为 39.4%。术后放疗组和单一手术组的 5 年生存率无显著性差异。亚组分析，术后病理分期为Ⅲ期或术后病理显示纵隔淋巴结有 3 个及以上淋巴结转移灶时，术后放疗可提高该期别患者生存疗效。该研究总体结论：①术后放疗降低了复发率和(或)淋巴结转移率；②术后放疗提高了Ⅲ期或有淋巴结转移患者生存疗效；③术后放疗并未增加食管吻合口狭窄和心肺等脏器治疗相关性损伤。

2.食管癌根治性手术切除方式应根据肿瘤的位置、淋巴转移的规律来选择。根治性手术切除范围应包括有肿瘤的食管，切除食管的长度至少距肿瘤上、下缘各 5cm，还要切除两侧纵隔胸膜、心包、食管周围和椎前筋膜之间的所有淋巴结、脂肪血管组织以及整个纵隔和腹部淋巴结(二野)，有时需清扫中下颈部淋巴结(三野)。

哪些临床因子能预测食管癌单一手术后治疗失败尤其是局部和区域性治疗失败？理论上推测这些预测因子可能就是术后放疗的指征。Mariette 在其临床研究中探讨了预测食管癌单一手术后出现治疗失败的临床因子包括原发病灶浸润深度，当术后病理显示原发病灶为 T_2 及以上者，术后治疗失败者明显上升。另外的预测治疗因子为淋巴结是否存在转移，即淋巴结转移度高低。

总体来看，能手术食管癌患者接受单一手术后出现治疗失败尤其是区域淋巴结复发的规律为：①区域性淋巴结复发率为 30%左右；②复发时间绝大多数在术后 1～2 年内；③复发部位以胸腔和锁骨上为多见；④T 分期、淋巴结转移与否和转移程度可以预测区域淋巴结复发。

因此，在以下情况建议行术后放疗：①术后原发灶病理分期为 T_2 及以上；②术后病理显示有区域淋巴结转移，特别是淋巴转移度高者。

3.术后放疗技术参数：食管癌根治性手术后，若需要进行术后放疗，那么术后需要照射多大范围？有关于食管癌术后放疗靶区尚无统一范本，各个中心依据自己的理解和掌握的信息制定了各自中心的食管癌术后放疗靶区。

食管癌术后常见的放疗靶区：①大 T 字形野，即双侧下颈(包含双侧锁骨上)、全纵隔以及胃左等区域的淋巴结；②小 T 字形野，即双侧下颈(包含双侧锁骨上)以及上纵隔(不管原发灶在何处)区域淋巴结；③瘤床以及瘤床邻近的区域淋巴结；④手术前瘤床。可以看出，以往临床上所常用的 4 种放疗靶区无论从大小还是范围差异非常大，反映了对术后放疗范围存在非常大的争议。到底哪种放疗靶区适合于食管癌术后患者？以往临床上对食管癌术后放疗靶区方面开展了一些临床研究。

从以往临床研究中可以看出，食管癌术后放疗靶区似乎小野疗效不差于甚至优于大野的疗效，但不良反应显著小于大野照射。也就是说，食管癌术后放疗的理想范围应是选择一些高度复发危险区域进行小野照射更为妥当。那么，哪些区域可能是食管癌术后复发的高度危险区域？

临床上对于食管癌术后复发的高危险区域界定应从以下方面考虑：①食管癌单纯根治性手术后治疗失败的好发部位；②原发病灶分期和所在部位；③淋巴结可能被手术清扫的程度；④手术所导致正常组织与器官解剖结构变化；⑤胸腔内正常组织与器官所能耐受的放疗剂量等。

复旦大学附属肿瘤医院对 $T_{2\sim4}$ 或 N_1 无远处转移的食管癌根治性术后放疗靶区提出以下建议。

(1)手术完全切除后为 R0 者(CTV)

1)$T_2N_{0\sim1}$：原发病灶位于上、中、下胸段，靶区为两侧锁骨上和上中纵隔(下界在隆突分叉下 3～4cm)淋巴结区域(若为一侧锁骨上淋巴结转移，可以考虑将同侧锁骨上区域向外多放些)

2)$T_3N_{0\sim1}$：原发病灶位于上、中胸段，T 字形靶区，靶区为两侧锁骨上、上中纵隔淋巴结区域(下界视原发病灶瘤床下缘而定；若为一侧锁骨上淋巴结转移，可以考虑将同侧锁骨上区域向外多放些)。

3)原发病灶位于下胸段：胸廓后及隆突分叉下 3～4cm 范围内纵隔淋巴结区域。若术前原发病灶下界超过隆突下 3～4cm，放疗野下界视原发病灶瘤床下缘而定。

(2)手术未能完全切除 $R_{1\sim2}$ 者(包括 $T_4N_{0\sim1}$)：术前和术后所显示可见肿瘤病灶(要结合原发灶 T 分期，所在部位和切除状态)，吻合口原则上不包括在放射野内。若切缘阳性者，包括切缘的放疗 PTV 的上界为切缘上 3cm 或整个残留食管，下缘为切缘下 1cm(PTV 概念)。

(3)食管癌术后放疗剂量：常规分割照射，亚临床病灶 50.4Gy/28 次，镜下残留 60Gy/30 次，肉眼残留 64～68Gy/32～34 次。

(五)术后放化疗

由于术后化疗和术后放疗地位均不明确，因此有关食管癌根治性手术后放化疗的研究报道更少，有待于在新的放疗技术条件下明确术后放疗价值以后再开展术后放化疗的研究。

(六)术中放疗

术中放疗食管癌是近 30～40 年开展的一种新的放疗技术。其主要优点：①有利于射线束直接投照到所需要照射的范围上；②有效地保护了照射区域以外的正常组织和器官；③射线易调整和控制；④缩短了放疗总疗程时间。

1.术中放疗射线的种类　目前用于术中放疗射线的有 X 线和电子束两类。

2.术中放疗设备　目前术中放疗设备可以利用常规加速器，将手术室内患者准备好后再推到治疗机房内实施术中放疗，也可以采用可移动式设备直接推到手术床旁完成术中放疗。

3.术中放疗的具体方法　术中放疗前将特制有机玻璃限光筒用甲醛溶液气体消毒。患者经左后外侧开胸，从正常食管外套-窄带将食管牵向腹侧，离开脊髓。消毒好的限光筒放入胸腔对准肿瘤及相关淋巴区。对可能照射到心脏、肺组织、大血管，则用纱布包裹 5～6mm 厚的铅块遮挡。准备工作就绪，手术组人员撤离加速器室。照射期间通过闭路电视观察患者呼吸机及心电图机情况。照射后手术组人员重新进入室内，继续完成手术。肿瘤剂量 1500～

2000cGy，<3000cGy为好。

4.食管癌术中放疗(IORT)的适应证　①能够完全切除的食管癌，在肿瘤切除之前对肿瘤和肿瘤周围的瘤床进行照射；②对只能做姑息性切除的食管癌，在肿瘤切除之后对不能切除的食管病灶和瘤床进行照射；③对完全不能切除的食管癌肿瘤不做分离，直接对瘤块进行照射；④对有淋巴结转移的部位(特别是胃左动脉和上纵隔区)进行照射。

5.食管癌IORT的禁忌证　①所有开胸手术的禁忌证也是IORT的禁忌证；②肿瘤外侵已侵及主动脉或气管、左主支气管，随时有穿通危险者。

二、肺癌的放射治疗

(一)非小细胞肺癌的放疗

1.术前放疗　术前放疗的技术，应以3DCRT或调强适形放疗(IMRT)为首选。放疗的剂量一般建议使用常规分割照射，即1.8～2.0Gy/次，每周照5次，总剂量不超过45Gy。

2.术后放疗　关于非小细胞肺癌根治性手术后是否作术后放疗(PORT)的问题，目前还有许多争论。

在文献中已有少数临床试验显示了PORT改善非小细胞肺癌术后生存率的作用。较近的一个研究由美国RTOG进行。该研究是一个Ⅱ期临床试验，入组患者病理分期Ⅱ～Ⅲ期，肿瘤已完全切除并做纵隔淋巴结清扫，术后用同步放化疗，化疗是紫杉醇+卡铂。放疗在手术后8周开始，放疗照射范围为纵隔和同侧肺门，用常规分割照射：1.8Gy/次，每周照5次，总剂量50.4Gy/28次，6周。如转移淋巴结包膜外肿瘤侵犯或13，再局部加量10.8Gy/16次。

显然，对非小细胞肺癌根治手术后PORT的作用还无循证医学的证据来评价，但是美国NCCN和中国抗癌协会肺癌专业委员会的共识是：①Ⅰ期没有必要进行PORT。②Ⅱ期没有必要进行PORT，但是对纵隔有复发危险人群可建议PORT，复发危险的定义是：纵隔淋巴结清除不彻底，转移淋巴结的肿瘤侵犯到淋巴结包膜外，多个肺门淋巴结(N1)转移，肿瘤切缘更接近肿瘤。③ⅡA期($T_{1\sim2}N_2M_0$)，对N_2中的较重程度者建议进行PORT。

对非小细胞肺癌手术后肿瘤切除不完全的患者，进行PORT已无争论。这类患者包括：①病理检查显微镜检切缘肿瘤阳性(R_1)的患者；②肿瘤残留，由于肿瘤累及邻近正常组织或器官($T_{3\sim4}$)，以致手术切除肿瘤不完整，肿瘤临床残留(R_2)。

PORT治疗的技术如下。①放射靶区：两侧纵隔包括隆突下淋巴结引流区以及肿瘤同侧的肺门；②放疗技术：首先考虑3DCRT技术，必要时用IMRT；③剂量：常规分割放疗，1.8Gy/次，每日1次，每周5次，总剂量45～50.4Gy。对于肿瘤有残留的患者，对残留肿瘤部位加量10.8～14.4Gy，总剂量61.2～64.8Gy。

3.根治性放疗　近10年来在放疗的技术方面出现3DCRT和IMRT，建立在计算机技术在放疗过程应用的基础上，包括肿瘤和正常器官的三维结构重建，同时包括放疗计划的制订、剂量计算、计划验证、放疗实施、过程记录、质量保证和质量控制等各个方面。所有这些技术使得放疗更加精确，而且放疗剂量可以更好地集中在肿瘤上，而使肿瘤周围的正常组织受量降到最低。能够在不增加正常组织受量、不增加放疗并发症的情况下，实施剂量递增，从而得到更高的肿瘤照射剂量，达到提高肿瘤局部控制率的目的。

对非小细胞肺癌，用常规放疗技术，患者能耐受的最大肿瘤剂量为60～64Gy(常规分割)。更高的剂量将引起急性放射性肺炎、后期肺纤维化等严重的放射并发症。然而对非小细胞肺癌，60～64Gy的剂量在大多数局部肿瘤晚期的患者只能抑制肿瘤一段时间，而不能长久控制肿瘤。由于有了3DCRT和IMRT，可以显著提高对非小细胞肺癌的照射量，同时并不增加肿瘤周围正常组织和危险器官的受量。10多年的临床实践已经证明了3DCRT和IMRT技术在治疗非小细胞肺癌中有益的价值。

(1)3DCRT的临床研究

局部晚期非小细胞肺癌：过去十几年中，有很多关于非小细胞肺癌的3DCRT治疗的临床研究发表。所有资料均证明3DCRT能够改善肿瘤的局部控制率、提高患者的生存率，同时放疗的不良反应控制在耐受范围以内。大多数研究都是3DCRT联合化疗，这是因为由于晚期病例有很高的远处转移率，化疗是不可缺少的。肿瘤放疗剂量大约增加到70Gy，这比常规放疗技术能给予的剂量有了显著提高。由于给予较高肿瘤照射剂量，肿瘤的局部控制率有了提高，从而生存率也得以改善。文献报道3DCRT放疗局部晚期非小细胞肺癌后的中位生存期超过15个月，2年的总生存率达40%左右。而用常规放疗技术，患者的中位生存期是8～10个月，2年的总生存率约为20%。虽然放射总剂量达到了常规放疗技术条件下患者无法耐受的剂量，但是大多数患者都能耐受，放疗的主要不良反应是食管和肺的反应。

关于放射的分割方法，大多数研究应用的还是常规分割，但是有用加速放疗的趋势。由于3DCRT可以使剂量集中在肿瘤上，并减少心脏和肺的受量。正因如此，在相对短的疗程中应用大分割剂量和高的放射总剂量成为可能。根据放射生物学研究，相同的剂量，在较短的疗程给予，对肿瘤有更高的杀灭效应。非小细胞肺癌细胞在放疗的后程，约放疗开始后的4周会出现增殖加速，因此在这个时候加速照射使肿瘤杀灭效应更强。然而对心脏、肺等正常组织，由于3DCRT技术减少了对它们的剂量，放射损伤不会明显增加。下面是4个详细的临床试验资料。

RTOG 9311是一个Ⅰ～Ⅱ期前瞻性剂量递增试验，试图通过对急性和后期放射反应的评价，得到应用3DCRT技术后非小细胞肺癌患者的最大耐受放射剂量(MTD)。

Ⅰ期非小细胞肺癌：Ⅰ期患者的治疗首选手术治疗。但是对部分患者年龄大，或伴有心血管疾病、麻醉禁忌等不能接受手术，或者拒绝手术的患者，放疗可作为有效的替代治疗手段。

除了常规分割以外，很多研究者尝试用立体定向放疗Ⅰ期非小细胞肺癌，他们采用大分割照射。大分割照射的特点是分割次数减少，增加每次的分割剂量。这种放疗方式基于以下两点考虑：①大多数患者是老年人，行动不便，较少的照射次数容易被患者和家属接受。②大剂量分割有更好的杀灭肿瘤的效应。立体定向放疗的临床试验已经显示对Ⅰ期非小细胞肺癌有较好疗效。

日本的Uematsu做的试验规模最大，包括50个病理证实的Ⅰ期非小细胞肺癌患者。大多数患者立体定向放疗采用的分割方式是50～60Gy/5～10次，1～2周。通过CT评价，局部无进展率是94%(47/50)。50例患者3年总生存率是66%，29例可手术患者的3年总生存率是86%。其3年疾病特异性生存率是88%。没有明确的相关不良反应,只有2例患者发生了不严重的骨折,6例患者出现了胸痛。

总之,对于Ⅰ期非小细胞肺癌不能耐受手术和拒绝手术的患者,放疗是可推荐给患者选择的一种治疗方法。常规分割和大剂量分割都得到了很好的结果。但是关于放疗的最佳分割方式需要进一步探讨。大剂量分割更容易被老年或伴有严重并发症的患者接受。至于放疗范围,只对CT显示的原发病灶和转移淋巴结进行照射,预防性纵隔淋巴结的照射是不必要的。

在非小细胞肺癌患者的放疗中,3DCRT能够在常规分割放疗条件下(2Gy/次)将放疗剂量增加到70Gy以上。患者可以耐受的剂量决定于受照正常肺组织的体积和总的照射剂量。较高的放疗剂量对局部晚期患者有更好的效果。最严重的放疗并发症是放射性肺炎,可以通过剂量学参数进行预测。放射性肺炎的预防是至关重要的。

(2)IMRT的临床研究:IMRT是最先进的放疗技术,到目前为止只有少数肺癌临床试验的研究发表。然而大多数发表的研究都是关于IMRT和常规放疗技术以及3DCRT之间的剂量学参数比较。IMRT没能应用到非小细胞肺癌患者的日常放疗中的原因大致如下:①脏器移动的问题没有得到完全解决。放疗过程中,肺癌随着患者的呼吸主要在身体的头尾等方向移动。IMRT计划的强度设计是根据CT制订的,CT图像采集的是呼吸运动一个瞬间(时相)。虽然四维CT能够采集不同呼吸相一系列的图像,并将它们融合起来,最终形成的计划靶区(PTV)也是虚拟的,而不是真实的。因此IMRT计划的调强谱和剂量不可能得到准确执行。②虽然IMRT能够减少心脏和肺的受量,表现出在剂量分布上的优势,但是对大多数非小细胞肺癌患者来讲,采用3DCRT技术已经足够了,同时IMRT放疗计划的设计、实施和验证需要花费更多的时间和精力。③对晚期患者来说,治疗失败的主要原因是远处转移。虽然IMRT可以提高局部控制率,但是患者最后死于远处转移。从效价比的角度讲,IMRT并不值得应用。

尽管在非小细胞肺癌患者中应用IMRT技术还有较多问题需要解决,但是通过剂量学参数来比较IMRT和3DCRT技术,前者在提高肿瘤剂量、降低心脏和肺受量方面显示出了优势和优越性。下面是近期发表的论文,IMRT主要应用于两个方面:常规放疗后的加量,或全程应用。

IMRT技术中存在一个一个重要的问题,即较多的正常肺组织受到低剂量的照射,这在长期存活的患者中可能增加患第二原发恶性肿瘤的概率。来自MD Anderson肿瘤中心的Liu等对减少非小细胞肺癌IMRT治疗中肺和胸腔正常结构低剂量照射体积的可行性做了进一步研究。他们对10例Ⅰ～ⅢB期的非小细胞肺癌患者的常规3DCRT计划和IMRT计划进行回顾性比较研究。比较了9野的IMRT计划和3DCRT计划,前者V_{20}和肺平均受量在所有病例中都有下降,减少的中位值分别是8%或2Gy。整个胸腔的累积受量基本相当,应用IMRT的患者中甚至有8例还有下降。结论是:对应用IMRT的患者,减少胸腔正常组织低剂量受照区体积是可能的(如V_{10}、V_{20})。应用IMRT产生的累积受量和低剂量受照区体积增加是可以避免的。

那么最佳的IMRT放疗计划应该设几个照射野?每个照射野又应该设多少子野呢?Nioutsikou做了一系列IMRT计划。通过对上述计划的比较显示,对肺脏来讲,5个照射野,总共最大40个子野的放疗计划对连续调强的IMRT计划几乎是最适合的。

通过以上剂量学参数的研究，很明显IMRT可以提供更适合的剂量分布和更好的适形性。与3DCRT相比，该技术可以给肿瘤更高的剂量，同时更好地保护关键脏器。但是IMRT的优势还需要用临床实践来证实。

(3)非常规分割放疗：所谓非常规分割放疗方法是指放射剂量的给予方法不同于常规分割，常规分割即每日照射1次，每次2Gy，每周照射5次的方法。其中主要是超分割放疗和加速放疗和加速超分割放疗。

超分割放疗：超分割放疗即每日照射2次，每次照射的剂量减少，总剂量比常规分割照射的剂量稍增加。经放射生物学研究结果表明，这种照射方法能减少正常肺的放射损伤，从而提高肿瘤照射量。20世纪80年代美国RTOG研究了超分割放疗，方法为每次1.2Gy，每日2次，间隔≥6h，总剂量69.6Gy，治疗有利型非小细胞肺癌(≤$Ⅲ_A$期，体重减轻<5%，KPS≥70)的中位生存期14.8个月，2年生存率33%，比常规分割照射的疗效提高。Mayo医院的Jeremic用超分割放疗治疗$Ⅲ_{A\sim B}$非小细胞肺癌，每次1.2Gy，每日2次，总剂量64.8Gy，同时用化疗(卡铂+VP-16)。共治疗69例，中位生存期为22个月，4年生存率23%。而作为对照组的单纯超分割放疗共治疗66例，中位生存期14个月，4年生存率9%。复旦大学附属肿瘤医院在20世纪90年代做了随机对照的临床Ⅲ期试验，方法为1.2Gy/次，每日2次，总剂量69.6Gy，Ⅰ～$Ⅲ_A$期和$Ⅲ_B$期的2年生存率分别是32%和7%。而对照的常规分割放疗组的2年生存率分别为12%和7%。上述结果再次证实，超分割放疗能改善早中期非小细胞肺癌的疗效。然而，超分割放疗的疗效虽然比常规分割放疗的疗效有所提高，但是改善不显著，加上每日2次的照射方法在实际操作上的困难，因此目前超分割放疗的方法没有被临床广泛应用。

加速放疗和加速超分割放疗：这种放疗的分割方法是在较短的总疗程中，给较高的放射剂量，通过采用加速放疗(每日照射1次，每次的剂量>2Gy)，或加速超分割放疗(每日多次照射，每次的剂量<2Gy)。从理论上推测，这种放疗方法能提高肿瘤杀灭效应，又不严重损伤正常肺组织。这种方法最早是由英国Mount Vemoon医院创导的连续加速超分割放疗(CHART方案)：1.4～1.5Gy/次，每日3次，每次间隔4h，每周7天，总量为50.4～54Gy/36次，12天。共治疗563例非小细胞肺癌，2年生存率30%，而对照的常规放疗2年生存率仅为20%(P=0.006)。

由于3DCRT技术的进步，使对肿瘤的放射剂量比常规放疗技术能给予的60～64Gy明显提高，所以非常规分割放疗已不经常使用。然而从非常规分割放疗的经验中，特别是加速分割放疗的结果证明，缩短放疗总疗程，但仍保留相同的总剂量或更高的剂量，则杀灭肿瘤的效应明显提高，肿瘤局部控制率改善。所以这个经验已用于3DCRT治疗非小细胞肺癌中。如复旦大学附属肿瘤医院，将3DCRT和加速超放疗结合起来，在照射的前4周用常规分割2Gy/次给予42Gy/21次，4.2周。然后给予加速照射，每次3Gy。美国RTOG-9311的3DCRT治疗非小细胞肺癌，分割剂量增加到2.15Gy/次。

(二)小细胞肺癌的放疗

1.*常规放疗方法*　照射范围包括原发灶、同侧肺门、两侧纵隔。采用常规分割放疗，即1.8Gy～2Gy/次，每周5次。关于照射总剂量，临床资料表明，剂量越高局部控制率越高。当照射总量为<40Gy、40～45Gy、45～50Gy和50～60Gy时，局部控制率分别是20%～31%、57%～77%、61%～84%和58%～75%。因而认为较合适的总剂量为50～60Gy。关于传统放疗加化疗后的长期生存率，由于化疗方案各家不同，结果相差颇大，5年生存率在5%～10%。

2.加速超分割放疗　放射生物学研究表明，小细胞肺癌是放射敏感的肿瘤，放射后细胞生存曲线的肩区较小，因而用小于常规分割剂量(2Gy)的小分割剂量就能有效杀灭肿瘤细胞，使其数量到达生存曲线的指数部分。而正常后期放射反应组织(如肺)的细胞生存曲线的肩区一般较宽，所以用小分割剂量照射有利于肺的保护，又能有效杀灭肿瘤。目前认为照射小细胞肺癌较合适的分割剂量是1.15～1.60Gy/次。另一方面，小细胞肺癌在放疗中可能存在加速再增殖现象，因而缩短总疗程可能减少这种增殖。基于上述考虑，美国RTOG设计了加速超分割放疗方案：1.5Gy/次，每日2次，间隔>6h，总量45Gy/30次，3周。由于加速超分割放疗获得了较好的结果，所以目前已经成为小细胞肺癌放疗的标准方法。

3.PCI　PCI在对原发灶治疗达到全消后可进行，分割方法推荐常规分割1.8～2.0Gy/次，每周照5次，总剂量可为30Gy/15次，3周；或36Gy/18次，3.6周；或25Gy/10次，2周。

(三)放疗的并发症

1.食管损伤　急性放射性食管炎较为常见，发生于放射开始后2周左右，表现为进食疼痛或胸骨后疼痛，当放疗与化疗药物合用时(如环磷酰胺、多柔比星)更为严重。可作对症治疗，用黏膜表面麻醉剂。后期食管损伤较少见，但文献报道有食管狭窄、粘连、溃疡和瘘管形成等。

2.肺损伤　放射性肺损伤又称急性放射性肺炎、急性放射性肺病，它在肺癌的放疗中很常见。常发生于放疗开始后6周左右，即在放疗即将结束时。急性放射性肺损伤的治疗主要是休息，使用肾上腺皮质激素和扩张支气管的药物，必要时吸氧。有继发肺部感染时必须同时使用抗生素。在急性症状被控制后，肾上腺皮质激素要在几周内逐步减量，突然停药会导致症状复发和肺损伤加重。后期放射性肺损伤发生于放射后3个月以后，表现为肺纤维化。

近年来3DCRT已被应用于肺癌的放疗，放射性肺炎同样是3DCRT的主要治疗并发症。>$RTOG_3$级的放射性肺炎是严重的并发症。因此，在设计放疗计划时应优先考虑避免放射性肺炎的发生。专家在努力寻找能够有效预测放射性肺炎的三维的剂量学参数。

3.心脏损害　在放疗期间产生的急性放射性心脏损害常常是亚临床的，但通过心电图、心功能检测可发现心电图ST段改变以及心脏收缩力减弱。后期的放射性心脏损害表现为心包炎，一般较少见。特别要提出的是常用化疗药物，如多柔比星会增加放射对心脏的损害，因而对老年及有心脏病史者要避免两者同时使用。

4.放射性脊髓炎　脊髓的放射损伤主要为后期损伤，表现为横断性截瘫，发生于放疗后2年以上，然而绝大多数患者在产生此并发症之前已因肿瘤复发或转移而死亡。只要将脊髓的放射剂量限制在安全范围内，一般不会产生此并发症。

(李　波)

第四章 乳腺癌

第一节 乳腺癌的病理学诊断

一、乳腺腺瘤

（一）管状腺瘤

由大量较为一致的密集排列的腺管和少量纤维结缔组织构成的乳腺良性肿瘤。可能是纤维腺瘤的变型。

【诊断要点】

1.肉眼病变 有薄层包膜或无包膜的结节。

2.镜下 ①由密集排列、大小较一致的圆-椭圆形小腺管构成，有腺上皮和肌上皮2层细胞，肌上皮常不明显，管腔内无或有分泌物，常无导管。②有少量纤维性间质，其内可有少量淋巴细胞浸润。③可与纤维腺瘤混在。

【鉴别诊断】

①腺管状腺病；②小管癌；③纤维腺瘤等。

（二）泌乳型腺瘤

是一种具有明显分泌现象的乳腺良性肿瘤。有人认为多数病变似是伴泌乳改变增生性小叶的融合，故视为结节性泌乳性增生为好。一般见于妊娠和产后女性。

【诊断要点】

镜下：①由分叶状密集增生的腺泡组成。②腺泡腺上皮呈不同程度分泌改变，外层为肌上皮。③纤维间质不明显。④可伴有出血、梗死。

【鉴别诊断】

①分泌型癌；②假分泌性增生；③妊娠及哺乳期乳腺；④管状腺瘤；⑤泌乳腺伴乳腺癌等。

（三）大汗腺型腺瘤

是一种伴明显大汗腺化生及增生的良性肿瘤。有人认为是大汗腺型结节性腺病。

【诊断要点】

镜下:①病变界限清楚。②广泛性大汗腺化生、增生,可呈乳头状增生。③大汗腺细胞可出现非典型性。④间质常不明显。

【鉴别诊断】

①不典型大汗腺病变/大汗腺癌;②增生性病变伴大汗腺化生;③分泌型癌;④分泌/假分泌乳腺;⑤纤维腺瘤等。

二、小叶性肿瘤

小叶性肿瘤又称小叶上皮内瘤变,指发生在乳腺终末导管小叶单位内,以小叶型肿瘤细胞(缺乏细胞黏附性及极向)不典型增生的谱系过程,包括不典型小叶增生及小叶原位癌。因为目前小叶性肿瘤的名称并未得到公认,所以采用小叶性肿瘤的诊断系统时应同时注明是不典型小叶增生还是小叶原位癌。

(一)不典型小叶增生

【诊断要点】

终末导管小叶单位中呈现小叶原位癌的某些形态特点(见小叶原位癌),但尚不具备诊断小叶原位癌的全部标准,病变并未累及1个小叶的所有腺泡或受累腺泡膨胀程度不够。①小叶原位癌样改变<1个小叶的50%(有的为<75%);或②累及1个小叶的所有腺泡,但腺泡无明显膨大。

【鉴别诊断】

①小叶原位癌(有人认为有必要区分,但常遇到困难);②腺病。

(二)小叶原位癌

【诊断要点】

1.经典型　①累及终末导管小叶单位(TDLU),终末导管可呈现派杰病样病变。②小叶结构存在,1个或多个小叶的腺泡不同程度膨大或变形。③膨大腺泡内充满黏附性差的单一性小细胞(A型细胞,稍大于正常腺泡的上皮细胞),细胞边界清楚或模糊,胞质少、嗜酸性或淡染、常见小空泡(AB/PAS阳性),核一致性圆形、核膜清晰、染色质匀细,无核仁或不明显,核分裂罕见。④可见多形性大细胞(B型细胞),胞质丰富,核大、染色质不均匀、深染,核仁常明显,核分裂少见。⑤肌上皮细胞仍居原位,或脱离原位而与肿瘤细胞混在,也可断续分布,基膜通常完整(不一定清晰显现)。⑥瘤细胞可累及毗邻导管,在导管上皮与基膜间呈派杰病样浸润。⑦可伴有硬化性腺病、放射状瘢痕、良性乳头状病变、纤维腺瘤和胶原小体病等。

2.组织学变型

(1)多形型:组织学特征与经典型类似。瘤细胞有明显多形性异型性为特征。可}见瘤细胞坏死,钙化少见。

(2)印戒细胞型:组织学特征与经典性类同。瘤细胞呈印戒状,胞质内有黏液物质聚集。

(3)坏死型:组织学及细胞学特征与经典型类似。膨大的小叶性肿瘤内出现灶状或粉刺型坏死。钙化常见。

(4)巨腺泡型:细胞学特征类似于经典型。腺泡明显膨大,常见数个巨大实体性腺泡紧密贴近,彼此几无间质分隔,局部可有相互融合。部分可伴有坏死。

3.免疫组化染色 ER、PR、34βE12 阳性,p120 胞质阳性,Ki-67 低增殖指数,E-Cadherin、CK5/6,HER2 和 P53 通常阴性。多形型 Ki-67 增殖指数高,HER2 和 P53 常阳性。AB/PAS 常阳性。

【鉴别诊断】

①检材处理缺陷所致的组织假像;②普通型旺炽性导管上皮增生;③实体型导管原位癌;④小叶癌化;⑤微浸润性小叶癌;⑥小叶透明变(透明细胞化生);⑦乳腺妊娠样增生(假泌乳性增生);⑧良性增生性病变(胶原小体病、硬化性腺病、放射状瘢痕等);⑨良性乳头状病变;⑩纤维腺瘤等。

三、导管内乳头状肿瘤

包括一组异质性肿瘤性病变,其共同特征是具有乳头状、树枝状生长模式,其中央为纤维血管轴心,表面被覆不同增生状态的上皮,有或无肌上皮层。

(一)导管内乳头)状瘤

为导管内乳头状病变,纤维血管轴心被覆良性增生上皮,分为中央型(发生于大导管,常位于乳晕区)和周围型(发生于终末导管小叶单位)两种类型。

1.中央型导管内乳头状瘤

【诊断要点】

(1)肉眼病变:乳头状的肿瘤位于囊状扩张的导管内,常有蒂与导管壁相连,瘤组织呈颗粒状软脆,红褐色。

(2)镜下:①肿瘤位于囊状扩大的导管腔内,呈乳头树枝状结构,具有明显纤维血管轴心。②乳头表面衬覆立方-柱状腺上皮和肌上皮两层细胞,有基膜。③可有大汗腺化生、鳞化和(或)柱状细胞变。④肌上皮可明显增生。⑤常有出血,少数发生梗死。⑥复杂型:可有不同程度乳腺增生病的形态表现(如上皮旺炽性增生等)。⑦硬化型:间质明显纤维化,埋于纤维组织内的腺管受压变形,呈硬化性腺病形态,形成假性浸润图像。

(3)免疫组化染色:肌上皮标记物染色肌上皮阳性,CK5/6 阳性。

【鉴别诊断】

①周围型导管内乳头状瘤;②不典型导管内乳头状瘤;③导管内乳头状癌;④乳晕区硬化性导管增生;⑤浸润性癌。

2.周围型导管内乳头状瘤

【诊断要点】

①起源于终末导管小叶单位,常为多发性,可延伸至大导管。②形态与中央型导管内乳头状瘤类同。③常伴普通型导管增生、非典型导管增生、导管原位癌和浸润癌。④可伴发硬化性腺病、放射状瘢痕等增生性病变。⑤免疫组化染色:同中央型导管乳头状瘤。

【鉴别诊断】

①中央型导管乳头状瘤;②不典型导管内乳头状瘤;③导管内乳头状癌;④乳头瘤病型乳腺增生症;⑤乳头瘤病型复杂硬化性增生;⑥浸润性癌。

(二)不典型导管内乳头状瘤

为导管内乳头状瘤的局部出现低级别核的不典型增生(形似低级别导管内癌)或肌上皮减少、缺失。

【诊断要点】

1.主要表现为两种形式 ①表现为不典型柱状增生,局部(<1/3 区域)有肌上皮减少或局部缺失。②局部(<1/3 区域)类似不典型导管增生或低级别导管内癌改变。两种类型病变可混合存在。

2.免疫组化染色 肌上皮标记物染色肌上皮存在、减少或局部缺失,不典型增生或低级别导管内癌区域 CK5/6 阴性。

【鉴别诊断】

①导管内乳头状瘤;②导管内乳头状癌;③乳头瘤病型乳腺增生症;④乳头瘤病型复杂硬化性增生。

(三)导管内乳头状癌

为导管内恶性乳头状病变,纤维血管轴心被覆恶性腺上皮细胞,缺乏肌上皮。理论上讲此诊断名称是指纯导管内乳头状癌,与起源于导管内乳头状瘤的癌是不同的概念,因为其没有残存导管内乳头状瘤的证据。

【诊断要点】

1.其形态学诊断标准包括两个方面:①≥90%的肿瘤性乳头缺乏肌上皮,不论是否出现明显的上皮增生。②≥90%的区域表现为低级别导管内癌的形态改变(任何组织学类型)。

2.其乳头较导管内乳头状瘤更纤细,纤维血管轴更少见,缺少肌上皮。乳头被覆上皮可由1层或数层柱状上皮,细胞核多数为低或中级别,少数为高级别。乳头之间可充实有形态明显一致的增生细胞,排列呈实性、筛状或微乳头状。可存在有双态性肿瘤细胞(第 2 种细胞胞质丰富、淡染,位于基底部)。

3.免疫组化染色:乳头状癌内缺乏肌上皮(p63、Calponin、SMMHC 等阴性或局部有少数阳性),导管周围通常有肌上皮(p63、Calponin、SMMHC 阳性,少数缺失),CK5/6 阴性,ER、PR 呈单克隆性阳性表达。

【鉴别诊断】

①不典型导管内乳头状瘤;②源于导管内乳头状瘤的癌;③乳头瘤病型乳腺增生症;④乳头瘤病型复杂硬化性增生;⑤乳头腺瘤;⑥浸润性乳头状癌。

(四)包裹性(囊内)乳头状癌

通常认为是导管内乳头状癌的变型,现称为包裹性乳头状癌(包囊壁无肌上皮),其主要特征是在肉眼可见的囊内出现乳头状癌。目前认为至少某些可能是一种膨胀性生长的低级别浸润性癌。

【诊断要点】

1.肉眼病变 乳头状或圆形肿物位于囊腔内,常广泛附着于囊壁。

2.镜下 ①囊内乳头状肿瘤,形态与导管内乳头状癌类似,常包绕厚层纤维性包膜(缺乏肌上皮)。②周围常见低级别导管原位癌(筛状、微乳头型)。③移行细胞型:乳头被覆数十层移行细胞,局部呈流水状排列。④可伴有浸润性癌。

3.免疫组化染色 瘤细胞及囊壁缺乏肌上皮,CK5/6 阴性。

【鉴别诊断】

①导管内乳头状癌;②浸润性乳头状癌;③不典型导管内乳头状瘤;④浸润性癌。

(五)导管内实体型乳头状癌

认为是一种有明确临床(好发于老年女性)病理特征的导管原位癌变型,因常有神经内分泌分化,又称神经内分泌型导管原位癌。近年文献趋向使用实体型乳头状癌。

【诊断要点】

1.镜下 ①病变为结节状,导管明显膨胀性扩大,呈圆-卵圆形或不规则形。②瘤细胞呈实性增生,其中有纤维血管轴心网(呈实性乳头状结构),其周围细胞常呈栅状排列或呈假菊型团。③细胞较温和,呈圆-卵圆形、梭形(流水状排列)或印戒样,胞质嗜酸性颗粒状、淡染或有黏液,核低-中级别,染色质细腻,可见小核仁。④细胞外黏液多少不等。

2.免疫组化染色 神经内分泌标记物及 ER、PR 常阳性,肌上皮标记物纤维血管轴心及导管周围有阳性肌上皮,部分病例阴性。肿瘤细胞 CK5/6、HER2 阴性,Ki-67 低增殖活性。组织化学黏液染色(AB/PAS)常见多少不等的阳性细胞。

【鉴别诊断】

①普通型导管增生(旺炽性);②不典型导管增生;③复杂型导管内乳头状瘤;④导管内乳头状癌;⑤膨胀浸润性癌。

四、微浸润性癌

是指癌细胞突破导管/小叶原位癌的基膜,浸润到周围非特化间质内,但浸润灶的最大直径≤0.1cm 的微小浸润性癌(多灶性浸润,以最大病灶为准)。

【诊断要点】

1.镜下 ①常见于病变范围较大的高级别导管原位癌,但也可见于任何级别的导管或小叶原位癌周围。②高级别导管原位癌伴小叶癌化及癌性导管周围有间质纤维化和淋巴细胞浸润时要高度怀疑。③非特化间质内浸润的癌细胞与紧邻的导管/小叶原位癌细胞形态类似,可为单个细胞、小簇状细胞团、巢状或腺样。④间质可有淋巴细胞浸润和(或)纤维组织及小血管反应性增生。

2.免疫组化染色 肌上皮标记物(如 p63、Calponin、SMMHC)阴性。应常规检测 ER、PR、HER2 和 Ki-67。如标记切片上找不到微小浸润病灶,应报告原位癌的染色结果(其可反映出微小浸润灶的免疫表型)。

【鉴别诊断】

①小叶癌化;②导管原位癌外突的分支。③导管/小叶原位癌的导管或腺泡因纤维化而扭曲;④炎症致病变导管或腺泡结构不清;⑤医源性病变:如挤压、烧灼所致组织变形,先前穿刺造成的导管原位癌细胞进入周围间质或脂日方组织内(上皮移位埋陷)等;⑥导管原位癌累及良性硬化性病变(如复杂性硬化性增生和硬化性腺病等)。

五、乳腺浸润性乳腺癌

乳腺浸润性乳腺癌是一组主要起源于终末导管小叶单位的恶性上皮性肿瘤,绝大多数为腺癌。浸润性导管癌为非特殊类型,此外均为特殊类型癌。

(一)乳腺浸润性导管癌

乳腺浸润性导管癌是一组异质性浸润性乳腺癌,没有足够的特征归入特殊类型。占乳腺癌的40%~70%。

【诊断要点】

1.经典型

(1)肉眼病变:肿物多不规则,质硬脆,切面呈星状或结节状。

(2)镜下:①肿瘤细胞呈巢状、片状、小梁状、条索状或腺管状排列,间质多少不等。②瘤细胞的异型程度不同。③组织学依据腺管形成、核的多形性和核分裂计数三项指标分为1、2、3级(表4-1)。

表4-1 乳腺浸润性导管癌改良 Bloom-Richardson 半定量分级法

特征				计分
腺管形成				
>75%				1分
10%~75%				2分
<10%				3分
核多形性、异型性				
相当于正常导管上皮,规则,一致				1分
中间大小,中度多形和异型				2分
大于正常导管上皮2.5倍,明显多形和异型				3分
核分裂计数(个/10HPF)				
视野直径(mm)	0.44	0.59	0.63	
视野面积(mm^2)	0.152	0.274	0.312	
	0~5	0~9	0~11	1分
	BH6~10	10~19	12~22	2分
	>11	>20	>23	3分
组织学分级				
Ⅰ级,分化好				3~5分
Ⅱ级,中分化				6~7分
Ⅲ级,差分化				8~9分

2.组织学变型

(1)混合型癌:浸润性导管癌与特殊类型癌混合,非特殊类型癌的成分>50%。

(2)多形性癌:于腺癌或腺癌伴梭形细胞、鳞状细胞分化背景中,多形性和巨大怪异形肿瘤细胞>50%。

(3)伴破骨性巨细胞的癌:浸润性癌的间质中有破骨细胞样巨细胞,最常见于高、中分化的浸润性导管癌。

(4)伴有绒癌特征的癌:具有绒癌分化特征的浸润性导管癌,60%的病例可检见β-HCG阳性的瘤细胞,患者血清β-HCG可升高。

(5)伴有黑色素特征的癌:兼具浸润性导管癌和恶性黑色素瘤形态的浸润性癌.所有肿瘤成分都在同一染色体有杂合性丢失,提示两者的细胞来源于同一肿瘤性克隆。

(6)导管原位癌为主型:导管原位癌为主要成分,局部有浸润性导管癌(<20%)。

免疫组化染色:常规行ER、PR、HER2及Ki-67检测。ER和PR阳性(70%~80%),HER2阳性(15%~30%),E-Cadherin及p120常细胞膜阳性,Ki-67指数不同,p53、S-100、CEA、Vimentin和GCDFP-15不同程度阳性。

【鉴别诊断】

①腺病(硬化性腺病、腺管状腺病等);②放射状瘢痕;③特殊类型癌(浸润性小叶癌、小管癌、髓样癌、浸润性筛状癌和化生性癌等);④颗粒细胞瘤;⑤恶性淋巴瘤(转移性或原发性);⑥恶性黑色素瘤(转移性或原发性);⑦转移癌等。

(二)浸润性叶癌

浸润性小叶癌是一种有特殊生长方式的浸润性乳腺癌,占浸润性乳腺癌的5%~15%。

【诊断要点】

1.经典型

(1)肉眼病变:肿物常为不规则形,无明显界限;切面多呈灰色或白色;部分病例无明显肉眼病变。

(2)镜下:①癌细胞较小,界限清楚,黏附性差,呈散在,单行串珠状(列兵式,单列线样)和(或)围绕残留导管呈同心圆或靶环状浸润。②癌细胞胞质少,嗜酸性或淡染,常有小空泡或呈印戒细胞样,空泡内常见嗜酸性包涵体样小球(AB/PAS阳性);核圆形、卵圆形,核仁不明显,核分裂少见。③间质常硬化或透明变性。④常见小叶原位癌。

2.组织学变型

均具有经典型的浸润方式和(或)癌细胞的某些形态特点,各种变型的典型图像必须占优势。①腺泡型:癌细胞排列成圆形、卵圆形腺泡状;②实体型(或称弥漫型):癌细胞一致性小至中等大,弥漫成片,缺乏黏附性,多形性可明显,核分裂较多,间质少;③多形型(组织组胞样):癌细胞较大,较明显多形和异型,可呈大汗腺或组织细胞样分化,也可见印戒样细胞,常有小叶内病变;④小管小叶型:成于小管和经典型浸润性小叶癌。

免疫组化染色:E-Cadherin通常阴性,p120常胞质阳性,34βE12通常阳性;ER(75%~95%)和(PR60%~70%)阳性,多形型者阳性率低;HER2、p53多阴性,多形型者可阳性;Ki-67指数较低,多形型者较高。组织细胞样型常GCDFP-15阳性。组织化学染色:AB/PAS

常阳性。

【鉴别诊断】

①乳腺炎症及反应性病变；②淋巴造血组织肿瘤；③浸润性导管癌；④腺病(硬化性腺病和微腺型腺病等)；⑤特殊类型癌(神经内分泌癌、小管癌等)；⑥颗粒细胞瘤等；⑦转移瘤(如胃黏液细胞癌等)。

(三)小管癌

小管癌是一种分化好、开放性、内衬单层上皮细胞小腺管构成的浸润性癌。>90%的肿瘤组织具有小管结构。预后好。

【诊断要点】

①肉眼肿物直径多≤1cm，切面星状。②镜下小管杂乱无章分布，管腔开放，呈圆或卵圆形或不规则成角形。③小管被覆单层小而一致的上皮细胞，胞质常呈嗜酸性，可见顶分泌胞突，核圆-卵圆形，异型性不明显，核分裂罕见。④小管缺乏肌上皮，可见不完整的基膜。⑤常有促纤维反应性间质，也可出现致密胶原纤维，透明或黏液样变。⑥可见平坦上皮非典型性，小叶/导管原位癌(多为微乳头型或筛状型)。

免疫组化染色：ER、PR 阳性、HER2 阴性，Ki-67 指数低，小腺管周围无肌上皮(p63、SMMHC 等)阴性，S100 阴性。

【鉴别诊断】

①混合性小管癌；②小管小叶癌；③腺管型浸润性导管癌；④硬化性腺病；⑤微腺性腺病；⑥腺管状腺病；⑦乳头腺瘤；⑧管状腺瘤；⑨复杂硬化性病变等。

(四)浸润性筛状癌

是一种具有明显筛状结构(类似筛状导管原位癌)的浸润癌。>90%的癌组织具有筛状结构为单纯型。预后好。

【诊断要点】

①癌细胞巢呈不规则岛状，具有典型的筛孔结构。②癌细胞小而形态单一，胞质较少、可有顶浆分泌胞突，核小而圆、低或中度多形和异型，核分裂少见。③间质常明显纤维母细胞增生(促纤维反应)。④常有低级别筛状导管原位癌。⑤可有小管癌成分。

免疫组化染色：ER 阳性、PR 多数阳性、HER2 阴性，Ki-67 指数低，肌皮标记(p63、SMMHC 等)阴性。

【鉴别诊断】

①腺样囊性癌；②筛状导管原位癌；③普通浸润性导管癌；④类癌、非典型类癌等。

(五)髓样癌

髓样癌是一种呈合体细胞生长方式。缺乏腺管结构，伴有明显淋巴浆细胞浸润，界限清楚的癌。非典型髓样癌废用。

【诊断要点】

①肉眼肿物界限清楚，结节或分叶状，切面膨隆，常见出血、坏死。②镜下肿瘤边界清楚(挤压式边缘)。③>75%的癌细胞为合体型细胞。④中或高级别核级，核呈空泡状、明显多

形、异型，核仁一至多个，核分裂易见，可见奇异型多核巨细胞。⑤缺乏腺管状结构。⑥癌巢内、外有大量密集的淋巴细胞、浆细胞浸润。⑦间质仅少量疏松纤维结缔组织。⑧可有鳞状细胞、梭形细胞、骨或软骨化生。⑨缺乏导管原位癌。

免疫组化染色：ER、PR及HER2通常阴性，Ki-67指数高。

【鉴别诊断】

①伴显著淋巴细胞浸润的导管癌；②非典型髓样癌（目前多认为宜将其称为具有髓样癌特征的浸润性导管癌）；③化生性癌；④淋巴瘤；⑤淋巴结转移癌等。

（六）产生黏液的癌

是指癌细胞内和（或）外生成黏液的癌，包括：①黏液癌（胶样癌）；②黏液性囊腺癌和柱状细胞黏液癌；③印戒细胞癌。

1.黏液癌　又称胶样癌，是由细胞学相对温和的肿瘤细胞团巢漂浮于细胞外黏液湖中形成的癌。全部为黏液癌成分者称为单纯型黏液癌；含有其他类型癌（主要是浸润性导管癌）的黏液癌称为混合型黏液癌，诊断时应注明类型及比率。单纯型年龄大预后好。

【诊断要点】

①肉眼肿物圆形或分叶状，境界清楚，切面胶样感。②镜下大量细胞外黏液，形成大小不等的黏液湖/池。③癌细胞聚成大小、形状不等的团巢状、梁带状、小乳头状、管状或筛状，漂浮于黏液池中。④癌细胞圆形，胞质较少、淡红染、少见黏液；多为低或中级别核级，核的多形、异型常不明显，核分裂罕见。⑤部分病例的癌细胞呈神经内分泌分化。⑥偶有钙化和砂砾体。⑦少细胞型：黏液湖内肿瘤细胞稀少。⑧富于细胞型：黏液湖内肿瘤细胞丰富。

免疫组化染色：ER通常阳性、PR多数阳性，HER2通常阴性，Ki-67指数低。内分泌标记物（如Syn、CgA等）可阳性。组化AB、PAS及黏液卡红染色阳性。

【鉴别诊断】

①纤维上皮肿瘤黏液变性；②良性黏液囊肿样病变；③其他产生黏液的癌；④隆乳黏液样充填物。⑤叶状肿瘤黏液变；⑥浸润性微乳头状癌。

2.黏液性囊腺癌和柱状细胞黏液癌　乳腺黏液性囊腺癌是由胞质富含黏液的肿瘤性柱状细胞衬覆囊肿壁形成的恶性病变，类似卵巢或胰腺的黏液型囊腺癌。乳腺柱状细胞黏液癌是由胞质内含有黏液的柱状细胞构成的实体性癌，肿瘤细胞形成腺性结构，呈浸润性生长。

【诊断要点】

①肉眼肿瘤呈囊性或实性；切面有黏液感。②镜下两者基本病变：癌细胞高柱状，形态温和；胞质富含黏液；核居基底。③黏液性囊腺癌：具有大小不等的囊腔，腔内充满黏液；可形成大小不等的乳头；柱状黏液上皮细胞呈局灶性较明显异型和间质内浸润。④柱状细胞黏液癌：呈圆形、卵圆形腺管；分布疏密不等。

免疫组化染色：CK7弥漫阳性，CK20阴性或灶状阳性。ER、PR通常阴性，Ki-67指数不等。肌上皮标记物（如p63、SMMHC等）阴性。组化AB、PAS及黏液卡红染色阳性。

【鉴别诊断】

①乳腺黏液癌；②原发于卵巢、胰腺和胃肠道等的转移性黏液性囊腺癌。

3.印戒细胞癌　是指主要或全部由印戒细胞（含有胞质内黏液）构成的浸润性乳腺癌。

【诊断要点】

光镜病变：具有 2 种类型。①与小叶癌有关的印戒细胞癌：多为浸润性小叶癌；癌细胞胞质内较大空腔、核被压于一侧（印戒样细胞），腔内常有红染小球状物；呈经典小叶癌的的浸润方式。②与导管癌有关的印戒细胞癌：癌细胞核位于一侧，胞质内充满酸性黏液，与胃印戒细胞癌类似。

免疫组化染色：CK7 阳性，CK20 阴性。ER、PR 阳性，Ki-67 指数不等。GCDFP-15 及 MG（乳球蛋白）可阳性。组化 AB、PAS 及黏液卡红染色阳性。

【鉴别诊断】

①转移性印戒细胞癌（特别是原发于胃肠道者）；②黏液癌；③印戒样组织细胞、噬脂性组织细胞和噬黏液性组织细胞增生；④印戒细胞样恶性淋巴瘤；⑤含有印戒样细胞的其他类型癌等；⑥分泌性/假分泌性乳腺。

（七）神经内分泌癌

是一种组织学、组织化学、免疫组织化学及电镜下具有神经内分泌特征的癌，免疫组化染色至少有＞50％的肿瘤细胞表达 1 种或多种神经内分泌标记物。多发生在老年人。

【诊断要点】

①肉眼肿瘤呈浸润性或膨胀性生长；产生黏液的肿瘤呈黏液样外观。②镜下组织结构呈多样性，大多数呈实性片状、大小不等的巢状、腺泡状、索梁状。③细胞学形态亦呈多样性。大多数细胞温和均一，中等大小，圆或卵圆形、梭形、多边形、浆细胞样。胞质嗜酸性颗粒状，也可淡染、透明。核级多为低或中级别，染色质细腻。④肿瘤的间质多少不等，片状分布的肿瘤细胞内及紧密排列的癌细胞巢之间有纤细的纤维血管间质，某些病例瘤细胞巢之间有宽的硬化性间质，有时可有细胞外黏液，甚至形成间质黏液湖。⑤可见有导管内癌。⑥小细胞癌：与肺小细胞癌类同。

免疫组化染色：CgA、Syn 和 NSE 可不同程度阳性，部分病例表达 CD56。组化染色：亲银染色或嗜银染色可阳性。电镜：胞质含有神经内分泌颗粒。

【鉴别诊断】

①转移性神经内分泌癌（类癌和小细胞癌等）；②嗜酸细胞癌；③浸润性小叶癌（腺泡型）；④伴神经内分泌分化的癌（乳腺癌细胞中散在性神经内分泌标记物阳性者不属于神经内分泌癌）；⑤其他类型的浸润性癌等。

（八）浸润性乳头状癌

是指一种表现为真性乳头状结构（有纤维血管轴心）的浸润性癌。

【诊断要点】

①肉眼肿物多数界限清楚。②镜下癌细胞具有纤维血管轴心的乳头结构，也可呈微乳头、簇状乳头、网状乳头状。③细胞学与导管内乳头状癌类似，细胞呈柱状-复层柱状或多边形，界限不清或相对清楚，具有无定形胞质，嗜酸性也可淡染，常有胞突。核多为中级别核级，呈中度异型和多形性，核分裂多少不等。④肿瘤内部的间质常比较少，边缘常有明显的纤维组织带，其内有多少不等的炎细胞浸润及含铁血黄素沉着。⑤常见有乳头型、微乳头型和筛状型导管原位癌。

免疫组化染色:ER、PR 通常阳性,HER2 可阳性,Ki-67 指数不等。

【鉴别诊断】

①囊内乳头状癌;②黏液癌;③导管内乳头癌;④转移性乳头状癌。

(九)浸润性微乳头状癌

指在类似于脉管的间质裂隙中肿瘤细胞成小簇状排列的浸润性癌,形态和微乳头型导管内癌类似。单纯型极少见,大多是浸润性导管癌的局部表现,诊断时应注明其占比率。此癌预后差,常有早期淋巴结转移。

【诊断要点】

①类似扩张的脉管腔隙内有癌细胞团,细胞团与围围间质之间留有多少不等的中空间隙,低倍镜形似微小乳头,但缺乏纤维血管轴心。②腔隙内癌细胞团排列呈簇状或桑葚状,其外缘常呈锯齿和(或)毛刺状。③癌细胞呈立方或柱状,胞质较丰富,呈细颗粒状或均质红染。核常为中级别,也可为高级别,核较大,圆形或卵圆形,有 1 个或多个核仁,核分裂通常不活跃。④间质内可见淋巴细胞浸润、微小钙化或砂砾体。⑤常浸润淋巴管、血管(癌栓)。⑥常伴有导管内癌(常为微乳头或筛状型)。⑦假腺管型:某些癌细胞团中央有呈微囊样扩张的假腺腔,类似于扩张的腺管。⑧黏液型:微乳头之间为黏液湖。

免疫组化染色:EMA 微乳头外缘阳性,E-Cadherin 及 p120 微乳头外缘阴性,ER 多数阳性,PR 近半数阳性,HER2 近 1/3 阳性,Ki-67 指数高。

【鉴别诊断】

①人为现象(癌巢周围出现腔隙);②黏液癌;③转移性卵巢浆液性乳头状癌;④浸润性导管癌;⑤脉管内癌栓等。

(十)浸润性大汗腺癌

是指超过 90%的肿瘤细胞具有大汗腺细胞的细胞学及免疫组化特征的乳腺癌。

【诊断要点】

①其组织学构型与浸润性导管癌等类似。②肿瘤细胞大,形状不一,界限清楚。胞质丰富,呈嗜酸性颗粒状、泡沫状及空泡状。核通常为中或高级别,核大(>正常核的 3 倍以上),球形或多形、多为空泡状(少数可深染),核仁显著,1 个或多个,核分裂多少不等。③不同程度的坏死。④可伴发大汗腺型小叶性肿瘤或导管原位癌。

免疫组化染色:GCDFP-15 及 AR 强阳性,ER、PR 常阴性,HER2 约半数阳性。组化染色 PAS(抗淀粉酶)阳性;AB 多阴性。

【鉴别诊断】

①非典型大汗腺化生增生性病变(非典型大汗腺腺病等);②嗜酸细胞癌;③分泌型癌;④富脂细胞癌;⑤非典型假分泌性增生;⑥皮脂性癌;⑦颗粒细胞瘤;⑧组织细胞样癌;⑨炎症及反应性病变;⑩转移癌等。

(十一)化生性癌

是指一组有别于腺癌、具有明显异源性成分的乳腺癌,其形态特点是浸润性癌中有占优势的鳞状细胞、梭形细胞和(或)间叶性化生的区域,也可完全是梭形细胞癌、鳞状细胞癌,而找不到任何腺癌成分。

【诊断要点】

1.鳞状细胞癌　肿瘤完全或绝大部分(＞90%)是由鳞状细胞(角化、非角化、棘细胞溶解型)组成的癌。

2.腺鳞癌　是一种具有明显腺/管状结构的癌与鳞状细胞癌混合组成的浸润性癌，两者之间可有移行过渡。鳞癌多则为腺鳞癌，腺癌多则为鳞腺癌。

3.低级别腺鳞癌　是一种形态学与皮肤低级别腺鳞癌类似的化生性癌。镜下肿瘤由浸润性生长伴有鳞状上皮特点的腺管和实性上皮细胞巢组成。腺管分化好，不规则形，无序分布。可见有鳞状上皮角囊腔。间质呈“纤维瘤病”样，富于形态温和的梭形细胞，也可玻璃样变性。

4.梭形细胞癌　由温和梭形细胞构成的化生性癌。梭形细胞呈交错的车辐状、席纹状、毛细血管状浸润生长，常见有鳞化。间质常有胶原化透明变和有炎细胞浸润。

5.癌肉瘤型化生性癌　是指一组伴有明显异源性成分的化生性癌。常见浸润性导管癌成分(可很难找到)，同时有异源性间叶成分，常为各种肉瘤样改变，如纤维肉瘤、骨-软骨肉瘤、脂肪肉瘤及多形性肉瘤等。

免疫组化染色：ER、PR 及 HER2 通常阴性，Ki-67 指数不同。AE1/AE3、CK5/6、p63 常阳性，EGFR、SMA、S-100 及 Vimentin 可阳性。

【鉴别诊断】

①间叶组织良性及恶性肿瘤；②叶状肿瘤；③伴有鳞状化生的病变和肿瘤；④医源性反应性病变；⑤腺肌上皮肿瘤；⑥其他类型癌；⑦乳头浸润性汗管瘤样腺瘤等。

(十二)分泌性癌

分泌性癌是一种细胞内外微囊内含有丰富分泌物的癌。

【诊断要点】

①组织结构：有微囊型(成于大小不等的小囊泡，可融合成形似甲状腺滤泡的大腔隙)、实性型(瘤细胞密集)、小管型(由大量小管组成，腔内含分泌物)，也可呈乳头状、不规则小梁状排列。②肿瘤细胞形态温和，核为低级别，核分裂罕见；一种细胞：胞质丰富、颗粒状淡染(少数为泡沫状胞质)，核圆形、有小核仁；另一种细胞：胞质含大小不等空泡并可融合成微囊，细胞内、外富有红染(乳汁样)分泌物。③罕见或无坏死。④可伴分泌型或低级别导管内癌。

免疫组化染色：EMA、α-乳白蛋白、S-100 蛋白常阳性；GCDFP-15 阳性或弱阳性；ER 一般阴性。

组织化学染色：分泌物呈 AB/PAS(抗淀粉酶)染色阳性。

【鉴别诊断】

①分泌性乳腺；②乳腺假分泌性增生；③妊娠或哺乳期乳腺癌；④乳腺癌伴假分泌性增生；⑤富脂细胞癌；⑥囊性高分泌癌；⑦大汗腺癌；⑧非典型大汗腺腺病等。

(十三)富于脂质的癌

富于脂质的癌是一种绝大多数(约 90%)肿瘤细胞的胞质内有丰富中性脂肪的癌，又称脂质分泌性癌。

【诊断要点】

①肿瘤多显示为浸润性导管/小叶癌的组织学类型，常排列成片状、条索状或巢状。②癌

细胞胞质丰富透明，呈泡沫状或空泡状（为中性脂肪，缺乏黏液）；核通常为中-高级别，异型性明显。③可伴有导管或小叶原位癌。

免疫组化染色：多数ER、PR阳性，SMA、S-100及GCDFP-15阴性。

组织化学染色：胞质呈苏丹Ⅲ或油红O染色阳性（冷冻切片苏丹Ⅲ染色的阳性率常较低），AB染色常阴性。

【鉴别诊断】

①富于糖原的透明细胞癌；②组织细胞样癌；③脂肪坏死；④大汗腺癌；⑤皮脂腺样癌；⑥分泌型癌。⑦上皮样脂肪肉瘤。⑧转移性肾癌等。

（十四）嗜酸细胞癌

是指主要（>70%）由嗜酸细胞（富含线粒体）组成的浸润性乳腺癌。

【诊断要点】

①癌细胞呈实性、筛管状或乳头状排列。②肿瘤性嗜酸细胞较大，圆形或多角形，胞界清楚；胞质丰富，呈均质弥漫嗜酸性颗粒状，无顶浆分泌型胞突；核一般为中级别，核中等大、较一致、圆-卵圆形，核仁较明显，核分裂少见。

免疫组化染色：①抗线粒体抗体弥漫强阳性，ER和PR阳性或阴性，GCDFP-15和CgA阴性。

电镜：肿瘤细胞胞质含大量弥漫分布的线粒体，缺乏内、外分泌颗粒、嗜锇酸颗粒和其他细胞器。

【鉴别诊断】

①大汗腺癌；②神经内分泌癌和伴有神经内分泌分化的癌；③颗粒细胞瘤；④嗜酸性肌上皮肿瘤。

光镜下，嗜酸性细胞癌有时难与上述肿瘤鉴别。

（十五）腺样囊性癌

是一种组织学类似于涎腺腺样囊性癌的低度恶性的癌。一般认为预后好。

【诊断要点】

详见涎腺腺样囊性癌。①肿瘤常筛状、梁-管状和实体型构型，常混合存在呈囊腺样（真假腺腔）改变，也可呈实性片状排列。②肿瘤可见多种细胞形态，主要由腺上皮、基底样细胞及肌上皮细胞组成。③可有鳞状细胞化生及皮脂腺细胞分化。

免疫组化染色：ER、PR、HER2通常阴性，CK8/18、CK5/6、CK14阳性，CD117常阳性，SMA、Calpoinin、p63可灶性阳性，Vimentin、Ⅳ胶原基膜样物阳性。

组织化学染色：假腺腔内黏液样变的间质AB阳性，真腺腔内的分泌物PAS阳性，AB可呈弱阳性。

【鉴别诊断】

①胶原小体病；②浸润性筛状癌；③筛状导管原位癌；④小管癌；⑤微腺性腺病；⑥腺肌上皮肿瘤。

（十六）腺泡细胞癌

为一种组织学特点与涎腺腺泡细胞癌相似，表现为腺泡细胞（浆液性）分化的浸润性癌。

【诊断要点】

详见涎腺腺泡细胞癌。

①呈实性巢状、腺泡状，也可呈微腺/微囊（腔内常有嗜酸性分泌物）状构型。②癌细胞通常具有丰富的双嗜性颗粒状胞质，也可为泡沫-空泡或透明状胞质，核圆形或不规则形，常见单个核仁，核分裂多少不等。③间质常有纤维组织增生，可见较多炎细胞浸润及中央区坏死。

免疫组化染色：ER、PR 阴性，HER2 可阳性，抗淀粉酶、溶菌酶、糜蛋白酶、EMA 和 S-100 阳性，CCDFP-15 可阳性。

电镜：肿瘤细胞胞质充满溶酶体样颗粒。

【鉴别诊断】

①微腺型腺病；②分泌型癌；③大汗腺癌；④嗜酸细胞癌；⑤伴神经内分泌分化的癌；⑥腺肌上皮肿瘤；⑦富于糖原的透明细胞癌；⑧转移性癌等。

（十七）富于糖原的透明细胞癌

是指＞90％的癌细胞胞质透明且富含糖原的癌，又称透明细胞癌。一般认为预后较差。

【诊断要点】

①具有浸润性导管（或小叶）癌构型。②癌细胞呈多边形或柱状，边界清楚；胞质水样透明（富含糖原）或颗粒状；中-高级别核级；核卵圆形、深染、核仁明显，核分裂多少不等。

免疫组化染色：类似于浸润性导管癌。

组织化学染色：糖原染色弥漫阳性，AB、黏液卡红、油红 O 等染色均阴性。

电镜：肿瘤细胞胞质内有大量（β）糖原颗粒。

【鉴别诊断】

①富于脂质的癌；②分泌型癌；③组织细胞样癌；④透明细胞汗腺瘤；⑤转移性透明细胞肿瘤（肾癌、恶性黑色素瘤等）；⑥肌腺肌上皮肿瘤；⑦人为现象等。

（十八）皮脂腺癌

是指具有皮脂腺分化的原发性乳腺癌，皮脂腺分化细胞必须占优势才能诊断。肿瘤位于乳腺内，癌组织和乳腺腺管上皮有移行过渡是诊断乳腺皮脂腺癌的重要依据。

【诊断要点】

①肿瘤细胞呈叶状或巢状分布。②肿瘤细胞具有皮脂样分化。①皮脂样细胞胞质丰富，呈小空泡状；②皮脂样细胞外周有小卵圆-梭形细胞，胞质少、嗜酸性，无空泡；③该两种细胞的核均为不规则形至圆形、泡状，核仁 0～2 个，核分裂稀少（有时灶性多见）。③可见灶性桑葚样鳞状细胞化生。

免疫组化染色：AE1/AE3 阳性，ER、PR 通常阳性，Vimentin、S-100 蛋白、CEA、GCDFP-15 阴性。

【鉴别诊断】

①大汗腺癌；②富脂细胞癌；③组织细胞样癌；④转移性皮脂腺癌。

（十九）组织细胞样癌

是一种瘤细胞类似于组织细胞的浸润性癌。

【诊断要点】

①显示导管或小叶型癌的免疫组化表型，瘤细胞散布或片巢状分布。②瘤细胞胞质丰富，呈嗜酸性或泡沫样，或两者混杂。泡沫样细胞为主时，低倍镜下酷似纤维黄色瘤。嗜酸性大细胞为主时，形似颗粒细胞瘤细胞（肌母细胞瘤），胞质内可见红色小包涵体（AB/PAS 阳性）。核一般为中-高级别。③可见原位癌灶。

免疫组化染色：CK 阳性，ER、PR 常阳性，HER2 可阳性，Ki-67 指数较高，GCDFP-15 常阳性，CD68、Vimentin 可阳性。

【鉴别诊断】

①反应性组织细胞；②富于脂质的癌；③颗粒细胞瘤；④嗜酸细胞癌；⑤转移癌（如肾癌）。

（二十）炎性癌

是一种由于真皮淋巴管内有广泛的癌栓，阻塞淋巴管引起淋巴回流障碍，导致受累乳房发红、发热、触痛及皮肤广泛水肿的乳腺癌。

【诊断要点】

①组织学上，常为Ⅲ级浸润性导管癌，也可为其他类型癌。②常见真皮淋巴管内和血管内癌栓。③常有明显的淋巴细胞、浆细胞浸润。④皮肤常呈与淋巴回流受阻相关的表现（水肿、胶原纤维分离）等。

免疫组化染色：多数病例 ER、PR 和 HER2 阴性。

【鉴别诊断】

①炎性病变；②血管肿瘤；③乳腺 Paget 病；④淋巴造血肿瘤累及；⑤乳腺癌区域皮肤溃破继发感染。

六、纤维上皮性肿瘤

是一种由上皮和间叶（间质）两种成分组成的异源性肿瘤。两种成分均可有良性和恶性，形成不同的组合形式，主要有纤维腺瘤和叶状肿瘤两大类。

（一）纤维腺瘤

是由上皮和纤维组织增生形成的乳腺良性肿瘤。多见于＜30 岁的女性。完全切除不复发。

【诊断要点】

1.经典型

（1）肉眼：肿瘤直径多＜3cm，通常有包膜；切面实性，分叶状，常有裂隙，可有黏液感。

（2）镜下：①腺管及间质均增生，有 2 种生长方式：管内型（间质增生呈叶状压迫导管）及管周型（间质增生围绕开放的导管）。前者增生的腺管受挤压拉长、弯曲，呈串珠或裂隙状，后者腺管呈开放式圆-卵圆形。②腺管被覆上皮、肌上皮 2 层细胞，上皮细胞呈扁平-立方-柱状，亦可有不同程度的增生，也可有鳞化等化生改变；肌上皮可有不同程度的增生。③间质为疏松结缔组织（富于酸性黏多糖），也可部分或全部为致密纤维结缔组织（缺乏弹力纤维），亦可有不同程度的黏液样变或透明变，可有营养不良性钙化（特别是在绝经后的妇女）；偶有间质巨细胞，软骨、骨、脂肪、平滑肌化生。④偶有小叶性肿瘤或导管原位癌。

2.组织学变型　①黏液变型：间质有显著黏液变性。②复杂型：伴有乳腺增生病的各种表现，如纤维囊肿病和硬化性腺病等。③坏死型：肿瘤大部分或全部出现出血梗死性坏死，可见肿瘤组织残影。④囊内型：纤维腺瘤位于高度扩张的导管内，囊壁衬覆立方上皮或柱状上皮。⑤分叶型：通常为分叶状巨大纤维腺瘤，间质细胞增生不明显。⑥细胞型：又称幼年型，多发于青春期女性，肿瘤生长快，间质富于细胞，上皮和（或）肌上皮增生显著，可见核分裂。体积巨大者（直径>7cm）又称巨大型。⑦纤维腺瘤病：纤维腺瘤周围出现腺病、囊肿病，两者移行，界限不清。

免疫组化染色：上皮细胞表达 ERα，间质细胞表达 ERβ，PR 在两者均可表达。

【鉴别诊断】

①叶状肿瘤；②错构瘤；③纤维腺瘤癌变（多为小叶癌）；④间质肉瘤变；⑤管状腺瘤；⑥黏液腺癌；⑦浸润性癌；⑧Carney 病；⑧癌肉瘤；⑨化生性癌等。

（二）叶状肿瘤

叶状肿瘤是一种由乳腺间质及上皮增生，常呈叶状的双相性肿瘤，又称叶状囊肉瘤。

【诊断要点】

(1)肉眼：肿瘤常比较大，边界清楚，但无明确包膜。表面呈结节状。切面实性分叶状，常见弯曲裂隙及囊腔。可有出血，坏死。

(2)镜下：①肿瘤由良性上皮及过度增生富于细胞的间质组成，呈明显管内型生长结构。裂隙状分布的腺管被覆腺上皮和肌上皮 2 层细胞，其周围间质细胞密集。可见增生的间质呈叶状突入扩大拉长的腺腔，形成分叶状结构。②间质细胞呈现由良性至恶性的不同形态特征，出现多少不等的异源性间质成分，细胞有不同程度异型及核分裂活性。③上皮可呈不同程度的普通型增生（乳头状、筛状）、不典型增生和原位癌，亦可见鳞状上皮（较纤维腺瘤更常见）及大汗腺（少见有）化生。④具不同程度的浸润性边缘。

组织学分级：WHO 及多数学者建议，根据肿瘤大小、间质细胞密度、细胞多形性、核分裂活性、间质过度生长和边缘情况，将乳腺叶状肿瘤分为良性、交界性和恶性。为了使分级准确，必须观察足够的切片（按肿瘤最大直径至少每 1cm 切 1 个蜡块），而且需在有最旺炽结构和细胞增生最活跃的区域进行观测。

(1)良性：①膨胀性生长；②间质中度增生，较纤维腺瘤富于细胞；③间质细胞分布均匀，无明显多形和异型，核分裂少（<1～4 个/10HPF）；④通常无异源性间质成分，无出血和坏死；⑤一般无复发和转移。

(2)交界性：①边缘有浸润；②间质中度增生，富于细胞；③间质细胞中度多形和异型，核分裂较多（5～9 个/10HPF）；④罕见异源性间质分化，出血和坏死不明显；⑤可复发，一般无转移。

(3)恶性：①明显浸润性生长；②间质显著过度增生；③间质细胞显著多形和异型，核分裂多(>10 个/10HPF);④可有软骨-骨肉瘤、脂肪肉瘤、肌源性肉瘤等异源性间质成分,出血坏死明显;⑤常复发,可血道转移。

少数学者认为,乳腺叶状肿瘤的生物学行为难以预测,即便是组织学良性的叶状肿瘤也可能复发,所以主张最好使用低级别叶状肿瘤(强调有复发潜能)及高级别(恶性)叶状肿瘤二级分类法,避免在乳腺叶状肿瘤的诊断中使用"良性"一词。

免疫组化染色:间质细胞 SMA、CD34、desmin 及 Vimentin 阳性,S-100 阴性。P53、c-kit(CD117)、Ki-67 指数、CD10 及 SMA 等随肿瘤恶性程度增高,在间质细胞中表达阳性率亦增加。Ki-67、CD117 阳性率增加提示复发可能。

【鉴别诊断】

①原发或转形性肉瘤;②幼年性纤维腺瘤;③癌肉瘤;④化生性癌(特别是梭型细胞癌);⑤囊内纤维腺瘤和显著黏液变的纤维腺瘤等。

(三)错构瘤

是由紊乱排列的乳腺组织(导管、小叶、纤维结缔组织、平滑和软骨等)组成的良性病变,由于该病大多数含有腺体与间质两种成分,因而也属于纤维上皮性肿瘤范畴。

【诊断要点】

1.肉眼 肿瘤圆形或椭圆形,有薄而完整包膜;切面灰白至黄色(与纤维、脂肪组织含量有关)。

2.镜下 肿瘤主要由乳腺腺体(小导管及腺泡)纤维结缔组织及脂肪组织组成,有时可含透明软骨、平滑肌等,可有不同类型的畸型血管。①小叶性错构瘤:由分枝状小导管和小叶组成,其背景为不同比例的纤维结缔组织及脂肪组织。②腺脂肪瘤:脂肪组织占绝大部分者。③软骨脂肪瘤:脂肪组织内含透明软骨岛,腺体成分少者。④平滑肌错构瘤:间质平滑肌显著者。

【鉴别诊断】

①正常青春期乳腺;②纤维腺瘤;③处女乳腺增生;④男性乳腺发育;⑤腺病等。

七、腺肌上皮肿瘤

是一种源于腺上皮及肌上皮细胞增生形成的双相性乳腺良、恶性肿瘤。

(一)腺肌上皮瘤

乳腺腺上皮及肌上皮细胞增生形成的双相性乳腺良性肿瘤。

【诊断要点】

1.典型病变:呈多结节、分叶状。其基本结构是腺管外周有明显增生的肌上皮,腺管圆-卵圆形,内衬的腺上皮呈立方-低柱状,其周围的肌上皮呈梭形或多边形,胞质透亮、嗜酸性或呈肌样细胞,在腺体间呈多层、片状、索梁状和(或)巢状分布,被基膜及纤维血管间质隔开。腺上皮深染胞质与肌上皮淡染胞质形成鲜明对比。

2.梭形细胞型:以梭形肌上皮增生为主,呈巢片状分布,其中加杂少量腺腔。

3.小腺管型:主要为外绕肌上皮、内衬腺上皮大小不等的小腺管组成。

4.小叶型:周围的纤维组织向肌上皮结节内生长,将肿瘤分隔成小叶状。

5.增生肌上皮核分裂罕见,通常<3 个/10HPF。

6.可有大汗腺、皮脂腺和鳞状化生。

免疫组化染色:腺上皮 CK8/18 阳性,肌上皮细胞 SMA、Calponin、SMMHC、p63、CD10 和 HCK 阳性。LCK、ER、PR、desmin 常阴性。

【鉴别诊断】

①恶性腺肌上皮瘤;②导管内乳头状瘤;③多形性腺瘤;④腺病;⑤腺管型腺瘤;⑥透明细胞癌;⑦化生性癌。

(二)恶性腺肌上皮瘤(腺肌上皮癌)

是由于腺肌上皮瘤的腺上皮及肌上皮分别或同时恶变而来的双相性恶性肿瘤。腺上皮恶变者较肌上皮恶变者多,腺上皮和肌上皮都恶变者罕见。

【诊断要点】

腺肌上皮瘤恶性转化包括下列指标:①肿瘤呈浸润性和破坏性生长,浸润周围小叶或脂肪组织,破坏乳腺结构。②细胞有显著异型性,上皮细胞或(和)肌上皮细胞有明显多形性和异型性,核级高,大而不规则,可见明显核仁。③核分裂增多,>3 个/10HPF,出现异常核分裂。④有坏死。

免疫组化染色:同腺肌上皮瘤。

【鉴别诊断】

①腺样囊性癌;②化生性癌;③恶性叶状肿瘤;④恶性肌上皮瘤;⑤腺肌上皮瘤;⑥透明细胞癌;⑦恶性多形性腺瘤等。

八、间叶性瘤样病变

(一)间质巨细胞

是一种出现在间质的单核或多核奇异型巨细胞,可能是来自肌成纤维细胞的一种瘤样增生。可出现在正常乳腺、硬化性淋巴细胞性小叶炎、纤维腺瘤、叶状肿瘤、化疗后的乳腺组织和乳腺癌等情况的乳腺间质中。

【诊断要点】

①镜下见巨细胞散布于间质内,也可灶性聚集。②巨细胞具有单核或多核,核浓染、结构不清或空泡状,核仁清楚、包涵体样,胞质丰富、红染或嗜双色性、界限不清。③可见上皮样细胞或花环状细胞。④偶见核分裂。⑤可见良性病变(纤维腺瘤、男性乳腺发育等)和恶性病变。

免疫组化染色:Vimentin 阳性,SMA 不同程度阳性。

【鉴别诊断】

①浸润性乳腺癌;②间质肉瘤变;③肉芽肿病变等。

(二)假血管瘤样间质增生

是一种乳腺间质肌纤维母细胞增生性瘤样病变,以形成相互吻合的假血管样腔隙为特点。

【诊断要点】

①镜下病变常围绕乳腺小叶，也可长入小叶内（小叶结构一般存在）。②间质广泛瘢痕样纤维组织增生，其中有复杂型吻合的假血管样裂隙。③裂隙内不含红细胞，被覆梭形细胞或无细胞被覆。④梭形细胞可明显束状增生，可轻度异型，但缺乏核分裂。⑤无坏死和浸润脂肪组织。⑥发生于正常乳腺，或伴有纤维囊性病变、纤维腺瘤、男性乳腺发育、硬化性腺病，也可出现于叶状肿瘤或浸润性癌中。

免疫组化染色：梭形细胞呈CD34、Vimentin、Actin、Calponin阳性，Ⅷ因子、CD31、S-100、CK、CD68阴性，desmin通常阳性（可见于梭形细胞束状增生性病变）。

【鉴别诊断】

①血管肉瘤；②良性血管瘤和血管瘤样增生；③错构瘤；④细胞性纤维腺瘤；⑤叶状肿瘤；⑥肌纤维母细胞瘤等。

九、乳头部肿瘤

（一）乳头腺瘤

是一种乳头集合导管上皮局限弥漫性增生的良性肿瘤。

【诊断要点】

主要有以下3种组织学类型。

1.腺病型（最常见类型）：病变界限清楚，集合管受压和（或）囊性扩张，发芽增生的腺管具有腺上皮和肌上皮两型细胞。形成硬化性腺病、腺瘤、硬化性乳头状瘤和浸润性上皮病的各种图像。间质呈黏液样，可见粗大胶原束或弹力纤维增生。

2.上皮增生型（乳头状瘤病型）：集合管和增生腺管的上皮呈旺炽性增生，常呈复杂乳头状，可伴有不典型增生、坏死和出现核分裂。

3.硬化假浸润型：纤维组织增生挤压腺管使之扭曲变形，类似于浸润性癌（假浸润）。

4.可有鳞状上皮化生、大汗腺化生、角囊肿等。

5.偶有导管内癌、浸润性导管或小叶癌。

6.病变区表皮过角化，罕见有侵蚀性病变。

免疫组化染色：旺炽性导管增生，CK5/6阳性，增生小管及假浸润腺管周围肌上皮SMA、SMMHC、p63等阳性，Ki-67指数表面高于深部。

【鉴别诊断】

①乳头汗腺样腺瘤；②乳头派杰病；③导管内乳头状瘤；④导管内乳头状癌；⑤小管癌；⑥其他浸润性癌等。

（二）汗管瘤性腺瘤

乳头的汗管瘤性腺瘤是一种显示汗腺导管分化、常呈浸润性生长，可复发，但不转移的乳头部良性肿瘤。

【诊断要点】

①肿瘤细胞呈汗腺样小腺管或条索状，杂乱无章排列，局限浸润性生长（可侵及乳晕下乳

腺、平滑肌束和神经)。②小腺管形状不规则,常呈泪滴状、豆点状或分枝状。腔内常有分泌物。③瘤细胞与皮肤良性汗腺肿瘤类似,形态温和,胞质少量、嗜酸性,核圆形,缺乏核分裂;常见鳞状上皮分化及角囊肿形成。④间质富于细胞或水肿,可有黏液、软骨样变。⑤缺乏坏死。

免疫组化染色:CK5/6、p63 常阳性,SMA 多阴性。

【鉴别诊断】

①乳头腺瘤;②小管癌;③低度恶性腺鳞癌;④导管内癌等。

(三)乳头 Paget 病

是一种乳头乳晕区表皮内出现异型性明显的恶性腺上皮细胞病变。

【诊断要点】

①表皮内弥漫分布单个或群集的 Paget 细胞,通常基底部数量更多。②Paget 细胞体积大,圆或卵圆形,界限清楚(可有固定组织收缩空晕),胞质丰富、淡染或呈双嗜性(常含有黏蛋白,也可有黑色素)。核级别高,核大、圆形,染色质呈颗粒状,核仁明显,核分裂易见。③大多数病变深部可检出导管原位癌,其中 1/3 有浸润性癌。

免疫组化染色:CK7、EMA、CEA、HER2 阳性,ER、PR、AR、GCDFP-15 及 S-100 可阳性,CK20 及 HMB45 阴性。

组织化学染色:AB、PAS 和糖原染色可阳性。

【鉴别诊断】

①表浅浸润性恶性黑色素瘤;②Bowen 病;③表皮内胞质透明的良性细胞(角朊细胞及 Toker 细胞);④乳头腺瘤;⑤乳头湿疹等。

(李军扩)

第二节　乳腺癌的辅助检查

一、乳腺癌的 X 线检查

(一)钼靶 X 线所见

乳腺癌在钼靶 X 线片所见可分为主要征象和次要征象两大类。前者包括肿块,局限致密浸润,恶性钙化和毛刺;后者包括皮肤增厚和局限凹陷("酒窝征"),乳头内陷和漏斗征,血运增加,阳性导管征,瘤周"水肿环",以及彗星尾征等。具有 2 个或 2 个以上主要征象,或 1 个主要征象加上 2 个以上次要征象,乳腺癌的诊断即可成立。唯一的例外是钙化,当 X 线片上表现为典型的恶性钙化,虽无其他恶性征象相伴,亦可诊断为乳腺癌。

1.肿块　肿块是乳腺癌的最常见、最基本的 X 线征象。约 70%的乳腺癌患者在 X 线片上能清晰显示肿块影,但其显示率随乳腺的本底情况及病理类型而异。脂肪型乳房的显示率高,在年轻而又致密的乳房中,因腺体组织掩盖,显示率较低。小叶癌、炎性乳癌、管内癌等,亦常见不到肿块。在乳腺癌中,X 线片上测得的肿块大小绝大多数(94.2%)小于临床测量。这是因为乳腺X线片上虽有一定的扩大率，但在临床测量时，常将癌性肿块周围的炎性浸润、癌瘤扩展浸润和/或纤维组织增生，以及皮肤组织等都包含在肿物大小内，无法将这些因素去除，故测得的大小要大于X线片上测得的大小，X线片上的大小更接近于大体标本上瘤块的实际大小。X线与临床测量差异的程度随肿块边缘特征而异，肿块边缘有明显毛刺或浸润者，差异较大，最大可相差4cm之多，一般为1～2cm。肿块边缘光滑锐利者相差较少，可仅0.5cm左右，个别(5.8%)可两者相等，或甚至X线片上大于临床。由于此点在鉴别诊断中非常重要，应要求临床医师用卡尺精确测量，不可做粗略估计，必要时放射科医师应亲自动手测量。

癌瘤块影的密度在多数情况下比较致密，比同等大小的良性肿块密度高。这是因为癌瘤细胞排列较紧密，矿物质含量较高，癌周常有不等量纤维组织增生，以及瘤内可能有出血、含铁血黄素沉着等因素所致。少数癌瘤可因坏死、液化等原因，出现透亮的空洞样阴影，如乳头状癌、囊腺癌、髓样癌等。从肉眼观察，块影密度的高低不仅与肿块本身密度有关，而且还取决于肿块与周围背景的密度反差。同样密度肿块，若发生于丰富脂肪组织背景上，则显得非常致密；反之，若在致密型乳腺背景上，则显得较淡，仅略高于腺体密度或甚至完全被致密的腺体影所遮盖。

乳腺癌肿块的形状多呈类圆形、分叶状或不规则形。少数病例形态较奇特，可为葫芦状、花瓣状或肾形等。

在癌性肿块的边缘，多数(80%以上)可见轻微或明显的毛刺或浸润，或两者兼有。毛刺征象是由于癌周围有纤维组织增生及肿瘤向四周侵犯、扩展所致。个别病例，特别是早期病例，毛刺可能十分细小，必须用放大镜仔细观察或用放大摄影才能辨认出。硬癌患者因有明显的纤维增生反应，可能有较明显且粗长的毛刺。浸润影则代表癌周的炎性反应或癌瘤直接向外浸润扩展的结果。它常出现于块影的某一区域，多数有沿导管向乳头方向浸润的趋势，有时它呈伪足状向外浸润突出。

2.局限致密浸润　当乳腺某一区域的密度异常增高，或两侧乳腺比较发现不对称的较致密区，即为局限致密浸润。此征象在多数情况下(约2/3)为良性病变，如增生、慢性炎性反应等，约1/3系癌瘤所致，特别是小叶癌。乳腺癌患者如出现下列情况之一时，在X线片上可能见不到肿块，而仅表现为一局限致密浸润影：①癌细胞沿乳导管浸润扩展而不形成明显团块时；②癌周炎性反应较显著，且已累及瘤块大部或全周，遮盖了肿块阴影；③癌周无增生的纤维组织包绕，使瘤块缺乏明确的境界；④肿块密度较淡，接近正常腺体密度，且周围有较丰富的腺体，使瘤块淹没于周围的腺体阴影中，两者间缺乏明确的分界。

3.恶性钙化　恶性钙化在乳腺癌的诊断中占据特别重要的地位。作为乳腺癌的一个主要X线征象，它不仅可帮助对乳腺癌的确诊，而且有4%～10%的患者，钙化是诊断乳腺癌的唯一阳性依据。在所谓临床无包块的乳腺癌中，至少有50%～60%是单独凭借钙化而做出诊断的，且其中约30%是原位癌，70%是管内癌、早期浸润癌或浸润性癌。

乳腺癌的钙化颗粒多数是磷酸钙，少数为草酸钙，后者在标准苏木伊红染色中不染色而在偏光显微镜中才能见到。在组织学上，钙化并不一定都发生在恶性组织区域。据天津肿瘤医院100余例病理对照显示，钙化多数是位于导管癌管腔中癌细胞的变性坏死区，在X线上多表现为成堆的泥沙或针尖状钙化，少数为坏死癌细胞本身的钙化。钙化亦可发生在浸润性癌灶边缘的坏死细胞残屑内。在实性癌中，钙化可位于癌巢内，呈边缘不规整的钙化斑。在腺癌中，钙化可位于腺腔内，或在黏液腺癌的黏液基质内，有些钙化则可位于癌旁正常乳腺末梢乳管腔内或间质内。

据文献报道，30%～50%乳腺癌患者中可见到有钙化。其中以管内癌、粉刺样管内癌、导管癌、硬癌及黏液腺癌等较易发生，但国人的钙化发生率一般要低于欧美国家。

为提高钙化的检出率，可采用的措施包括以下几项。

(1)适当而充分的压迫。Lorad Ⅳ型改进型压迫器不仅使乳腺基底得到充分压迫，而且自动倾斜的压迫板可使乳腺前部亦获得充分压迫，有利于提高图像质量及钙化的显示。

(2)Dershaw 推荐，使用 Lorad 乳腺机专利蜂窝状滤线栅及钼和铑两种滤线装置可明显提高照片的对比度和清晰度，特别是对致密型的乳腺，因而有利于钙化的显示。

(3)在保证照片质量的前提下，尽量使用较低电压(26～27kV)。

(4)采用细颗粒高对比度的乳腺专用 X 线胶片。

(5)合理的冲洗技术，若用自动冲洗技术，乳腺片的冲洗应有专用的自动洗片机，显影时间要长，不少于 120s。

(6)应用乳腺片专用读片灯，它的亮度要高，片子周围无光线干扰，用放大镜仔细搜索。

(7)近年新开拓的数字乳腺摄影，特别再经计算机处理，不仅有利于病灶的发现，亦有助于钙化的显示。

(8)微焦点局部加压点片和放大摄影对钙化的确认亦有裨益。一旦发现钙化，应进一步鉴定是良性钙化还是恶性钙化。美国放射学院乳腺影像报告和资料系统将乳腺钙化分为典型良性、中间性和高度可疑恶性三类。高度可疑恶性是指多形性或异质性钙化颗粒，通常小于 0.5mm，以及纤细和/或分支状钙化，外形不规则，宽度小于 0.5mm。法国通过 400 例孤立丛状微小钙化手术证实病例的分析认为，小线虫状、线样/分支形及不规则大小的微小钙化是恶性钙化的最可靠指征，正确诊断率达 90%。另外，若微小钙化总数超过 30 枚和每平方厘米微小钙化数超过 20 枚亦表明有癌变可能。

中国人乳腺钙化情况与欧美有所不同，良性病变的钙化发生率很低，仅 12.7%。诊断恶性钙化的依据为：①孤立丛状微小钙化，直径 0.5mm 以下，在 $1cm^2$ 内超过 5 枚(若仅 3～5 枚，则列为可疑)；②成群无法计数(30 枚以上)的微小钙化或大小不等的钙化，但以微小钙化为主且密集分布于某一区域；③小线虫状、泥沙或针尖状、线样/分支状钙化；④病变区内及其附近同时发现钙化，或仅在病变区边缘发现钙化；⑤沿乳导管方向密集分布的钙化等。仅少数黏液腺癌可表现为以粗大钙化为主而酷似良性钙化。

4.毛刺　毛刺征亦为乳腺癌的一个重要 X 线征象，通常见于肿块或浸润区的边缘。乳腺癌约 40%可见此征，癌性肿块约 60%以上合并有毛刺。偶尔癌瘤本身影像不明显，X 线片上仅表现为光芒状向四周辐射的细长或粗长毛刺影像。形成毛刺征的原因可能是由于癌周的间质反应.癌瘤直接向外浸润扩展，癌细胞沿乳腺导管扩展，或是癌周小梁结构向肿瘤方向牵拉等因素所致。硬癌因有明显的纤维增生反应，故 X 线上常有显著的毛刺，毛刺的长度可数倍于肿物的直径，或甚至毛刺征掩盖了瘤块本身的影像。

X 线上，毛刺的形态呈多种多样的，它可表现为较短小的尖角状突起，或呈粗长触须状、细长状、伪足状、火焰状、不规则形等。有的病例毛刺较细小,必须用放大镜或放大摄影观察才能识别出。

5.皮肤增厚和局限凹陷(酒窝征) 乳腺癌中的皮肤增厚可能是由于癌瘤越过浅筋膜浅层及皮下脂肪层而直接侵犯皮肤,或由于患乳血运增加、静脉淤血及淋巴回流障碍等原因所造成。

位于乳腺较浅表的肿瘤易有病变附近的皮肤局限增厚,且多系癌瘤直接侵犯所致。深位的癌瘤较少有皮肤改变,若有皮肤改变多系患乳血运增加、静脉淤血及淋巴回流障碍等所致。此时,增厚的范围多较广泛,且不论肿瘤位置如何,增厚区多起始于乳房的下半部。

由于正常妇女乳房皮肤的厚度因人而异,判断有无皮肤增厚,一是以乳房下方皱褶或乳晕为基准,凡厚度超过此两处者即认为有增厚;二是与邻近皮肤做比较。因X线片上能对皮肤厚度做比较精确的测量,故X线医生能比临床更早、更准确地识别出此征,但先决条件是增厚的皮肤必须处于X线的切线位。有些早期轻微的皮肤局限增厚,可能因未处于切线位投照而被遗漏。

在癌瘤中,皮肤增厚的程度与范围因病变类型和病期而异。早期病变可轻微而局限,以后可发展至累及全乳,并可增厚达1cm以上。呈局限致密浸润表现的癌瘤易合并有皮肤增厚,且增厚的范围较为广泛。肿块型表现且有粗长毛刺者亦较易出现皮肤局限增厚,有时可见毛刺直抵增厚区,并有较高的比例合并皮肤局限凹陷(酒窝征)。肿块边缘光滑者和以钙化为主要表现者,较少合并有皮肤增厚。炎性乳癌常有弥漫而显著的皮肤增厚。

在出现皮肤增厚的同时,还合并可见到有邻近皮下脂肪层显示致密、混浊,并出现粗糙网状交叉的索条阴影,悬吊韧带呈现增宽、增密,浅筋膜浅层也显示局限增厚、致密。

皮肤局限凹陷(酒窝征)常与皮肤增厚并存,乃系纤维收缩牵拉皮肤所致,常可见到有一纤细的纤维索条影连接酒窝的中心与癌瘤肿块。此征亦必须在处于切线位投照时才被显示。

CT在判断皮肤局限增厚及酒窝征的敏感性及准确性上要优于钼靶X线片。

6.乳头内陷和漏斗征 在乳腺癌患者中,癌瘤所造成的乳头内陷常与皮肤增厚,特别是乳晕区的皮肤增厚或"漏斗征"同时并存。且在大多数患者中可见索条状或带状致密影连接内陷的乳头与癌灶。"漏斗征"在X线片上呈现为一较致密的三角形阴影,位于乳头下方,三角形的底在乳头下,尖则指向深部,形似漏斗状,故称为"漏斗征",它与正常大乳导管的阴影正相反,它的尖部在乳头下,底伸向乳腺深部,且密度比"漏斗征"稍淡。"漏斗征"在病理上多数系乳晕下非特异性纤维组织增生反应所致,仅少数为癌瘤侵犯乳晕下区而造成。

7.血运增加 乳腺癌的血运增加在X线片上可表现有三种形式:患乳血管直径(通常为静脉)较健侧明显增粗;病灶周围出现多数细小血管丛;以及病变区出现粗大的肿瘤引流静脉。

血运增加这一征象多数出现在中、晚期的乳腺癌中,多数早期病例缺乏这一征象。若不合并其他异常,则此征象亦常无重大临床意义,通常系哺乳期惯用该侧乳房哺乳所致,或系乳房加压拍摄时两侧压力不均所造成。

乳腺癌患者有无血运增加,对预后有一定参考价值。有明显血运增加者,代表癌细胞分化差,血运丰富,转移机会大。

8."导管征" 在钼靶X线片上表现为乳头下一支或数支乳导管阴影增密、增粗、边缘粗糙，并指向癌灶方向。虽然此征并非为特异性，有时在良性病变中亦可见到，但如结合其他所见，亦可作为诊断乳腺癌的次要征象之一，乳腺癌患者约22%有“导管征”。

形成阳性“导管征”的机制可能是癌细胞沿乳导管向乳头方.向扩展、蔓延，造成乳导管内因充满癌细胞而变得致密、增粗及粗糙；或为癌瘤附近乳导管被牵拉集中；或癌附近乳导管非特异性上皮增殖，管腔内充满脱落上皮细胞残屑，导致致密。

9.*癌灶周围改变*　除癌灶肿块本身可压迫邻近乳腺小梁结构使之局限移位外，因癌细胞的直接向四周浸润、扩展，癌周的不规则纤维增生反应，以及癌周的炎性反应和水肿等因素，可造成病灶周围的小梁增密、增粗及不规则，或呈模糊浸润，或出现不规则透亮的“水肿环”。上述改变可局限于病灶的某一周边，或累及全周。

10.*“彗星尾征”*　此征系乳腺实质被癌瘤侵犯和/或牵拉后所造成，通常位于癌灶的后方或上方，形成一向外逐渐变细的狭长三角形致密阴影。此征比较少见。

11.*乳腺结构紊乱*　在侵犯性癌中，由于宿主组织对恶性肿瘤的反应性纤维组织增生，使脂肪和正常乳腺实质之间的界面发生扭曲、紊乱。在脂肪型乳房中，此种增生反应造成X线片上典型的毛刺征，加上癌灶本身，不致引起诊断困难。

但在致密型乳房中，瘤块可被掩盖，局限性结构扭曲、紊乱则成为恶性的唯一指征。在鉴别时应注意，局部纤维化、慢性炎症、瘢痕或近期曾行穿刺活检者，均可有相同改变，易与恶性肿瘤相混淆。

12.*乳后间隙的侵犯*　深位的乳腺癌可在早期就出现侵犯浅筋膜深层，导致乳后与胸大肌之间的透亮间隙的局限闭塞或甚至整个消失。在钼靶X线摄影中，通常在正常情况下亦难以显示乳后间隙，所以此征仅在干板摄影中才能判断。CT检查对确定有无乳后间隙及胸大肌的侵犯最为可靠。

13.*腋及乳腺内淋巴结的侵犯*　Egan认为，当钼靶X线片上发现有一个或数个腋淋巴结阴影，即可诊断为腋淋巴结转移，但在我国常有非肿瘤性，特别是结核性的腋淋巴结增大，诊断时应慎重。

在大体标本的X线检查中，约25%可见到有乳内淋巴结阴影，但在临床上很少能见到乳内淋巴结。当癌瘤有乳内淋巴结转移时，有时可见在癌灶的外、上方有1～1.5cm直径的结节阴影，一般边缘光滑、致密或近似囊性密度。

（二）计算机伪彩色图像处理所见

钼靶X线片经伪彩色图像处理后从病灶灰度、核心面积、色彩层次及边缘特征四方面来鉴别病变的良恶性。

病灶灰度是指病灶区的最高灰度，以核心灰度级表示。计算机可将屏幕灰度分为0～256个灰度等级，核心灰度系指病变最高灰度区的计算机等级。当灰度级达184以上时考虑为恶性，112～68为良性。

核心面积是指伪彩色覆盖后病变中心最高灰度区的面积，小于$0.1cm^2$考虑恶性，大于$0.2cm^2$为良性。

色彩层次指肿物范围内32级伪彩色覆盖后色彩的层数，6～10层考虑恶性，1～5层为良性。

边缘特征指不同等级伪彩色覆盖后肿物边缘形成的影像，若不规则则考虑为恶性或慢性炎性反应，若边缘规整则考虑为良性。

伪彩色图像处理在 T_0 期癌和隐性乳腺癌的诊断中亦有一定的价值，特别是在致密型乳房中，它可以发现肉眼难以确定的一些微细信息。此外，当乳腺癌、慢性炎性反应与纤维腺瘤不易鉴别时，多数亦可通过伪彩色处理加以正确鉴别。但是，伪彩色处理不易显示钼靶片上的微小钙化。为提高早期乳腺癌的检出率，应将两者优势结合，互为补充。

除少数情况外，仅根据乳腺癌的影像学表现尚难以做出病理熊型的判断。但某些病理类型的乳腺瘤，可能具有较特殊的影像学表现。

（三）几种特殊类型的乳腺癌

1.派杰病影像学表现

（1）乳头、乳晕改变：本病首先出现乳头、乳晕皮肤水肿，癌细胞浸润，淋巴管扩张，遂形成 X 线上乳头、乳晕皮肤增厚。一般增厚不明显，因乳头、乳晕湿疹等病灶发展缓慢，类似良性，不侵犯皮肤深部。乳头糜烂严重者见乳头部分或全部缺损。乳晕后腺体内看不到肿块，只见纤维索条与乳晕后面相连，有时乳晕后形成致密三角，尖端向后，乳头底部内陷，形成所谓“漏斗征”。

（2）乳晕后导管相增强：原发癌灶多发生在乳晕后导管内，沿导管向乳头扩展蔓延，引起导管扩张，管周纤维组织增生，管壁增厚，加之管腔内充满癌细胞，形成乳晕后导管相增粗，密度增强。导管造影见导管僵直，内壁不平。有时管内癌向导管分支蔓延或已向管外浸润，却仍看不到癌灶肿块，仅见乳腺实质结构紊乱。

（3）乳腺内肿块：乳腺内癌灶多为导管内癌，发展缓慢，长期局限于管内，不形成肿块。尤其位于乳头管内或紧靠乳晕的导管内癌灶，即使形成小肿块，X 线也很难发现。导管造影则清楚地看到乳头管扩张和癌灶形成的充盈缺损。癌灶增大或向管外浸润，形成 X 线可见的肿块，典型征象是乳晕后肿块或密度增高区向乳晕浸润，伴明显的纤维组织增生，以索条状或带状和增厚的乳晕连在一起，在乳晕后脂肪区内形成索条状或带状致密影。标本 X 线摄影，清楚地显示出乳腺内癌灶块影，呈结节状或为多个小球形灶。有的仅见乳晕后带状块影，两侧边缘清晰，后缘不规则，粗大毛刺向后放射。有时见乳晕后块影以导管和乳晕相连，表明癌灶沿导管向乳头蔓延。离乳晕较远的癌灶，形态多样，因不同组织类型而异。

（4）钙化：Paget 病易发生钙化。发生在乳头、乳晕内、肿块内、受浸导管内或癌灶周围的乳腺实质内，有时 X 线仅见钙化。乳头、乳晕内钙化和沿乳晕后大导管分布的钙化为本病特征，乳腺内钙化为细砂粒状，成簇或成片。

2.囊内乳头状癌影像学表现

（1）导管内乳头状癌：单发的乳头状癌易发生在乳晕后大导管内，X 线平片见乳晕后圆形块影，境界不甚清楚，有时为局部高密度区。大导管相增强，连于肿块和乳晕之间。乳晕、乳头多无异常改变。选择性乳导管造影见瘤体部导管囊状扩张，呈圆形，造影剂充满囊内瘤组织间隙，似泡沫状。由于导管内长期积血或积液，造影见主干和分支扩张，变僵硬。由于囊内常有出血及含铁血黄素沉着，故肿物的密度较一般的囊肿或腺纤维瘤为高，且囊内乳头状瘤的恶性细胞多限于囊内。乳头状癌可发生在乳腺的任何部位，有的瘤灶囊腔与导管相通，导管造影可见造影剂充盈囊腔，瘤灶形成充盈缺损。

(2)囊内乳头状癌：有的和其他型癌并发。单发者瘤块较大，呈圆形，多发者瘤块较小，呈多个球形块堆叠。无论单发或多发，瘤块均密度均匀，界限清楚，边缘锐利。乳导管造影示导管分支受压移位，如癌灶大，在囊腔内单发，可透过囊中的血性液体显示出癌灶。囊内气体造影，可显示囊壁状态和瘤灶形态，可见囊腔内壁不平，瘤灶根部囊壁增厚，有的瘤灶根部囊壁向外隆起，但未穿破囊壁。

(3)浸润性乳头状癌：乳头状癌灶穿破管壁或囊壁向间质浸润。X线表现瘤灶扩大，形态变不规则，边缘模糊不清。导管造影示导管中断，牵引变形。

3.黏液癌影像学表现 局限型黏液癌因瘤体间质含大量黏液，癌细胞量少，故X线密度低，遇有腺体重叠就不能显示。若瘤内有出血，则密度可增高。如肿瘤发生在乳腺边缘部，肿块剪突入皮下脂肪内，显出半圆形块影，多同时见覆盖的皮肤受侵增厚。癌灶周边部导管常充满癌细胞，管周纤维组织增生，导管相增强，纹理紊乱。在脂肪型乳腺内可显示出瘤块全貌，为局限性圆形或椭圆形肿块，境界清晰，边缘锐利，颇似良性肿瘤，但常见瘤周有恶性晕圈，在晕圈内常见到受侵导管形成的索条状影。少数病例肿块密度不均，边缘不整，有短毛刺外伸，四周纹理向瘤块牵引。瘤灶内含大量黏液时，密度更低，与脂肪近似，即使在脂肪背景上也难显出肿块。对于此类癌灶，必须补充导管造影。此时可见瘤周导管分支扩张，受压挤移位，瘤体边缘导管中断、僵直，附近导管向瘤体牵引变形。黏液癌的黏液间质内可发生钙化，钙化的颗粒比较粗大，形态不规则。偶见瘤体内钙化，钙粒微小，形态不一。弥漫型黏液癌的特征是浸润性生长，向瘤周广泛浸润，并发纤维组织增生。X线表现为肿块，形态不规则，界限模糊，边缘毛刺丛生。

4.髓样癌影像学表现 髓样癌组织学分型在X线上难以分辨并述之。髓样癌灶在X线上均表现为肿块。

(1)圆形或分叶形：髓样癌肿块绝大多数呈局限性膨胀性缓慢生长，所以最多见的形态是圆形、卵圆形或分叶形。瘤体密度显著增高，密度均匀。瘤体巨大者，密度不均，中央部密度常低于周边部，表明瘤体中出现坏死灶或出血灶。坏死灶中常出现钙化。瘤体边缘光滑锐利，界限清楚，尤其较小瘤块，有假包膜，局限性缓慢生长，可推挤皮肤使之突起而不粘连。瘤块较大者可见边缘凹凸不平或分叶状。瘤周常出现炎性水肿形成的晕圈，较宽且宽窄不均，为恶性晕征。肿块巨大者可浸润皮肤，形成皮肤增厚和粘连固着。导管造影见瘤体压挤导管移位和中断，颇似良性肿瘤所见。但良性肿瘤导管中断是瘤体压迫所形成，为逐渐中断，呈鼠尾状。髓样癌的导管中断由管腔堵塞所形成，为突然中断，呈刀切状，可资鉴别。

(2)边缘浸润形：有些瘤块，主要见于不典型髓样癌，出现边缘灶性浸润，伴发轻度纤维组织增生。X线表现为瘤体边缘不规则，模糊不清，或齿状突出，很少形成短小毛刺。偶见瘤体边缘某部大片状浸润，伴发活跃的纤维组织增生，成束向外伸延，向外渐细，似彗星尾，形成彗星征。导管造影中除见瘤体压挤导管移位外，更见导管中断和牵引变形。彗星尾样浸润，可造成导管破裂，造影剂外溢，衬托出浸润的尖端较整齐，两侧尚保持限局样边缘。

(3)钙化：髓样癌亦常可并发有钙化，如发生在癌细胞中，则钙化多微小似针尖状，如钙化发生在坏死组织中，则钙化颗粒可较粗大。

5.硬癌影像学表现　肿物多数直径仅 2～3cm,因有明显纤维增生,故密度很高。在块影边缘皆有明显的、长短不等的、粗细不均的毛刺阴影,其长度可数倍于肿块的直径。毛刺可直接伸展到皮肤,引起皮肤的局限增厚或凹陷,亦可伸入到乳头下,造成乳头凹陷及漏斗征等。

6.炎性乳腺癌影像学表现　炎性乳腺癌广泛浸润皮肤淋巴管,形成癌栓,阻塞管腔,淋巴回流受阻,血管充血,淋巴管扩张,皮肤和皮下组织水肿。将近一半患者不出现明显肿块。X 线检查首要征象是乳腺肿大,普遍密度增高,皮肤弥漫性增厚。增厚的皮肤内缘一般平滑锐利,偶见由扩张淋巴管形成的纤细刺突。乳腺内结缔组织小梁增粗,密度增高,显得小梁增多,纹理结构影像增强。皮下脂肪层内的悬吊韧带水肿、增大、密度增高。结缔组织小梁也见增粗,显像更为明显。有时见到乳腺内癌灶块影,多呈单发或多发性星形灶,即硬癌样外观。也见界限清楚的结节状块影,如单纯癌所见。癌灶块影形态多样,决定于组织类型。钙化者少见,细小成簇,表现出恶性钙化特征。偶见导管内癌形成的线状或分叉状钙化。

7.小叶原位癌(LCIS)影像学表现

(1)钙化:钙化是 LCIS 最常见的 X 线征象。钙化发生在小叶末端导管和腺泡内,钙粒微小,聚集成簇,大小不等,多为不规则圆形或卵圆形,偶见细微线状,多为单簇钙化,偶见散在分布的几簇小的钙化丛,常看不到肿块,仅见钙化。小叶末端导管内钙点直径仅 0.02mm,比导管癌钙化更微小,更密集,X 线平片显示不清楚,X 线放大摄片更为重要。在标本照片上,钙化点比平片增多数倍,并常发现新的块灶。X 线照片随访,见钙化进行性增多。

(2)肿块:LCIS 可形成限局性肿块,圆形或卵圆形,密度均匀,边界清楚。一般密度较低,与腺体重叠易被湮没,在脂肪背景上才能显示。导管造影见瘤块周围导管分支受压挤和中断。

(3)局部高密度区:癌灶周围纤维组织增生,多中心癌灶面积较大。小叶间纤维组织增生,可形成轮廓不清的局部高密度区。常并发钙化和纹理结构变形,导管造影见导管分支变形,在高密度区或钙化灶边缘中断。以上 X 线征象,并非 LCIS 所特有,但提示 LCIS 存在的可能,应及时在 X 线引导下定位活检,以及行标本 X 线照片,指导病理取材。但应注意,它与管内癌不同,钙化常在癌旁区域而不是在癌巢内,此点在指导活检时须予以重视。只有临床、X 线、病理三方密切合作,才能提高 LCIS 的诊断率。

8.浸润性小叶癌(ILC)影像学表现　浸润性小叶癌 X 线密度较低,癌灶与腺体重叠常被腺体阴影湮没,尤其早期,多呈弥漫性浸润,很少形成明显肿块。X 线检查常无异常发现,成为 X 线隐性癌。为提高诊断率,必须抓住微小征象,多种方法并用。

(1)局部高密度区:ILC 在形成肿块之前,常由癌灶和周围组织改变形成局部高密度区,密度略高于附近组织,双乳对比明显不对称。高密度区以中央密度略高,逐渐消溶于周围组织阴影中,境界不清。X 线平片常难定性,但由于癌灶浸润及灶周纤维组织增生收缩,导管造影可出现附近或远方导管分支向高密度区牵引移位,或在高密度区边缘导管显影中断。

(2)钙化:ILC 钙化率为 24%～32%。可仅见钙化灶,成为唯一的阳性 X 线征象,多见于早期病灶。钙化灶背景一般密度较低,钙点微小,密集,大小不等,但绝大部分为微小钙化,呈圆形或不规则形,也可见线状钙化。放大摄影或活检标本 X 线照片,见钙粒成倍增多。标本切片 X 线照片,钙化灶背景的密度明显低于同等厚度的腺体,显示出 ILC 灶的密度特征。与 X 线平片对照,钙化范围扩大,钙粒增多,更加密集。钙化常发生在瘤体局部高密度区,在结构紊乱区内，钙化点更加大小不等。

(3)结构紊乱：ILC 早期 X 线表现之一是纹理结构紊乱，多由导管扭曲变形所构成。导管造影可清晰显示结构紊乱处扭曲变形的导管相，见导管有的扩张伸直，有的扭曲变细，有的牵拉移位，几乎可与平片所见相互对应，还可顺导管受牵拉的方向，判断隐性癌灶位置。

(4)星形肿块：最为常见，占 53%～60%。ILC 倾向于弥漫浸润性生长，灶周结缔组织反应强烈，易出现灶周围反应性炎性水肿，形成晕征。易引发灶周纤维组织增生，形成边缘毛刺。常见瘤灶中央肿块较小，边缘毛刺细长，形成星形灶。有的肿块较大，形态不规则，边缘毛刺长短不等，形成类星形灶。

(5)结节形肿块：ILC 瘤灶可形成圆形、多结节形或不规则形肿块。圆形肿块一般较小，边缘不规则，且常因瘤体密度低，X 线平片不能显示。导管造影可根据灶周导管中断和导管分支受牵引的方向确定瘤体位置和形态。标本切片 X 线照片也难显示瘤灶。利用血管造影可显示瘤周增生的微血管，并衬托出瘤块。多结节状瘤块的边缘不整，似花边状，密度明显不均。标本 X 线照片，瘤灶由多个小结节堆成。有时在术前 X 线片上出现多球形灶堆积的瘤块，小球形灶大小不等，轮廓清晰，有的融合，向外浸润形成粗大毛刺。导管造影见膨胀性生长的多球形灶部分压挤导管向外移位，瘤灶浸润部将导管牵向瘤体，大量导管分支在瘤缘中断。标本 X 线照片显示瘤块形态不整，边缘结节样膨出和大片浸润，边缘光滑部也见大量新生微血管。可见多结节形瘤灶大部分呈膨胀性生长，小部分呈浸润性发展。ILC 较大的瘤块由于各部分发育不平衡，加上卫星灶融合，形态极不规则。

9.小管癌影像学表现 纯小管癌瘤体小，多为星形和结节形。

(1)星形：中央瘤块小，密度不均，中等增高。块周触角状毛刺形成星芒状辐射，颇似硬癌。导管造影示附近导管分支牵向瘤体，并中断。

(2)结节形：瘤块小，直径多在 0.5～2.0cm。密度不均，边缘光滑或不规则，也可形成短小毛刺。多中心发病者，见多个大小不等的球形块堆积一起，形成多结节灶。小球形灶有的孤立，有的融合，常侵及乳晕和皮肤。混合型小管癌的瘤块较大，直径多在 3～6cm，瘤体形态和生长特性随混合癌组织类型不同而异。

10.腺样囊性癌影像学表现

(1)局限性肿块：肿块呈圆形、卵圆形或分叶状。密度较高，较均匀，瘤周常见晕征。肿块界限清楚，边缘锐利，也可见部分向外膨出或灶性浸润，边缘变毛糙模糊。肿块较小，直径多在 1～4cm。肿块限局边缘光滑的瘤灶，在 X 线平片上，往往难以和良性肿瘤鉴别。由于瘤体膨胀性生长，导管造影所见也颇似良性肿瘤，仅显示为向外压挤导管，使之移位。但癌灶常浸润引流导管、沿导管蔓延或形成导管堵塞，造成引流导管扩张、僵直和影像增强，导管分支在瘤体边缘中断。瘤体边缘出现灶性浸润时，可牵引导管移位。出现这些征象可排除良性肿瘤。

(2)类星形肿块：肿块较小，密度不均，边缘不规则，向间质浸润，形成粗短毛刺。瘤周围常出现晕征和纹理结构变形。导管造影出现明显的导管牵引、中断等征象。

11.大汗腺癌影像学表现 X 线检查多能发现肿块。肿块呈结节状或由多个小球形灶堆积而成。多为局限性，边缘清楚。密度不均，中度增高。肿块大小多在 2～8cm。少数呈明显浸润性生长，边缘有粗大毛刺外伸。有时向一侧浸润形成彗星尾征。病变可沿导管向乳头蔓延，形成引向乳头的索状影。多中心灶可融合成大块，似蟹足状向四周浸润，直抵皮肤，皮肤广泛增厚。标本切片X线照片，见癌灶极不规则，含有坏死灶和脂肪块，灶中仍见大量小球形块影。主灶远隔部位也见小球形块影。灶中脂肪块可能是多中心灶生长融合时将其围于灶中。大汗腺癌钙化率较高，多与肿块伴发，也可无肿块而仅见钙化。钙化发生在瘤体内或瘤旁组织中。管内大汗腺癌可仅见微小成堆的钙化。

12.男性乳腺癌影像学表现　男性乳腺癌常有特征性的影像学表现：一小型肿块；肿块界限清晰；肿块多位于乳头的偏心侧等所谓"三联征象"。多数男性乳腺癌表现为一境界锐利的孤立结节，部分病例可因癌周的间质增生或继发感染而显示肿块边缘有毛刺样突起或边缘模糊。肿块的形态可为圆形、卵圆形或不规则形，但多数呈分叶状。约60%以上男性乳腺癌的肿块呈偏心性，通常在乳头的上、外侧。反之，男性乳腺肥大常在乳头下方的中心位，仅3.4%为偏心位。男性乳腺癌钙化的发生率较女性乳腺癌要低，男性乳腺癌的钙化数目较少，较粗糙，且较散在分布，很少出现在女性乳腺癌中常见的丛状微小钙化。其他一些继发征象，如皮肤增厚与粘连、乳头内陷、皮肤溃疡及血运增加等，亦可在男性乳腺癌中出现。男性乳腺癌较女性乳癌易有胸壁侵犯而导致乳后脂肪间隙闭塞或胸大肌受累。

（四）乳腺肉瘤

1.乳腺叶状囊肉瘤影像学表现　乳腺叶状囊肉瘤的X线报道不多。叶状囊肉瘤的X线表现主要依肿瘤的大小而定。小型肿瘤多表现为一边缘光滑的结节阴影，呈圆形或卵圆形，密度均匀，与腺纤维瘤无从区别，故几乎均被误诊为腺纤维瘤。肿瘤较大时，即出现特征性的分叶状外形，密度不均，特别在高电压摄片时更可显出密度明显不均，以及边缘凹凸不平的分叶状外观，但边缘仍保持光滑锐利。血运多有明显增加，患乳可出现粗大的静脉阴影。表面皮肤多数仍然保持正常，或被下方肿块顶起而变得菲薄，少数可见溃破。肿瘤边缘缺乏浸润、毛刺等恶性征象。钙化少见，约仅占8%，呈粗大不规则的颗粒状或片状钙化，有的为小环形囊状钙化，粗大成片钙化者颇似腺纤维瘤的钙化。镜检见钙化发生在瘤灶内纤维变性区或坏死区。标本X线照片见大瘤块由多个圆形、椭圆形和不规则形小瘤块组成。切片X线照片见有些小瘤块完全孤立存在，相互间有各自的包膜相隔，有些小瘤块边缘融合在一起。瘤灶内见多个囊腔。血管造影显示，紧贴瘤体边缘形成瘤周血管环，向瘤体内发出多条分支，瘤体外血管增多，迂曲扩张，形成大量吻合支，血运增加，表现出恶性血管征象。超声波检查，可显示瘤灶内积液的囊腔，有重要鉴别诊断价值。

2.恶性淋巴瘤影像学表现　X线上，恶性淋巴瘤可表现有两种类型。一为结节型，呈现为一圆形或其他形状的肿块影。边缘可有不同程度的毛刺或不规则，有的边缘则比较光滑，近似良性。结节型者罕见有皮肤累及。大多数原发于乳房的恶性淋巴瘤呈此型改变。另一型为弥漫型，X线上显示病变较弥漫，常累及乳房体积的1/4以上。病变为一致密的浸润阴影，界限多不清，多数伴有皮肤的弥漫水肿、增厚。乳腺恶性淋巴瘤患者常合并有腋淋巴结的增大。

加摄腋部X线照片，特别是用干板摄影、CT或MRI，常可发现腋部有圆形或卵圆形、边缘光滑锐利的肿大淋巴结阴影。

3.血管肉瘤影像学表现　X线上，本症也缺乏特征性表现。肿块多较巨大，常呈分叶状，增长较迅速，境界锐利或模糊，密度可均匀或不均匀。表面皮肤常无增厚，亦常无血运的增加。

X线上易被误诊为良性肿瘤、叶状囊肉瘤或癌，罕见能在术前作出正确诊断。若能行CT或MRI检查，特别是行强化扫描，常能提供定性诊断的线索。

4.横纹肌肉瘤影像学表现　X线片示分叶状肿物，密度均匀，边缘光滑整齐，宙不完全的透亮晕。皮肤轻微增厚。

5.乳腺恶性纤维组织细胞瘤影像学表现　X线片见乳腺外下结节，呈椭圆形，约1.5cm×2.0cm，边缘光滑、锐利，略呈分叶状，密度均匀，无钙化，无血运增加，皮肤乳头正常。病理可诊断：乳腺恶性纤维组织细胞瘤。

6.乳腺癌肉瘤影像学表现　X线表现为肿块较大，表面凹凸不平，部分边缘毛糙有尖角状突起，肿块密度不均，有时可见细沙粒状钙化。肿块周围血运丰富，皮肤常受累粘连，乳头无回缩。癌肉瘤的X线表现与乳腺癌及高度恶性（Ⅲ级）的叶状囊肉瘤相似，最终还需依赖于病理学诊断。

二、乳腺癌的超声检查

（一）导管内乳头癌

导管内乳头癌属于非浸润性癌，导管内乳头癌常发生在较粗大的腺管内，其增生的上皮向管腔内突出呈乳头状结构，好发部位是在乳头下乳晕周围和乳房外上象限，组织学上表现为微小的乳头状实性肿块，伴有导管内小的钙化。病变早期声像图表现为导管内的小钙化灶显示为中等水平回声，这些小的钙化灶以及腺体组织的回声，往往容易掩盖肿块本身的回声，只有在典型的病灶中，超声可以发现较小的导管癌在导管内可以扩散较长的距离，由于它对周围腺体组织破坏很少，所以声像图仍显示似“正常”腺体结构回声，当用高频探头（10MHz以上）沿着导管分支行放射状扫查时，可见导管增宽呈螺旋样改变，管壁模糊不清，导管内可见低回声团块，边界欠清。

（二）浸润性导管癌

浸润性导管癌也称为硬癌，在乳腺癌中发病率较高，约占75%。硬癌的临床特点是体积小，一般直径在2～3cm，质地坚硬，与周围界限不清。声像图表现：肿瘤形态不规则，边界不清，典型的病灶中心为低回声，其周围有强回声环绕，称“回声边界征”，周围的强回声常与中心低回声混淆，由于瘤体内纤维结缔组织含量较多，所以肿瘤后方出现回声衰减现象。

（三）髓样癌

髓样癌发病率较低，但病程短，在短时间内形成肿块而且体积较大。病理变化为：腺管内癌细胞向周围组织浸润生长，肿瘤内组织基本上由癌细胞构成，混有极少的纤维组织，因而这种肿瘤质地软，如脑髓，而被称为软癌或髓样癌。髓样癌多呈圆形，直径4～6cm，其浸润性比硬癌小，由于瘤体组织主要由肿瘤细胞和少量的结缔组织构成，因此声像图表现为典型的低回声区、边缘轮廓不规则、清晰。当肿瘤较大时可出现病灶周边水肿，故声像图上可见到肿瘤回声晕，无后方回声衰减现象。

（四）黏液癌

乳腺黏液癌是一种少见的乳腺肿瘤。临床上多见于近绝经期或绝经后期女性，60 岁以上老年妇女更为多见。其病程进展缓慢，临床症状不明显，肿块呈圆形，边界清，质地软，声像图表现：病灶为圆形或卵圆形，边界清，内部呈低回声或无回声，后方回声略增强，无侧方声影。

（五）炎性乳癌

炎性乳癌是一种急性乳腺癌，可发生在任何年龄段的女性，主要体征为乳腺突然水肿，皮肤弥漫性增厚，周边红肿，病变范围广，类似于急性炎性反应。病理改变是由于扩散的肿瘤细胞阻塞淋巴管，使导管间液增多。声像图表现：皮肤层水肿增厚，脂肪小叶周围积液回声减低，病灶区呈低回声改变，无明显边界，中心部回声紊乱且增强。此病发病率较低，需与急性乳腺炎鉴别。

（六）实性癌和粉刺样癌

在扩张的导管中充满了癌组织时称实性癌，而在癌细胞团块的中心发生坏死时，癌组织呈颗粒状，被称为粉刺样癌。患粉刺样癌时，当挤压乳腺时，可排出牙膏样条索或浆液性物。声像图表现：肿物形态不规则，因其无包膜，所以轮廓不清，内部为不均匀的低回声区，中心部可见散在的点状强回声。

（七）乳腺癌的转移及声像图表现

乳腺癌的转移途径主要为腋窝淋巴结，锁骨上淋巴结，肺脏胸膜，肝脏及骨组织，根据超声波的物理特性，可以直接探测或间接探测到转移病灶的征象。

1.淋巴结的转移　大多数乳腺癌发生转移的部位是腋窝处淋巴结，也可以说腋窝部淋巴结转移是乳腺癌转移的第一站，肿物形态不规则，因其无包膜，所以轮廓不清，内部为不均匀的低回声区，中心部可见散在的点状强回声，之后进一步发展可有内乳淋巴结及锁骨上淋巴结的转移，如若发生锁骨上淋巴结的转移，则提示为乳腺癌晚期的标志。因此，对于乳腺恶性肿瘤患者的超声常规检查项目，除了检查病灶部以外，还应做腋下淋巴结的检查，如若发生淋巴结的转移，声像图上可清楚的显示一个或数个轮廓清晰的圆形低回声区，边界清，内部显示粗大的血管及丰富的血流。肿物形态不规则，因其无包膜，所以轮廓不清，内部为不均匀的低回声区。中心部可见散在的点状强回声。

2.肺脏胸膜转移　乳腺癌发生肺脏转移之后，很快会累及胸膜，致使胸膜产生渗出液，此时在声像图上可以探测到胸腔内无回声区，并可在其中见到条状中强水平回声在无回声区中飘动。结合病史及体征，应考虑胸水的形成为病变转移所致，必要时可抽吸胸水送病理检查确诊。

3.肝脏转移　转移到肺脏内的癌细胞可以通过肺静脉进入体循环，之后可经肝动脉进入肝脏，当出现肝脏的转移后，声像图上可以见到肝脏内一个或数个圆形低回声区，直径 2～3cm，边界清，其中心部回声增强，形成“牛眼”征或“假肾”征这种典型的肝内继发病变的特征。

4.骨的转移　乳腺癌患者的骨转移约 3/4 是多发性的，发生骨转移时，由于癌细胞侵犯了骨膜的神经，患者会感到骨骼的疼痛，对于有骨转移的患者检查，应选用放射性同位素，X 线等其他影像技术进行检查，因超声波的物理特性，显示骨骼的影像较差，因而超声不作为骨组织的常规检查手段。

(八)超声鉴别肿瘤的良恶性的要点

近年来随超声诊断技术的不断提高,使用高频率探头检查乳腺,可清晰显示乳腺各层组织的结构,在乳腺疾病的诊断方面起到了重要作用。目前超声对乳腺疾病的诊断率已达95%左右。但超声在评价肿瘤方面还很难建立起统一的、较为规范化的标准。因此,超声对于乳腺肿块的良恶性鉴别方面仍有不尽人意之处,在这方面因国内外文献报道较多,采众家所长综合为表4-2。

表4-2　乳腺良恶性肿块的声像图鉴别

声像图特征	分类	
	良性	恶性
形状	圆形或椭圆形	不规则
轮廓	包膜完整、光滑	不光滑可呈锯齿状,伪足样
内部回声强度	无回声或强回声	生长
内部回声分布	均匀	多源性混合回声
边缘回声	中等水平或强回声	不均匀
后方回声效应	增强	弱
侧方回声效应	可有侧方声影	无增强可有衰减
弹性	高弹性,表面易变形,压缩	无
活动性	压缩实验(+)	无弹性,压缩实验(-)
与周围组织关系	活动	不活动
	周围组织结构显示清晰,有时出现压迹	组织结构中断,受压,移位,形态不规则
与触诊的关系	测量值与触诊值一致	测量值小于触诊值
CDFI	血流信号少,血流速度低	血流信号强,血流速度高
血管类型	无或静脉型	静脉与动脉共存

三、乳腺癌的MRI检查

1.平扫MRI表现　多数浸润癌MRI平扫表现:形状不规则的星芒状、蟹足样T_1低、T_2高信号影,个别可呈圆形、卵圆形或分叶状,平均直径2～4cm。多数为单乳单发,少数可多发或累及双乳。因周围组织反应(充血、水肿、渗出等)或浸润,致病变与周围组织结构分辨不清,甚至粘连,其边界多不规则,或无清晰界限,少数病变可边界清晰,或呈边界部分清晰,部分模糊不清,边缘多具毛刺。内部信号不均匀:①有液化、坏死、囊变时,多呈明显的T_1低、T_2高信号,如囊液蛋白含量较高或有血性成分则可表现为T高或中等信号;②纤维化、钙化多表现为T_1、T_2低信号;③单纯局灶性出血因出血所处时期不同而表现各异,亚急性出血呈T_1、T_2高信号;④慢性出血或残腔期出血可表现为T_1高或低、T_2低信号,或T_1、T_2均低的含铁血黄素沉着;⑤乳头有血性分泌物时,腺组织或病变可呈 T_1 高信号。

一般来讲,病变在 T_2WI 上的信号强度依赖于肿瘤内部的细胞、水和纤维成分的组成比例的多少。纤维所占比例越大,T_2 信号强度越低,细胞和水所占比例越大,T_2 信号强度越高。总体上,多数乳腺癌 T_2WI 呈高信号,但某些特殊类型的乳腺癌 T_2WI 信号可明显不同。黏液腺癌含有大量细胞外上皮性黏液,其信号强度明显增高;硬癌因间质含量明显多于肿瘤细胞成分,间质由致密的纤维组织组成,可有胶原变性、钙化或骨化,因而其信号强度减低,可低于或类似于正常乳腺实质和增生的纤维腺体组织的信号强度,甚至内部信号极低,难以分辨内部结构;炎性乳腺癌由于淋巴管和毛细血管充血扩张伴皮下组织广泛水肿,因此可表现为大片边界不清的高信号影,正常乳腺实质结构消失,类似于急性乳腺炎。

肿瘤位置表浅侵犯皮肤及库伯氏韧带时,可见局部皮肤增厚和凹陷,或局部向外隆起;皮肤有溃疡者,可见溃疡面凹凸不平,少数可见皮肤呈结节样表现。肿瘤累及乳头及输乳管可出现乳头凹陷征或桥征,并可见增粗的输乳管条索与病变相连。肿瘤位置较深累及胸肌及其筋膜时,可见病变与肌肉之间脂肪线消失,蟹足样毛刺伸入正常胸壁结构中,甚至可见病变破坏胸壁突入胸腔或纵隔内。另外,横轴位或斜横轴位扫描可观察到对侧乳腺以及胸骨后、腋淋巴结转移的情况。

2.增强 MRI 表现　乳腺癌因血运丰富,在注入造影剂后,多数病变呈典型的“快进快出”表现,选用快速扫描技术进行动态增强扫描,获得时间-信号强度曲线,进行定性诊断,在 MRI 增强扫描中已普遍应用。目前认为早期迅速强化(1min 内)和强化迅速消失是乳腺癌的典型表现(占 50%左右),而 3min 内明显强化则是乳腺癌的重要表现,但也有相当部分良性病变在 3min 内明显强化,极少数乳腺癌可呈延迟强化(强化高峰在 4～6min 内)。

大多数乳腺癌在静脉快速注入顺磁性造影剂(Gd-DTPA)后呈中等度以上强化,信号明显高于周围正常腺体组织,内部信号不均匀;病灶轮廓不规则,呈星芒状或蟹足样;出现坏死、囊变时,呈不规则环状或周边强化;病灶边缘毛刺更加明显,有时可见触角征,甚至可见索条状强化影伸入病灶或与皮肤及胸肌筋膜相连,累及乳头及输乳管时可出现乳头凹陷征或桥征。

Gd-DTPA 增强扫描,98%的浸润癌和 80%的原位癌均有不同程度的强化,病变强化的程度及其动态表现与肿瘤的组织学类型有一定关系。黏液腺癌显示最快和最明显的强化,导管癌、小叶癌、髓样癌和硬癌的强化程度和速度呈逐渐递减的趋势。少数纤维成分含量较高的小叶癌和浸润程度较低的导管癌,可呈轻或中度延迟强化,或不强化。多数导管癌和小叶癌表现为轮廓清晰的星芒状,但少数弥漫性浸润癌,特别是在肿瘤周围伴有乳腺实质增生或炎性病变时,可表现为肿瘤与周围组织弥漫性强化,另有 3%的癌呈局灶性生长,边界清楚,可呈局灶性结节样强化。

目前认为 MRI 结合对比增强剂的应用诊断乳腺癌的敏感度较高,为 91%～100%:①MRI的空间分辨率高,对病变组织学特点显示较好,特别是对多中心、多灶性病变的敏感度较高;②应用造影剂进行增强扫描,可了解病变血流灌注的情况,有助于对病变良、恶性的鉴别;③对胸壁浸润,胸骨后、纵隔及腋淋巴结转移显示良好,因此用 MRI 对乳腺癌进行分期,可为治疗提供更可靠的依据。

但 MRI 特异度欠佳,除外乳腺癌的特异度为 37%～97%,对良、恶性病变的鉴别有一定帮助，但也有局限性：①良、恶性病变的 MRI 表现有许多重叠之处，如有些恶性肿瘤不表现为"快进快出"的典型征象，有的良性病变可迅速强化；局灶性不规则强化结节可以是癌，也可是局灶性乳腺增生、腺病等，因此对不典型 MRI 表现的病变不能取代活检；②对微钙化的显示不如 X 线钼靶和 CT 等检查方法敏感，而微钙化在乳腺良、恶性病变的鉴别中仍占重要作用，因此，乳腺 MRI 仍应结合 X 线钼靶进行诊断；③因 MRI 设备复杂，检查费用较高，在一定程度上限制其推广和应用。

因此，目前 MRI 主要应用于：①对常规检查难以定性的病变；②Ⅰ～Ⅱ期乳腺癌拟行局部肿物切除加根治性放疗，需要了解是否有多中心、多灶性瘤灶的患者；③植入人工乳房；④多次手术有瘢痕的乳腺检查。

3.诊断与鉴别诊断　典型乳腺癌平扫 MRI 表现为形状不规则的星芒状、蟹足样 T_1 低、T_2 高信号影，内部信号不均匀，与周围组织间分界不清，边缘有毛刺；增强扫描 1～3min 内显著快速强化，病灶轮廓更加清晰，呈不规则星芒状或蟹足样强化，或不规则环状或周边强化，病灶边缘毛刺更加明显；结合临床症状和体征多可作出较准确诊断。当表现不典型时，则需与下列疾病鉴别。

(1)急性乳腺炎：与炎性乳癌临床症状及影像表现有时较类似，但急性乳腺炎具下列特点：①感染症状明显，体温及血中白细胞升高明显；②MRI 平扫无明显肿块，增强扫描无肿块状强化，而表现为弥漫性轻度强化；③抗感染治疗后短期内症状可明显好转；④患者多为哺乳期妇女。

(2)乳腺增生症：①多为双侧乳腺或单侧乳腺多发弥漫病灶；②MRI 平扫病变呈多发、弥漫性分布，无明显肿块；③增强扫描呈中等度、弥漫性、延迟强化；④扪诊呈结节感，但无明显孤立肿块扪及。当形成结节状腺瘤样增生或合并纤维腺瘤时，鉴别较为困难，尤其对 35 岁以上女性，此时需穿刺或活检定诊。

(3)囊肿：当肿瘤内部液化、坏死形成囊腔，或某些特殊类型癌肿其内部含水量较高时，需与囊肿鉴别。囊肿多形状规则，呈圆形或椭圆形，边界清晰规则，无毛刺，内部信号均匀，呈明显 T_1 低、T_2 高信号，Gd-DTPA 增强扫描无强化。

(4)纤维腺瘤：①纤维腺瘤多见于青春期前后女性，40 岁以后少见；②MRI 平扫呈圆形、类圆形 T_1 低、T_2 高信号影，形状规则，边界光滑无毛刺，内部信号均匀一致；③Gd-DTPA 增强扫描多呈形状规则、轮廓清晰的均匀一致强化，以延迟强化多见，一般认为，强化程度不如恶性病变高；④扪诊边界光滑，活动度大、质韧，与皮肤及胸壁无粘连。但当纤维腺瘤合并癌变或其他病变存在时，鉴别较为困难，则需细针穿刺或手术活检。

(5)局限性纤维化与纤维瘢痕组织：乳腺癌局限性切除、放射治疗、活检、穿刺或炎症愈合后均可引起乳腺内胶原纤维增生，局部纤维化或纤维瘢痕形成，临床均可扪及局部肿块。行 MRI 检查具有重要价值，一方面可除外乳腺癌，另一方面可检查是否乳腺癌复发。MRI 平扫此类病变多呈 T_1、T_2 低信号，Gd-DTPA 增强扫描一般不强化。

(6)单纯局部淋巴结肿大与隐性乳腺癌的鉴别：两者在 MRI 上的形态和信号表现并无明显差别，鉴别较为困难，确诊主要依赖于穿刺活检和手术病理诊断。

（刘瑞宝）

第三节 乳腺癌的临床与病理 TNM 分期

目前应用较广的乳腺癌分期是美国癌症联合委员会

(AJCC)和国际抗癌联盟(UICC)制订了 TNM 分期系统,定期更新。第七版 AJCC 乳腺癌 TNM 分期于 2010 年出版,具体如下。

一、乳腺癌临床及病理 TNM 分类

T 原发肿瘤

T_x 原发病灶无法评估(已被切除)

T_0 无原发病灶证据

T_{is} 原位癌

T_{is}(DCIS) 导管原位癌

T_{is}(LCIS) 小叶原位癌

T_{is}(Paget's) 不伴肿块的乳头 Paget 病,注:伴有肿块的 Paget 病根据肿块大小进行分期

T_1 原发病灶最大直径≤2cm

T_{1mi} 微小浸润性癌,最大径≤0.1cm

T_{1a} 肿瘤最大径>0.1cm,≤0.5cm

T_{1b} 肿瘤最大径>0.5cm,≤1.0cm

T_{1c} 肿瘤最大径>1.0cm,≤2.0cm

T_2 肿瘤最大径>2.0cm,≤5.0cm

T_3 肿瘤最大径>5.0cm

T_4 肿瘤任何大小,但直接侵犯胸壁或皮肤

T_{4a} 肿瘤直接侵犯胸壁(包括肋骨、肋间肌、前锯肌,但不包括胸肌)

T_{4b} 肿瘤表面皮肤水肿(包括橘皮征),乳房皮肤溃疡或卫星结节,限于同侧乳房

T_{4c} 包括 T_{4a}及 T_{4b}

T_{4d} 炎性乳腺癌

临床 cN 区域淋巴结

N_x 区域淋巴结无法评估(例如已被切除)

N_0 区域淋巴结无转移

N_1 同侧腋淋巴结转移,可活动

N_2 同侧转移性腋淋巴结相互融合,或与其他组织固定;或临床无证据显示腋淋巴结转移的情况下,存在临床明显的内乳淋巴结转移

N_{2a} 同侧转移性腋淋巴结相互融合,或与其他组织固定

N_{2b}　临床无证据显示腋淋巴结转移的情况下，存在临床明显的内乳淋巴结转移

N_3　同侧锁骨下淋巴结转移；或有临床证据显示腋淋巴结转移的情况下，存在临床明显的内乳淋巴结转移；或同侧锁骨上淋巴结转移，伴或不伴腋淋巴结或内乳淋巴结转移

N_{3a}　同侧锁骨下淋巴结转移

N_{3b}　同侧内乳淋巴结及腋淋巴结转移

N_{3c}　同侧锁骨上淋巴结转移

病理 pN　区域淋巴结

pN_x　区域淋巴结无法分析(例如：已切除或未进行病理检查)

pN_0　组织学检查区域淋巴结无转移

$pN_{0(i-)}$　组织学检查区域淋巴结无转移，IHC 阴性

$pN_{0(i+)}$　区域淋巴结恶性肿瘤灶≤0.2mm(HE 或 IHC 检测，包括 ITC)

$pN_{0(mol-)}$　组织学检查区域淋巴结无转移，分子检测(RT-PCR)阴性

$pN_{0(mol+)}$　组织学或 IHC 检查区域淋巴结无转移，但分子检测(RT-PCR)阳性

pN_1　微转移；或同侧 1～3 个腋淋巴结转移；或内乳淋巴结前哨淋巴结活检转移，而临床阴性

pN_{1mi}　微转移，0.2mm＜最大径≤2.0mm，和(或)＞200 个肿瘤细胞

pN_{1b}　同侧 1～3 个腋淋巴结转移，至少 1 个肿瘤灶＞2.0mm

pN_{1b}　内乳淋巴结前哨淋巴结活检微或转移，而临床阴性

pN_{1c}　同侧 1～3 个腋淋巴结转移，同时内乳淋巴结前哨淋巴结活检微或转移，而临床阴性

pN_2　4～9 个腋淋巴结转移，或临床有明显的内乳淋巴结转移而腋淋巴结无转移

pN_{2a}　4～9 个腋淋巴结转移，至少 1 个肿瘤灶＞2.0mm

pN_{2b}　临床有明显的内乳淋巴结转移而腋淋巴结无转移

pN_3　≥10 个腋淋巴结转移，或锁骨下淋巴结转移，或≥1 个腋淋巴结转移伴临床有明显的同侧内乳淋巴结转移；或≥3 个腋淋巴结转移伴有临床阴性而前哨淋巴结活检内乳淋巴结转移；或同侧锁骨上淋巴结转移

pN_{3a}　≥10 个腋淋巴结转移(至少 1 个肿瘤灶＞2.0mm)，或锁骨下淋巴结转移

pN_{3b}　≥1 个腋淋巴结转移伴临床有明显的同侧内乳淋巴结转移；或≥3 个腋淋巴结转移伴有临床阴性而前哨淋巴结活检内乳淋巴结转移

pN_{3c}　同侧锁骨上淋巴结转移

M　**远处转移**

M_0　临床及影像学检查未见远处转移

$cM_{0(i+)}$　临床及影像学检查未见远处转移证据及征象，而组织学或分子技术检测到骨髓、血液或其他器官中≤0.2mm 的转移灶

M_1　临床及影像学检查有远处转移，或组织学发现＞0.2mm 的转移灶

二、临床分期

0 期	T_{is}	N_0	M_0
$Ⅰ_A$ 期	T_1	N_0	M_0
$Ⅰ_B$ 期	T_0	N_{1mi}	M_0
	T_1	N_{1mi}	M_0
$Ⅱ_A$ 期	T_0	N_1	M_0
	T_1	N_1	M_0
	T_2	N_0	M_0
$Ⅱ_B$ 期	T_2	N_1	M_0
	T_3	N_0	M_0
$Ⅲ_A$ 期	T_0	N_2	M_0
	$T_{1\sim2}$	N_2	M_0
	T_3	$N_{1\sim2}$	M_0
$Ⅲ_B$ 期	T_4	$N_{0\sim2}$	M_0
$Ⅲ_C$ 期	任何 T	N_3	M_0
Ⅳ期	任何 T	任何 N	M_1

注：M_0 包括 $cM_{(i+)}$；T_1 包括 T_{1mi}。

三、病理分期

0 期	T_{is}	N_0	M_0
$Ⅰ_A$ 期	T_1	N_0	M_0
$Ⅰ_B$ 期	T_0	N_{1mi}	M_0
	T_1	N_{1mi}	M_0
$Ⅱ_A$ 期	T_0	N_1	M_0
	T_1	N_1	M_0
	T_2	N_0	M_0
$Ⅱ_B$ 期	T_2	N_1	M_0
	T_3	N_0	M_0
$Ⅲ_A$ 期	T_0	N_2	M_0
	$T_{1\sim2}$	N_2	M_0
	T_3	$N_{1\sim2}$ M_0	
$Ⅲ_B$ 期	T_4 $N_{0\sim2}$	M_0	
$Ⅲ_C$ 期	任何 T	N_3	M_0
Ⅳ期	任何 T	任何 N	M_1

注：M_0 包括 $cM_{(i+)}$；T_1 包括 T_{1mi}。

（赵旭晔）

第四节　乳腺癌前哨淋巴结活检

选择一枚淋巴结代表区域淋巴结的观念具有悠久的历史，如 Virchow 淋巴结(左锁骨上淋巴结)，Joseph 淋巴结(脐淋巴结)，甲状腺的 Delphian 淋巴结等都是很好的例证。1951 年 Gould 在行腮腺切除手术时，于面前、后静脉汇合处，切除了一枚表现正常的淋巴结行冰冻切片检查，如果此淋巴结含有转移瘤即行根治性颈淋巴结切除。前哨淋巴结(SLNs)的概念是由 Busch 等于 1963 年首先提出，1970 年 Kett 等率先报道将蓝色染料注射于乳晕下示踪的方法，发现了来自乳房引流的含有转移的淋巴结，1980 年 Christensen 等报道了应用乳房淋巴闪烁扫描法鉴别主要引流的淋巴结。此外，Cabanas，Chiappa 等及 Morton 曾先后报道过阴茎癌、睾丸肿瘤和黑色素瘤的淋巴引流。20 余年来，大量的临床研究证实了前哨淋巴结的存在。

一个多世纪以前，Halsted 提出了乳腺癌转移的渐进学说(又称为机械模式)，即乳腺癌细胞首先经淋巴管转至淋巴结，然后才会进入血液进而出现全身转移。在此基础上，Halstcd 开创了乳腺癌根治术，即包括胸大肌、胸小肌在内的区域淋巴结清扫术，此后，腋淋巴结切除(ALND)或称腋淋巴结清扫(ANC)一直是乳腺癌手术治疗的重要组成部分，而且手术范围不断扩大，除切除内乳区淋巴结外还清扫至锁骨上淋巴结。然而，长期随访结果显示，扩大手术范围并未相应的提高患者的生存率。随后人们对这一学说产生了质疑，20 世纪 60 年代，Halsted 的渐进学说由 Fisher 提出的生物模式所替代，即乳腺癌是一种全身性疾病，在其疾病明确诊断前的自然过程中已存在广泛的微转移，单纯扩大手术范围不可能提高患者的生存率。此后手术范围不断缩小，随即出现了现在比较流行的保留乳房的乳腺癌切除术。与此同时还出现了切除腋淋巴结仅有助于乳腺癌正确分期，并无治疗价值的观点。1996 年，Quiet 等综合了以上两种理论，提出乳腺癌初期并不是全身性疾病，但在其自然病程中很快就会发展成为全身性疾病。乳腺癌可以先发生淋巴结转移，随后再发生血行转移，也可直接发生血行转移。对于仅有淋巴结转移的患者，区域淋巴结清扫的外科手术无疑可以提高治愈率，临床上也经常遇到一些手术后病理证实有腋淋巴结转移，由于种种原因未能得到正规的辅助治疗而长期生存的病例。但对大多数患者而言，腋淋巴结清扫的预后价值超出了治疗价值，这一观点已逐渐被认同。

腋淋巴结的转移情况是乳腺癌正确分期、判断预后以及指导手术后辅助治疗最主要的依据。然而，腋淋巴结清扫对于无腋淋巴结转移的早期乳腺癌患者无任何治疗价值，只能增加患者手术后的并发症，如患侧上肢水肿、肩关节活动障碍、局部和上臂麻木、疼痛等。为提高患者的生存质量，减少手术后并发症，同时又能明确腋淋巴结有无转移，近 20 余年来，围绕着前哨淋巴结的临床价值进行了大量的实验研究，其目的在于通过前哨淋巴结的活检(SLNB)来预测腋淋巴结有无转移，使腋淋巴结无转移的乳腺癌患者避免行腋淋巴结清扫，以提高生活质量。现今此项技术已基本成熟，在北美洲和欧洲西部诸国应用尤为普遍，在某些国家或地区已成为乳腺癌治疗的标准手术方式，并在多次重要的国际会议上得到了肯定，如 2001 年费城乳腺癌前哨淋巴结活检研讨会，2005 年乳腺癌影像学检查研讨会。此外，美国临床肿瘤医师协会(ASCO)指南也推荐早期乳腺癌行前哨淋巴结活检。本节就当前前哨淋巴结的研究状况进行阐述。

一、前哨淋巴结的定义

所谓前哨淋巴结即为其输入管直接与原发肿瘤部位相连，是接受来自肿瘤淋巴引流的第一站淋巴结，同时也是最可能首先发生转移的淋巴结，前哨淋巴结有无转移基本上可以代表区域淋巴结状况。

二、乳腺癌与前哨淋巴结

近年来，随着人们对肿瘤防范意识的提高和普查工作的广泛开展，早期乳腺癌的比例不断增加，腋淋巴结转移的比例不断下降，通常乳腺原位癌(包括导管原位癌，DCIS和小叶原位癌，LCIS)淋巴结的转移率仅为1%，T_1 患者淋巴结的转移率不足20%，T_2 患者的转移率在40%左右。因此，对于早期乳腺癌患者常规行腋淋巴结清扫的利弊越来越重视，采用前哨淋巴结活检来指导腋淋巴结切除者日见增多。前哨淋巴结活检也是一种有创伤的手术，通常一位患者切除的前哨淋巴结数在1～5枚之间，平均2枚左右。因此，手术后的并发症比常规的腋淋巴结切除少得多，如：疼痛、上肢水肿、活动障碍、感觉异常及体型改变等。目前，文献报道的前哨淋巴结活检的成功率在90%以上，总的正确率在95%左右，特异性为100%，敏感性在90%以上，假阴性率在5%～10%。然而，通常要求在正式应用前哨淋巴结活检作为标准的手术以前，应完成20～30例实际训练，即行前哨淋巴结活检后再行腋淋巴结切除予以验证，达到以上标准方可正式用于临床工作。2003年Veronesi等报道了516例 T_1 患者的前瞻性随机实验结果，其中一组前哨淋巴结活检后行腋淋巴结切除，另一组前哨淋巴结活检后如果发现转移再行腋淋巴结切除；两组患者前哨淋巴结阳性数相同，表明单纯前哨淋巴结活检能够代表腋淋巴结有无转移。Kuijk等报道，前哨淋巴结阴性未行腋淋巴结切除和行腋淋巴结切除而腋淋巴结阴性者，两组的5年生存率分别为89%和85%，其结论为两组的5年生存率至少相等。Konstantiniuk等总结了澳大利亚14个中心2942例预期试验及平均34.41个月随访结果，表明前哨淋巴结活检阳性者行腋淋巴结清扫手术是安全的，即前哨淋巴结活检对患者的局部复发率、腋淋巴结复发率以及无病生存和总生存率均无影响。并指出通常腋淋巴结清扫手术后腋淋巴结的复发率为0.5%～3%，尽管前哨淋巴结活检的假阴性率为5%～10%，而前哨淋巴结活检阴性放弃腋淋巴结清扫者，腋淋巴结复发率却无明显增加，认为并不是前哨淋巴结假阴性患者都会出现腋淋巴结的复发。Chung等报道了206位患者的208例乳腺癌(其中双侧乳腺癌2例)，前哨淋巴结活检阴性未行腋淋巴结清扫或照射，随访26个月，结果仅有3例复发(1.4%)；Roumen等报道了100例前哨淋巴结活检阴性未行腋淋巴结切除的16～40个月随访结果，中位随访时间为24个月，随访率为94%，仅1例于术后14个月发现腋淋巴结复发，此患者2年后死于远处转移；Giuliano等和Veronesi等分别报道了67例和285例，中位随访39个月和2年，均未发现局部淋巴结复发。此外，NSABBP B-04试验表明，对临床腋淋巴结阴性的乳腺癌患者放弃腋淋巴结清扫，若随诊过程中发现淋巴结转移再行清扫并不影响长期生存。此外，Fisher 等曾报道，临床腋淋巴结阴性，行乳房切除而未行腋淋巴结切除者，手术后腋淋巴结的复发率：2 年内为 14.0%，5 年内为 16.7%，10 年为 18.4%，25 年为 18.6%。

（一）前哨淋巴结活检的适应证

研究结果表明：前哨淋巴结活检适用于原发肿瘤较小（T_1/T_2），临床腋淋巴结阴性，单发灶的乳腺癌患者，对乳房切除或保留乳房的手术都安全有效。其禁忌证包括：①患侧乳房或腋窝接受过放射治疗；②有腋窝淋巴结手术史；③炎性乳腺癌；④妊娠哺乳期乳腺癌；⑤腋淋巴结可疑转移尤其是 N_2；⑥示踪剂过敏。

（二）前哨淋巴结示踪剂及活检方法

1.前哨淋巴结的示踪剂　前哨淋巴结的示踪剂包括蓝染料和放射性核素，国外常用的蓝染料为专利蓝，活力蓝，淋巴蓝或 Isosulfan 等，国内有应用 1%亚甲蓝作为示踪剂的报道。应用蓝染料的优点是可在手术中提供视觉帮助，不需要特殊设备，价格低廉，过敏反应发生率低（通常为 0.1%～1.9%）且较轻微。蓝染料的过敏反应可分为三度：一度为蓝色荨麻疹或普通药疹；二度为血压降低但不需要升压药物；三度为血压降低并需要升压药物维持。应用类固醇类药物似乎可以防止二、三度过敏反应，没有必要应用抗组胺类药物预防荨麻疹。放射性核素主要是由硫胶体、人血清白蛋白微胶粒或大分子右旋糖酐标记的^{99m}锝（^{99m}Tc），示踪剂颗粒通常为 4～200nm，其优点是手术前即可探测到“热点”，并可借助 ECT 的检查，能够更准确更完全的发现、切除前哨淋巴结。前哨淋巴结活检仅需要注射 0.1～1.0mCi（3.7～37MBq）99m 锝。仅相当于骨扫描的 4%，对患者、家庭、手术人员及病理检查人员均无伤害，不需要放射保护。对于有经验的外科医师，两种方法前哨淋巴结检出率和正确率无统计学差异，多在 90%以上。然而，两者结合的检出率和正确率会更高。

最近，国内学者黄晓燕等报道了 101 例应用 1%亚甲蓝作为前哨淋巴结活检示踪剂，结果前哨淋巴结的检出率为 96.04%，假阴性率为 11.76%（4/34），手术前未化疗者假阴性率为 7.4%，平均检出的前哨淋巴结是 2.05 枚，未发现过敏、皮肤坏死等不良反应。但尚需要多中心大样本的临床观察。

2.前哨淋巴结的活检方法

（1）示踪剂的注射部位：文献报道示踪剂的注射部位包括：肿瘤周围的乳腺实质内、肿瘤表面的皮下组织或（和）真皮内，患侧乳晕下组织或原发肿瘤切除后残腔周围的乳腺组织内等，不同部位注射对前哨淋巴结的检出率和正确率无影响。Kargozaran 等报道，联合应用肿瘤周围注射硫胶体^{99m}Tc 和乳晕下注射淋巴蓝的方法，成功地对 122 例乳腺癌患者进行了前哨淋巴结活检，结果两种方法的符合率为 91.9%，并认为该研究进一步证实，乳腺实质和乳晕下丛引流至相似的腋淋巴结，两种方法的成功率都很高，而且具有互补的作用。注射后可行局部轻轻按摩，以促使蓝染料或放射性核素进入前哨淋巴结。肿瘤内注射的方法有促进肿瘤转移之嫌，不宜提倡。

（2）前哨淋巴结的活检方法：蓝染料的用量通常为 3～5ml，于手术前 5～30 分钟注射，并行轻微局部按摩，手术切口应选择在腋毛下的边际部位，作一弧形切口，切开皮肤皮下组织，找到蓝染的淋巴管，循此淋巴管解剖即可找到蓝染的淋巴结，此即为前哨淋巴结。此外，还应循蓝染的淋巴管向近端追踪，查看是否有更靠近注射部位的淋巴结，有时也可出现输出淋巴管的蓝染。也可在行乳房切除游离皮下组织至乳腺尾叶时寻找蓝染的淋巴管。放射性核素的注射时间，应根据胶体颗粒的大小，可在手术前2～10小时注射，关键是γ-探测器的正确使用，当浓聚的放射性核素所发出的γ-射线与探测器探头的准直管完全准直时，计数最大，探测角度的微小变化，将会导致计数急剧下降，而影响定位的准确性。若手术前采用ECT协助定位热点的方法，将会提高前哨淋巴结活检的成功率。近来多数学者主张，在行前哨淋巴结活检时，应将所有蓝染或放射性核素浓聚淋巴结，及周围发现的淋巴结或可疑的淋巴结一并切除，按前哨淋巴结进行病理检查。

（三）手术中前哨淋巴结的快速诊断方法

手术中前哨淋巴结的快速诊断可使患者避免二次手术。目前，手术中确定前哨淋巴结病理状况的诊断方法，主要包括印片细胞学检查和(或)刮片细胞学检查，以及快速冰冻切片病理检查两种。

1.*印片细胞学检查和刮片细胞学检查* 印片细胞学检查(IC)和刮片细胞学检查(SC)是一种快速，简便易行，正确率较高的诊断方法，手术中取出前哨淋巴结后纵行切开，将切面涂于载玻片上送检。刮片细胞学检查即将淋巴结切开后，用刀片轻刮切面，然后涂于载玻片上送检。较大的淋巴结可以多层切片，印片和刮片细胞学检查的正确率与转移灶的大小及检查者的经验有很大关系，通常报道敏感性在34%～96%，多在70%左右，假阳性少见。

2.*冰冻切片病理检查* 冰冻切片病理检查的应用最为广泛，通常要求多层面切片，至少应三个层面，正确诊断率较高，文献报道的假阴性率约为10%～20%不等，假阳性少见。冰冻切片病理检查的正确率与转移灶大小密切相关，但由于冰冻切片较厚，染色效果欠佳，尚不能与常规的石蜡病理完全符合，手术后仍需常规的石蜡病理检查。

3.*快速免疫组化检查* 前哨淋巴结的快速免疫组化检查无疑将提高敏感性，降低假阴性率。然而，由于其对于识别大的转移免疫组化检查的价值不大，主要是用于检查微转移，因此尚存有争议。

(1)细胞角蛋白免疫组化检查(CK-IHC)：细胞角蛋白免疫组化检查的方法是将冰冻切片的剩余部分，先用10%的甲醛溶液同定，20分钟后石蜡包埋，然后切片，细胞角蛋白免疫组化染色。Lee等报道，在64位患者76枚冰冻切片HE染色未发现转移的前哨淋巴结中，采用迅速细胞角蛋白免疫组化染色，又发现7枚转移的淋巴结，其中大的转移2枚，微转移4枚，亚微转移或称微小转移1枚。细胞角蛋白免疫组化染色的敏感性为92.86%，正确率达98.9%，特异性为100%。Nahrig等报道术中迅速CK-IHC检查的敏感性为88.2%。细胞角蛋白免疫组化检查可使上皮细胞、间皮细胞、网状细胞或组织细胞着色，因此在可疑的情况下，应注意细胞的形态和结构，由于局部注射及按摩均可增加前哨淋巴结被膜下窦出现良性上皮细胞的机会。

(2)增强聚合体一步染色(EPOS)：增强聚合体一步染色具有简便、快速、准确的特点，通常可在10～15min内完成实验，不需要复杂仪器设备，其试剂为人工合成的高度聚合的葡聚糖上结合抗体或肿瘤标志物，常用的有白细胞共同抗原(LCA)和细胞角蛋白(CK)等，山东肿瘤医院应用这种方法快速检出41例患者的61枚阳性前哨淋巴结，结果其灵敏度为95.3%，特异性100%，假阴性率4.7%，假阳性为0。

其他有关前哨淋巴结快速分子分析的方法还有：一步核酸扩增法（OSNA），GeneSearch BLN 检测法等。

（四）前哨淋巴结病理检查后的分子学检查

通常前哨淋巴结连续切片免疫组化检查能发现约 10%的标准病理检查未能发现的隐性转移。Jakub 等报道，1380 例中 971 例 HE 染色常规病理检查阴性患者，CK-IHC 检查 78 例（8.0%）阳性，其中 62 例行全腋淋巴结切除，9 例（14.5%）病理检查阳性。并认为前哨淋巴结常规病理检查阴性者应行 CK-IHC 检查，CK-IHC 检查阳性者应行腋淋巴结切除。Mikhitarian 等报道了 207 例前哨淋巴结和非前哨淋巴结的病理学检查及多标记适时反转录酶链反应（RT-PCR）的检查结果，多标记适时反转录酶链反应使前哨淋巴结常规病理检查的敏感性由 84.1%提高到 92.8%（P＝0.031），总正确率由 94.7%提高到 97.6%，假阴性率降至 7.2%。认为 RT-PCR 也是一种有价值的检查方法。

（五）前哨淋巴结活检的相关问题

1.*多灶性或多中心性病灶的前哨淋巴结活检*　曾有学者将多灶性或多中心性病灶列为前哨淋巴结活检的相对禁忌证，但也有些学者的研究发现其与单发病灶的正确率无差别。Gontilini 等报道了 42 例多中心病灶的前哨淋巴结活检及 24 个月的随访结果，认为对临床腋淋巴结阴性的多中心病灶行前哨淋巴结活检同样是合理的。ASCO 指南也主张前哨淋巴结活检可用于多中心肿瘤，应采用乳晕下或真皮内注射的方法，最好选择一个肿瘤注射蓝染料，另一个注射放射性胶体的方法。

2.*新辅助化疗后的前哨淋巴结活检*　新辅助化疗后的前哨淋巴结活检也是一个有争议的问题，新辅助化疗有效者可以看到肿瘤及转移淋巴结明显缩小，病理证实，这些淋巴结内有坏死、纤维化或瘢痕形成等变化，这些变化将会影响淋巴液的正常引流，同时也会影响这些淋巴结对示踪剂的吸收及积聚，故多数学者不主张常规应用。新辅助化疗后前哨淋巴结的检出率通常在 68%～90%，假阴性率为 9%～13%。美国 MD Anderson 癌症中心乳腺科的研究结果表明，新辅助化疗后前哨淋巴结活检的早期阶段（1994～1996 年）的正确率较低，后期阶段（1996～1999 年）的检出率及正确率均在 90%以上。Kinoshita 等报道了采用真皮内注射放射胶体的方法，77 例新辅助化疗后前哨淋巴结活检的结果，检出率为 93.5%，正确率为 95.8%，假阴性率为 11.1%。Piato 等报道了 42 例新辅助化疗后的前哨淋巴结活检，41 例（97.6%）检出一枚以上的淋巴结，正确率为 93%。

3.*内乳区淋巴结活检*　内乳区也是乳腺癌转移的第一站淋巴结，其转移率为 16%～20%，单独内乳区淋巴结的转移率仅为 5%，肿瘤位于乳腺内侧者约为 7%，位于外侧约为 3%。放射性核素作为示踪剂，γ-探测仪发现“热点”位于内乳区者为 1%～6%，内乳区的前哨淋巴结活检可以提供是否应该行内乳区放疗的依据，尤其对肿瘤位于乳房内侧或中央区，怀疑腋淋巴结有转移者。Hong 等采用淋巴闪烁扫描法，在 903 例成功的病例中，发现并切除内乳区的前哨淋巴结 138 例，结果 25 例转移阳性，其中 6 例仅有内乳淋巴结转移，认为内乳淋巴结活检并发症少，而且可获取重要资料，主张行内乳淋巴结活检。但多数美国学者不主张内乳区的前哨淋巴结活检，认为会增加手术的并发症。

4.*较大肿瘤的前哨淋巴结活检*　肿瘤越大淋巴结转移率越高，然而，原发病灶＞5cm 无淋巴结转移者也不少见，对这些患者同样应避免行腋淋巴结切除。然而，临床研究尚少，通常认为较大肿瘤的前哨淋巴结活检结果不可靠，有报道其假阴性率高达20%～25%。Wong等报道了41例，正确率为98%，假阴性率仅为3%，T_1、T_2、T_3前哨淋巴结活检的检出率及假阴性率均无统计学差异。故认为T3患者，若临床腋淋巴结阴性也可考虑行前哨淋巴结活检。

5.前哨淋巴结微转移灶的处理　前哨淋巴结微转移是指转移灶的最大直径在0.2～2mm之间，近年来，将其定为乳腺癌TNM分期一个亚组。迄今，对前哨淋巴结微转移进行了大量研究，结果表明前哨淋巴结微转移的患者行腋淋巴结清扫，发现前哨以外淋巴结转移的几率为15%～35%。前哨淋巴结亚微转移或称孤立瘤细胞群(ITC)患者，行腋淋巴结清扫发现淋巴结转移的几率仅为5%～10%。孤立瘤细胞群是指病灶<0.2mm，或为病灶无法测量的散在瘤细胞，新TNM分期标记为$pN_{0(i+)}$，此处的i代表免疫组化。国际抗癌联合会(UICC)和美国癌症协会(AJCC)指南提出，前哨淋巴结的微转移，应行常规腋淋巴结切除，而孤立肿瘤细胞群则无需再行腋淋巴结切除，不主张根据前哨淋巴结的孤立肿瘤细胞群再区分N_0或N_1。最近，Cox等公布的资料表明，前哨淋巴结pN_{1mi}及$pN_{0(i+)}$的比例分别为5%和6%，其中非前哨淋巴结转移的几率分别为15.5%和9.3%；$pN_{0(i+)}$患者的生存率，行全腋淋巴结切除者明显优于未行腋淋巴结切除者(P=0.002)。

(六)影响前哨淋巴结活检正确率的因素

影响前哨淋巴结活检正确率的因素很多，主要包括以下几种：

1.外科医生的经验　外科医生的经验可以影响前哨淋巴结活检的成功率和正确率，美国肿瘤外科医师学会(ACOSOG)要求正式行前哨淋巴结活检手术前，外科医生需要20～30例的实际训练，即行前哨淋巴结活检后，再行腋淋巴结切除术，以验证前哨淋巴结是否正确。失败率<15%，方有资格实行前哨淋巴结活检手术。研究表明，经过20～30例的实际训练，前哨淋巴结活检的成功率可达90%，50例以后可达95%，在训练过程中，应用蓝染料和放射性胶体技术结合鉴别淋巴结。另有研究发现，外科医生行前哨淋巴结活检<10例、11～20例及>20例的失败率分别为26.1%、15.0%和8.4%。

2.患者的年龄、体重指数及肿瘤部位　有报道表明，获取前哨淋巴结的成功率与患者的年龄、体重指数及肿瘤部位有关，年龄>65岁、55～65岁以及<55岁，失败率分别为15.2%、8.3%相6.2%(P<0.01)；体重指数(BMI)>27、22.5～27以及<22.5，失败率分别为15.9%、8.5%和7.7%(P<0.05)。NSABPB-32的研究结果也表明：患者的年龄、肿瘤的部位可以影响前哨淋巴结活检的成功率，年龄≤49岁明显优于≥50岁者(P<0.0001)，肿瘤位于外侧者优于内侧者(P<0.0001)。

3.获取前哨淋巴结的数目　前哨淋巴结活检的数目也是影响正确率的重要因素之一，有研究表明，获取单枚和多枚前哨淋巴结相比较具有明显差异，假阴性率分别为14.3%和4.3%(P<0.0004)。NSABPB-32的研究结果也证实获取前哨淋巴结的数目与正确率显著相关(P<0.0001)。通常假阴性主要发生于活检数目在2枚淋巴结以下者，取4枚以上淋巴结者正确率最高。

(七)前哨淋巴结活检的并发症

前哨淋巴结活检的并发症较腋淋巴结切除术少、而且轻得多，前哨淋巴结活检手术后通常不需要引流，减少了患者的不适。前哨淋巴结活检的并发症包括：伤口感染（约 1%），积液（约 7.1%），血肿（约 1.4%），感觉障碍（约 8.6%），上肢活动范围受限（约 3.8%>和上肢淋巴性水肿（约 6.9%）等。此外，“腋蛛网综合征”可能是前哨淋巴结活检手术后特有的并发症，即前哨淋巴结活检手术后于腋、上肢或肘窝部扪及触痛的条梭。这种情况腋淋巴结切除后少见。

前哨淋巴结活检是乳腺癌研究的热点之一，虽然已应用于临床仍有许多问题尚待解决，有许多前瞻性的临床研究正在进行之中。近来，还有不少学者对前哨淋巴结阳性患者是否都需要行腋淋巴结清除也提出了质疑，其主要依据为：①前哨淋巴结阳性者，前哨淋巴结以外淋巴结转移的几率也仅为 40%～60%；②如果只有前哨淋巴结转移，前哨淋巴结活检已达到腋淋巴结切除的分期及治疗目的，无需再行腋淋巴结切除；③前哨淋巴结阳性者即使未经治疗并非总是出现复发；④如果以后发现腋淋巴结复发再行淋巴结切除，并不增加手术后并发症。然而目前研究仅表明，非前哨淋巴结有无转移与原发肿瘤大小、脉管有无受侵及前哨淋巴结转移灶的大小及数量有关，尚无法确定非前哨淋巴结有无转移。

（赵旭晔）

第五节 乳腺癌的手术治疗

一、乳腺癌手术的麻醉

（一）与乳腺癌手术麻醉相关的解剖特点

成年人乳房位于胸大肌浅层，基底部贴附于胸大肌筋膜浅面，第 2～6 肋骨水平。胸前部组织，包括皮肤、皮下组织、乳腺、深浅筋膜、肋间肌及肋骨的神经支配来源于第 2～6 肋间神经，为胸神经的腹侧支，它沿肋骨下缘的肋间神经沟前行，于腋中线处分出前皮支和外侧皮支，前皮支穿出内肋间肌及前肋间，分布于胸前区。外侧皮支于腋中线穿出深筋膜，分布于侧胸壁、乳房皮肤和筋膜，胸大肌由前外侧胸神经支配，胸小肌出前内侧胸神经支配。

（二）乳腺癌手术的麻醉前准备

1.一般准备　麻醉前 1～3 天内访视患者。要详细了解全部住院病史记录及各种检查结果，有目的的追询有关麻醉的病史。着重了解个人史、既往疾病史、手术麻醉史及用药史。通过视诊观察患者全身情况，观察患者是否紧张和焦虑，估计其合作程度，征询患者对手术和麻醉有何顾虑和具体要求，酌情进行解释和安慰。老年人常有动脉硬化性心脏病、高血压病、糖尿病和慢性阻塞性呼吸系统疾病。术前访视应掌握乳房疾病及全身疾病的用药情况，充分估计这些药物的药理特性和可能发生的药物相互作用，以便制定合理麻醉方案。

2.麻醉前用药　乳腺癌手术常用的麻醉前用药有抗胆碱药、麻醉性镇痛药、镇静镇吐药和神经安定药。麻醉前用药的种类根据病情需要而选用，阿托品、东莨菪碱可减少上呼吸道分泌，适用于呼吸道分泌物增多而致咳嗽的患者。对于心率较快的患者可选用东莨菪碱，吩噻嗪类药和氟哌利多等神经安定药有良好的镇静、镇吐作用，安定有良好的抗焦虑、遗忘和中枢性肌松作用，麻醉性镇痛药如哌替啶、吗啡，有良好的镇静、镇痛作用，但易发生恶心、呕吐，所以联合用药效果较好。对有冠心病的患者，要给予适当的麻醉前用药，以消除患者焦虑和紧张。为防止心绞痛发作，可给予硝酸甘油等冠状血管扩张药。

（三）麻醉选择

1.局部麻醉　局部麻醉适用于手术小、时间短、全身情况好且合作的患者，如乳腺癌行活体组织快速冰冻病理活检，乳腺癌保乳根治术，晚期乳腺癌患者如全身情况欠佳，仅行乳房单纯切除者。

局麻对全身生理干扰小，术后发生恶心、呕吐少，对老年患者尤为安全。但局麻的成败与患者的合作程度有密切的关系，局麻时为保持患者安静，除了对患者做必要的解释取得患者信任与合作外，要求应用适当的镇静药，麻醉性镇痛药虽有呼吸抑制和发生恶心、呕吐的危险，如果谨慎地小剂量分次用药，对患者有较好的镇静、镇痛作用，又可避免上述缺点。

局麻药常用0.5%～1%利多卡因及0.5%～1.0%普鲁卡因加1∶200000的盐酸肾上腺素，但有心绞痛、高血压、心律失常的患者，肾上腺素用量要控制在总量不超过0.05mg或不用。局麻药用量应限制在安全剂量之内，以免发生局麻药的不良反应。

局麻药重症不良反应突出的表现是惊厥，此时由于通气和胸、腹肌部肌肉不协调和强烈收缩，势必影响呼吸和心血管系统，可危及生命。因此，应积极防止不良反应的发生。应用最低有效浓度，防止局麻药误入血管，在注入全剂量前，可先注试验剂量以观察反应，警惕毒性反应的先驱症状，如惊恐，突然入睡，多语和肌肉抽动。一旦发现应立即停止注药，采用过度通气以提高大脑惊厥阈，发生惊厥应注意保护患者，避免发生意外的损伤，同时应吸氧，并进行辅助或控制呼吸，维持血流动力学的平衡，静脉应用硫喷妥钠50～100mg，也可静脉注射地西泮2.5～5.0mg。如果患者在应用上述药物后仍继续惊厥，则静脉注射短效肌松药如琥珀胆碱1mg/kg，气管插管，人工呼吸。

2.硬脊膜外阻滞　硬脊膜外阻滞适用于手术范围较大、全身情况较好或不适宜施行全身麻醉的乳腺癌手术，包括乳腺癌根治术，乳腺癌改良根治术、保乳根治术以及乳腺癌乳房单纯切除术。一般选择$T_{2\sim3}$或$T_{3\sim4}$穿刺，导管向头侧置入3～4cm。

硬膜外阻滞的局麻药用量较大，为预防中毒反应，术前1～2h可给予巴比妥类药。对阻滞平面高、范围大或迷走神经兴奋型患者，应同时加用阿托品以防脉率减慢，若患者精神紧张酌情增加镇静剂的用量，必要时加用神经安定药。

常用的局麻药物有利多卡因、丁卡因、普鲁卡因、布吡卡因，胸部高位硬膜外阻滞时，应采用较低浓度的局麻药液，以减轻呼吸、循环抑制，如1%～1.5%利多卡因、0.15%丁卡因、0.25%～0.5%布比卡因，并适当控制用量，如患者情况欠佳，例如胸大肌下层埋植法隆乳术，单纯采用高位硬膜外阻滞达不到充分镇痛效果，必须辅以局部浸润麻醉。

硬膜外麻醉也适用于术前诊断尚不明确的手术，可先硬膜外置管不注药，然后在局麻下做乳腺组织活检，如病理诊断为乳腺癌，则再在硬膜外注药阻滞下完成乳腺癌根治术。如果受术者精神较为紧张，麻醉成功后，可肌内注射哌替啶50mg或100mg，以增强镇痛效果。

硬膜外间隙注入局麻药5～10min内，在穿刺部位上下各2～3节段的皮肤支配区可出现感觉迟钝。20min内阻滞范围可扩大到所预期的范围，麻醉也趋完全，除感觉神经被阻滞外，运动神经也被阻滞，由此可引起一系列生理扰乱，术中应注意麻醉平面，密切观察病情变化，及时处理。最常见的是血压下降，一旦发现可先输液补充血容量，静脉注射麻黄碱 15mg，血压一般均可迅速回升，由于阻滞平面较高，肋间肌和膈肌可出现不同程度麻痹，出现呼吸抑制，严重时可致呼吸困难，甚至呼吸停止，术中必须仔细观察患者呼吸，并做好呼吸急救准备，上胸部硬膜外间隙较小，故应采用小剂量低浓度局麻药，可减轻运动神经阻滞，防止发生呼吸抑制。

3.全身麻醉　全身麻醉适用于手术范围大、创面大的手术，如乳腺癌根治术、乳腺癌扩大根治术、乳腺癌改良根治术及乳腺癌单纯乳房切除合并心、肺功能不全者。麻醉前应备妥气管插管用具、氧气、麻醉机，用适当的麻醉前用药，先静脉快速诱导气管内插管，再用静脉普鲁卡因复合麻醉或静脉、吸入复合麻醉维持。全麻过程中，应维持适当的麻醉深度，保证充分镇痛，既要避免麻醉过深对循环的抑制，又要防止麻醉过浅、镇痛不全时体内应激反应对循环功能的扰乱。因手术创面大，渗血多，必须严密监测血压变化，保证组织灌流，及时输血、输液，严密观察心率、心电图及血氧饱和度，防止组织缺血、缺氧，密切观察呼吸变化，保证呼吸道畅通，持续氧吸入，预防由于各种因素所造成的呼吸功能抑制，保证足够的肺泡通气量。

（四）麻醉后注意事项

乳房手术麻醉后有较多的呼吸功能障碍因素，如高位硬膜外麻醉或全麻的影响，胸部敷料或胸带压迫包扎等，都可显著影响麻醉后的有效气体交换，更因患者创口疼痛而不敢咳嗽，可增加术后呼吸系统并发症。因此麻醉后应让患者尽早清醒，保持呼吸畅通，维持适当的通气量。严密监测血压、心电图及血氧饱和度的变化，以维持正常的循环功能。施行术后镇痛，鼓励、帮助患者咳痰和继续吸氧等呼吸治疗，维护正常的呼吸功能。

（五）乳腺癌术后镇痛

乳腺癌手术后疼痛不可避免。但是，疼痛的种类因手术的侵袭大小、范围而不同，临床上应根据疼痛的特征进行处理。

1.乳腺癌术后疼痛的特征　乳腺癌术后的疼痛，主要以切口部、上臂部为中心，有时疼痛也发生在肩关节的背侧、背部和腰部，也有表现为头痛、咽喉痛者。但是疼痛的程度比开胸手术、开腹手术较轻，多数情况仅在术后几日内需要镇痛。乳房切除手术时，分离皮下组织，也切断了感觉神经，所以术后很少感觉剧痛，而是在创口处有麻木的感觉。因此手术区域的疼痛大多为压迫样钝痛。

另一方面，感到肩关节背部疼痛的出现率较低，若发生则多为剧烈疼痛。其原因可能是由于引流管的尖端直接刺激了支配背部的感觉神经（腋神经等）或通过间接刺激引起的牵涉痛。背部痛、腰痛为钝痛，是由于从术中到术后持续被动的采取同一姿势引起。头痛、咽喉痛是因麻醉和插管的影响而引起的。从创口部到上臂的疼痛，在术后可长期存在或间歇的发生。上臂部的疼痛还可能由于手术操作或术后照射损伤了臂丛神经，这种情况下可考虑神经阻滞。

2.术后疼痛的预防　术后的疼痛是由于多种因素造成的，因此，疼痛的预防重要的是消除原因。

首先，术前要对患者详细讲解有关麻醉及手术方法、术后疼痛的程度、康复锻炼的问题。手术在全身麻醉下进行，通常采用吸入麻醉，有时并用硬膜外麻醉，目的是为了术后控制疼痛。为了预防上臂的感觉异常，在术中操作时要避免损伤臂丛神经及肋间臂神经。其次，留置引流管时,避免触及神经。如果保留了肋间神经,上臂内侧感觉麻木的范围会控制在最小范围内。

3.术后镇痛常用的方法

(1)椎管内镇痛:其作用机制可能是药物进入脑脊液与脊髓后角与阿片受体结合,通过激动阿片受体产生镇痛作用。椎管内给药镇痛与穿刺间隙关系不大,而与镇痛药剂量和药物在脑脊液中的弥散有关。硬膜外镇痛具有镇痛作用强,降低手术后的应激反应,对缺血性心脏病和急性心肌梗死患者有心肌保护作用。

1)阿片类药物:椎管内应用阿片类药物是最常见的术后镇痛方法之一,占椎管内给药镇痛的80%~90%。常用药物有吗啡、芬太尼、哌替啶、舒芬太尼等。

2)局麻药:硬膜外单次或连续应用局麻药物均能达到有效地术后镇痛,硬膜外注射局麻药物用于术后镇痛的理想目标是阻滞感觉神经而不阻滞运动神经,不影响患者的活动。常用药物有布比卡因和罗哌卡因。

另外,咪唑安定、可乐定、氯胺酮也可用于术后镇痛,进行椎管内给药。

(2)患者自控镇痛(PCA):PCA是一种新型镇痛药给药装置。患者佩带输液控制装置,当意识到疼痛时,通过控制器将一次镇痛药物注入体内,从而达到止痛目的。PCA是现代疼痛治疗的较好方法,是术后镇痛的重要手段。

PCA与传统的肌内注射镇痛药物相比,有明显的优点:①在镇痛治疗期间,镇痛药物的血药峰浓度较低,血药浓度波动小,呼吸抑制发生率低,减少镇痛治疗时过度镇静的不良反应;②镇痛效果好;③PCA能克服镇痛药的药代动力学和药效动力学的个体差异,做到按需给药;④减少患者疼痛时等待医护人员处理的时间;⑤减少术后并发症的发生率;⑥减轻医护人员的工作负担。

根据PCA给药途径的不同,将其分为硬膜外患者自控镇痛、静脉患者自控镇痛、神经丛患者自控镇痛和皮下患者自控镇痛。乳腺癌术后主要应用静脉患者自控镇痛,常用药物有吗啡、苏芬太尼、阿芬太尼、克托洛拉等。

(3)其他镇痛方法:还有口服给药、肌内注射或静脉注射给药等。

二、乳腺癌根治术

(一)乳腺癌根治术的发展历史

根治手术概念以病理解剖学理论为基础,且随着显微镜在病理学中的应用,人们开始研究乳腺癌淋巴转移的规律,在切除肿瘤的同时切除区域转移淋巴结。

19世纪中末,伟大的外科学家和病理解剖学家William Stewart Halsted(1852~1922)发明了乳腺癌根治术,是对医学的重大贡献之一。Halsted等学者的理论认为:乳腺癌的扩散是遵循时间与解剖学规律进行的。像一个过滤器,局部淋巴结可以滤除淋巴液中的肿瘤细胞,当离原发灶较近的淋巴结为肿瘤充满时,肿瘤细胞才会进一步转移到下一站淋巴结,血行转移是到晚期才出现的现象。认为乳腺癌治疗失败的主要原因是腋淋巴和血行转移的结果,并认为乳腺癌的转移模式是:局部浸润→淋巴转移→血行转移。如能阻断淋巴转移途径即可治愈肿瘤。由于整个乳腺的淋巴管是相互交通的,因此应将整个乳房组织及乳房皮肤和皮下脂肪组织整块切除，由于认为乳房的淋巴液通过穿过胸大、小肌的淋巴管引流于腋窝，因此胸大、小肌被包括于切除之列，乳腺的淋巴液汇集于腋淋巴结，应强调清除腋淋巴结。这种切除包括乳房和胸大、小肌及腋淋巴脂肪组织的术式，应为根治术。这意味着乳腺癌在一定的时间范围内只是一种局部疾病，在此期间手术是能够将乳腺癌完整的切除并获得治愈，手术范围的大小直接影响患者的预后。因此，Halsted 乳腺癌根治术是切除整个乳房胸肌和腋窝淋巴结以及更广泛的区域组织。

通过多年的研究，终于在 19 世纪末 Halsted 创建了具有历史意义的乳腺癌根治术，沿用至今，基本要求包括 4 个方面。

(1)必须广泛地切除肿瘤表面的皮肤。

(2)常规切除胸大肌、胸小肌。

(3)常规切除乳房及胸肌的同时清除腋窝淋巴结。

(4)必须将所有应切除的组织整块切除。

在 Halsted 进行该术式研究的同时，Willy Meyer 在相互并不知道的情况下也开始了相似的研究，两者手术操作方法大致相同，仅在个别细节上有不同差异。因此，Halsted 乳腺癌根治术又被称为 Halsted-Meyer 乳腺癌根治术，也被称为乳腺癌手术的经典术式。

Halsted 乳腺癌根治术的诞生，标志着乳腺癌手术治疗进入了一个新的阶段，它不仅使乳腺癌的 5 年生存率由过去的 10%～20%提高到 40%～50%，更重要的是根治术概念的诞生，为其他部位的肿瘤的手术治疗提供了一个可供借鉴的模式。

(二)乳腺癌根治术的适应证和禁忌证

1.适应证

符合国际临床分期 0、Ⅰ、Ⅱ期及部分Ⅲ期而无以下禁忌证的患者。

2.禁忌证

(1)有远处转移者。

(2)机体健康状态不佳，不能耐受根治性手术者。

(3)Ⅲ期患者有下列情况之一时。

1)橘皮样变范围超过乳房面积 1/2。

2)皮肤上出现卫星结节。

3)肿瘤侵犯胸壁而固定者。

4)胸骨旁淋巴结被证实发生了转移。

5)锁骨上淋巴结肿大，病理证实为转移。

6)患侧上肢水肿。

7)炎性乳腺癌。

(4)出现以下情况中的任何 2 项以上者。

1)癌肿破溃。

2)橘皮样变超过全乳面积 1/3。

3)癌肿与胸大肌固定。

4)腋窝淋巴结最大直径超过 2.5cm。

5)腋窝淋巴结相互粘连或与周围组织粘连。

(三)乳腺癌根治术的术前准备

1.必须经病理学检查证实为乳腺癌。

2.血、尿、粪三大常规检查及心、肺、肝、肾功能检查。

3.与患者及其家属说明手术可能造成的身心健康问题及克服方法。

4.手术区及需植皮时供皮区的皮肤准备。

5.对有冰冻条件者,尽可能在手术中行快速冰冻检查,对结果阴性患者,常规结果如为癌者,可在1周内行根治手术,不会影响预后。

(四)乳腺癌根治术的手术原则

1.原发灶及区域淋巴结应整块切除。

2.切除全部乳房组织及广泛切除其表面的皮肤(肿瘤切口边缘距正常皮肤不小于3cm)。

3.切除胸大肌、胸小肌。

4.彻底清除腋窝淋巴结。

(五)乳腺癌根治术的麻醉

1.高位硬脊膜外麻醉。

2.高血压、精神紧张者或硬脊膜外麻醉失败者,可采用全身麻醉。

(六)乳腺癌根治术的手术步骤

1.*体位*　仰卧位,患侧肩背部垫高10°～15°,上肢外展90°～120°,消毒包裹后固定。

2.*皮肤消毒范围*　包括整个胸壁,上至颈部,下至脐部,外至上肢肘关节,后方至腋后线,对侧至腋前线。

3.*皮肤切口*　根据肿瘤的位置,选择切口,应便于肿瘤的彻底切除,便于清除腋窝淋巴结,便于术后上肢功能恢复,利于伤口愈合,利于手术后美容,可采取不同的梭形切口或横行切口。用墨水在皮肤上划出切口及皮瓣剥离界限,以便准确观察皮瓣剥离范围,切除皮肤的范围应距肿瘤3～5cm。

(1)Halsted-Meyer纵形切口:Halsted(1882)的切口以癌肿为中心包括乳头和乳晕向上、下两方延伸,近似于圆形或椭圆形,上面的延长切口大概沿着肩部前面的凹陷,直到锁骨下缘,下面的延长切口达肋缘以下,到剑突和脐的中点为止。Halsted的圆形或椭圆形切口比较简单,它在肩部前面的延长切口大致沿着裤子吊带或其他背带的挂线,通常不会影响上肢的活动;但对所造成的创面不适于一期缝合,多需植皮才能使之闭合;对腋窝的暴露也不够充分。

Meyer的原切口是梭形的,也以肿块为中心包括乳头和乳晕,它向上的延长切口是沿胸大肌前缘到上臂前面。Meyer切口易于暴露腋窝,皮瓣多能一期缝合,不需植皮;它形成的瘢痕有碍观瞻,且术后常会影响上臂的外展活动。

总的说来,纵向切口有一定优点:不论癌肿是乳腺的中央区或稍偏内、外侧,除位于乳腺外上方、靠近腋窝的肿块以外,这个纵向切口都能很方便地将它包括在内,这个切口能良好的暴露腋窝和锁骨下区。因此,纵向切口是临床上应用较普遍的一种切口。Halsted和Meyer两者的原切口各有利弊,有学者将两者综合,即按Meyer法做梭形切口,但其上端的延长切口应指向肩部凹陷的内侧，这样在解剖腋窝时既可以有良好的暴露，术后又不致因瘢痕收缩而影响上臂的活动。这样的纵向切口称之为 Halsted-Meyer 切口。

(2)Rodman-Greenough 斜向切口：Rodman(1908)和 Greenough(1935)先后倡行的斜切口能很好地将位于乳腺内侧、中部或外侧的癌肿包括在内。

这个切口有一条从腋中线横过腋窝到肩部内侧凹陷的交叉切口，突出优点是既便于解剖腋窝，又不影响上臂活动。手术结束时如皮瓣一期缝合有困难，可在两侧创缘上作若干交叉切口，这样缝合后创口便呈若干"Z"形切开之连续缝合，可以减少张力而有利于皮瓣之愈合。

(3)Stewart 横行切口：Stewart(1915)主张在乳腺癌根治切除时用横向梭形口。他认为横切口术后瘢痕较小，不致影响上臂活动。但这种切口的缺点是对腋窝和锁骨区解剖颇为不便。只适用于癌肿位于乳腺中部偏下缘且乳腺肥大下垂的妇女。现在有人将 Stewart 切口加以改良，切口上起腋前部胸大肌外缘，然后向下向内以肿块为中心包括乳头乳晕区做横向月牙形切口，切口线可根据肿瘤部位不同调整，一般距癌缘约 5cm。皮瓣剥离范围及手术切除范围与常规根治术相同。对于癌肿位于乳腺组织上下象限交界处内侧或外侧的边缘，采用改良的 Stewart 切口比采用常规的纵形切口优越，因纵切口所造成的皮肤缺损往往过大，需植皮来修复创面。

以上 3 种手术切口可根据手术医师掌握程度和患者的具体情况作出不同的选择。其中以 Halsted-Meyer 纵形切口和 Stewart 横行切口最为临床常用。下面将以 Halsted-Meyer 纵形切口为基础加以叙述。

4.分离皮瓣　临床惯用的是 Haagersen 提倡的薄皮瓣。

(1)在皮肤和浅筋膜层之间进行解剖分离，浅筋膜表面的毛细血管丛应保留在皮瓣上，以防术后皮瓣坏死，但浅筋膜内静脉则应留在标本上。

(2)皮瓣分离范围：向内至胸骨缘，外达背阔肌前缘，上至锁骨，下达肋弓处腹直肌上端。

(3)分离皮瓣厚度：应从切缘至基底部逐渐增厚，范围以 0.3～0.5cm 为宜，一般将皮瓣剥至 4～5cm 之后，可少许保留脂肪，近终点时，皮瓣上可保留全层脂肪组织，所剥皮瓣应为斜形，近肿瘤处薄，远离肿瘤处渐厚的斜形状。

(4)分离皮瓣的具体操作，减少分离皮瓣出血的方法：在所划的皮瓣剥离范围内用 1∶1000 的肾上腺素生理盐水 200～300ml，用长的麻醉针头均匀地注射到所要游离的皮下组织区，造成分离皮瓣区的皮肤与皮下之间一个重度水肿区，使此区中的组织密度减少，形成一个类似的潜在的腔隙，便于分离皮瓣，而且由于肾上腺素的局部作用，可以减少游离皮瓣时的出血，在应用此法时应注意以下几个方面。

①有高血压或心脏病及明显的心律失常者禁用肾上腺素，可单纯用生理盐水皮下封闭。

②为防肿瘤扩散，对有肿瘤破溃或皮肤改变者及炎性乳腺癌，禁用皮下生理盐水封闭。

③注射肾上腺素生理盐水，应在手术切线上进行，禁在保留的皮肤上注射，防止医源性肿瘤细胞扩散，最好在切开皮肤后，深筋膜下进行。

④在全部注射肾上腺盐水过程中，应始终按无瘤技术进行，笔者习惯于在切口皮肤处深筋膜与脂肪组织间，常规用 1～2 点进行，扇面向外注射。剥离皮瓣的具体方法：剥离皮瓣可用普通手术刀、电刀，为减少皮瓣坏死机会，切口Ⅰ期愈合，皮瓣分离应平而均匀。先做外缘切口，

再切内缘。切皮时,仅切开皮肤层,勿过深,以便于剥离皮下脂肪。用皮肤镊提起外侧皮瓣,右手操刀沿脂肪组织浅层进行锐性分离。边分离边用手指扪测皮瓣的厚度,使皮瓣上不保留脂肪组织。皮瓣分离至4～5cm之后,可保留少许脂肪组织。腋窝部皮瓣不应保留脂肪。由于腋窝部皮肤松弛,且皮肤与皮下脂肪连接紧密,分离皮瓣至腋窝时,注意勿割破皮肤。可用手将皮肤绷紧进行分离,边剥离边结扎止血,用同法剥离内侧皮瓣。分离范围,上至锁骨,下到肋弓下缘,内到骨中线,外达背阔肌前缘。

干纱垫填塞止血法:游离皮瓣时,边游离边向皮瓣下填塞干纱垫以起止血作用,皮肤的出血点,尽量不用或少用结扎止血而用电凝止血,以免术后线结所致的硬结难以与复发病灶区别。

(5)牵开皮瓣暴露全部手术野:游离皮达所预定界限后用7号线,将皮瓣缝牵至皮瓣牵开架上,以充分暴露手术野,以便手术操作。

(6)切开乳房周围胸壁的脂肪结缔组织,分别显露出胸大肌胸骨缘的附着处,胸大肌的锁骨与胸骨部背阔肌前缘、腹直肌前鞘上端的解剖间隙。

5.*切断胸大肌、胸小肌*　提起创口上端,沿锁骨下切开胸大肌浅面脂肪组织,显露胸大肌。此时,应注意避免损伤胸大肌、三角肌之间的头静脉。在锁骨下方约一横指宽处,沿肌纤维方向由内向外钝性分开胸大肌,直至止点处(肱骨大结节嵴),以食指挑起完全分离的胸大肌腱,靠近肱骨大结节嵴切断其肌腱。需注意的是,在切断胸大肌的附着点时,用左手食指插在胸大肌的近肱骨结节处,然后用刀在肱骨的附着处切断,一般不会出血,在切断肌腱时有"沙沙"的响声,说明切在肌腱。分离与初步结扎自深部进入胸大肌的胸肩峰动、静脉的胸肌支。然后,沿胸大肌纤维方向分离至锁骨附着部并将其切断。保留这束胸大肌可防止损伤头静脉,并有助于术后恢复上肢的功能。向下牵拉胸大肌断腱,显露胸小肌。沿胸小肌上、下缘分别切开喙锁筋膜,用手指伸到胸小肌的后面,充分游离该肌。用手指垫在胸小肌的后面,靠近喙突切断其肌腱。一般不会出血,如有出血,可行结扎止血。初步结扎走行在胸小肌下缘的胸外侧动、静脉,将胸小肌翻转向下。

6.*解剖腋静脉和清扫腋窝*　腋静脉起始于大圆肌下缘,向内侧走行,在锁骨内侧段下缘与锁骨下静脉相接,有腋鞘将其与腋动脉及臂丛包被。腋静脉位于腋动脉的前内侧,上肢外展时基本上将后者覆盖。极个别患者中,腋静脉呈音叉状分为两支,两支均须保留。在腋静脉中段的前面有一片薄的脂肪结缔组织包埋在腋鞘内。在臂丛平面横行切开腋鞘,向下轻轻拨开该脂肪结缔组织,就可显露出腋静脉。从中段部分开始解剖腋静脉,依次解剖外侧段及内侧段。将位于腋静脉腹侧及内侧的腋动、静脉各个分支和属支逐一分离、钳夹、切断并结扎之。腋静脉内1/3段的内侧,为锁骨下区,又称腋顶。解剖腋静内侧段时,将该处脂肪结缔组织与胸壁分离,分离、切除过程中,应仔细钳夹与结扎,再切断、结扎胸外侧血管(沿胸壁外侧下行达前锯肌)及肩胛下血管(沿肩胛骨腋前缘下行在肩胛下肌与前锯肌之间)。将上述分离的组织与乳腺、胸肌连成一大块准备切除。清除腋窝后,位于腋后壁的肩胛下肌、大圆肌及背阔肌,以及位于腋内侧壁的前锯肌将完全裸露。操作过程中应注意保护胸长神经和胸背神经。

7.*切除标本*　提起胸大、小肌、乳房与腋窝处分离的组织,从胸锁关节处开始依次从上、内、外、下向中心做整块切除。将胸肌向下牵拉,用利刀或电刀与胸壁呈切线方向切断胸大肌、胸小肌在肋骨及胸骨附着处。切除过程中，刀尖不要与胸壁垂直，以免损伤肋间肌及胸膜；同时注意结扎乳腺内血管及肋间血管向胸肌的穿支。遇此血管时，应先钳夹后切断，以防止血管回缩引起出血，如血管断端已回缩，可行缝合结扎止血。整个标本切除后，以温盐水冲洗创面，对清洗后所见到的出血点应严密止血。此时，腋窝仅留有腋动静脉主干、臂丛神经、胸长神经及胸背神经。

8.冲洗手术野　大量生理盐水冲洗术野，恶性肿瘤时采用无菌蒸馏水→化疗药液（生理盐水 500ml＋CTX 2.0g 或氮芥 50mg，浸泡 10min）→无菌蒸馏水→生理盐水顺序冲洗。

9.缝合切口与放置引流　为了减少手术后皮瓣的坏死，缝合时注意将皮瓣与胸壁做适当的固定，使皮瓣紧贴于胸壁。缝合时皮肤应基本无张力，稍有张力时，可行减张缝合。皮瓣太多或张力过大都可能引起皮瓣坏死，缝合完毕后，在缝合的创口上面先用凡士林油纱条覆盖，然后再用 6～8 层普通 8cm 宽的纱布加压外面，腋窝及其他凹陷处应用碎纱布填塞，而后用绷带或胸带适当加压包扎，术后一般可以用负压吸引，使皮瓣和胸壁间减少积液及积血，以利于新生血管的建立。引流管一般放置 2 根，以内径 0.6～0.8cm 的乳胶管为好，其中一根剪 2～3 个侧孔，置于腋下，腋中线第 4 肋间引出固定，引流腋窝、肱骨头部及上臂外侧部、胸大小肌区域，持续负压吸引。另一根剪 6～8 个侧孔，置于锁骨内 1/3 及胸骨旁，剑突下引出固定，引流锁骨下区及胸滑旁区域，持续负压吸引。胸骨旁引流管一般放置 72h 左右可拔除。腋下吸引管一般留置 5～7 天或每天引流量在 10ml 以下时拔除。拔除后注意有无腋部或皮下积液，如有积液应及时用注射器抽出，这样防止皮下、腋窝积液，减少皮瓣坏死，有利于伤口愈合。皮肤缝线在术后 10～14 天拆除。

（七）术中注意事项及异常情况的处理

1.严格遵守无瘤术原则

（1）术中尽量少按压肿瘤，减少肿瘤的细胞扩散。

（2）如有肿瘤破溃，可在常规皮肤消毒前，用双氧水清洗创面，或用碘酊清洗 2～3 遍后，再用无菌纱布垫将创面盖严，四周缝合固定，使溃烂创面与正常皮肤隔离，然后再按手术范围进行常规消毒。

（3）在局部注射 1∶200000 的肾上腺素生理盐水时，应在切口内进行，决不能在所留下的皮瓣内进行。在切口内进行也应有计划地进行 2～3 点注射，不可多处多点注射。

（4）清除淋巴结时，先远后近，应将病变组织整块切除。

（5）切除足够的病变处的皮肤（一般切除皮肤与肿瘤距离 3～5cm）。必要时创面缺损皮肤可行同时植皮，以补足皮肤的缺如。

（6）清除腋窝及锁骨下及背阔肌前缘淋巴结时，一定清除干净及彻底，除腋部血管神经肌纤维外，不留脂肪组织，以防淋巴结的遗漏。

（7）术终时先用无菌蒸馏水冲洗，再用溶有氮芥及 5-FU 药液浸泡创面 10～15min，后再用生理盐水冲洗创面。

（8）术中经静脉滴注 5-FU 500～750mg，对防止手术中癌细胞扩散有一定作用。

2.防止血管神经损伤　锁骨下保留一横指宽的胸大肌束即可防止损伤头静脉，如果损伤，将其结扎，尚不致引起上肢循环障碍。剥离血管时，操作要轻柔、准确，因为静脉壁薄，切勿将其与血管鞘膜一并剪开,应将鞘膜用镊子提起,先剪一个小口,将止血钳插入,沿血管表面分离,使血管与鞘膜间有一间隙,再将血管鞘膜提起剪开,即可防止剪破血管,如有损伤,须镇静从事,以纱布或手压迫,勿盲用止血钳钳夹,以免挫伤血管壁,准备血管缝合器械,立即进行缝合。如损伤过大时应行血管吻合,不得将其结扎,对侵及血管壁不易分离的淋巴,不必勉强剥离,以免造成血管损伤,可在术后行放射治疗来弥补。

值得注意的是,腋静脉由上肢的深浅2组静脉汇合而成。深静脉是2条肱静脉在胸大肌下缘汇合入腋静脉,而有时是由3条较细的肱静脉汇合入腋静脉,因此,在结扎腑静脉的分支时,凡是向上去的静脉,尽管很细,也不能结扎,更不能将较细的分支肱静脉误认为胸背静脉结扎而造成损伤,对浅部的头静脉也不能损伤,胸背静脉包括动脉能保存的还要保存,如与淋巴结粘连,不能分离,可行切断。

清理腋窝时,注意保护胸长神经及胸背神经,前者在胸壁外,沿前锯肌表面下行,支配前锯肌;后者在胸长神经外侧,沿肩胛下肌前缘下行于背阔肌。为避免损伤上述2条神经,如辨认不清楚,可用镊子轻轻夹持,观察是否引起所支配的肌肉收缩,即可得到证实。

3.防止创缘皮肤坏死　主要是皮肤缝合张力过大及血循环障碍所致。皮肤坏死又可引起感染,感染又加重坏死。所以遇有皮肤张力过大时,可将切口上下端对位缝合,中央部可残留一梭形创面。可采用中厚皮片游离植皮将其消除。注意在游离皮瓣时尽量不用组织钳,尤其不能用血管钳钳夹皮瓣缘,而且也不能用电刀在皮缘剥离。电刀只能在真皮层以下使用,以减少皮肤组织的坏死,而造成的切口裂开或感染。

4.防止血肿形成　多发生在锁骨下及腋窝下部。其原因主要是止血不彻底、引流不畅及压迫包扎不确切。如术中止血严密,术后注意引流此2处即可避免发生血肿。

5.腋窝血管神经保护措施　为防止术后皮肤与腋窝血管、神经的粘连而引起术后上肢静脉回流障碍及上肢麻痛,对行Halsted手术的患者可用游离背阔肌肌瓣翻转,与残留的胸大肌锁骨端缝合,构成人为"腋腔",保护血管及神经,可获得良好的效果。

(八)术后处理

1.体位　全麻清醒后或硬外麻醉后6h取半坐位,以利呼吸,患侧肢体抬高,以利静脉、淋巴回流,减少上肢肿胀。

2.血肿的预防及处理　将腋窝部引流管接负压吸引,待引流出的液体变为淡黄色时(一般要在术后3～5天)或没有任何液体流出,即可拔出引流管,一般在术后5～7天拔出为妥,如术后已发生血肿,可用粗针反复穿刺抽出血液,然后加压包扎。如血肿距切口较近,可拆去1～2针缝线,排出积血及血块;如血肿较大,并形成凝血块,穿刺抽吸压迫无效者,则需切开引流。即在血肿中央切一小口排出血块,放置橡皮条引流,间隔换药,多能很快愈合。

3.抗生素的应用　乳腺癌根治切除术虽是无菌性手术,但由于创面过大,且易渗血,有发生感染的可能。故一般均应给予抗生素,以预防感染。

4.功能练习　由于切除了胸肌以及腋部瘢痕愈合,可使患侧上肢功能受限制,如果患者在拔出引流管后,能尽早积极地进行上肢高举,不断扩大肩关节的活动范围,可使肢体功能逐渐恢复。

5.拆线时机　一般在术后10天行间隔拆线,12～14天后视情况拆去全部缝线,减张缝合线可最后拆除，如已嵌入皮内失去减张作用，也应及早拆除。

6.*植皮区的处理* 植皮区不宜过早更换敷料，以免将来与创面充分愈合的皮片撕脱，造成坏死。如创面感染化脓，皮片被脓液浸泡则极易坏死，应提前更换敷料以便脓液排出，故术后判定植皮区有无感染亦很重要。术后3～5天，吸收热已消退，体温又升高，局部疼痛加重，渗出液增多并带有臭味者，则为感染的征兆，宜提前更换敷料。首次更换敷料最重要，为防止撕脱皮片，应以无菌生理盐水将紧贴皮片的内层纱布充分浸泡，然后将湿纱布轻轻提起，见到植入皮片边缘后，用镊子剥离，使其与纱布分开，以免撕脱；如有撕脱，须重新将皮片置于创面上，加压包扎，仍可能成活。

7.*切口皮肤边缘坏死的处理* 皮肤边缘出现坏死时，待其坏死界限清楚后，将坏死部分剪除，如创面＜3cm宽，可经换药治愈，如＞3cm宽，可待肉芽组织形成，条件良好时进行植皮。

8.*上肢水肿的处理* 术后上肢水肿，多因局部组织的水肿压迫腋部静脉或淋巴管所致。可行热敷，弹力绷带包扎，肢体高举练习，多能自行恢复，如水肿消退后又有复发，并呈进行性加重，常为腋部癌复发的表现。

9.*乳腺癌术后妊娠问题* 妊娠或授乳，易引起癌复发。在对侧乳房发生癌瘤时，往往发展迅速。因此术后患者在3年内应避孕，如有妊娠应早期诊断，尽早动员终止妊娠。

10.*综合治疗* 术后综合治疗对防止乳腺癌复发及提高治愈率尤为重要。一般根据病变发展程度、患者年龄、机体状态、手术的彻底性等几方面，确定术后综合治疗方案。

三、乳腺癌扩大根治术

（一）乳腺癌扩大根治术的发展历史

关于乳腺癌的手术方式，医学界意见并非持完全一致。在20世纪初，Handley通过病理学研究证明了乳腺癌的生长方式和播散途径。20世纪40年代，Handley和Thackrdy(1949)在50例乳腺癌手术中探查第2、3肋间，发现19例有胸廓内淋巴结转移，并主张用镭锭治疗。20世纪50年代，随着麻醉技术和胸腔外科的迅速发展，Margotin正式提出乳腺癌根治术应扩大到包括内乳淋巴结的清除——即扩人根治术，并开展了胸膜外的内乳淋巴结切除术，Urban报道了胸膜内的乳腺癌扩大根治术，即在Halsted乳腺癌根治术的基础上把2、3、4肋软骨切断以后，将该区的全层胸壁连同胸膜其中包括内乳血管和周围的脂肪淋巴组织一并切除，留下的胸膜缺损用股部的阔筋膜或其他人造织物加以修补，然后再缝合皮肤切口。乳腺癌扩大根治术在20世纪50～60年代达到了历史的鼎盛时期。人们企图通过切除尽可能多的组织及区域淋巴结，以达到治愈肿瘤的目的(包括锁骨上及纵隔淋巴结清除的超根治术)。然而大量的报道经长期随访观察表明，扩大根治术较根治术的疗效并无显著提高，甚至结果相反。由于手术的扩大，术后并发症相应增多，生存率并未提高，而未被广大医者所接受。

常用乳腺癌扩大根治术式有以下两种。

1.*胸膜外扩大根治术* 即在Halsted手术的基础上，整块切除2～4肋软骨、肋间软组织、动静脉及淋巴组织，不切除胸膜。手术简单，不增加患者负担，因此应用较广泛。仅比一般根治术增加1/2～3/4的手术时间。

2.胸膜内扩大根治术(Urban式)　即在根治的基础上整块切除乳内区胸壁全层(包括胸膜),该手术操作繁杂,术后并发症相对较多,手术时间长。一般采用胸膜外扩大根治术式多。

(二)乳腺癌扩大根治术的适应证和禁忌证

1.适应证

(1)非特殊型乳腺癌。

(2)癌肿位于乳房内侧或中央区有明显腋窝淋巴结转移的Ⅱ、Ⅲ期乳腺癌。

(3)患者术后因某些原因,不能接受内乳区放疗者。

(4)术前有关检查提示有内乳淋巴结转移者。

(5)患者无严重的心肺疾病,能耐受开胸手术者。

2.禁忌证

(1)全身状况欠佳者。

(2)有严重心肺疾病不能耐受开胸手术者。

(三)乳腺癌扩大根治术的麻醉

因术中有损伤胸膜的可能,选用气管插管,静脉复合麻醉。

(四)乳腺癌扩大根治术的术前准备

体位、切口等同乳腺癌根治术。但尽量避免横过2～5肋软骨处的切口。

(五)乳腺癌扩大根治术的手术步骤

1.胸膜外扩大根治术

(1)以肿瘤为中心取梭形切口,但内侧要较一般乳腺癌根治术略为偏近胸骨,以利胸骨旁的显露。内侧皮瓣分离要超过胸骨的对侧边缘,因内侧皮瓣的游离度较大,手术终了缝合切口时易使胸壁切除肋骨处得到妥善的覆盖。

(2)顺序切断胸大、小肌以及清除腋窝静脉周围的脂肪淋巴组织与一般乳腺癌根治术相同。不同之点是,为达到将胸骨旁淋巴结和乳腺做整块切除的目的,在进行上述步骤时,暂不切断胸大肌的肋软骨、胸骨止点,在清除腋窝后应接着先从胸壁外侧沿背阔肌前缘分离胸大肌,并切断胸小肌的肋骨附着点,然后将整个乳腺联同胸大肌、胸小肌和腋窝脂肪淋巴组织向内侧翻到胸骨前面,仅在创口内侧缘保留胸大肌与肋软骨、胸骨的联系。

(3)在完成上述步骤后,即可结扎胸骨旁的乳内动、静脉。一般先结扎上端:在第1肋间离胸骨边缘1～1.5cm处切开肋间肌,显露其深面的脂肪组织及其中的乳内动、静脉,再深面是极薄的胸膜,用小弯血管钳在脂肪组织中小心分离,即可找到并行的小血管即乳内动、静脉,分离时必须注意勿伤及胸膜,万一戳破胸膜可立即用小块肌肉组织填塞破口,并加缝补,此时注意患者的呼吸情况。乳内动、静脉分离出后可一并结扎,近端双重,远端一道。

继此即可处理乳内血管的下端,结扎点通常是在第4肋间。此处在胸膜与乳内动、静脉之间,常有胸横肌,胸横肌的肌束与肋间外肌走行相同,由外上方向内下方行走,切开肋间肌时要切记这个特点,避免切开过深误伤胸膜。而第4肋骨与胸骨呈锐角,胸骨旁的间隙很小,寻找乳内动、静脉常有困难,为增宽此肋间隙,可先将第4肋软骨外端切断,用纱布条向上牵拉胸骨侧肋软骨,就可增加暴露,较方便找到乳内动、静脉,用食指将胸横肌同胸膜一起推开,找到乳内动、静脉以上法结扎、切断。

(4)可以先将胸膜自第 4 到第 1 肋间,从肋软骨到胸骨的范围内,用手指或小弯钳夹着小纱布球轻轻加以推开、保护。小心切断第 2、3 肋软骨的外侧端,因乳内动、静脉和淋巴结是紧贴肋软骨内侧端的,因而在切断第 2、3 肋软骨内侧端时,可先将肋软骨内侧端翻转折断,然后沿胸骨边缘直视下将胸大肌止点和肋软骨内侧端切断,这样可避免切入淋巴结。最后即可将第 2、3、4 各肋软骨,以及附在肋软骨内侧端上的乳内动、静脉和淋巴脂肪组织连同乳腺和胸大肌、胸小肌等一并整块切除。

(5)检查创面,彻底止血,切口缝合同一般根治术,但内侧皮瓣应固定在胸壁缺损处的四周,以免发生皮瓣坏死和反常呼吸;切口引流同根治术,为减少反常呼吸,术后用多头胸带加压包扎胸壁缺损处。

在操作的过程中胸膜有破损,如为小的破损,不必修补,只用肌肉填塞修补即可;缺损较大者,手术后用负压吸引,在彻底止血后不必修补。有时小的不易修补,反可引起张力性气胸,此时可以将破损部稍予以扩大,如为全麻可以做辅助性呼吸,硬外麻醉时可用氧气面罩加压给氧。

2.*胸膜内扩大根治术*　目前,该术式已很少应用。

应用患者自己阔筋膜修补胸膜缺损,则手术操作分两部分,即胸膜内扩大根治术和阔筋膜的切取,这两部分可同时进行,也可由一组医师由先切取阔筋膜后再行扩大根治术,但应注意器械的消毒隔离,以防肿瘤的种植及交叉感染的发生。

乳腺癌的胸膜内扩大根治术,在下述步骤与胸膜外扩大根治术相同:①皮肤切口;②皮瓣分离;③切断胸大肌的肱骨止点,保留其锁骨部和头静脉;④切断胸小肌的喙突止点;⑤清除腋静脉周围的脂肪淋巴组织;⑥沿背阔肌前缘从胸壁外侧面上分离胸大肌,再切断胸小肌的肋骨附点,将整个乳腺连同胸大肌、胸小肌和腋窝的脂肪淋巴组织内翻到胸骨前面,仅保留胸大肌与肋软骨和胸骨的联系。有些学者在清除腋窝以后,先切断胸大肌的锁骨胸骨附着,将标本翻向外侧亦可在完成上述步骤后,即可切开胸壁,清除胸膜内的乳内淋巴链。

(1)先在第 1 肋骨下缘、距胸骨边缘 3～4cm 处切开肋间肌和胸膜;再沿第 1 肋骨下缘向着胸骨将肋间肌、胸膜前脂肪组织和胸膜全部切断,同时用手指从胸腔内扪清乳内动、静脉,并加以结扎、切断;再在第 4 肋间近第 5 肋骨上缘部切开肋间肌、胸膜,同样沿第 5 肋切断肋间肌,结扎乳内动、静脉下端。

(2)将第 2、3、4 各肋软骨外侧端切断,从第 1 肋间至第 4 肋间纵行劈开约 1cm 宽胸骨(有的学者认为劈开胸骨不必要),然后将整块胸壁(包括一片胸膜、第 2、3、4 肋软骨,一段乳内血管淋巴链),连同胸大肌、胸小肌和乳腺以及腋窝脂肪淋巴组织整块切除。

(3)检查上纵隔、锁骨下静脉周围和第 4 肋间以下各肋间有无肿大淋巴结,如有可个别予以摘除。在第 8 肋间腋中线部做一戳孔,插一支引流管做闭式胸腔引流。

(4)将胸壁缺损处的胸膜缘外翻缝合固定在肋间和胸骨前,以遮盖胸骨的粗糙面和肋软骨的断端。然后用预先切取的阔筋膜(也可用不锈钢网、白纺绸等),按缺损大小修整成行盖在缺口上。并将其周边用间断褥式缝合固定在胸壁软组织上;阔筋膜的边缘还可以与胸壁表面组织作若干间断缝合，以进一步固定阔筋膜，缝合时应尽量使阔筋膜保持紧张，以防胸壁软化和反常呼吸的发生。

(5)皮肤创缘缝合后，其内侧皮瓣应与胸壁缺损的周围组织作若干间断缝合，因外侧皮瓣游离度较大，易发生缺血坏死，也须广泛的与肋间组织作若干固定缝合，皮瓣下放置橡皮管引流，以备术后负压吸引。

(六)术中注意事项及并发症防治

1.胸膜外扩大根治术

(1)剥破胸膜的患者，如术后呼吸、循环无变化，说明胸腔内气体较少，可自行吸收，不必处理。如有呼吸困难，应将患者置于半坐位，于锁骨中线第2肋间作胸腔穿刺排气，术后鼓励患者咳嗽，以利肺部早期膨胀。

(2)采用综合疗法，防止血行播散。

(3)其他处理与乳腺癌根治术相同。

2.胸膜内扩大根治术

(1)多头胸带包扎胸部，胸壁缺损处应多垫纱布包扎，以防发生反常呼吸。

(2)胸腔的闭式引流，注意引流管的通畅，3～4天胸腔引流液明显减少甚至消失后拔除引流管。

(3)负压吸引皮下引流管，1～2天拔除。

(4)注意患者呼吸情况，鼓励咳嗽、排痰及下床活动，如呼吸特殊困难应查明原因对症处理。

(5)术后如仍有大量胸腔积液可穿刺抽液。

四、乳腺癌改良根治术

(一)乳腺癌改良根治术的发展历史

1948年，Patey和Dyson认为胸大肌筋膜淋巴结相对较少，或无淋巴结，因而手术时可以仅将胸大肌筋膜切除，保留胸肌，即为改良根治术。其与乳腺癌根治术的主要区别是保留了胸大肌或同时保留胸小肌，对腋窝淋巴结的清除与一般根治术同。术后是否需要辅助治疗与一般根治术相似，主要视腋淋巴结的病理检查有无转移，肿瘤细胞的分化程度及激素受体测定等。该术适用于乳腺癌Ⅰ期或Ⅱ期的患者，此术式有学者认为对清除腋上群淋巴较困难，Haagensen认为仅暴露了2/3的腋静脉。Caceres(1967)报道50例改良根治术的再次手术，其中26例有淋巴结残留，有残留的淋巴结患者中8例淋巴结转移，残留主要在腋顶、胸肌和胸肌间，有报道对Ⅰ、Ⅱ期无转移的患者适用。

改良根治术有2种术式：保留胸大肌的改良治术(即Patey或Dyson手术)及同时保留胸大肌、胸小肌的改良根治术(Auchincloss或Madden手术)。天津肿瘤医院将Auchincloss式称为改良根治Ⅰ式，Patey式根治称之改良根治Ⅱ式，此称在国内广泛用于临床。

自1948年patey报道改良根治术有满意疗效之后，Auchincloss、Cirle、Handley、Madden

等学者都有过改良根治术治疗乳腺癌的报道。近年来国内这方面的报道日益增多，而且多数学者都认为改良根治术的疗效并不逊于根治术。并且，保留了胸肌而使上肢有良好的功能，改善美容效果，使以后能更好地进行整形外科修复，这种术式尤其适用于早期乳腺癌。

（二）乳腺癌改良根治术的适应证和禁忌证

1.适应证　改良根治的手术适应证，Urban 等认为，最理想的是微小癌、非浸润性管内癌或浸润性癌在 1cm 以下，肿瘤位居外侧面，腋窝无淋巴结转移者，以及未转移的特殊型癌，尽管这类乳腺癌可能为多中心性，但淋巴转移较少。Wanebo 报道改良根治术治疗微小癌，10 年生存率为 95%，非浸润性癌 10 年生存率 97%，小叶浸润性癌 86%，Namoto 等认为Ⅰ、Ⅱ期患者此术式与根治有相同的效果，故改良根治术适用于以下两大类。

(1)非浸润的导管癌，原位癌。

(2)临床Ⅰ、Ⅱ期乳腺癌，肿瘤未累及胸肌筋膜。

2.禁忌证　胸肌受侵或腋窝淋巴结转移较多者不宜采用该术式。

（三）乳腺癌改良根治术

乳腺癌改良根治术又分为保留胸大肌，切除胸小肌的改良根治术（Patey 手术，改良根治Ⅱ式）；保留胸大肌、胸小肌的改良根治术（Auchincloss，改良根治Ⅰ式）。

1.保留胸大肌，切除胸小肌的改良根治术（Patey 手术，良根治Ⅱ式）

(1)手术前的麻醉及体位：一切准备工作均与根治术相同，

术时患侧上肢用消毒巾包扎，而不固定，为了移动上肢位置，

于解剖腋窝淋巴结及脂肪组织。

(2)切口和皮瓣分离：与一般乳腺癌根治术相同。皮肤切口

选择直式或斜式两种。切口的位置同样须随癌肿的部位而有所

动，切线距癌瘤边缘一般也需 3～5cm，皮瓣分离也必须在皮

与浅层筋膜之间进行，且一般须先从乳腺内侧开始。

(3)乳腺切除：自内侧开始将整个乳腺连同其深面的胸大肌筋膜自胸大肌上分离，直到胸大肌外侧缘。必要时可将癌肿深面的胸大肌切除一部分肌纤维，乳腺外侧部需与腋窝组织相连，不必完全切断。

(4)保留胸大肌，切除胸小肌：先将胸大肌与其深面的胸锁筋膜和胸小肌分离，将胸大肌牵向内上方。仔细分离并保留附着于胸大肌背面的胸肩峰动脉的胸肌支，以及胸前神经的外侧支，随同胸大肌将它们一起拉开，不要损伤；切断穿过胸小肌的胸前神经内侧支。此时便可把胸小肌于喙突止点切断，使之下翻，暴露出腋静脉。

(5)廓清腋窝：与乳腺癌根治术同样方法廓清腋静脉周围的脂肪与淋巴组织。自内方的腋尖组开始，由内向外，依次廓清中央组、外侧组、前组与后组淋巴结。应注意保留胸长神经、胸背神经和肩胛下动、静脉。然后，将胸小肌的肋骨止点予以切断，这样整块切除乳腺、胸小肌以及腋静脉周围的脂肪淋巴组织，使胸大肌得以保留。

(6)放置引流，缝合皮肤。

(7)术中注意事项及异常情况的处理。

1)切口除采用纵行的梭形切口外，还可行横切口。

2)在切除胸小肌过程中，可能损伤胸外侧神经，造成胸大肌部分萎缩，故在术中应注意胸小肌要在紧靠喙突的止点处切断，将其断端用 Kocher 钳钳住轻轻向前牵拉，用食指在胸小肌后方触诊，则能触及如琴弦般的胸外侧神经。

胸外侧神经常以 2～3 个分支穿胸小肌后支配胸大肌，但有时可出现不穿过胸小肌，只紧靠其外缘绕过后直接分布到胸大肌的一个分枝。对此分枝在廓清外侧组淋巴结时，应给予注意，防止误伤。

(8)术后处理同乳腺癌根治术。

2.保留胸大肌、胸小肌的改良根治术(改良根治Ⅰ式)

(1)术前准备、麻醉、手术体位、切口、皮瓣分离、乳房切除、胸大肌筋膜的切除以及将患侧上肢牵向对侧等步骤均与 Pateys 手术相似。

(2)切除乳腺：自内侧开始，将乳腺连同胸大肌筋膜与胸大肌分离，在牵开胸大肌，显露胸小肌后，只将胸小肌前面的胸锁筋膜连同胸肌间淋巴结从胸小肌上分离出来，使这些筋膜组织及其上的淋巴结连同标本一并切除，而保留胸小肌。之后将胸小肌和胸大肌一同向内上牵开，以显露腋静脉。

(3)廓清腋窝：与乳腺癌根治术同样方法廓清腋静脉周围的脂肪与淋巴组织，保留胸长神经时最好将前锯肌筋膜与前锯肌分离；保留胸背神经时最好将肩胛下肌、背阔肌在腋窝部的筋膜也分离出。最后可将乳腺连同腋静脉周围的脂肪、淋巴组织以及上述各肌群的筋膜一并整块切除。

(4)放置引流、缝合切口同乳腺癌根治术。

(5)术中注意事项及异常情况处理。

在皮瓣游离后，将皮下脂肪连同胸大肌肌膜一并切除达胸大肌外缘时，再延续转向胸大肌后方，助手将胸大肌拉起后可将胸大、小肌间的脂肪组织全部清扫，从而可彻底廓清肌间淋巴结。

在清扫腋窝(Ⅱ、Ⅲ)水平淋巴结时，将患者术侧前臂屈曲，放置于患者的前额，使胸大肌放松以利于助手钩起胸大肌，容易进行腋窝廓清，这是使腋顶淋巴结得以彻底廓清的关键。

(6)术后处理：同一般乳腺癌根治术。

五、单纯乳房切除术

(一)乳房单纯切除术的发展历史

应用单纯乳房切除术治疗乳腺癌，腋窝淋巴结可在手术后，行放射治疗，Mewhirter(1948)首先采用此法治疗乳腺癌。Forrest 根据腋淋巴结检查有无转移，比较单纯乳房切除与根治术的局部复发率。如腋淋巴结为阴性，则 2 种手术后局部复发率相似，如为阳性，单纯乳房切除的局部复发率较根治术为高。美国 NSABP 对 1079 例淋巴结无肿大的病例作前瞻性的分为 3 组，根治、单纯乳房切除＋腋窝区放疗及单纯乳房切除，后者若出现淋巴结转移时再行切除术。

经过4年随访,3种治疗方法的局部、远处转移率及生存率相似,提示单纯乳房切除加放射治疗,适合临床淋巴结无肿大的患者。

(二)乳房单纯切除术的适应证

1.极早期乳腺癌(包括原位癌),尚未出现区域淋巴结转移者(术后视情况辅以放射治疗)。

2.患者年龄过高、全身情况不佳、难以接受根治术者。

3.乳腺肉瘤及晚期乳腺癌的姑息治疗。

4.某些特殊型乳腺癌,如乳头湿疹样癌、乳头状囊腺癌等。

5.乳腺多发性或弥漫性恶性病变者。

6.具有某些恶性倾向的巨大良性肿瘤。

(三)手术步骤

手术方式分为单纯乳房切除及皮下全乳切除术,后者是在皮下切除乳房全部组织,保留了乳房的皮肤及乳头、乳晕。良性多采取皮下切除,恶性多采取全乳切除。

1.乳腺皮下腺体切除术

(1)在乳腺皮肤下皱襞处做半圆形切口,将切开的皮肤和皮下脂肪向上翻转,在浅筋膜浅层下面进行充分的皮瓣分离,上至乳腺的上界,内侧到胸骨旁,外侧达腋前线,边分离边止血,一侧皮瓣分离完后,先用热盐水纱布填塞,再分离另一侧皮瓣,然后自乳腺的尾部将整个乳腺自上而下,由外向内,沿胸大肌筋膜前面切下。

(2)切除乳腺后应检查创面有无渗血,彻底止血后,于创面放一橡皮引流条。要注意引流腋窝部位,皮肤与皮下组织分层间断缝合,这样便于保留乳头和乳晕的外观。

2.乳腺单纯切除术

(1)切口:以乳头为中心环绕乳腺做梭形切口,可选用横向或斜向。横切口形成的瘢痕较纤细,尤其适用于乳腺较大且下垂的患者;斜向切口的优点在于能较好地暴露乳腺尾部,并有利于术后创口的引流。如为乳腺癌患者,切口至少须距肿瘤边缘5cm,斜向切口的上端须至锁骨下近腋前线处。

(2)游离皮瓣:切开皮肤和皮下组织,并潜行分离皮下组织。游离范围,上起第2或第3肋骨,下至第6或第7肋骨,内侧达胸骨旁,外侧达腋前线。皮瓣游离的平面也应在浅筋膜浅层的深面。如为恶性肿瘤,皮瓣不应保留脂肪。一侧皮瓣分离完毕后,用热盐水纱布填塞,压迫止血,再进行另一侧的皮瓣游离。

(3)切除乳腺:皮瓣游离后,沿胸大肌筋膜前自乳腺尾部由上而下将整个乳腺及周围脂肪组织切除。如为乳腺癌或肉瘤,应同时切除胸大肌筋膜。遇有胸壁穿出的血管,应钳夹,切断并结扎。用温盐水冲洗创面,查无出血后,在皮下组织内放置橡皮引流管,要伸至腋前线。

(4)创口缝合:皮肤1层缝合(或2层缝合),固定橡皮引流管。创口覆盖敷料,加压包扎。

(四)术后处理

视病情给予抗生素,24～72h拔除引流,7～9天拆除缝线。

(赵旭晔)

第六节 乳腺癌的保乳手术

一、乳腺癌保乳手术的发展历史

（一）保留乳房的乳腺癌根治手术

保留乳房的乳腺癌根治手术又简称乳腺癌的保乳手术，多年来这种手术未能广泛开展，其因素如下。

1.对乳腺癌认识得不全面：早期人们将乳腺癌认为是一种局部性疾病，对早期患者希望切除肿瘤即达目的，故对该病的治疗全依赖于单一的手术奏效。

2.多数医者对乳腺癌的手术治疗观念：从 1894 年 Halsted 应用根治术以来，多数医者对乳腺癌的手术治疗产生了以下概念。

(1)认为绝大部分乳腺癌是局部病变。

(2)认为乳腺癌早晚的分期，是以区域淋巴结的转移范围来作指标，治疗乳腺癌的效果是以切除区域性淋巴结的范围作指标。

(3)为达较好的效果，对小的肿瘤也行根治性手术。

(4)肿瘤细胞向心性，向乳晕下汇集，切除乳房是其最起码的手术标准。

(5)原发病灶连同区域淋巴结尽可能多的切除已达最好效果，以至发展到 20 世纪 50～60 年代的扩大根治及超根治术。

3.辅助治疗尤其是能代替手术的局部放射治疗设备、技术尚未开发，不能用放疗来解决局部转移，而只有单一的依赖于手术。

以上 3 点是保留乳房的乳腺癌手术多年来未能开展的主要因素。

然而经过长期的临床实践及大量的临床资料证明，尽管采用了扩大根治或超根治的治疗手段，然而生存率并未能提高，复发率并未能降低。对Ⅰ、Ⅱ期患者的疗效并不比单纯切除优越。

（二）近年来对乳腺癌有了不同的概念

1.乳腺癌是一种全身疾病而不是局部疾病，当发展到临床上可做出诊断时，已发生了血行转移的可能。乳腺癌在早期时即是一种播散性病变；在治疗失败者，远处转移比局部区域复发更具有重要意义，这一观点改变了 Halsted 的恶性肿瘤先有区域淋巴结转移而后才发生血行转移解剖模式理论。

2.区域淋巴结在肿瘤发展过程中无防御功能，癌细胞的扩散可以通过腋淋巴结，也可绕过腋淋巴结直接进入血道。

3.手术切除原发病灶的目的是改变机体的免疫功能。

（三）保留乳房的乳腺癌根治手术在西方国家较为流行

保留乳房的乳腺癌根治手术除治疗了疾病，又保住了乳房的外形，保持了上肢功能，现在对乳腺癌有不同的认识，而引起不同的保留乳房的治疗方法。对理论各有其论，总的论点如下。

1.乳腺癌初起是由正常乳腺组织包围的一种增生性病变，由于致癌因素刺激了乳腺上皮，而后逐渐由增生组织转变为乳腺癌。

2.乳腺癌可以是一开始即有转移，转移的危险与肿瘤体积大小有关。

3.癌细胞在某一脏器中停留生长引起转移，但循环在血液中的癌细胞并不一定会引起转移。

4.手术后区域复发可能是转移的癌细胞经血行转移到局部区域重新生长的结果，而并非完全归咎于手术彻底性问题。

放射治疗的进展为保留乳房的手术提供了有效的补充手段，对于乳腺癌，行肿瘤包括部分正常乳腺组织在内的切除加术后的放射治疗方法，早在 20 世纪 30 年代已被 Keynes 首先应用，即局部切除加放射治疗。

目前，小于单纯乳房切除术的手术方式主要是指：区段性或部分性乳腺组织切除，有肿块切除；肿瘤与周围少许乳腺组织切除术；楔形切除术及 1/4 乳腺切除术等。

Bluming 复习了 1971 年以前 24 篇报道的 4290 例以及于 1986 年复习了 1985 年以前不同国家 42 个医疗单位的 10440 例 BCS-R 治疗乳腺癌资料，其结论均为该疗法与乳房切除根治术有类似的疗效，根治性乳房切除术，并不能提高临床Ⅰ、Ⅱ期远期生存率或无病生存率。

鉴于上述的概念，从 20 世纪 60 年代开始，许多外科医生应用保留乳房手术治疗早期乳腺癌（$T_1N_0M_0$），手术方式有扩大的肿瘤切除术和 1/4 腺叶切除术加上腋窝淋巴结清扫，术后同侧乳房放射治疗（简称 QUART），淋巴结阳性者术后用 CMF 方案化疗半年。

二、Ⅰ、Ⅱ期乳腺癌保留乳房治疗的适应证

1.最佳适应证

（1）肿瘤大小：中等大小的乳房，原发肿瘤直径≤3cm。

（2）肿瘤不是多中心病灶：单一孤立的肿瘤，X 线示局限性细小簇状钙化灶。

（3）肿瘤分期：N 分期的 $N_0 \sim N_{1a}$。

（4）肿瘤的部位：肿瘤距乳晕＞2.0cm，乳腺区段切除可获镜下切缘癌阴性者及广泛导管内癌（EIC）阴性者。

（5）肿瘤组织分型：组织学为高分化型癌或癌分级为Ⅰ～Ⅱ级者。

（6）患者自愿保留乳房，年龄 35～60 岁者。

（7）无胶原血管性疾病。

（8）有条件进行放疗及长期随访者。

2.相对禁忌证

（1）过大而悬垂的乳房。

(2)原发瘤直径＞3cm,而乳房过小。

(3)单一孤立的肿瘤,X线示区域性云雾状钙化灶。

(4)N_{1b}而怀疑与深筋膜固定者,肿瘤距乳晕≤2cm,但无侵犯乳头的临床征象。

(5)组织学分化不良或核分化Ⅲ级者,伴周围淋巴管浸润(PBLI)阳性或者其他组织学、分子生物学明显不利因素者,有乳腺癌家族史者。

(6)患者合作困难或者有妨碍复查的因素。

(7)年龄≤35岁或妊娠、哺乳期患者。

3.绝对禁忌证

(1)原发瘤浸润胸肌。

(2)多发瘤灶,X线示弥漫性星状钙化灶。

(3)N_2或与深筋膜固定者,肿瘤原发于乳晕区域,累及乳头或广泛的Paget病,有肉眼癌残留或EIC重复切除镜下切缘癌阳性者。

(4)既往有血管胶原病史者。

(5)不接受保留乳房治疗者。

三、手术步骤

1.术前准备　手术体位、麻醉同改良根治术。

2.皮肤切口　原则是不论肿瘤部位,均采取弧形切口。但可根据肿瘤部位选择不同部位弧形的切口。

(1)肿块位于乳房外上及内侧,可选择弧形切口,下侧可做乳腺底部胸乳皱褶处皮纹切口。

(2)近乳晕的肿块可选择乳晕切口,但注意切口不要超过乳晕的1/2,以免影响乳晕及乳头的血供。

(3)在肿瘤切除不能达切缘的无肿瘤细胞者,必须行全乳切除时,两边切口皮肤要能吻合上为度。

3.切除1/4乳腺或扩大的肿瘤切除术　切开皮肤后,用电刀在距肿瘤边缘2～3cm的正常乳腺组织内,将肿瘤连同周围部分正常乳腺组织及部分胸大肌筋膜在内一并切除。然后用线标记出切除肿块的各边界的方位,送病理科做冰冻病理检查,标记的目的是为了解镜下切缘有无癌细胞残留。肿瘤切除后,创腔要严密止血,乳腺边缘的缝合视乳腺的厚度做1层或2层缝合,然后缝合皮肤。

4.腋窝淋巴结的清扫　可与原发灶一并或分开切除,做腋淋巴结清扫时,应更换在切除肿瘤时所有使用的手术器械。

(1)腋窝切口选择,一般情况下,腋窝淋巴结清扫另做切口,可做腋前线与腋后线间的弧向上的横弧形切口,长5～6cm。若肿瘤位于乳腺外上象限,位置靠近腋窝时,做原切口的延长切口。

(2)切开皮肤后,用电刀在皮下分离皮瓣,皮瓣可以保留少量的脂肪及血供,皮瓣上、下分离 5cm。

(3)用电刀分离胸大肌前的脂肪至胸大肌下,然后向内分离出胸小肌,再沿胸小肌向上到腋静脉,沿腋静脉下缘切开喙锁筋膜,将腋静脉周围的脂肪、淋巴组织分离,保留胸长神经及胸背神经,同时清除胸大肌与胸小肌间肿大淋巴结。

(4)将整块组织送病理检查,若病理检查在 7 个淋巴结以上均无淋巴结转移,清扫中低位组淋巴即可;若淋巴结有癌肿侵犯,应进一步探查高位组淋巴结。

腋淋巴结侵犯与否是乳腺癌重要的预后因素,准确了解腋窝淋巴结情况不仅是提供预后的依据,也是确定是否辅助化疗的参考指证。一般认为临床检查腋淋巴结的假阴性率为 20%～40%,假阳性率为 25%～30%。因此,全腋淋巴结清除,无疑是最准确了解腋淋巴结受侵的最好方法。然而术后上肢水肿等并发症会明显增加,而取样活检,很难反映淋巴结受累的全貌。

(5)腋窝放置负压引流管,另戳口引出,缝合皮肤,引流管术后 24～48h 拔出。术后注意点同一般改良根治术。

(6)术后 10～14 天起给予放射治疗,在放疗前考虑需化疗,可先行 1 个或几个疗程化疗后再放射治疗。放射治疗,用内外 2 个切线野投照,剂量 45～50Gy,手术切口处增量照射 10Gy。

四、乳腺癌的保乳手术后放射治疗原则

目前各家多采用双切线位全乳放疗,先给予 45～50Gy 的中等剂量,然后肿瘤床缩野照射追加 15～20Gy,使瘤床总量达 60～65Gy。Harris 报道局部追加放疗者,局部复发率仅为 6%,而未追加者为 12%。放疗争议的是区域淋巴结是否常规给予术后放疗,Fisher 等认为无论腋窝淋巴结阳性与否,区域淋巴结放疗均是有益的。而 Sarrazin,Jewell 及 Veronesi 等资料表明,全腋清除后腋区放疗,未改善预后并增加了上肢水肿等并发症,目前大多数接受 Danoff 的观点,即当肿瘤位于外侧且腋淋巴结阴性仅行乳腺放疗;而肿瘤位居中央或内侧,腋淋巴结阴性可另加内乳区放疗;乳腺任何部位的原发肿瘤伴有腋淋巴结转移时,放疗包括内乳、腋区及锁骨上全部区域淋巴结。应注意到以下几点。

1.腋窝淋巴侵犯与否是决定预后因素之一,也是确定化疗的依据。

2.临床检查腋窝淋巴结的假阴性率为 20%～40%,假阳性率为 25%～30%。

3.术中寻找腋窝 7 枚淋巴结,其中有转移时,即行全腋清扫。

4.腋淋巴结的转移阳性率,随淋巴结的数目增加而增加,1～5 枚,其阳性率为 17%,而 5 枚以上则为 26%。

5.放疗前行中位腋淋巴结的清除为妥。

6.肿瘤位居外侧,腋淋巴结阴性,仅行乳腺放疗。

7.肿瘤位居内或中央,腋淋巴结阴性,可加内乳区放疗。

8.乳腺任何部位的肿瘤,伴腋淋巴结转移者,放疗应包括内乳区,腋窝及锁骨上各区。

五、特殊乳腺癌的保乳治疗

(一)乳腺导管原位癌的保乳问题

保乳手术在浸润性乳腺癌应用的成功,促使人们考虑将此术式用于导管原位癌患者。根据美国国家肿瘤数据库资料统计,在全部乳腺癌患者中,保乳手术由 1985 年的 31.3%上升至 1996 年的 61.2%。毫无疑问,并非全部导管原位癌均适合保乳手术,确定适合此术式的患者及相应的指标显得尤为重要。导管原位癌行保乳手术的适应证为普查或临床检查确诊的患者,病变局限(无证据表明为多中心或存在弥漫性恶性钙化),病变范围最好在 4cm 以内,切缘保证阴性。

日本学者采用三维重建研究认为:导管原位癌起源于终末导管-小叶单位,解剖学上定位于终末导管-小叶单位的正常乳腺上皮显示与癌变有关的生物学改变,尤其在后来发展成浸润性癌的标本更是如此。导管上皮非典型增生和导管原位癌均表达乳腺癌相关抗原,为终末导管-小叶单位的非典型增生病变是癌前病变的理论提供了进一步的依据。癌的导管内播散表现为导管原位癌病变明显超出了终末导管-小叶单位和主要出现在大导管。该研究认为象限切除是去除全部原发癌细胞的一种根治性手段。

腋窝淋巴结清扫目前资料证实,导管原位癌的腋窝淋巴结转移率为 0～2%,故无须行腋窝淋巴结清扫。如伴有肿块并可疑有镜下浸润者,腋窝淋巴结清扫术有一定作用,这只占导管原位癌的很小一部分。腋窝淋巴结清扫与上肢淋巴水肿的发生率密切相关,一旦发生,处理颇为棘手。

(赵旭晔)

第七节　术中放疗在保乳手术中的应用

【发展简史】

术中放疗(IORT)可追溯到 20 世纪 20 年代,当时主要用于不可切除肿瘤的姑息治疗。由于设备条件限制,严重制约了这一技术的应用。20 世纪 60 年代中期直线加速器问世,加速器发射的电子线用于 IORT,开始逐步替代低能放疗,其优点是照射剂量均一,深面组织照射剂量更低,减少深面组织及脏器放射损害,并缩短了治疗时间。20 世纪 80 年代早期,在加速器应用的同时,高剂量术中近距离照射的应用日益增加。

1.*经典方法*　在手术室切除肿瘤后,把患者推到加速器房照射,再回到手术室完成手术,这样患者需往返于手术室与加速器房之间,明显延长了手术时间,有碍于术中放疗的发展。

2.*微型可移动直线加速器*　20 世纪 90 年代微型可移动直线加速器的出现,使 IORT 跨出了重要的一步,同时配备有可移动的防护屏,以保证放射防护,不必来回转送患者,整个放疗时间仅约 20min。现已发展有多种术中放疗设备,如低能 X 线(约 50kV)微型源,通过立体定向方法,把照射源精确送到任何体腔,可以是自然体腔,也可以是肿瘤切除后的残腔。

【基本原理】

放疗可抑制原发癌周围的遗传不稳定细胞生长，使乳腺不利于肿瘤生长。全身性治疗，如芳香化酶抑制药或卵巢抑制药的使用，通过减少雌激素对乳腺细胞的刺激来达到预防局部复发的目的。随着全身治疗作用的增强，放疗仅针对原发癌周围就足矣，这就是早期乳腺癌保乳手术部分乳腺照射（包括术中放疗）的理论基础。Christie 医院的临床试验证明了这一观念，708 例乳腺癌患者被随机分为标准全乳放疗组和原发癌所在象限的小范围放疗组，结果发现小范围放疗组的局部复发率较高，究其原因，小范围放疗组的靶区大小固定，没根据肿瘤大小而相应调整，这就使一部分患者照射范围不足。重要的是，对这些结果按原发肿瘤的类型进行分析时发现，仅在浸润性小叶癌或伴有广泛导管内成分的癌存在照射范围不足，而在 504 例浸润性导管癌，两组局部复发率无显著差异。

【优点】

IORT 是一种特殊的放疗技术，是在肿瘤切除后对瘤床给予足量单次照射或作为常规放疗后的瘤床加量。其优点如下。

1.准确定位放疗靶区，直接照射高复发风险的乳腺组织。

2.由于术中采取保护措施，重要脏器（心、肺等）及周围皮肤免受照射，减少放射损伤及放射引起的第二原发肿瘤的发生。

3.单次大剂量照射提高放射生物学效应，术中单次照射 21Gy，可相当于术后常规放疗 58～60Gy。

4.缩短手术放疗间隔时间至零时间（有利于降低局部复发率），不影响术后化疗、靶向治疗、内分泌治疗等全身治疗。

5.由于 IORT 仅对小部分乳腺照射，可避免全乳放疗后照射乳腺萎缩、皮肤收缩、粗糙及色素沉着等并发症，美容效果更好。

6.避免了患者 5～6 周的往返交通，使得更多的患者愿意接受保乳手术。

【临床应用】

1.代替术后全乳放疗，以后不再放疗；

2.代替术后放疗的瘤床加量；

3.保留乳头乳晕的改良根治术，术中对乳头乳晕复合体单次照射。

【放疗设备】

1.Intrabeam　使用 50kV 软 X 线，距施用器 1cm 时的剂量为 5Gy，0.5cm 为 10Gy，紧靠时为 20Gy，照射时间 20～30min。

2.Mobetron　使用 4～12MeV 电子线，剂量为 20Gy，照射时间 3～5min，设备重量 1275kg。

3.Novec-7　使用 4～12MeV 电子线，剂量为 20Gy，照射时间 3～5min，设备重量为 650kg。

【放疗效果】

近 20 年来，对 IORT 已开展了多项研究，作为综合治疗的一部分，其在许多肿瘤的治疗中显示出满意的局部控制率，如中、晚期直肠癌、胃癌、生殖系统癌，以及骨、软组织肿瘤。IORT

也用于脑、头颈部肿瘤、肺及胰腺肿瘤，局部控制率达到90%。Ⅲ期肺癌、不可切除胰腺癌局部控制率也达40%～80%。IORT近年来已用于早期癌的唯一放射治疗，特别是在乳腺癌，临床结果非常满意，这些研究成果主要来自米兰的欧洲肿瘤研究所(EIO)，已引起国际学术界的浓厚兴趣。

【复发原因】

1.*局部复发* 有些复发可能仅在局部，与远处转移无关，但患者有一种失败的感觉，可能会引起心理上的障碍，如为早期复发则预后差。局部复发的细胞可来自循环中转移的癌细胞，进入到富有生长因子的手术野。有证据表明，局部复发是由于局部缺陷引起，癌组织周围的细胞形态学虽然正常，但可显示出杂合性丢失，这在大多数情况与原发肿瘤相似。另外，肿瘤所在象限的乳腺组织中，芳香化酶活性高于其他象限，通过雌激素的刺激作用，可能会引起突变、肿瘤生长和血管新生。同侧乳腺复发癌患者有较高的p53基因突变率(23%∶1%)，同侧乳腺癌复发的年轻患者(<40岁)，携带BRCA1/2突变的比例不相称地高(40%)，这些情况提示局部复发更可能是由于遗传背景的不稳定性所致，而非年轻患者肿瘤的生物学行为。总之，乳腺实质内局部的各种因素(如芳香化酶)间的动态相互作用、全身内分泌环境、遗传不稳定性及原发癌的生物学行为，共同决定了局部复发风险的高低。

2.*复发部位* 值得注意的是80%～100%发生在原发癌所在象限。相比之下，对乳腺切除术后标本做全乳三维结构研究显示，63%的乳腺发现有临床未曾检测到的癌灶，其中80%远离原发癌所在象限(表4-3)。这些多灶或多中心癌灶，可能处于长期休眠状态，发展为临床上癌的可能性小。事实证明，虽然尸检乳腺肿瘤的发病率很高(中位年龄39岁组为20%，年龄50～55岁组为33%)，但临床上乳腺癌的发病率却低得多。乳腺X线筛查发现，一生中有8%的人有乳腺癌发生风险。

表4-3 乳腺癌复发部位在原发癌所在象限的比例

复发在原象限(%)	例数	参考文献
100	488	12
96	680	13
83	231	14
81	763	15
86	1593	16
83	416	17(放疗组)
86	421	17(未放疗)
90	570	18

3.*残留癌* 复发癌在原发肿瘤所在象限与是否放疗及切缘是否阳性都无关。如果复发仅仅是由于癌残留所致，那么在切缘阳性或切除范围较小时，放疗效果会相应地较差，但实际效果却并非如此，这说明放疗的作用更应该是针对肿瘤周围的乳腺，而非癌前细胞，使之发生改变的是土壤，而非土壤中的种子，种子学说的理论基础是适当的土壤(周围环境)可使播散的肿瘤细胞(种子)生长。

【放疗指征】

我国目前还处在探索阶段，可采用美国洛杉矶妇女健康中心的标准，随着临床资料的积累，中国将会有自己的标准。

1.保乳手术唯一放疗指征

(1)年龄≥45 岁的浸润性乳腺癌，肿瘤直径≤2.5cm，淋巴结无转移。

(2)年龄<45 岁的浸润性乳腺癌，肿瘤直径≤1cm，淋巴结无转移。

(3)导管原位癌肿瘤直径≤3cm。

(4)保乳手术后乳腺内局部复发，要求再次保乳，并符合上述 3 条。

(5)签订术中放疗协议书。

2.保乳手术后外放疗的瘤床加量指征

(1)年龄≥45 岁的浸润性乳腺癌，肿瘤直径>2.5cm，淋巴结无转移。

(2)年龄<45 岁的浸润性乳腺癌，肿瘤直径>1cm，淋巴结无转移。

(3)术中接受 IORT，术后病理检查发现淋巴结有转移。

(4)术中接受 IORT，术后发现有局部复发风险高的因素(如多处切缘阳性)。

(5)签订术中放疗协议书。

【适应证】

2009 年，美国放射肿瘤协会(ASTRO)就加速部分乳腺照射适应证达成共识(表 4-4)。

表 4-4　美国 ASTRO 就加速部分乳腺照射适应证共识

主要指标		ASTRO 共识		
		合适	谨慎	不合适
患者因素	年龄(岁)	≥60	50～59	<50
	BRCA1/2 突变	无	无	有
病理因素	肿瘤大小(cm)	≤2	2.1～3.0	>3
	pT	pT_1	pT_0 或 pT_2	pT_3-pT_4
	切缘	阴性	紧靠	阳性
	分级	任何	任何	任何
	脉管侵犯	无	有限或局灶	广泛
	ER	阳性	阴性	任何
	多中心性	单中心	单中心	多中心
	组织学	浸润性导管癌	浸润性小叶癌	任何
	纯 DCIS	不可	≤3cm	>3cm
	广泛导管内成分(EIS)	不可	≤3cm	>3cm
淋巴结因素	淋巴结分期	pN_0(i－,i＋)	pN_0(i－,i＋)	pN_1,pN_2,pN_3
	淋巴结手术	SNB 或 ALND	SNB 或 ALND	未手术
治疗因素	新辅助治疗	无	无	有

【禁忌证】

1.男性乳腺癌。

2.肿瘤距乳晕<2cm(如为黏液腺癌或小管癌可适当放宽)。

3.术前影像学中检查提示多灶癌。

4.胸部放疗史。

5.活动性结缔组织病。

6.不能配合综合治疗(如化疗、HER2 阳性时靶向治疗、HR 阳性时内分泌治疗)。

7.未签订术中放疗协议书。

【术前准备】

除做好保乳手术的术前准备外,必须向患者及家属仔细介绍术中放疗的手术指征与禁忌证,并签署术中放疗协议书。与手术室护士、麻醉师、放疗科及病理科相关人员沟通,以利手术及术中放疗的有序进行。

【麻醉】

如有可移动的 IORT 专用设备,一般采用全身麻醉;如用普通的直线加速器,可采用硬膜外麻醉,以取得患者在术中放疗时的配合,并实时监控,以利 IORT 安全进行。

【操作步骤】

1.*切除肿瘤及淋巴结处理* 以肿瘤为中心,皮肤做弧形或放射状切口,如肿瘤在乳腺近皮肤时,则切除肿瘤表面的皮肤及皮下脂肪组织,如肿瘤靠近胸肌筋膜,则保留皮肤,切开皮肤至乳腺表面后,沿乳腺表面充分游离至肿瘤外 3cm 以上,用亚甲蓝标出肿瘤边界,距肿瘤边缘约 1cm 外环形切除肿瘤,深达胸大肌筋膜,在切除标本分别标记上、下、左、右及皮肤侧切缘,切除标本做快速组织学检查,确定是否为浸润性癌、切缘有无癌残留,如切缘有癌,则扩大切除范围.再行切缘病检,直至切缘阴性,或放弃保乳,改行改良根治术。在腋下另做弧形切口,做前哨淋巴结活检或淋巴结消除术。

2.*游离乳腺* 肿瘤切除后,进一步游离乳腺至瘤床外 3～5cm,暴露靶区以便照射。在乳腺浅面与皮下脂肪层分离时,应小心保留皮瓣血供,以免术后皮瓣缺血坏死。

3.*保护胸壁* 为减少对胸壁的照射,又保证对靶区乳腺足量照射,用圆形或椭圆形铅片(厚 3mm,直径 8～10cm),裹以纱布、塑料薄膜后置于已游离的乳腺与胸肌之间,圆盘应大于靶区大小。

4.*缝合乳腺* 在铅片前间断全层缝合乳腺,应均匀缝合,以保证照射靶区的均质性,使腺体内获最好的剂量分布。第一针和最后一针缝上包裹铅片的塑料薄膜,以避免操作时铅片移动。用针插入靶区腺体直到铅片,测量腺体厚度,选择电子线能量。

5.*实施 IORT(以普通加速器为例)*

(1)限光筒的选择、放置及与加速器的对接:我们常用的限光筒(材料为聚甲基丙烯酸甲酯)有圆形或椭圆形,圆形直径有 6cm、8cm、10cm;椭圆形有 4cm×6cm、6cm×8cm;与乳腺接触面有平面或斜面等。限光筒通过皮肤切口进入,直接与靶区乳腺接触,限光筒的中心定在先前乳腺表面染色部分的中心,限光筒的准确放置是照射覆盖整个靶区的保证,限光筒应覆盖癌灶切缘外 2～3cm 或以上,限光筒放置妥当后通过装置与加速器对接。

(2)电子线照射:笔者使用的直线加速器是 Varian Clinic 23EX,根据本院测定的应用限光筒后的加速器电子线百分深度剂量值绘制曲线,为保证靶区乳腺表面与深面都达到 90%以上的照射剂量，我们用2～5mm厚度的生理盐水纱布作为组织等效填充物，放置在所照射的乳腺表面。根据所测得的靶区乳腺厚度选择9MeV或12MeV的电子线，靶区处方剂量为21Gy(生物学效应相当于常规分割照射58～60Gy)，单次照射，术后不再外照，照射过程为3～5min；如IORT作为术后全乳照射的瘤床加量，处方剂量为10～12Gy；在保留乳头乳晕的改良根治术中，IORT对乳头乳晕复合体的剂量为16Gy。放疗结束后，限光筒从切口移去，拆去乳腺缝线，取出铅片，置潘氏引流，缝合乳腺及皮肤。

(3)剂量监测：放置测定照射剂量的IVD Solution微探头，放置部位为靶区乳腺前、后(铅板前)的中心及边缘；铅板后(胸大肌前)；限光筒外1cm、5cm及15cm处。

【术后处理】

因术中手术野放置限光筒，并经过大剂量放疗，术后宜预防应用抗生素。术后观察切口及周围有无红肿、有无积液及血肿、引流是否通畅。术中放疗后常有局部水肿、渗液较多，引流管宜留置3～5d。随访在前3年每3～4个月1次，3年后每半年1次。乳腺X线/或加超声检查前3年每6个月1次，3年后每年1次。

【并发症】

IORT早期并发症有局部积液、水肿、脂肪坏死及血肿等。

1.*积液与水肿* 由于保乳手术后IORT比一般的保乳手术乳腺游离范围要广泛得多，创伤更大，加上术中大剂量照射，局部组织反应更大、渗出更多、更易发生局部积液与水肿，我们常规放置潘氏引流3～5d，这样有适当的负压主动吸引，可预防局部积液、减轻水肿。

2.*脂肪坏死* 表现为局部积液、水肿，细针穿刺抽液见褐色液体，无感染表现。为避免脂肪坏死，在乳腺游离时，乳腺表面不应留有脂肪组织，以免大剂量放疗后脂肪坏死，同时注意保留皮瓣的血供，术后应观察切口周围，保持引流通畅，一旦发现，应立即抽液并引流。

3.*血肿* 主要是术中仔细止血。目前已普遍使用电刀操作，可能当时并未发现出血、术中放疗过程中限光筒的放置、压迫等因素，使得原本已电凝止血处再发出血，因此在术中放疗结束后，于缝合乳腺及切口前，应再次检查有无出血，并仔细止血。术后一旦发现有血肿，应立即清除、止血并引流。

【不良反应】

米兰EIO实施1822例IORT手术后不良反应见表4 5。

表4-5 1822例手术后主要不良反应

主要不良反应	例数	发生率(%)
轻度纤维化	32	1.8
严重纤维化	2	0.1
脂肪坏死	78	4.2
血肿	101	4.2
水肿	24	1.3
疼痛	13	0.7
切口感染	24	1.3
血清肿	235	12.9

【控制效果】

1. IORT 用作全乳放疗后瘤床加量的一些临床试验结果见表 4-6，其好处是缩短放疗时间 1 周，虽然随访时间较短，但已看出复发率非常低。因为 IORT 代替瘤床加量照射是在手术后立即进行，理论上应更合理，更有效。Montpellier 一组中位随访达 9 年，其复发率与标准放疗相当。

2. IORT 用作保乳后唯一放疗的研究结果见表 4-7，虽然这些研究主要是单中心研究，且随访时间有限，但已能看出其对复发的控制与全乳放疗相当。

3.意大利 EIO2000 年 1 月至 2008 年开展术中放疗 1822 例，平均随访 36.1 个月，首发肿瘤不良事件中，局部复发 42 例(2.3%)，同侧乳腺新的原发癌 24 例(2.3%)，远处转移 26 例(1.4%)，死亡 46 例(2.5%)，其中 28 例死于乳腺癌，18 例死于其他原因。5 年、10 年生存率分别为 97.4%和 89.7%。5 年、10 年乳腺癌生存分别为 98.3%和 94.6%。

表 4-6 IORT 代替瘤床加量照射研究结果分析

分析指标	研究名称			
	Mannheim	Salzurb	ISIORT	Montpellier
病例数	154	190	1031	50
中位年龄(岁，范围)	63(30～83)	59	未说明	59
肿瘤大小	T_1/T_2	T_1/T_2	UptoT3	≤3cm
淋巴结分期	N_0/nl	UptoN2	UptoN3	UptoN3
切缘状况	未说明	>3～5mm	>2mm	阴性
中位随访时间(月)	34	26	52	108
5 年乳腺内复发率(%)	1.5	0.0	0.6	4.0

注：ISIORT 为国际术中放疗协会

表 4-7 IORT 用作保乳后唯一放疗的研究结果分析

分析指标	研究名称			
	Montpellier	欧洲肿瘤研究所	BatonRouge	纪念斯隆-凯特琳癌症中心
病例数	42	574	67	52
年龄(岁)	72	59	60	76
肿瘤大小	T_1	<2.5cm	T_1，T_2	<2cm
分期(N)	N_0	N_0，N+	N_0，N+	N_0
广泛导管内成分或小叶癌	不是	是	不是	不是
切缘状况	镜下无瘤	未说明	镜下无瘤	1.5cm 无瘤
中位随访时间(月)	30	24	28	31
5 年局部复发率(%)	5.0	0.5	0.0	0.0

【结论】

早期单灶乳腺癌，只要病例选择得当，IORT 是有益的，其优势是花费更少，更加方便患者，放疗时投照更准确。但远期疗效尚待观察，尚须有更多的随机临床研究及更长的随访时间来确定其与标准放疗是否有同等疗效。

（赵旭晔）

第八节 乳腺癌的化学治疗

乳腺癌是女性常见的恶性肿瘤。迄今，乳腺癌仍以手术切除为主要手段，因其为体表的肿瘤，加之人们防癌意识的提高和诊断方法的进步，使早期诊断率及手术切除率均高于其他一些肿瘤。然而，即使加以放疗仍为局部治疗，亦未见明显改善治疗效果，对于乳腺癌的转移及复发不能有效地控制，应用抗癌药物化疗和或内分泌治疗和或靶向药物治疗作为综合治疗手段越来越具有重要的地位。20 世纪 90 年代以来，北美和英国等国家的乳腺癌虽然呈上升趋势，但死亡率均下降。据认为其原因与早诊和综合治疗的进步，特别是术后辅助治疗的进步有关。

一、单药化疗

单药化疗早已不常见，偶用于个别不能耐受联合化疗副反应者，或姑息性单药治疗，目前近 20 多种药物对乳腺癌有一定疗效，其有效率为 20%～50%，分别叙述如下：

阿霉素（ADM）：是蒽环类抗肿瘤抗生素药物，是目前治疗乳腺癌最为有效的药物之一。其作用机制是通过它嵌合于 DNA 碱基之间并紧密地结合到 DNA 上，致其空间结构障碍，而抑制了 DNA 以及依赖性 RNA 的合成。作为细胞周期非特异性药物，细胞毒作用可发生于各周期中的细胞，但 S 期细胞更为敏感。另外蒽环中也可能有一个电子还原成游离基，它具有高度活性，也可能是杀死癌细胞的机制之一。阿霉素对乳腺癌的有效率为 30%～50%。常用方法：50mg，静脉注射，每周一次；或 60mg/m^2，每 3 周一次；或 20mg/(m^2 · d)，连用 3 天，每 3 周重复。主要毒副作用为骨髓抑制、脱发、心肌损害，尤其总量超过 500mg/m^2，易发生心肌受损，应注意其"终身剂量"为 450～500mg/m^2。常用于联合化疗方案。

表柔比星（E-ADM）：是阿霉素的一个衍生物，其抗癌作用与阿霉素相似，但其心脏毒性副作用较轻，用量可比阿霉素提高 1/3。吡柔比星（THP-ADM）：是阿霉素的另一个衍生物，其抗癌作用亦相似，而心脏毒性、脱发也较轻，应用剂量、方法与阿霉素相同。

环磷酰胺（CTX）：是烷化剂中较早和较为有效的抗乳腺癌药物之一。其作用机制是环磷酰胺在体内，在肝线粒体酶类的作用下，转化为中间产物，如具有活性的丙烯醛及磷酰胺芥，与 DNA 键交联，而阻止细胞分化。对各期增殖细胞均有杀伤作用，对 S 期有更强的细胞毒活性。单药有效率为 24～35%。常用方法：50mg/次，每日 2～3 次，口服；或 200mg，静脉注射，每日或隔日一次；或 600mg，静脉注射，每周一次，总量 8～10g。主要毒副作用是骨髓抑制，白细胞、血小板减少，出血性膀胱炎，胃肠反应和脱发等。常用于联合化疗方案。

异环磷酰胺(IFO):是环磷酰胺的同分异构体。其作用与环磷酰胺相同,毒副作用相似,但异环磷酰胺对骨髓的抑制较环磷酰胺略轻,而发生出血性膀胱炎的几率较CTX高,用量较CTX大,对CTX抗药者仍有效。常用方法:1.0～1.5g/(m^2·d),静脉滴注,连用3～5天为一疗程,每4周重复。需同时配用巯乙磺酸钠(Mesna亦称美司钠),剂量为异环磷酰胺的1/2(分3次给药:用在IFO前和后4、8小时),可以防止出血性膀胱炎,不影响其疗效。

氟尿嘧啶(5-FU):是抗代谢类较为有效的抗乳腺癌药物之一。其作用机制是5-FU在细胞内转化为5-氟尿嘧啶脱氧核苷酸(5-FU-dump),而抑制脱氧胸腺苷酸合成酶,阻止脱氧尿苷酸(dump)甲基化转变为脱氧胸苷酸(dTMP),从而影响DNA的生物合成,主要为S期特异性药物,但5-FU在体内转化为5氟尿嘧啶核苷酸(5FUR)后,也能渗入RNA中干扰蛋白质合成,故对其他各期细胞亦有作用。其有效率为26%～30%。常用方法:500～750mg,静脉注射,每周1～2次,或10～12mg/(kg·d),每日一次,3～5天后剂量减量,隔日一次,总量5～10g为一疗程,1～2个月重复。主要毒副作用为骨髓抑制、食欲减退、恶心、呕吐、腹痛、腹泻和血便等。常用于联合化疗方案。

呋喃氟尿嘧啶(FT-207),是氟尿嘧啶的衍生物,其作用机制是经肝内酶的降解,释出5-FU而起作用,干扰、阻断DNA、RNA及蛋白质的合成。本品化疗指数为5-FU的2倍,而毒性为5-FU的一半左右,与5-FU有交叉耐药性。常用方法:每日800～1000mg,分4次口服,总量20～40g为一疗程。15～20mg/kg,加于5%葡萄糖液300～500ml中,静脉滴注,每日一次,或60～120mg/kg,每周2次。栓剂500～1000mg/d,每日一次,总剂量同口服。

甲氨蝶呤(MTX):是抗代谢类抗肿瘤药物,其作用机制是MTX对二氢叶酸还原酶有强大而持久的抑制作用,使二氢叶酸(FH_2)不能变成四氢叶酸(FH_4),从而5、10-甲基四氢叶酸产生不足,使脱氧尿苷酸生成脱氧胸苷酸的过程受阻,而致DNA及RNA合成障碍。主要作用于S期细胞,为周期特异性药物。其有效率为23%～34%。常用方法:20～40mg,静脉注射或肌内注射,每周1～2次,5～10次为一疗程。主要不良反应:胃肠道反应、骨髓抑制、粘膜溃疡、脱发、皮炎和色素沉着等,长期或大量用药可有肝、肾损害。常用于联合化疗。

长春新碱(VCR)是植物类长春花提取出来的一种生物碱,其作用机制尚未完全明了,据认为主要作用于M期,为周期特异性药物,可能与微管或其组蛋白巯嘌呤有关,以及可抑制RNA的合成。其有效率为14%～21%。常用方法:1～2mg,静脉注射,每周1～2次,5～10mg为一疗程。其主要毒副作用为末梢神经损害,神经轴索的变性,可有神经抑郁和胃肠道症状,而骨髓抑制轻。有时用于联合化疗。

长春地辛(长春酰胺,VDS):是一种长春碱衍生物,作用机制与长春新碱相似,其有效率为4%～30%。常用方法:3mg/m^2,静脉注射,每周一次,4～6周为一疗程,其毒副作用与VCR相似,但神经毒性比较轻。

长春瑞宾,其他名称,去甲长春碱、去碳长春碱、Navelbine,诺维本、酒石酸长春瑞滨胶丸,简称NVB、NVR。本品是一种新的半合成长春碱类化合物,其药理作用是通过阻滞微管蛋白聚合形成微管和诱导微管解聚,使细胞分裂停止于有丝分裂中期,因此属于细胞周期特异性药物。NVB对轴索微管的亲和力差,高浓度时才对轴索微管产生影响,因而神经毒性较低。法国和意大利一项多中心研究,用单药NVB每周30mg/m^2,治疗转移性乳腺癌,一线治疗的有效率为40%～60%，在二、三线治疗中也获满意疗效，有效率为30%。Fumoleau等报道，采用NVB每周30mg/m^{2}一线治疗25例晚期转移性乳腺癌，总有效率60%，其中CR20%。另一项多中心研究组治疗初治晚期或转移性乳腺癌145例，NVB 30mg/m^{2}治疗至病情进展，总有效率为41%(CR7%、PR34%)，稳定30%，中位进展期6个月，中位生存期18个月。常用方法：只能静脉用药，单药化疗剂量25～30mg/m^2；联合用药通常每次25mg/m^2，每周1次，连用2次为一个周期，给药时需要用生理盐水50～100ml稀释，并在短时间内(6～10分钟)静脉滴注或静脉冲入，随后沿此静脉冲入地塞米松5mg，再用生理盐水250ml静脉滴注，可以减轻对血管的刺激。主要毒副反应：①血液毒性：粒细胞减少，Ⅲ～Ⅳ度占11%～50%，中度贫血，血小板减少少见，无积累性毒性。②神经毒性：周围神经毒性，一般限于腱反射消失，感觉异常少见，长期用药后可发生下肢短暂性感觉异常。可有胃肠自主神经麻痹所致的便秘。麻痹性肠梗阻罕见。③胃肠毒性：轻度恶心、呕吐、便秘少见。④支气管肺毒性：偶有呼吸困难和支气管痉挛，可在注射药后数分钟或几小时后发生。⑤其他：中度脱发、注射部位局部反应、静脉炎、谷丙转氨酶升高，下颌痛偶见。

丝裂霉素(MMC)，是抗生素类抗肿瘤药物。其作用机制：在细胞内通过还原酶活化后起作用，可使DNA解聚，同时阻断DNA的复制。高浓度时对DNA和蛋白质的合成亦有抑制作用。主要作用于晚G_1期和早S期。其有效率为37%～38%。常用方法：2mg，静脉注射，每日一次或6～8mg，静脉注射，每周1～2次；总量40～60mg为一疗程；或8～10mg/m^2，静脉注射，每3周一次或与其他药物联合。主要毒副作用为骨髓抑制明显，白细胞和血小板严重减少，其他尚有恶心、呕吐、食欲缺乏等胃肠道症状，偶有肝、肾和肺毒性。

氮芥(HN_2)：是烷化剂最早问世的抗肿瘤药物，其作用机制是烷化基团于细胞的主要生物学成分如氨基、巯基、羟基、羟酸基、磷酸基和咪唑基等发生烷化作用，细胞组成出现变异，影响细胞分裂而导致死亡。HN_2为细胞周期非特异性药物，但对M和G_1期最敏感。常用方法：每次0.1～0.2mg/kg，每周一次，或0.1mg/次，隔日一次，4～6次为一疗程。腔内注射每次5～10mg，每周1～2次。此药不稳定，易分解，溶解后应于10分钟内用完。主要毒副作用：胃肠道反应、骨髓抑制、乏力、脱发、局部刺激作用，外漏可引起疼痛、水疱、溃烂和坏死。

硝卡芥(硝瘤芥，AT-1258)：是烷化剂，作用机制与氮芥相同，有较好的疗效，其有效率为37%。常用方法：20～40mg，静脉注射，隔日一次，200～400mg为一疗程；腔内注射40～80mg，每周1～2次。主要毒副作用：骨髓抑制、恶心、呕吐、食欲不振、乏力和脱发等。

卡莫司汀(卡氮芥，BCNU)：是烷化剂亚硝脲类，作用机制似氮芥，抑制DNA的修复，可以通过血脑屏障的少数几个抗癌药物之一。其有效率为21%。常用方法：125mg，静脉滴注，连用5天，每6～8周重复。主要毒副作用：骨髓抑制、胃肠道反应，少有肝肾功能受损。

洛莫司汀(环已亚硝脲，CCNU)和甲基环已亚硝脲(Me-CCNU)与BCNU同属亚硝脲类，可通过血脑屏障。常用方法：每次100～150mg/m^2，睡前口服，每6～8周重复，服前可酌用止吐剂和镇静剂。Me-CCNU毒性较BCNU、CCNU轻。

顺铂(顺氯氨铂，DDP)：是金属类化合物。其作用机制为抑制蛋白合成，它可引起DNA链间交联，影响DNA的模板功能，进而抑制DNA和RNA的合成，属周期非特异性药物，但在G_1期最敏感。其有效率为9%～52%。常用方法：15～20mg/m^2，静脉滴注，每日一次，连用5天，每3～4周重复，多饮水；或50～100mg/m²，静脉滴注，每3～4周重复。主要毒副作用是肾脏损害。（后种给药方法需加“水化”，即用药的前一天和用药的1～3天内，每天需补液体不少于2000ml，并加氯化钾及甘露醇或呋塞米等，以减轻肾脏毒性），胃肠道反应较重，骨髓抑制、耳神经毒性、重听甚至失听等。

卡铂(CBP)：是铂类第二代络化物，抗癌作用、疗效与顺铂相当，毒副作用如肾毒性、胃肠道反应、神经毒性等比顺铂明显低，故用药时无需水化利尿等，但其骨髓抑制比顺铂明显。常用方法：100mg，静脉滴注，每日1次，连用5天，每3～4周重复；或500～600mg静脉滴注一次，每3～4周重复。

紫杉醇(泰素，PTX)：是十几年来较新且很有效的抗癌药，它是从紫杉树中分离出来的紫杉烷环及侧链化合物，可使微管聚合，形成稳定无活性的微管聚合物，影响有丝分裂，造成癌细胞死亡。单药治疗乳腺癌的有效率为32%～62%，二线治疗的有效率为26%～33%。用法：为防止发生过敏反应，在用紫杉醇治疗之前12小时给予地塞米松10～20mg口服，治疗前30～60分钟给予苯海拉明40mg肌内注射或50mg口服。单药用量一般为135～200mg/m²，配合用G-CSF时，剂量可达250mg/m²，联合用药时剂量酌减。一般紫杉醇用生理盐水或5%葡萄糖稀释至浓度为0.3～1.2mg/ml后静脉滴注3小时。联合用药为135～175mg/m²，3～4周重复。毒副作用：①过敏反应：发生率为39%，其中严重过敏反应发生率为2%。多为Ⅰ型变态反应，表现为支气管痉挛性呼吸困难、荨麻疹和低血压。几乎所有的反应都发生在用药后最初10分钟内，严重反应者常发生在用药后2～3分钟。②骨髓抑制：表现为中性白细胞减少，血小板减少较少见，一般在用药后8～10日发生，15～21日恢复。③神经毒性：周围神经症状发生率为52%，表现为轻度麻木及感觉异常，严重症状发生率为4%。可发生闪光暗区为特征的视神经障碍。剂量>170mg/m²时，会发生瞬间肌痛。为防止神经毒性，在治疗期间可配以维生素B610mg和维生素B110mg，口服，每日3次。④心血管毒性：可有低血压和无症状的短时间心动过缓，后者发生率为29%。有30%病例出现心电图异常。⑤关节和肌肉痛：见于55%病例，出现于用药后的2～3日内，数日内恢复。⑥胃肠道反应：恶心和呕吐、腹泻、粘膜炎的发生率分别为59%、43%和39%，一般为轻中度。⑦其他：肝脏毒性、脱发、放射部位可有炎性皮肤反应。

泰索蒂(TXT；多西紫杉醇，Doc)：是紫杉类药物，其作用机制与紫杉醇相同。稳定微管作用比紫杉醇大2倍，并能诱导微管束的装配，但不改变泵丝数量。本品是细胞周期特异性药物，能将细胞阻断于M期。对增殖细胞作用大于非增殖细胞。一般不抑制DNA、RNA和蛋白核酸合成。实验研究证实，泰索蒂与紫杉醇之间具有不完全交叉耐药。单药治疗晚期乳腺癌的有效率为59%，二线治疗的有效率为46%，对曾用蒽环类为主方案治疗的复发转移者的有效率为41%。用法：单药剂量及用法为100mg/m²，国内用75mg/m²，联合用药60mg/m²，静脉滴注1小时，每3周重复。毒性副作用：主要剂量限制性毒性是中性白细胞减少，但与紫杉醇不同的是白细胞减少呈剂量依赖性而非时间依赖性。可有轻度血小板减少(12.9%)，贫血常见(85.5%)、Ⅳ度贫血(2.4%)、皮肤毒性反应(36.9%)、脱发(54.5%)、恶心呕吐(41.6%)、腹泻(31.8%)、口腔炎(18.4%)、咽炎(5.5%)、厌食(14.5%)、头痛(5.9%)，感觉、运动与视神经毒性(分别为27.8%、12.5%和1.6%)，还可有便秘(3.5%)、体液潴留(25.9%)、体重增加

(9.4%)、乏力(20%)、注射局部反应(13.3%)、肝转氨酶类升高(12.9%)、肌痛(8.6%)、味觉异常(7.8%)、呼吸困难(6.7%)、咳嗽(4.7%)、心律失常(5.1%)、低血压(4.3%),轻度过敏反应表现为瘙痒、潮红、皮疹,严重过敏反应约4%,表现为低血压、恶心、支气管痉挛、弥漫性荨麻疹和血管神经性水肿,严重过敏反应不多见,但临床上仍采用预防用药,方法同紫杉醇前、后用药。

吉西他滨(GEM,商品名健择):本品和阿糖胞苷一样进入人体内后由脱氧胞嘧啶激酶活化,由胞嘧啶核苷脱氨酶代谢,为嘧啶类抗肿瘤药物。其作用机制和阿糖胞苷相同,其主要代谢在细胞内参入DNA,主要作用于G_1/S期。GEM还能抑制核苷酸还原酶,导致细胞内脱氧核苷三磷酸酯减少;与阿糖胞苷另一不同点是它能抑制脱氧嘧啶脱氨酶减少细胞内代谢物的降解,具有自我增效的作用。与阿糖胞苷的抗瘤谱不同,对多种实体瘤有效。单药临床试验,最初研究结果是由Carichacl等发表于1995年,44例晚期乳腺癌入选单一应用吉西他滨治疗的Ⅱ期试验,40例可评价疗效,其中3例CR、7例PR,总有效率(ORR)25%、中位生存期11.5个月。常用方法剂量:800~1200mg/m^2,静脉滴注,30~60分钟,第1、8天,每3周为一个周期。毒副作用:其剂量限制性毒性是骨髓抑制,中性粒细胞和血小板减少较常见,有轻、中度消化道反应,如便秘、腹泻、口腔炎等。可引起发热、皮疹和流感样症状。少数患者可有蛋白尿、血尿、肝、肾功能异常和呼吸困难。

卡培他滨(希罗达):本品化学名称为5-脱氧-5-氟-N-[(戊氧基)羟基]-胞(嘧啶核)苷。在肠道内吸收较好,经肠粘膜吸收后透过肝脏的羧酸酯酶转化为5′-脱氧-5-氟胞苷(5′-DFCR),然后经肝和肿瘤细胞中的胞苷脱氨酶转化为5′-脱氧-5-氟尿苷(5′-DFUR),最后经胸腺嘧啶磷酸化酶(TP,该酶在肿瘤组织中的浓度较高)转化为氟尿嘧啶(FU)。北美一组多中心Ⅱ期临床研究中,对163例乳腺癌对蒽环类和紫杉醇药物治疗后进展的患者,用卡培他滨每日2510mg/m^2,分2次口服,连用14天,停药7天,3周后重复。结果有效率为20%,包括3例CR、病变稳定者43%。法国一组研究:44例ADM治疗失败的乳腺癌患者随机分为卡培他滨组和紫杉醇组,前组有效率为36%,其中3例CR;而后组有效率为21%,无CR病例。用法:每日2500mg/m^2,分2次早晚饭后半小时用水送服,连用2周,停1周后重复。应据患者情况和不良反应调整剂量。毒性副作用:①消化道反应:常见腹泻、食欲缺乏、恶心、呕吐、腹痛、口腔炎等。②手足综合征:约有半数患者有不同程度的手足综合征,3~4度者有10%左右。表现为麻木、感觉迟钝和异常、针刺感、疼痛;皮肤肿胀或红斑、脱屑、水疱或疼痛,严重者可脱皮、脱指(趾甲)。脱发常见,但较轻。③心血管系统,少数患者可有下肢水肿。④骨髓抑制,主要是粒细胞减少,多为1、2度,可引起贫血和血小板减少,但均不多见。

以上是对乳腺癌较常用而较为有效的几种抗癌药物,尤其前后数种更常组成联合化疗方案应用于临床。

二、辅助化疗

乳腺癌的辅助化疗是指手术或放疗后给予的化疗,目的是清除隐性转移灶,延期复发。临床经验表明,未接受辅助化疗闭经前妇女的复发率是接受辅助化疗妇女的1.5倍,但是对于闭经后妇女，其淋巴结阴性的患者，是否用辅助化疗尚有争论。另有报道，当淋巴结数目≥4个时，比较其辅助化疗组与对照组的5年生存率，前者为64%，而后者为25%，两组差异显著(P<0.03)。Bonadonna报道了386例的患者中，179例在根治术后为接受辅助化疗，207例以CMF辅助化疗12个月，结果后组中数复发间期为84个月，对照组为40个月，复发大多在术后前3年内，二组平均中数生存期分别为137个月和107个月。即使是早期、淋巴结阴性者，仍有10%左右的患者于1～2年内因远处转移而死亡。一组90例患者观察结果，比较了6年后CMF辅助化疗组死亡了6例，而对照组是17例；另有三组前瞻性对照试验，包括2300例淋巴结(－)、PR(－)者，以各种细胞毒药物治疗，其生存率均有提高，3～4年后分别为69%～84%、77%～80%、73%～77%。因此，辅助化疗对乳腺癌延缓复发和延长生存期或治愈是一种合理、可行的手段。

1.早期乳腺癌术后辅助化疗　早期乳腺癌术后辅助化疗加用蒽环类药物显著提高疗效，而且常规剂量并不增加心脏毒性。蒽环类基础上加紫杉醇药物可进一步提高早期乳腺癌术后辅助化疗的疗效。

2005年St.Gallen会议共识：并对早期乳腺癌辅助治疗的基本原则，提出首先要考虑肿瘤对内分泌治疗的反应性，将其分为对内分泌治疗有反应、无反应和反应不确定型；再按照其他因素分为：低度危险、中度危险和高度危险：

(1)低度危险：淋巴结阴性，同时具备以下5条：标本中病灶大小(pT)≤2.0cm；病理分化为Ⅰ级；肿瘤周围脉管未见癌细胞侵犯；HER2/neu基因没有过度表达或扩增；年龄≥35岁等。

(2)中度危险：①淋巴结阴性，以下5条至少具备1条：标本中病灶大小(pT)≥2.0cm；病理分化为2～3级；肿瘤周围脉管肿瘤细胞侵犯；HER2/neu基因过度表达或扩增；年龄≤35岁等。②淋巴结1～3个阳性，未见HER2过度表达和扩增。

(3)高度危险：①淋巴结1～3个阳性，HER2过度表达和扩增；②淋巴结≥4个阳性。

上述情况应注意以下问题：①组织学分级/核分级；②瘤周脉管侵犯存在争议，它只能影响腋淋巴结阴性患者的危险度分级，但并不影响淋巴结阳性者的分级；③HER2的测定必须是经严格质量把关的免疫组化(IHC)或荧光免疫原位杂交法(FISH)、显色免疫原位杂交法(CISH)和检测。

乳腺癌术后全身辅助治疗的选择原则：

(1)低危者：ER/PR阳性-内分泌治疗或不用；内分泌反应不确定-内分泌治疗或不用；ER/PR阴性-不适用内分泌治疗。

(2)中危者：ER/PR阳性-单内分泌治疗或化疗→内分泌治疗；内分泌反应不确定-化疗→内分泌治疗；ERlPR阴性-化疗。

(3)高危者：ER/PR阳性-化疗→内分泌治疗；内分泌反应不确定-化疗→内分泌治疗；ER/PR阴性-化疗。

全身术后辅助化疗方案的选择：

(1)低度危险者的化疗方案：CMF(C：环磷酰胺，M：甲氨蝶呤，F：5-氟尿嘧啶)×6周期；AC(多柔比星/环磷酰胺)×4～6周期或EC(表柔比星/环磷酰胺)×4～6周期。

(2)中度危险的可选择的方案有:FAC(氟尿嘧啶、多柔比星、环磷酰胺)×6 周期,或 FEC(氟尿嘧啶、表柔比星、环磷酰胺×6 周期)。

(3)高度危险者可选择方案有 AC×4→T×4(AC 序贯紫杉醇);FEC×3→T×3(FEC 序贯紫杉醇);FEC×3→T×3(FEC 序贯多西他赛);TAC×6(多西他赛/多柔比星/环磷酰胺)。也可以在重组人粒细胞集落刺激因子(thG-CSF)支持下采用每两周一次的剂量密度化疗:ddAC×4→ddT×4;或 A→T→C(多柔比星序贯紫杉醇序贯环磷酰胺,每两周为 1 周期方案)。

术后辅助化疗的代表方案:(NCCN 推荐)

CMF 方案

CTX	500mg/m^2	Ⅳ	d1、8
MTX	50mg/m^2	Ⅳ	d1、8
5-FU	500mg/m^2	Ⅳ	d1、8

28 天为一个周期,共 6 个周期

AC 方案

ADM	60mg/m^2	Ⅳ	d1
CTX	600mg/m^2	Ⅳ	d1

21 天为一个周期,共 4 个周期

CE 方案

E-ADM	100mg/m^2	Ⅳ	d1
CTX	600mg/m^2	Ⅳ	d1

21 天为一个周期,共 4～6 个周期

CAF 方案

CTX	500mg/m^2	Ⅳ	d1
ADM	50mg/m^2	Ⅳ	d1
5-FU	500mg/m^2	Ⅳ	d1

21 天为一个周期,共 6 个周期

FEC 方案-1

CTX	500mg/m^2	Ⅳ	d1
E-ADM	60mg/m^2	Ⅳ	d1、8
5-FU	500mg/m^2	Ⅳ	d1、8

28 天为一个周期、共 6 个周期

FEC 方案-2

CTX	500mg/m^2	Ⅳ	d1
E-ADM	100mg/m^2	Ⅳ	d1
5-FU	500mg/m^2	Ⅳ	d1、8

28 天为一个周期、共 6 个周期

TAC 方案

DOC	75mg/m^2	Ⅳ	d1

ADM 50mg/m^2 Ⅳ d1

CTX 500mg/m^2 Ⅳ d1

21 天为一个周期，共 6 个周期(所有周期均用 G-CSF 支持)

AC→T 方案

ADM 60mg/m^2 Ⅳ d1

CTX 600mg/m^2 Ⅳ d1

21 天为 1 个周期，共 4 个周期续以

TAX 175mg/m^2 Ⅳ d1

21 天为 1 个周期，共 4 个周期

FEC→DOC 方案

5-FU 500mg/m^2 Ⅳ d1

E-ADM 100mg/m^2 Ⅳ d1

CTX 500mg/m^2 Ⅳ d1

21 天为 1 个周期，共 3 个周期

续以

DOC 75～100mg/m^2 Ⅳ d1

21 天为 1 个周期，共 3 个周期

ddAC→ddTAX 方案

ADM 60mg/m^2 Ⅳ d1

CTX 600mg/m^2 Ⅳ d1

14 天为 1 个周期，共 4 个周期

续以

TAX 175mg/m^2 Ⅳ 3 小时，d1

14 天为 1 个周期，共 4 个周期

(所有周期均用 G-CSF 支持)

ddA-T-C 方案

ADM 60mg/m^2 Ⅳ d1 Q2WX4 周期

TAX 175mg/m^2 Ⅳ d1 Q2W×4 周期

CTX 600mg/m^2 Ⅳ d1 Q2W×4 周期

(所有周期均用 G-CSF 支持)

Ⅰ期乳腺癌术后需不需要辅助化疗一直有争议。由于 25%～30%的Ⅰ期乳腺癌最终要复发并死于该病，因此Ⅰ期患者什么情况下需或不需要辅助化疗成为焦点。在众多危险因素中，预示术后复发几率的最可靠因素是腋窝淋巴结状态。在淋巴结阴性的前提下，目前最具可重复性的预后因素是原发肿瘤的大小，若原发肿瘤直径＜1cm 者，10 年的无病生存率(DFSR)为 92%；而直径在 1.0～1.9 者，DFSR 为 78%；直径＞2cm 者，其 DFSR 为 69%。因此，腋窝淋巴结阴性且原发肿瘤直径＜1cm 者，可以无需术后化疗。但 NSABP 最新一项对 10302 名乳腺癌患者的回顾性调查表明，其中 1259 例淋巴结阴性原发病灶小于 1.0cm 者，若 ER 阴性也

能从化疗中增进无复发生存(RFS)。因此,不管原发病灶多大,都应对浸润性乳腺癌进行全身辅助化疗。

对于腋窝淋巴结>3个以上阳性者的辅助化疗,意大利米兰肿瘤研究所Bonadonna等做了一系列研究,在证实CMF→ADM优于CMF后,又进一步在403名可评价患者中对比了ADM→CMF(ADM 75mg/m^2,D1、Q3W×4→CTX 600mg/m^2,D1;MTX 40mg/m^2,D1;5-FU 500mg/m^2,D1;Q3W×8)序贯给药和CMF=ADM交替给药方法。结果证实了10年无复发生存率(RFSR)为42%∶28%(P=0.002),10年后总生存率(ORS)为58%∶44%(P=0.02),均是ADM-CMF序贯给药明显占优势。这是一个疗效好,耐受性好和备受关注的方案。

英国伯明翰大学癌症研究所,ChristopherJP.等2006年报道了全国E-ADM辅助治疗试验(NEAT)和BR9601试验,检验了蒽环类抗生素在早期乳腺癌辅助治疗中的效果。在NEAT试验中,4个周期E-ADM后,再用4个周期CMF(CTX、MTX、5FU),与单纯用6个周期CMF的效果比较。在BR9601试验中,E-ADM×4周期后,再用CMF×4周期,与CMFX每3周/周期×8个周期的患者比较。主要观察终点为无复发生存率(RFSR)和总生存率(OSR)、次要不良反应、剂量强度和生活质量。两项试验纳入2391例早期乳腺癌术后患者,中位随访48个月。结果:E.ADM+CMF组的RFSR和OSR显著高于CMF组,其2yRFSR分别为91%:85%、5yRFSR分别为76%∶69%;2yOSR分别为95%:92%、5yOSR分别为82%∶75%。P<0.001。其独立的预后影响因素包括淋巴结状态、肿瘤分级、肿瘤大小和ER、PR状态(所有四种状态分析P<0.001)以及是否存在血管和淋巴管受侵袭(P=0.01)。这些因素与E-ADM-I-CMF的效果不发生有意义的相互作用。总的不良反应发生率在接受E-ADM+CMF者中高于单纯用CMF者。但对其生活质量并无显著影响。其结论是:早期乳腺癌术后辅助化疗方案E-ADM+CMF优于CMF方案。

有关AC→T方案的研究,在CALGB9344研究计划中试图解决2个问题:一是否增加AC方案中ADM的剂量(60、75、90mg/m^2)能够增加生存期?结果是否定的;二是否增加序贯使用4个周期的紫杉醇能达到同样的目的,结果是肯定的。因为发现减少了复发率22%和减少死亡率26%。而主要受益者是ER阴性患者,ER阳性患者的紫杉醇作用可能被他莫昔芬掩盖了。若真是这样,紫杉醇可以留待以后复发转移时使用。近年的随访证实该方案可以减少17%的5年复发率(P=0.0023)和18%的5年死亡率(P=0.0064)。由于紫杉醇的使用使乳腺癌的辅助化疗又近了一步;因此对于ER阴性、经济条件较好的患者,AC→T方案不失为较好的方案选择。此外,腋窝淋巴结多于3个者也应选择此方案。但NSABPB-28研究计划也试图解答同样的问题,其结果只增加了无病生存率(DFSR),即复发风险下降了17%(P=0.008),而未见总生存率有统计学意义上的差异。原因可能是本组老年患者较多,相当多数服用了他莫昔芬,紫杉醇的作用被他莫昔芬所抵消。

国际乳腺癌研究组在1491例患者参加的随机Ⅲ期试验(BCIRG 001号)证实,TAC(Tax、ADM、CTX)方案比标准方案FAC(5-FU、ADM、CTX)占有明显优势。经33个月的随访,3年无病生存率(DFSR)为82%:74%(P=0.0011)。复发的相对风险值(RR)为0.68,即TAC组有119例复发,而FAC组有170例复发。如果按淋巴结状态分,1～3个阳性者,其DFSR分别为90%∶79%(P=0.0002),而4个或以上阳性者两组无差别。3年总生存期(OS)两组无差别，为92%：87%(P=0.11)，但其中淋巴结1～3个阳性者两组比为96%：89%(P=0.006)，明显显示TAC方案优于FAC方案。4个以上阳性者两组OS无差异。值得注意的是，与CALGB9344号不同的是不管ER状态阳性还是阴性，TAC方案均比FAC方案好，分别为P=0.02和P=0.005。此外，HER2阳性者TAC方案更好(P=0.02)，阴性者也接近有意义(P=0.006)。TAC血液毒性、腹泻、口炎和乏力较FAC重，但恶心、呕吐等较FAC轻。因此，淋巴结阳性者术后用含紫杉类方案更好些。

2.辅助化疗的开始时间和疗程，根据许多学者的研究发现，原发肿瘤灶的存在，转移灶受到抑制，当原发灶肿瘤切除后，体内残留的微小转移灶癌细胞的倍增时间(DT)缩短，生长加速，同时药物较容易累积在转移灶上，对化疗较敏感，因此，术后及早开始化疗有利于药物杀伤肿瘤细胞的作用，一般主张在术后7～14天开始化疗为宜。

辅助化疗的疗程应该进行多长时间系列研究结果提示较短的治疗期与较长的治疗期之效果是一样的。据Bonadonna报道，乳腺癌术后用CMF方案治疗12个周期和6个周期的6年无病生存率(DFSR)分别为62.9%和69.4%，无明显差异。作者认为，术后给予6个周期化疗已足够消灭可能存在的敏感肿瘤细胞，余下不敏感的肿瘤细胞，即使继续给药也无济于事。而延长化疗给药期限并不能提高疗效，只能增加药物的毒性反应，降低机体的免疫力。我国有的学者建议术后辅助化疗6个月至1年。Levin等报道应用CMFVP方案辅助化疗4个月，初步结果比过去一年的效果毫无逊色。Skipper认为化疗对乳腺癌细胞的杀伤力在6个月以内。从抗药观点看6个周期不能消灭的肿瘤细胞，已对该方案产生耐药，继续用原方案不可能再起作用。乳腺癌的倍增时间为4个月，所以辅助化疗6个月(周期)是合理的。

3.辅助化疗的联合方案国内外临床经验表明，联合化疗方案明显优于单药治疗。CMF、CAF或CA、AC-T、TAC等方案，凡接受足量者，其无瘤生存率均提高。米兰组用CMF方案辅助化疗后，5年无瘤生存率比对照组提高15%。美国MD.Andeson医院，术后采用CAF+BCG8个疗程，以后用MTX代替ADM，改用CFM化疗，用药2年，122例3年无瘤生存率为78%，对照以往155例为55%；3年生存率用药组为89%，对照组为58%。JonesS.E等对138例Ⅱ期，淋巴结阳性乳腺癌患者分两组，82例用AC方案8个周期6个月，56例用AC方案+放疗，观察6年以上，此138例与小心配对的540例采用单纯手术后的对比，其无复发生存RFS显著延长(P<0.001)。

4.辅助化疗的影响因素：腋下淋巴结越多，预后越差。从肿瘤组织学上看，低分化癌对化疗敏感，而原来肿瘤的大小与化疗敏感性无关。多组试验结果表明，ER(+)者的无瘤生存率的提高比ER(－)者较明显，有统计学意义。Tancini等观察用CMF方案辅助化疗，5年无瘤生存率在绝经前妇女ER(+)者为64.9%，ER(－)者为48.7%；绝经后妇女ER(+)者为62.5%，ER(－)者为59.8%。

辅助化疗的同时合并各种形式的免疫治疗是否增加疗效？多数学者认为不能增加化疗疗效，免疫治疗无增效作用的报道不少，因此，一致认为辅助化疗加免疫治疗并无价值。

Paterson等报道，术后辅助化疗的患者，脑转移作为首次复发部位增多，115例有5例，占4.4%，对照组无1例。Arner认为辅助化疗能促进广泛转移、肝转移也较高。其原因是辅助化疗后存活期长，抑或由于免疫抑制而改变了转移方式尚待研究。米兰组854例接受CMF

辅助化疗的患者,10 年随访结果未产生一例白血病,第二原发肿瘤未超过对照组。但美国乳腺癌外科化疗综合研究组(NSABP)用 L-PAM(丙苯酸氮芥)达 2 年,10 年后白血病发生率由 0.06%上升到 0.5%,某些用 MMC 辅助化疗的日本方案,其第二原发肿瘤发生率增加,特别是生存期长者。

早年大量研究证明,化疗剂量及方案与疗效关系至关重要,用量低于标准剂量的化疗与用标准剂量的化疗比较,降低了无瘤生存和生存期。Wood 等比较了 6 个周期标准 CAF(CTX 400mg/m^2,第 1 天、第 8 天;ADM 40mg/m^2,第 1 天;5-FU 400mg/m^2,第 1 天、第 8 天,每 4 周重复)和低剂量 CAF(CTX 300mg/m^2,ADM 30mg/m^2,第 1 天;5-FU 300mg/m^2)化疗的患者,前组的总生存率和无瘤生存率明显高于后者。因此辅助化疗强调要足量,多数学者认为用量不能低于标准剂量的 85%。不足量化疗是术后复发和转移的危险因素之一。

辅助化疗加内分泌治疗(TAM)联合用于 ER(±)和不明的患者日益增多,多数报道可使有效率提高,而且能降低对抗癌药物的耐药性,使疗效增加而毒性减轻。据有关资料证实,用 TAM 可延长早期患者生存率,8 年后生存率提高 10%~15%,死亡率下降 30%。但是,近些年来,乳腺癌 cNCCN 认为,ER(+)或 PR(+)者辅助化疗,一般不与内分泌治疗,或放疗同时进行,可在化疗结束后再开始内分泌治疗。

早期乳腺癌术后化疗和放疗顺序。1996 年 Recht A 等报道了 122 例Ⅰ、Ⅱ期有全身转移危险的患者,术后用化疗 12 周前后分别放疗的对照方法观察研究。生存患者中数随访 58 个月。5 年复发率和远处转移率(先放疗、先化疗)组分别为 38% ∶ 31%和 36% ∶ 25%(P=0.05);总生存率为 73% ∶ 81%(P=0.011)。5 年部位统计复发率,先放疗比先化疗的局部复发率低(5%∶14%),但远处或区域性复发率或两者并存者先放疗比先化疗高(32%∶20%)(P=0.07)。结果:有全身转危险的早期乳腺癌患者,术后先化疗后放疗为宜。

三、新辅助化疗

新辅助化疗,亦称术前化疗,或先期化疗已是近 20 年来的发展趋向,近些年来的资料表明、术前辅助化疗的疗效显著提高,其主要意义在于:①及早控制微小转移灶;②使原发病灶及其周围组织扩散的癌细胞发生蜕变或部分被杀灭,以减少术后复发及转移;③进展期乳腺癌和炎性乳腺癌先行化疗,可以使肿瘤缩小,以便于手术切除或切除范围缩小;④可以根据切除肿瘤标本来评价化疗药物的效果和肿瘤细胞对化疗方案的敏感性,作为术后或复发时再次化疗的选择。

2007 年乳腺癌 cNCCN 认为:新辅助化疗的适应人群:①一般适合临床Ⅱ、Ⅲ期患者。Ⅰ期患者行术前化疗的意义尚不肯定。Ⅳ期患者化疗为姑息性解救治疗手段,而非新辅助治疗适应证。②对隐性乳腺癌(定义:找不到其他原发灶的腋窝淋巴结的转移性乳腺癌,尽管临床体检和现有的影像学检查均不能发现乳腺肿块,甚至术后病理也未发现乳腺癌的原发灶,但是可以诊断这是一类特殊类型乳腺癌,手术处理也是合理的)行新辅助化疗是可行的。

新辅助化疗的方案及疗程:为了提高缓解率,一般多采用联合化疗方案。早年意大利米兰癌症研究所,应用阿霉素加长春新碱的联合化疗方案,取得了较好的结果。此后临床上有很多联合化疗方案，都取得了一定的效果。在一些非随机化临床实践中，如美国 NSABPB-18 实验采用 4 个周期 AC 方案，及 EORTC10902 临床实验采用 4 个周期 FEC 方案等，其总的有效率可达 47～6～88%，病理完全缓解率(pCR)为 3.7%～13.7%，转移的区域淋巴结经新辅助化疗后 23%～37%可转为阴性。因而含蒽环类的联合化疗方案，也是目前新辅助化疗的标准方案，近些年来随着新药的研制和在临床上取得较好的临床缓解率，如紫杉类（紫杉醇、多西他赛）以及长春碱类药物（诺维本；长春瑞滨）等相继作为新辅助化疗方案，取得了满意的效果，其中紫杉类药物对一些蒽环类无效的局部晚期乳腺癌仍有效。Aberdeen 试验（Tax 301）中对应用蒽环类无效病例改用泰素蒂（酒石酸长春瑞滨胶丸），提高了临床缓解率；即对用 4 周期蒽环类方案无缓解后的病例分为两组：一组再用相同方案 4 个周期，其 pCR 为 2%，而另一组改用泰素蒂的 pCR 则为 34%。新辅助化疗的最适宜疗程，目前尚无一致的意见，根据 NSABP 和 EORTC 的临床经验，一般新辅助化疗通常以 3～4 个周期比较适宜。但一些非随机化的临床试验发现，如果在不增加化疗毒性的前提下，化疗至 6～8 个周期可以明显提高肿瘤的完全缓解率，也就有助于提高患者的生存率。

新辅助化疗方案的选择：据乳腺癌 cNCCN 推荐，宜用联合方案，常用的有①以蒽环类为主的化疗方案，例如 CAF、AC、CEF 方案[C：环磷酰胺；A：多柔比星（或同等剂量的吡喃阿霉素 THP-ADM）；E：表柔比星；F：氟尿嘧啶]。②蒽环类与紫杉醇联合方案，例如 A(E)T、TAC（T：多西他赛）。③蒽环类与紫杉类序贯方案，例如 AC→P（P 紫杉醇）。④其他含蒽环类的化疗方案，如 NE（长春瑞滨、表柔比星）。具体化疗方案、剂量、用法、周期等可参阅术后辅助化疗的相应方案。

疗效评价以及化疗的周期：①化疗第 1 个周期的最后一天，即计划第 2 个周期化疗之前，进行细致的体检，初步了解化疗的反应，如明显增大，考虑早期进展的可能。②一般情况下，建议在化疗第 2 个周期的最后一天，即计划第 3 个周期化疗之前全面评价疗效。③应当从体检和影像学两方面，全面评价乳腺原发灶和腋窝淋巴结转移灶对化疗的疗效。评价结果按照 RECIST 标准或 WHO 标准分为 CR、PR、SD 和 PD。④无效的患者建议更改化疗方案，重新进入评价程序，或改变总体治疗计划，改用手术、放疗或者其他全身治疗措施。⑤对 CR 或者 PR 患者的处理尚有争议。一般可以根据个体情况而作以下选择：A.直接手术切除；B.继续 2～4个周期的相同方案（总计 4～6 周期）化疗后，评价化疗的效果及手术；C.若采用 AC→P 方案，则再继续 2 个周期的 AC 方案，然后更换为 4 个周期的 P（紫杉醇）方案化疗后，评价化疗的效果及手术。

关于行术前辅助化疗的乳腺癌术后的辅助治疗：①术后辅助化疗，尚有争议。一般可以根据术前化疗的周期数、疗效以及术后病理结果，而再继续选择相同化疗方案、或更换新的化疗方案以及不辅助化疗，鉴于目前尚无足够证据，故无法统一。②术后辅助放疗：尚有争议。一种意见认为，无论化疗反应如何都应该根据化疗前的肿瘤临床分期，来决定是否需要辅助放疗以及辅助放疗的范围；另一种意见认为应当根据术后的病理分期来决定。该指南倾向按照化疗前临床分期予以处理。③辅助内分泌治疗、辅助分子靶向治疗。

1989 年张斌等报道 81 例术前化疗近期结果，以 CMF 方案（CTX 500mg/m^2，MTX 30mg/m^2、5-FU 500mg/m^2），每周一次，2～4 次，3 周后手术。总有效率为 59%（CR7 例

8.6%、PR41%、SD40%），绝大多数（92%）在化疗过程中无不适或仅轻度恶心、呕吐，但不影响进食，未见因化疗而引起心、肝、肾功能改变。2/3白细胞减少，化疗停止后恢复正常，81例根治术后切口一期愈合。1997年原作者张斌等又报道了537例患者分两组，术前化疗（A组）253例，术后化疗（B组），结果：Ⅲ期患者A组5年总生存率59%和无瘤生存率54.9%，均高于B组的28.3%和20.8%（P<0.05）。Ⅱ期患者A组8年总生存率46.9%和无病生存率40.6%，也高于B组的20.7%和13.3%（P<0.05）。作者认为可手术的Ⅲ期乳腺癌，术前化疗可提高5年、8年生存率，明显改善Ⅱ期患者的远期疗效。其方案除CMF外，另方案为CAF（CTX 500mg/m²，ADM 30mg/m²、5-FU 500mg/m²），CF在第1、2、3、4周，ADM在第1、3周给药。

1993年EllisG报道手术前采用加强剂量的CAF方案连续化疗：5-FU 500mg/（m²·W）、静脉滴注，ADM 30mg/（m²·W）、静脉滴注，CTX 600mg/（m²·d）、口服，共8周或直至最大疗效或恶化，作者认为此法可行。全程6个月（26周）大多用于辅助化疗。1996年PisanskyT. M.等报道，71例局部晚期乳腺癌采用ADM与CMF方案交替化疗各2个周期后再手术。方法：ADM 75mg/m²、静脉滴注，3周后再用CMF：CTX 600mg/m²，MTX 40mg/m²、5-FU 600mg/m²，静脉滴注，第1、8天，每4周一个周期，交替各2周期。结果71例中CR+PR 46例（65%），5例恶化（7%），68例（92%）随后进行了手术切除。中数随访52个月，5年无瘤生存率为42%，总生存率为57%，局部肿瘤复发14例（14%）和28例（39%）发展为远处转移。

1996年Wall DVD等报道，对高危乳腺癌患者的术前化疗，采用5-FU、CTX、E-ADM方案，前两药按标准剂量，后种药加强了剂量，证实为有效且可行。方法：、5-FU 500mg/m²，E-ADM 120mg/m²和CTX 500mg/m²（FEC），每21天为一个周期。每周期据血细胞调减剂量或延缓一周，至出现疗效或恶化。70例淋巴结阳性患者，全部在60岁以下，以往未曾化疗和放疗。66例可评价临床疗效，62例作了组织病理学的检查。13例取得临床CR（20%），切除的肿瘤标本镜检，2例未见到恶性肿瘤细胞，另外有2例为导管内原位癌（DCIS）。此外47例为临床PR，病理学检查有1例仅为硬化，而4例为原位癌。本结果，全部病例CR有3例（5%）和10%未见有癌浸润，化疗期间无患者恶化，最大毒性是骨髓中度抑制，其他毒性轻微，70例中66例按计划给全量，无需延缓给药。作者认为本方案作为术前化疗，患者可以耐受而且有很高的疗效。对于年轻高危乳腺癌，其临床有效率为90%（可信限74%～98%）。

1998年陈少华等报道，应用内乳动脉及锁骨下动脉置管方法行术前后区域性动脉化疗Ⅱ、Ⅲ期乳腺癌50例，Ⅱ期18例，Ⅲ期32例，年龄29～71岁。用ADM 50mg/m²、CDDP 80mg/m²、MMC 12mg/m²、5-FU 1000mg/m²、分2～4次经导管灌注化疗。位于内侧者用药以内乳动脉为主，位于外侧者以锁骨下动脉途径为主。化疗结束后1～2周行根治术或改良术，术后皮瓣愈合良好，血象恢复，可再灌注化疗3～5次，术后2～3个月拔管，并继续随访化疗，部分患者辅以放射治疗或内分泌治疗。结果该组乳腺癌患者术前区域动脉灌注化疗有效率为96%（48/50）。随访1、3和5年生存率分别为95.8%、78.8%和66.7%。作者认为区域灌注化疗，能够在癌灶组织中获得较高的抗癌药物浓度，提高切除率，全身毒副作用明显低于静脉化疗。术后转移复发的因素中除血行转移外，创面肿瘤细胞残留，以及淋巴结引流区域的癌细胞存在是重要因素，术后保留导管化疗数次，仍可使手术创面、内乳、锁骨上下及腋窝淋巴引流区保持高浓度抗癌药，故仍优于静脉化疗。

1988 年 Mossell LE 等报道，对局部进展期乳腺癌(LABC)行术前辅助化疗的Ⅱ期试验。按传统习惯这种患者被认为不宜首先外科治疗，此研究目的是探讨多种方法治疗的程序，以减少远处转移和局部病变复发的效果。55 例可以或不可以手术的Ⅲ期乳腺癌，中数肿瘤最大体积 7cm×8cm，采用 MVAC 方案作术前化疗。方法：MTX 30mg/m^2 静脉注射，第 1 天，VLB 3mg/m^2 静脉注射，第 2 天，ADM 30mg/m^2 静脉注射，第 2 天，CDDP 70mg/m^2 静脉滴注 2 小时以上，第 2 天，以及 MTX 30mg/m^2 静推，第 15 天、第 22 天，VLB 3mg/m^2 静推，第 15 天、第 22 天，在用 MTX 后 24 小时内，口服四氢叶酸钙(CF4)10mg，每 4 小时一次，共 6 次；每 28 天为一个周期。在获得临床最大效果后，随之作改良根治术，辅助化疗 6 周期和胸壁放射治疗。这些患者中，37 例为Ⅲ$_A$ 期和 18 例Ⅲ$_B$ 期或炎性乳腺癌。结果术前化疗 49 例有效，包括 16 例临床完全缓解(CR)。全部病例进行了组织病理学评价，其中 9 例病理消失和 6 例仅有腺管内残留。中数访 47 个月后(8～76 个月)，有 24 例复发转移、6 例局部复发和 18 例远处转移。5 年无病生存率和总生存率分别为 51%和 63%，发现转移淋巴结的数量不能作为复发的预示。作者认为此法取得良好的局部控制率和 5 年无远处转移率。术前化疗后的腋窝淋巴结切除，为提供判定预后的信息以及对下一步治疗 LABC 患者的计划亦有重要意义。

四、晚期乳腺癌的化疗

晚期(进展期)或复发、转移性乳腺癌，目前仍为姑息性治疗。主要是采用化疗和(或)内分泌、靶向、免疫和中医中药等治疗。有时亦可综合姑息性放疗。

肿瘤临床实践指南(cNCCN)2006 年版推荐晚期乳腺癌化疗方案：①首选单药：蒽环类-多柔比星、表柔比星、脂质体多柔比星；紫杉类-紫杉醇、多西他赛、白蛋白结合的紫杉醇；其他如卡培他滨(CAP)、长春瑞滨(NVB)、吉西他滨(GEM)等。②首选联合用药方案：CMF(CTX、MTX、5-FU)；CAF/FAC(5-FU、ADM/THP、CTX)；FEC/CEF(CTX、E-ADM、5-FU)；AC(ADM、CTX)；EC(E-ADM、CTX)；AT(ADM/DOC、ADM/PTX)；GT(GEM、PTX)和 XT(CAP/DOC)等。③其他可选药物：顺铂(DDP)、卡铂(CBP)、鬼臼乙叉苷(口服；VP-16)、长春碱(VLB)和氟尿嘧啶(5-FU)持续静脉滴注。

药物方案选用原则：①辅助治疗仅用内分泌治疗而未用过化疗的患者可以选择 CMF(CTX、MTX、5-FU)或 CAF(CTX、ADM、5-FU)或 AC(ADM、CTX)等方案，不过目前临床上已少见到。②辅助治疗未用过蒽环类和紫杉类化疗的患者首选 AT 方案(蒽环类联合紫杉类)。如 CMF 辅助治疗失败的患者：部分辅助治疗用过蒽环类和(或)紫杉类化疗，但临床未判定耐药和治疗失败的患者也可使用 AT 方案(ADM、PTX)。③蒽环类辅助治疗失败的患者，可以选择的方案有：XT(CAP、DOC)和 GT(GEM、PTX)方案。④紫杉醇治疗失败者，目前尚无标准方案，但可考虑的有卡培他滨、长春瑞滨、吉西他滨和铂类，采用单药或联合治疗。

cNNCN 推荐晚期乳腺癌的代表性联合化疗方案。

联合方案

1.CMF/AC/FAC/CEF 方案，同辅助治疗

CMF 方案

CTX　100mg/m^2　po　d1～14

MTX　40mg/m^2　Ⅳ　d1、8

5-FU　600mg/m^2　Ⅳ　d1、8

28 天为一个周期

CA 方案

ADM　60mg/m^2　Ⅳ　d1

CTX　600mg/m^2　Ⅳ　d1

21 天为一个周期

CAF 方案

CTX　100mg/m^2　po　d1～14

ADM　30mg/m^2　Ⅳ　d1、8

5-FU　500mg/m^2　Ⅳ　d1、8

28 天为一个周期

FEC 方案

CTX　400mg/m^2　Ⅳ　d1、8

E-ADM　50mg/m^2　Ⅳ　d1、8

5-FU　500mg/m^2　Ⅳ　d1、8

28 天为一个周期

2.AT 方案

ADM　50mg/m^2 或 E-ADM 75mg/m^2　Ⅳ　d1

TAX　175mg/m^2 或 DOC 75mg/m^2　Ⅳ　d1

21 天为一个周期

3.XT 方案(DOC/CAP)

DOC　75mg/m^2　Ⅳ　d1

CAP　950mg/m^2 PO　Bid　d1～14

21 天为一个周期

4.GT 方案

TAX　175mg/m^2　Ⅳ　d1

GEM　1250mg/m^2　Ⅳ　d1、8(首日在 TAX 后)

21 天为一个周期

单药方案

多柔比星 50～60mg/m^2　Ⅳ　d1,21 天为 1 个周期

或

多柔比星 20mg/m^2　Ⅳ　d1,每周 1 次

表柔比星 75～100mg/m^2　Ⅳ　d1,21 天为 1 个周期

脂质体多柔比星 35～45mg/m^2　Ⅳ　d1,28 天为 1 个周期

紫杉醇 80mg/m^2 Ⅳ 1 小时，每周 1 次

或

紫杉醇 175mg/m^2 Ⅳ 3 小时，d1，21 天为 1 周期

多西他赛 60～100mg/m^2 Ⅳ 1 小时，d1，21 天为 1 个周期

或

多西他赛 40mg/m^2 Ⅳ 1 小时，每周 1 次，共 6 周，休 2 周，再重复

长春瑞滨 25mg/m^2 Ⅳ 每周 1 次

卡培他滨 1000mg/m^2 PO Bid d1～14，21 天为 1 周期

吉西他滨(2B 类)800～1200mg/m^2 Ⅳ，d1、8、15，28 天为 1 个周期

白蛋白结合的紫杉醇 240mg/m^2 Ⅳ，30 分钟，21 天为 1 个周期

含贝伐单抗的方案

紫杉醇 90mg/m^2 Ⅳ 1 小时，d1、8、15

贝伐单抗 10mg/kg Ⅳ d1、15

28 天为 1 个周期

与曲妥珠单抗联合化疗方案

临床上最常用的联合化疗方案仍是 CMF、CAF、AC 等经典方案。Wittes RR 等综合文献评价三个联合方案的效果，有效率为 50%～70%，有效间期为 6～12 个月。许多化疗方案有相似的结果，含 ADM 方案似有稍高的有效率，但其生存期并无差异。20 世纪 90 年代中期以来，含紫杉类、长春瑞滨、卡培他滨、吉西他滨等及其联合方案颇受重视和推崇。

紫杉醇药物为主方案紫杉醇为主方案使治疗晚期乳腺癌的疗效又有较大提高，是较好的二线治疗方案。Glanni 用泰素(Tax)250mg/m^2、150mg/m^2、175mg/m^2、200mg/m^2，静脉滴注 3 小时，加 ADM 60mg/m^2 静脉滴注，于 Tax 后 15 分钟或前 15 分钟给药，每 3 周重复为一个周期。共治疗 22 例晚期乳腺癌患者，平均用药 4 个周期，其有效率为 95%(CR32%，PR63%)。作者认为 Taxol 静脉滴注 3 小时比静脉滴注 24 小时的骨髓抑制轻，ADM 的给药先后与毒性无关，白细胞减少和粘膜炎为剂量限制性毒性。Tolcher 等用 Taxol+DDP 行Ⅰ/Ⅱ期试验研究，每 2 周重复，平均用 8 个周期。治疗 27 例晚期转移性乳腺癌，其结果：CR11%，PR67%，总有效率为 78%，中位缓解期 CR 患者为 25 周，PR 患者为 23 周。先用 Taxol，后用 DDP 的毒性小。McCaskill-SterensW 等用 Taxol 90mg/m^2，静脉滴注 3 小时，第 1 天，加 DDP 60mg/m^2，静脉滴注，第 1 天，14 天重复，共用 8 个周期。可评价既往未治患者 25 例，结果：CR12%，PR48%，总有效率为 60%。FountzilasG 等用 PC 方案：Taxol 175mg/m^2，静脉滴注 3 小时，第 1 天，加 CBPAUC6，静脉滴注，第 1 天，21 天重复，可评价既往未治患者 66 例，结果：CR12%，PR41%，总有效率为 50%。MartinM 等用 PN 方案：Taxol 135mg/m^2，静脉滴注 3 小时，第 1 天，加 NVB 25mg/m^2，静脉滴注，第 1 天，21 天重复，最多 6 个周期。可评价既往未治患者 33 例，结果：CR10%，PR38.5%，总有效率为 48.5%。

多西紫杉醇(DOC)为主方案：多西紫杉醇为主方案是治疗晚期乳腺癌较好的二线方案。GralowJR 等用 DN 方案；DOC 60mg/m^2，静脉滴注，第 1 天，加 NVB 27.5mg/m^2，静脉滴注，第 8、15 天，加用 G-CSF 支持，21 天重复，HER(+)患者使用赫塞汀(占 13%)。治疗 36 例，

84%有内脏转移,既往用过紫杉醇和阿霉素,可评价既往未治患者 32 例,结果:CR10 例,PR9 例,有效率为 59%,中位病变进展时间为 10 个月。LaufmanL 等用 DG 方案:DOC 100mg/m²,静脉滴注,第 1 天,加 GEM 800mg/m²,静脉滴注,第 1,8,15 天,4 周为 1 周期。治疗晚期乳腺癌 39 例,结果:CR2 例,PR29 例,SD3 例,PD3 例,失访 2 例,有效率为 79%。一线治疗病例的中位生存期大于 29 个月,1 年生存率为 74%,2 年生存率为 65%;二线治疗病例的中位生存期为 10 个月,1 年生存率为 44%和无 2 年生存率。

长春瑞滨(NVB)为主方案 NVB 为主联合方案对乳腺癌有较好疗效。Van Parargh 等用 NA 方案:NVB 25mg/m²,静脉滴注,第 1、8 天,加 ADM 50mg/m²,静脉滴注,第 1 天、21 天重复,治疗 58 例,CR9 例,PR24 例,有效率为 57%。又用 NEM 方案:NVB 25mg/m²,静脉滴注,第 1,8 天,加 E-ADM 35mg/m²,静脉滴注,第 1、8 天,加 MTX 20mg/m²,静脉滴注,第 1,8 天,28 天重复,治疗 16 例,CR1 例,PR9 例,有效率为 62%。王燕等用 NP 方案:NVB 25mg/m²,静脉滴注,第 1、8 天,DDP 80mg/m²,静推,第 1 天,(配合水化)21 天为一个周期,共用 2~3 个周期。治疗晚期乳腺癌 26 例,结果:CR3 例(11.5%),PR12 例(46.1%),有效率为 57.6%,中位缓解期 6 个月。孙清等用 NA 方案:NVB 25mg/m²,静脉滴注,第 1、8 天,E-ADM 35mg/m²,静脉滴注,第 2、9 天,28 天 1 周期,全部病例用 2 个周期以上,治疗晚期乳腺癌 24 例。结果:CR8.3%,PR58.3%,SD25%,PD8.3%,总有效率为 66.7%,中位病变缓解时间(TTP)为 13.5 个月。姜秋颖等,用 NC 方案,治疗 28 例晚期转移性乳腺癌。方法;NVB 6mg/m²,锁骨上静脉穿刺中心静脉持续泵入,第 1~5 天;CAPl 250mg/m²/天,一天两次,口服,第 1~14 天,每 21 天为 1 周期,共用 2~4 周期。结果:28 例均在 1 年内未接受过 NVB 的治疗,其 CR1 例(3.57%),PR6 例(21.43%),MR7 例(25.0%),SD7 例(25.0%),PD7 例(25.0%),有效率为 50.0%。封元清等用 NA 方案治疗 94 例晚期乳腺癌患者,32 例为初治,62 例为术后化疗后复发转移者。方法:NVB 25mg/m²,静脉滴注,第 1、8 天,THP-ADM(吡柔比星)40mg/m²,静脉滴注,第 1 天,每 21 天为 1 周期,共 2~4 周期。结果:32 例初治者 CR4 例(12.5%),PR28 例(87.5%),62 例复发转移者中 CR17 例(27.4%),PR28 例(45.2%),总有效率为 72.6%。中位缓解期 13 个月,最长者 46 个月。不同部位转移灶的有效率:软组织 78.3%、肺 71.4%、骨 50.0%、胸膜 50.0%、肝 42.9%等。

吉西他滨(GEM)为主方案:吉西他滨单药或与其他药物联合使用治疗晚期或复发转移乳腺癌是有效的。无论是否曾接受过治疗的患者,单药的 ORR 为 18%~42%,联合用药的 ORR 为 22%~92%。而且毒性可耐受。

吉西他滨与蒽环类联合:PesezManga 等进行了吉西他滨和阿霉素联合治疗晚期乳腺癌的Ⅱ期临床试验,GEM 1000mg/m²,静脉滴注,第 1、8、15 天,阿霉素 25mg/m²,静脉滴注,第 1,8,15 天,每 4 周重复。因毒性反应较大的 36 例患者将 GEM 剂量改为 800mg/m²。全组 42 例中,ORR 为 55%,3 例 CR,20 例 PR。中位 TTP11.5(7.2~18.1)个月,中位生存期 27(13.4~30.0)个月,1 年生存率 80%,2 年生存率 42%。Campone 等用 GA 方案治疗 20 例晚期乳腺癌患者,用法:GEMl 500mg/m²,静脉滴注,第 1、8 天,E-ADM 90mg/m²,静脉滴注,第 1 天,每 21 天重复,其 ORR 为 33%,有 90%患者出现Ⅲ、Ⅳ度粒细胞减少,而将 GEM 减至 1250mg/m²,阿霉素剂量不变,在接受此剂量的 15 例中,6 例曾接受过蒽环类药物化疗,治疗中位周期数为 5 个周期，9 例 PR，ORR60％。Gomez 等采用 GA 方案作为 36 例ⅢB 期乳腺癌的新辅助化疗：GEM 1200mg/m^2.ADM 60mg/m^2，静脉滴注，第 1 天，每 3 周重复。其结果：ORR 为 95％，包括 7 例 CR(其中病理 CR3 例)，30 例 PR。28 例(71.8％)患者可以行保乳术。

吉西他滨与紫杉类联合：SanchezRovira 等用 GT 方案治疗经蒽环类药物化疗无效的患者 52 例。用法：Taxol 135mg/m^2，静脉滴注 3 小时，第 1 天；GEM 2500mg/m^2，静脉滴注，第 15 天，每 4 周为一个周期。5 例 CR(9.6％)，16 例 PR(30.8％)， ORR40.4％。中位 TTP7.8(5.6～10)个月，中位生存期 12.5 个月，1 年生存率 42.5％。Murad 等的研究中，29 例曾接受过干细胞移植支持下的大剂量化疗的转移性乳腺癌患者。用法：GEM 1000mg/m^2，静脉滴注，第 1、8、15 天，Taxol 175mg/m^2，静脉滴注 3 小时，第 1 天，每 28 天重复一个周期。因为血小板减少，仅 5 例未完成治疗，其余患者减去了吉西他滨第 15 天的用药。结果：ORR 为 55％，包括 5 例 CR，11 例 PR。中位生存期 12 个月。Fountzelas 等将吉西他滨和多西紫杉醇联合化疗作为二线化疗方案，治疗一线失败的 39 例乳腺癌患者，用法：吉西他滨 1000mg/m^2，静脉滴注，第 1、8 天，DOC 75mg/m^2，静脉滴注，第 1 天，每 3 周重复一个周期，共 6 个周期。结果：CR3 例，PR11 例，ORR 为 36％，中位 TTP7 个月，中位生存期 12.7 个月。Mavroudis 等应用吉西他滨和多西紫杉醇联合治疗均曾接受过蒽环类药物的 52 例转移性乳腺癌患者。用法：吉西他滨 900mg/m^2，静脉滴注，第 1，8 天，DOC 100mg/m^2，静脉滴注，第 1 天，每 3 周重复一个周期，共 6 个周期，并在第 9～16 天给予 G-CSF 支持。结果：CR7 例，PR21 例，ORR 为 54％。

吉西他滨和铂类联合：Nagourney 等根据吉西他滨和顺铂的协同作用，设计了Ⅱ期临床试验，31 例曾接受过大剂量化疗的乳腺癌患者，在第 1、8 天同时给予吉西他滨 600～750mg/m^2 和顺铂 30mg/m^2，每 21 天重复一个周期，第 9～14 天给予 G-CSF 支持。在 30 例被统计的患者中，CR3 例，PR12 例，ORR 为 50％。其中 4 例经过干细胞移植支持下的大剂量化疗过的患者仍有 2 例有效。Doroshow 等采用吉西他滨和顺铂治疗曾经接受过大剂量(31 例)和小剂量(24 例)化疗的患者。用法：吉西他滨 1000mg/m^2，静脉滴注，第 2、8 天，DDP 25mg/m^2，静脉滴注，第 1、4 天，每 21 天重复一个周期。结果：既往大剂量组 23 例可评价疗效者的 ORR 为 26％，包括 2 例 CR 和 4 例 PR；既往小剂量组 21 例可评价疗效者的 ORR 为 43％，包括 2 例 CR 和 7 例 PR。Ruiz 等将吉西他滨和顺铂联合作为 31 例转移性乳腺癌患者的一线方案，用法：吉西他滨 1200mg/m^2，静脉滴注，第 1、8 天，DDP 75mg/m^2，静脉滴注，第 1 天，每 21 天重复一个周期。结果：ORR 为 80％，包括 CR4 例。13 个月后，64％患者仍然生存。

吉西他滨与长春碱类联合：Cazzangia 等用吉西他滨和长春地辛(VDS)联合方案治疗 42 例曾经接受过治疗的晚期乳腺癌患者，用法：GEM 1000mg/m^2，静脉滴注，第 1，8 天，VDS 3mg/m^2，静脉滴注，第 1 天，每 21 天重复一个周期。25 例可评价疗效，其中 8 例 PR，ORR 为 32％。在 Mariani 等的Ⅰ、Ⅱ期临床试验中，采用吉西他滨和长春瑞滨联合治疗曾接受过治疗的转移性乳腺癌患者。在第 1，8 天同时用 GEM 800～1400mg/m^2 和 NVB 15mg/m^2，每 21 天重复一个周期。由于剂量限制性毒性反应而血小板减少，Ⅱ期试验的剂量为 GEM 1200mg/m^2 和 NVB 30mg/m^2。Ⅰ期试验的 ORR 为 22％，19 例中，1 例 CR，4 例 PR，中位生存期为 20(1～45)个月。Ⅱ期试验有同样的 ORR，27 例中 2 例 CR，4 例 PR。LoboF 等采用 GEM 和 NVB 作为二线联合方案治疗 25 例晚期乳腺癌患者，其中 10 例在辅助化疗时曾用过蒽环类药物，11例在转移后用过紫杉类药物。用法：在第1、8天同时给予GEM 1200mg/m²和NVB 30mg/m²，静脉滴注，每3周重复，其ORR为44%。Haides等在G-CSF支持下应用GEM和NVB联合方案治疗60例晚期乳腺癌患者，其中15例曾接受过化疗。45例未曾治疗过。用法：GEM 1000mg/m²，静脉滴注，第1、15、21天；NVB 40mg/m²，静脉滴注，第1、21天，每35天重复一个周期，第2～6天和第22～26天给予G-CSF支持。ORR为51.7%，其中未经治疗组的ORR为55.5%(CR5例，PR3例)；既往曾经治疗组的ORR为40.0%，PR6例。两组的中位生存期分别为14个月和12.2个月。

以希罗达为主的联合方案：如O Shaughnessy J等在一个总数为511名患者的大型随机Ⅲ期临床研究中，比较了希罗达加泰索帝(XD)联合方案和泰索帝(D)单药作为蒽环类治疗的二线方案的疗效。XD方案：Xelodal 275mg/m²·d，口服，每日两次，d1～14；DOC，75mg/m² Ⅳ d1，每21天为一个周期，直至病情进展。DOC单药方案用量，用法同联合方案中的DOC。结果：有效率为42%：30%(P=0.006)；中位TTP为6.1个月：4.2个月(P=0.0001)；中位生存期为14.5个月：11.5个月(P=0.0126)。这一生存优势在治疗早期就显示出来，表现两条曲线明显分开。不良反应主要是胃肠道反应，如腹泻、口角炎，以及手足综合征。但一般均能耐受和可处理。此后，Miles D等经15个月的随访又证实生存期3个月的差别优势并未受后续性治疗方案的影响。因此XD方案是作用明显的优秀二线或三线方案。已被国际广泛认可。

NCCN(2007)对于临床局部复发性，转移性乳腺癌病灶的处理是：脑转移、软脑膜转移、脉络膜转移、胸腔积液、心包积液、胆道梗阻、脊髓压迫、局限性疼痛的骨转移或软组织转移、胸壁转移等局限性病灶，均适用于手术治疗、放疗或局部化疗，如鞘内注射甲氨蝶呤。

五、小结

乳腺癌的化疗已是综合治疗的重要手段之一，联合化疗优于单药化疗。术后辅助化疗，首先应该根据患者的年龄、肿瘤大小、细胞学分化程度、血管是否受侵、淋巴结是否转移和ER、PgR及HER2状态等情况，来确定其为低度危险因素、中度危险因素和高度危险因素等。如低危者可选择CMF方案，每4周为1周期，共6个周期；或AC/EC方案，每3周为1个周期，共4～6周期。而中危者可选择CAF/CEF方案，每4周为1个周期，共6个周期。若是高危者，应选择AC～T(紫杉醇)方案(ACQ3W×4→TQ3W×4)共8个周期；或FEC→T方案(FECQ4W×3→TQ3WX3)共6个周期；或A→T→C方案(ADMQ2W×4→TaxQ2WX4→CTXQ2WX4)共12个周期；以及TAC方案(DOC、ADM、CTX；Q3W)共6个周期。术后辅助化疗期间，对于那些应该使用内分泌治疗者是否同时加用雌激素受体抑制剂或芳香化酶抑制剂，意见尚不一致。早些年认为加上为优，可以提高疗效，减轻副反应。但2007年NCCN认为化疗与内分泌治疗同时应用可能会降低疗效，故主张待化疗结束后再应用内分泌治疗。需放疗者也应在化疗结束后进行，不主张同时进行。20世纪90年代以来，术前辅助化疗已成趋势，并取得一定成果，对Ⅱ、Ⅲ期乳腺癌行新辅助化疗的临床实践资料显示，其总生存率和无瘤生存率均高于术后化疗。其方案较多，与术后辅助化疗方案相同。有关复发、转移、进展或晚期乳腺癌的化疗较困难，尚无标准方案，除前面一些方案外，新世纪以来，吉西他滨(GEM)、卡培他滨(Cap、希罗达)、长春瑞滨(NVB)等,及其联合方案,亦被列入本病治疗方案行列,但并未显现突破性进展。近些年来靶向治疗药物逐渐纳入乳腺癌治疗领域,较早年的赫赛汀(曲妥珠单抗)及近年的贝伐单抗等对提高难治性乳腺癌的治疗效果颇有帮助。目前看来,要求有更多新的化疗药物进入化疗领域颇有困难,我们应该利用现有的有效手段,把握时机,计划安排好各种手段进行综合治疗。

(赵旭晔)

第九节　乳腺癌的放射治疗

一、保乳手术后根治性放射治疗

乳腺癌的临床保乳治疗研究取得了丰硕的成果,放射治疗是保证乳腺癌保乳术后疗效不可缺少的重要手段,外科保乳手术加术后放疗已被视为早期乳腺癌的首选治疗方式。

乳房是放疗技术最复杂的部位之一。原因在于乳腺癌放射治疗的照射范围不仅涉及乳房,还包括内乳区、锁骨上和腋窝 3 处淋巴引流区域;除此之外,照射部位和剂量与原发灶的大小、病变位置、淋巴结转移数目、手术范围、合并化疗等诸多综合因素密切相关。

早期乳腺癌保乳治疗手术成功的标志不仅仅是治愈肿瘤,同时还包括应获得患者和医生均认为满意的乳房美容效果。这两个目标对保乳手术后的放射治疗提出了比常规乳腺癌放疗更为严格的要求。

乳腺癌保乳术后的放射治疗技术复杂。由于乳房的形态各异,胸壁外形不规则,照射部位涉及乳房与内乳区、锁骨上和腋窝 3 处区域淋巴结的衔接,因此照射野衔接面和照射野内的剂量分布不易控制。为保证保乳术后放射治疗的质量,根据剂量学基本原则的要求,对保乳手术后放射治疗做如下规定。

1.区域内的剂量分布应均匀,用锲型板和等效组织填充等技术使剂量变动的范围在±5%以内。

2.尽可能减少正常组织如肺、纵隔被照射的体积,保护诸如肱骨头、健侧乳房和心脏免于射线照射。

3.避免因相邻照射野的重叠、交错所产生的高剂量区域,或因照射野间隔设置不当导致的低剂量区域。

4.剂量准确,射线能量选择要适当。摆位技术应简单,实用,重复性好。

5.尽可能在放疗前进行计算机治疗规划设计,提倡使用适形和强调放射治疗技术。

(一)适应证与禁忌证

1.适应证　乳腺癌保乳手术后放射治疗的适应证与保乳手术适应证相同。

2.禁忌证

(1)乳房区既往有放射治疗史。

(2)妊娠期妇女。

(3)乳房内不同象限的多发病灶。

(4)合并免疫系统疾病,特别是硬皮病、红斑狼疮和全身性银屑病。

(二)照射野和照射剂量

标准乳腺癌保乳手术应包括切除乳腺肿瘤和同侧腋窝淋巴结清扫术,手术切口愈合后进行术后放射治疗。保乳术后放射治疗是有效减少肿瘤局部复发的治疗手段,照射的区域分为乳房和区域淋巴结两部分。乳房的照射野包括全乳切线野和瘤床局部照射野;区域淋巴结照射野包括内乳、锁骨上和腋窝照射野。

确定保乳术后放射治疗照射部位的一般原则是:肿瘤位于外象限时,保乳术后病理检查腋窝淋巴结阴性者仅行全乳和胸壁照射,腋窝淋巴结有癌转移者加照内乳、锁骨上、腋顶淋巴结区。肿瘤位于内象限时腋窝淋巴结阴性者照射全乳、胸壁、内乳淋巴结区,腋窝淋巴结癌转移者加照锁骨上、腋顶淋巴结区。腋窝淋巴结清扫术后的腋窝淋巴结区不是常规照射部位。但术后病理检查腋窝淋巴结转移数在 4 个以上,或腋窝淋巴结仅作低位取样有癌转移者,可行全腋窝淋巴结照射。

保乳术后全乳照射剂量为 45～50Gy,4.5～5.5 周完成,每日治疗 1 次,每周治疗 5 次,单次分割剂量为 1.8～2.0Gy。

瘤床局部:手术切缘阴性者追加照射剂量 10～15Gy,切缘阳性者追加剂量应大于 20Gy(包括外照射和组织间照射)。区域淋巴结引流区照射剂量为 45～50Gy,4.5～5 周完成。

1.全乳腺切线野

(1)乳腺切线野的设定:乳腺切线野是射线从乳房的内侧和外侧沿胸壁入射,对全乳进行相互对穿两野照射技术,目前是使乳腺整体和胸壁能得到均匀的高剂量照射而又不致引起肺的放射损伤。切线照射野的范围:上界一般在第 2 肋水平,下界在乳房皱襞下 2cm,外切野后界在腋中线或腋后线,内切野后界一般在人体中心线上。临床医生设计全乳切线野照射时应根据乳房肿块的具体情况将照射野的范围进行适当的调整:如果乳房肿块在外象限,而且要用切线野来照射内乳淋巴结,内切野后界的位置就应在体中线健侧 3cm;如果乳房肿块在上象限,根据肿块的大小和手术后切缘的病理检查结果,切线野的上界可以适当上移。以此类推,任何符合治疗个体化的调整方案都可行。

切线野的宽度应足以包括全部乳腺组织及小部分肺组织,乳腺切线野底部应尽量减少照射的肺组织体积,一般情况下以 2cm 厚为宜。上界超出乳房轮廓 1～2cm。

由于第 1 前肋至第 5 前肋轮廓的弯曲度和宽度-不同,切线照射时照射野底与胸廓的走向不平衡,照射野底部包括的肺组织较多,左乳切线野照射时心脏的一部分可能被照射。临床定位时需要通过转动准直器角度或在患者背部放置楔型板的方法进行调整,以减少肺组织被照射的体积。两种方法各有利弊,既可单独使用,又可同时应用。前者在定位时仅将准直器角度调整至切线野的底边与胸廓走向基本平行即可,简单易行。左乳切线野用此方法也可以有效地避开心脏。但是,如果准直器旋转的角度过大,照射野上部和下部组织厚度可能发生较大的偏差,使内外两个切线野的上部组织厚度明显大于下部,如果准直器旋转的角度大于 15°,这种差距将可能严重影响全乳照射剂量的均匀性。后一种方法是在患者的背部放置楔型板,使患者胸廓上半部抬高。垫入锲型板的角度应尽可能使胸廓的上下走向与照射底边平行为宜。锲型垫板的角度因人而异,临床常用的锲型板是10°或15°。因为垫入的锲型板角度固定,不可能因人而异达到最理想的状态,仍需要旋转准直器角度微调。此方法缺点是每次治疗摆位锲型板放置的位置重复性差,加大了摆位误差。目前有乳腺照射的专用体架商品出售。其后背垫板的角度可以在0°～20°调节,胸部有体模固定,是最理想的乳腺切线定位的辅助设备。

乳腺切线野照射采用仰卧位,患侧上臂向外上方上举至上臂内侧软组织超出切线野的上界水平。切线野的入射角可在胸部CT或模拟机下确定。

切线野模拟机定位法:患者仰卧,患侧上臂外展大于90°,用手握住固定架把手。在胸壁皮肤上画出内、外切线野中心点的位置。定内切线野的入射角时先把铅丝贴在外切线野的中心皮肤表面,转动机头至一定的角度,使灯光野的底边与内切线野重叠,调整床的位置,使源皮距达到要求的距离,灯光野的宽度以超出乳腺的轮廓1～2cm为宜,以备治疗中附加补偿材料提高皮肤受量,并保证患者呼吸时乳腺靶区不超出切线野外。

内切线野入射角确定方法:在透视下调整机架角,使内切线野的底边与外切线野底边体表的铅线吻合,此时的机架角即为内切线野的入射角。调整准直器角度,使切线野底边的走向与胸壁的走向平行。如肺组织过多,应调整切线野的入射角或两切线野的位置;如准直器角度大于15°,后背加垫适当角度锲型板。

外切线野入射角确定方法:将铅丝同时贴在内、外切线野的皮肤上,机架由内切线野的位置旋转180°,然后调整机架和准直器至内、外切线野的皮肤表面铅丝完全重合。

乳腺切线野常规用源轴距(SAD)方式照射比源皮距(SSD)方式准确,易操作。如治疗机有独立准直器功能,应采用半野照射方法。

(2)照射剂量

1)射线选择和照射剂量:全乳乳腺照射多采用$^{60}Co\gamma$线或4～6MVX线切线照射,照射剂量45～50Gy,常规分割1.8～2.0Gy/次,每日治疗1次,每周5次。

$^{60}Co\gamma$线或4～6MV X线切线照射的最大剂量点在皮肤下0.5～1cm,保乳术后做切线照射时乳房皮肤表面不需要加填充物。如果肿瘤部位较表浅,可以根据病情需要在肿瘤侧适当加用填充物以提高皮肤剂量。

2)切线野的剂量计算方法:乳腺切线野的剂量参考点一般设定在乳腺切线野中心轴平面胸壁上方1cm处。

乳腺和胸壁构成的靶区形状可以简单地认为是一个不等边三角形,射线穿射的组织厚度在切线的底部和顶部明显不同,取切线野任一点作为参考进行剂量计算都不能使乳腺得到均匀照射,因此需要进行修饰补充。方法是在切线野两侧加入适当角度的锲型板,以改变乳腺内的剂量分布。锲型板的角度的计算方法如下:运用组织补偿的方法在靶区周围建立一个以切线野底部间距为长边、射野宽度为高的等效长方形体模,乳腺外形与长边形体模的斜面角,就是锲型板的锲型角。

切线野用锲型补偿后,剂量的均匀性可以满足临床要求。沿患者纵轴方向剂量分布的均匀度随着不同断面的等效三角形底角的不同而变化,因此,应以靶区内上、中、下三层断面的等效三角形的底角平均值作为选择锲型补偿板锲型角的参数。切线野的剂量计算点取在切线野间距的中心点处，从锲型板角度、锲型因和百分深度量可以计算出预定肿瘤剂量的处方剂量。

2.*瘤床局部照射野*　乳腺癌保乳治疗对原发病灶区追加剂量照射，常规选用适当能量的电子束或高剂量率^{192}Ir组织间插植后装。

(1)电子束照射的优点：方法简便，适用于任何部位的病变；缺点是高剂量照射容易引起皮肤及皮下组织的晚期放疗损伤，照射剂量一般限制在15Gy以下。照射能量的选择相当重要：射线能量选择过低，肿瘤后界和皮肤表面剂量不足；射线能量选择过高，增加肋骨和肺组织损伤。

(2)^{192}Ir组织间插植的优点：可以给较高的追加剂量，肿瘤局部控制率高，美容效果好。但是操作复杂，剂量计算的专业技术性较强。

瘤床局部照射野的设计相当简单，照射范围是在原肿瘤部位的边缘外扩2～3cm，由于术后对原肿瘤无法精确定位，一般以手术切口瘢痕外扩2～3cm作为照射范围。

瘤床局部照射野多采用电子束单野照射。确定电子束能量参考深度最简单的方法是以皮肤表面至胸壁的垂直距离作为参考深度。精确的参考深度应结合术前肿瘤触诊，B型超声或CT检查结果，手术中放置银夹位置，术后切缘病理检查结果综合考虑。

选择适合的电子线能量的最终目的是在肿瘤瘤床部位得到准确的照射剂量的同时，尽量减少皮肤和肋骨的照射剂量，降低皮肤和肋骨的晚期损伤。

瘤床局部追加推量照射仍采用常规分次照射方式，照射剂量为10～20Gy，电子束的能量为6～18MeV。虽然采用电子束单野照射，但是要求机架旋转一定的角度，使射线入射角与胸廓垂直。

3.*内乳淋巴结的照射技术*　内乳淋巴结区照射适应证为乳腺原发肿瘤在内象限者，或原发肿瘤位于外象限伴腋窝淋巴结转移者，保乳手术后放射治疗常规照射内乳淋巴结区。

内乳区照射野的照射区域为上界在胸骨切迹，下界在第5肋间，外界在胸骨缘外2cm，内界在胸骨中心线或健侧胸骨缘。

计量参考深度为3～3.5cm。采用11～15MeV电子束照射或电子束和^{60}Coγ线及4～6MVX线的混合射线。

内乳淋巴结的照射野与乳腺内切线野紧密相邻，照射野的设计应考虑两野的衔接问题。临床治疗计划时要将内乳和乳腺切线野同时设计，几种处理相邻野衔接的方法如下。

(1)垂直一野照射：内乳野的内界为体中线，外界在体中线患侧4～5cm，与内切线野相邻接，上界在胸骨切迹，下界在第5肋间隙。

1)优点：肺组织受照射的体积小。

2)缺点：与内切野邻接处的胸壁出现一个锲型低剂量区。对体形瘦小、小乳房、胸壁较薄的患者影响不大，而体胖、胸廓宽大、大乳房患者，锲型低剂量区的体积较大，使部分乳腺组织、胸壁和内乳淋巴结的照射剂量偏低。为了弥补这一缺点，必要时可以把内切野向中线方向移位。这样虽然减少了锲型的低剂量区，但是乳腺内切野和内乳野产生部分重叠区。

3)禁忌：垂直一野禁忌使用单一^{60}Coγ线或高能X线照射，尤其是左侧乳腺癌。因为在此照射方式下，纵隔内被较高剂量照射，可引发心脏和大血管的晚期损伤。在临床实践中，常选用电子束和^{60}Coγ线或高能X线的混合线束治疗，或单独使用电子束治疗。

(2)内乳切线野照射:将乳腺内切野底边扩展到体中线健侧3cm处,使内切野可以照射到内乳淋巴区。这个方案特别适合肿瘤接近体中线或体形较窄小的患者。

1)最大的优点:采用扩大的内切野同时照射全乳和内乳淋巴结区,解决了内乳野和全乳切线野的衔接问题,而且纵隔器官被照射体积小,对血象的影响也较小。

2)缺点:①内乳淋巴结剂量不够可靠,其受深度变化的影响较大,当深度超过皮下3cm时就不容易得到足够剂量的照射。如有可能,应在放疗前行内乳淋巴结造影以确定内乳淋巴结的位置和深度;②外切野的底边必须在腋前线,否则肺组织受照射的体积较大。

(3)内乳淋巴结区单独一野偏角照射:内乳野的外缘置于患侧距体中线1～2cm处,与内切野衔接,照射野的宽度在4～5cm。治疗时机架与内切野同方向旋转,旋转的角度比内切野小15°～20°。

1)内乳淋巴结单独一野偏角照射时应注意下列几点:①应用14～18MeV电子束,要制作特定的电子束限光筒,其目的是使射野中心束源皮距保持不变的情况下,转动机架时电子束限光筒端与患者身体不相碰。②加用体表限光筒,目的是消除电子束限光筒斜入射角时筒端远离皮肤造成等剂量线发散对剂量分布造成的影响。体表限光筒可用铅或铅合金制作,厚度依据能量和射野大小而定,用14MeV电子束时铅厚度为5～6mm,用18MeV电子束时铅厚度为7～8mm。体表限光筒的大小和形状与皮肤野完全一致。③由于每个患者肿瘤的位置、大小及胸廓宽窄的不同,内乳野入射角及能量的选择尽管可借用一些经验公式或数据,但欲找到内乳野和乳腺切线野最准确的衔接方法,仍需在计算机治疗计划系统上直接设计和评估。否则,由于不正确和不准确的估算产生的结果,未必较内乳区正面一野与乳腺切线野衔接的方式优越。

2)内乳野偏角照射的优点:①内乳淋巴结的剂量确实可靠,受其深度变化的影响较小;②与内切野邻接处胸壁或乳腺组织内不产生低剂量区;③对纵隔及肺组织的照射少;④不受乳腺病变部位及胸廓宽窄的影响。

3)内乳野偏角照射的缺点:①只能用电子束照射,而且电子束的能量要提高到15～18MeV,皮肤反应严重。如果使用高能X线,射线从肺组织中穿射,可引起严重的肺组织放射损伤。②照射技术比较复杂,内乳野旋转的角度与内切野旋转的角度之差不易确定。

4.锁骨上及腋窝淋巴结的照射技术　锁骨上淋巴结及腋顶淋巴结可单用一个前野照射,照射野的上界达环状软骨水平;下界在第1肋骨端水平或锁骨下缘1cm处;内界应充分包括位于胸锁关节深部的淋巴结,头偏向健侧时在体中线健侧1cm处,机架角向健侧偏15°,以保护气管、食管及脊髓;外界在肩关节内侧或斜方肌与锁骨外端交点。剂量参考深度为3cm。

腋窝和锁骨上区照射可用一个前野照射,其上界、内界与前述锁骨上腋顶淋巴结照射野相同,外侧界应包括腋窝在内,下界一般在第2肋水平,与乳腺切线野上界邻接。由于腋窝淋巴结及锁骨上淋巴结不在同一深度,用前面单野照射时腋窝淋巴剂量不足部分可从背部另设野补充。腋窝后野上界在锁骨下缘,内界应包括1cm的肺组织,外界包括部分肱骨。

锁骨上及腋窝淋巴照射可用^{60}Coγ线或4～6MVX线照射。锁骨上区剂量计算参考点为皮下3cm处,腋窝淋巴结为腋窝前后径中点,腋窝背后野剂量参考深度为5cm。

5.锁骨上和腋窝野与乳腺切线野的邻接　由于射线有扩散的特性,在两野邻接处易产生剂量重叠区。剂量重叠区可引起明显的皮下组织纤维化，甚至肋骨骨折。为了消除两野邻接处的剂量重叠，可用半野照射技术：即以锁骨上野的下界为中心，把照射野放大一倍，然后用铅挡去射野下半部，使无扩散的中心线与锁骨上野下界吻合。新型的加速器有独立准直器装置，可直接进行半野照射。另外，可以通过转动治疗床的位置来消除切线野扩散，具体的方法是：右乳切线野内切野顺时针转动治疗床，外切野逆时针转动治疗床，使切线野上界与锁骨上野下界重合；左乳切线野床位运动与之相反。但是，半野照射的剂量分布和转动治疗床消除切线野扩散所要求床转动的角度都是相当复杂的剂量学计算，简单地应用相邻接野公式进行计算会产生较大误差，因此有必要进行计算机治疗计划设计以提高治疗精度。

（三）组织间后装治疗

组织间照射最关键的是在肿瘤部位放置施源器，具体实施插植施源器的方法有以下两种。

1.*术中置管法*　在切除肿瘤手术后，即可在瘤床位置插植施源器（一般为软管施源器），由外科医生和放射科医生共同完成。术中置管的优点是肿瘤位置最直观，定位最准确。根据肿瘤位置及形状选择不同的模板，组织间插植方法应尽量遵循巴黎系统（一种排源方式），各施源管之间平行、等距，断面可呈三角形或正方形。置管术后 2～3 天予以近距离放疗。

2.*常规组织间插植法*　插植的操作应在无菌条件下进行（后装室应按手术室要求消毒和设置，由手术室协助）。

（1）患者取仰卧位，身体不同程度侧倾，务使插植平面与床面大致平行。

（2）常规消毒皮肤，用 2%利多卡因做局部麻醉。

（3）横夹固定治疗靶区，务使乳腺组织在体积上符合预定治疗方案。

（4）按计划在模板上顺序插入带芯的中空插植针并固定。

治疗时导入步进源进行照射，每次 1 针，自动完成各针照射剂量，治疗结束后依次拔针，插植区用消毒敷料覆盖。

组织间后装治疗在全乳照射后 1～2 周进行。用于乳腺瘤床推量照射的高剂量率后装常规照射剂量为 15Gy，6 次分割，单次剂量为 2.5Gy，每日 2 次；或 2 次分割，单次照射 8～10Gy 或 10～12Gy，每日治疗或隔日治疗。

保乳手术后不行全乳照射，单一瘤床高剂量率后装术中置管照射的剂量和分割方式很多。目前应用最成熟的治疗方案为：照射剂量 32Gy，单次剂量 4Gy，8 次分割，每日 2 次，4 天完成治疗。

二、乳腺癌保乳手术后的调强放疗

全乳切线照射 45～50Gy，单一中心轴等剂量分布，不进行组织密度矫正的乳腺癌保乳术后放射治疗局部控制率 90%～95%，并发症少于 3%～5%，已被公认为行之有效的治疗方案。尽管此照射方式对乳腺癌保乳治疗是成功的治疗方案，但是在治疗中进一步改进照射技术，可使无论是乳房还是周边正常组织的急性和晚期放疗反应还有进一步减少的可能性。

（一）乳腺癌调强放疗的优越性

多治疗中心研究证实：如单纯应用锲型板技术，由于未考虑乳房形状的不规则和肺密度的校正等因素，乳房内剂量分布极不均匀，乳房的上部和上、下边缘部位的照射剂量最高可超出等中心轴参考剂量点的15%～20%，照射剂量大于110%的体积最高可以达到靶区体积的20%，大于105%的体积平均占到靶体积的24%；而应用调强放疗技术行全乳照射，可以显著提高剂量的均匀性。Larry对比了多叶光栅调强和锲型板技术的剂量分布发现：与锲型板技术比较，多叶光栅热点小，剂量均匀，靠近乳头剂量没有增加，腋窝、乳房下皱襞剂量有所提高，而又保持了相似的治疗体积范围。多叶光栅调强仅有0.1%受到110%以上的处方剂量照射的治疗体积，而传统锲型板为10%，最大剂量点剂量从125%降低到105%左右。

保乳术后应用调强技术放疗可使治疗并发症比常规放疗减少50%，尤其是可以杜绝心脏等重要器官的高剂量照射。由于全乳照射的剂量均匀，减少了常规治疗中乳腺内的热点，预计保乳治疗的美容效果会有进一步提高。如果应用多叶光栅调强技术全乳腺切线治疗同时对瘤床追加推量照射，还可以减少1～2周的总治疗时间。

（二）调强放疗治疗实例

调强放疗要求，在照射方向上照射野形状与靶区形状一致，高剂量分布在三维方向与肿瘤形状一致，靶区照射野内诸点的剂量强度可按要求的方式进行调整。

利用多叶光栅进行非共面多个固定野适形调强是目前应用最广泛的调强放疗方式，具体的方法是：首先根据逆向计划结果形成射野内强度分布图，再将每个照射野按照剂量大小分成n个等级(D0，D1，…，Dn)，每次照射射野的全部或一部分，每次照射的范围成为一个子野。这样，第一子野照射全射野第一个剂量等级D1；第二次照射第二子野，照射的剂量比第一次大一个阶梯的部分(D2-D1)；第三次照射第三子野，照射的剂量又大一个阶梯(D3-D2)，直到第n次完成全部子野，即最高台阶的照射剂量，对于保乳术后放射治疗全乳照射一般n取4或5(4～5个子野)。

下面是一个全乳调强放疗的应用实例：开野照射全乳(不加用任何挡块、填充物和锲型板)以照射野中心(一般设定在乳腺射野中心轴平面胸壁上1cm)的照射剂量为100%得到被照射的全乳腺的剂量分布，将100%～120%等剂量范围以5%的间隔分为100%、105%、110%、115%和120%等5个剂量区域，利用多叶准直器分设为5个子野，分别应用前述方式进行照射，使每个区域的乳腺组织都接受到相同剂量的照射剂量，患者在治疗室治疗需要8～10min。

（三）乳腺癌调强放疗的基本设备

1.直线加速器　直线加速器产生射线的能量范围为4～6MVX线，切线的最大深度超过22cm，应用6MV和18MV的混合X线。

2.多叶准直器(MLC)　20世纪80年代末期，多叶准直器开始临床应用。MLC的构成单元是单个叶片，这些叶片普遍用钨或钨合金制成，相邻叶片沿宽度方向平行排列，构成叶片组，2个相对的叶片组组合成多叶光栅。每个叶片都可以独立运动，通过手动或电子计算机控制下的机械运动组成各种锯齿边状的不规则照射野。

叶片的宽度决定了多叶光栅形成的不规则射野与靶区(PTV)形状的几何适合度，叶片宽度越窄，适形度越好，但制作越困难，造价也越高。

3.CT　调强放疗患者资料主要是通过CT模拟机获取。CT模拟机是场规模拟机与三维治疗计划系统的特性相结合的产物。CT模拟机的组成包括3部分：CT扫描机、具有虚拟模拟软件的图形工作站和患者位置对准系统或标记系统，CT 模拟机通过接口与三维治疗计划系统相连。

4.三维治疗计划系统 三维治疗计划系统可以完成 CT 图像三维重建，确定照射部位和照射技术，剂量计算以及优化治疗方案。

5.计算机网络系统 计算机网络系统用作 CT 模拟机-治疗计划系统-加速器间相互的信息传递。

（四）乳腺癌调强放疗的步骤

1.确定治疗体位：患者仰卧双手抱头固定在乳腺固定架上。

2.携带体位固定装置进行 CT 扫描，获取患者治疗体位的解剖断层数据，CT 扫描前在网模上设置几个金属标志，以确定在 CT 扫描后图像重建的精度。CT 层厚 5mm，间隔 5mm。

3.获得的 CT 数据传输到 CT 模拟工作站或三维治疗计划系统中，由医生根据Ⅰ-CRU 50 及 62 号报道的要求勾画出靶区轮廓，由医生或物理师勾画重要器官和正常组织的轮廓。

4.医生提供处方剂量和对计划的具体要求。

5.由物理师按照医生要求在三维计划系统制定患者的治疗计划。

6.物理师认为计划符合要求时，请医生来检查。如果医生提出异议，就要进一步改进；如果医生同意，则可以将计划打印出来，或通过网络系统输出到加速器控制系统，以备实施治疗。

7.CT 模拟工作站生成患者治疗部位的数字重建放射图（DRR）片（一般要正、侧位），然后在加速器为患者拍实际治疗体位的正、侧位验证片，并与 DRR 片相比较，检查中心位置是否正确，如无差异即可开始治疗。

三、保乳术后放射治疗远期并发症及其预防

放射治疗（放疗）是保证乳腺癌保乳术后疗效不可缺少的重要手段，但大剂量的全乳放疗可造成局部皮肤明显色素沉着及变硬，同时可引起乳腺组织纤维化，从而降低乳房的美容程度。据报道，医用直线加速器照射全乳，每日剂量不超过 2Gy，总剂量控制在 45～50Gy，瘤床追加剂量不超过 20Gy，乳房外形的优良率在 96％以上。保乳术后放疗最常见并发症有乳腺水肿、乳腺纤维化、乳腺皮肤湿性脱皮反应及其引发的头痛、放射性肺炎和肋骨骨折，发生三级以上急性和晚期损伤的发生率为 3％～5％。

（一）皮肤损伤

1.皮肤损伤的耐受剂量 皮肤的耐受剂量为 45Gy，在此剂量下，5 年中出现晚期皮肤损伤如毛细血管扩张的概率小于 5％；如超过这个剂量，晚期损伤将明显增加。因此，对于保乳术后放射治疗，只有在肿瘤切缘阴性，全乳切线野的照射剂量控制在 45～50Gy，瘤床部位局部追加照射剂量 10～15Gy，单次照射在皮肤处的吸收剂量小于 2Gy 的条件下，乳房皮肤的晚期损伤发生率才可以控制在可接受的范围内，才能达到理想的美容效果。如果切缘阳性，或瘤床容积较大，需要提高肿瘤局部照射剂量或加大局部照射范围，这无疑会增加肿瘤局部的控制率，但放疗的早期反应如红斑、湿性反应出现的概率明显增加，而且晚期反应如萎缩、纤维化、毛细血管扩张的程度明显增加，尤其是乳房较大者，反应更为明显，从而影响了乳房的美容效果。

若术中发现肿瘤肉眼残留，应再次手术切除残存肿瘤或改用非保乳方式治疗，而不宜无止境提高放射剂量(60～65Gy)，这有悖于保乳治疗初衷。

皮肤放疗损伤与放疗的单次剂量的大小及总剂量的高低显著相关，早期乳腺保乳手术后放疗的照射剂量变化范围在45～50Gy，这个范围正是皮肤损伤的临界剂量，如果由于照射计划和射线能量的选择使乳腺照射剂量高于50Gy，乳房皮肤损伤的概率将明显增加。

2.皮肤的早期反应　一般放疗后2个月内出现的皮肤反应称为皮肤的早期放疗反应。初期为皮肤红斑，以后随着照射剂量的增加依次表现为色素沉着、脱毛和湿性皮肤改变。后者与大剂量照射有关，绝大多数经治疗后可在2个月内愈合，超过2个月仍不愈合者则有可能发展为皮肤坏死。

3.皮肤的晚期反应　放疗2个月后的皮肤异常改变称为皮肤的晚期反应。引发皮肤晚期反应的照射剂量范围与早期皮肤反应的剂量相似，但是在总剂量相同的情况下，单次剂量高，如采用分割剂量2.5～3.0Gy的放疗，较分割剂量为1.8～2.0Gy的常规放疗更容易导致晚期皮肤反应的发生。

最常见的皮肤晚期反应是皮肤和皮下组织萎缩、局部色素沉着，萎缩性改变与纤维化形成的机制不同：萎缩是皮肤对照射的一种损伤性反应，表现为纤维细胞的减少和胶原的吸收；而纤维化则为皮肤对放疗的一种修复性反应。

纤维化的形成是一个渐进、缓慢的过程，与剂量的高低直接相关，皮肤的湿性反应可加剧纤维化。毛细血管扩张发生于萎缩的皮肤真皮层，表现为略高出皮面、浅红色、扩张的薄壁小血管，其形成更为缓慢，一般需要数年的时间。

最严重的皮肤晚期损伤表现是皮肤溃疡和坏死，多需要手术植皮。保乳手术后放射治疗的全乳切线野照射剂量是50Gy，不应产生如此严重的皮肤损伤。

4.影响皮肤反应的其他因素　保乳手术后全乳照射相同剂量的患者，可以出现不同的皮肤反应。其首要原因是皮肤敏感性的个体差异，此外还与糖尿病、甲状腺功能亢进、原发性高血压等合并症直接相关，这种合并症降低了患者对射线的耐受性，因此这种患者更容易发生皮肤放射损伤。

由于目前化疗在乳腺癌治疗中的应用日益广泛，保乳术后化疗和放疗的综合治疗，在一定程度上增加了皮肤的放射损伤。临床治疗观察到甲氨蝶呤、氟尿嘧啶可增加皮肤的红斑反应，同时应用CMF方案化疗的患者接受放疗后较单纯放疗的患者更容易出现皮肤的急性和/或晚期反应。

要确保单次照射在皮肤处的吸收剂量小于2Gy，在应用等效填充物，选择射线能量和剂量计算时要充分考虑到控制照射区域任一处的皮肤剂量。

5.治疗　首先要合理布野，皮肤吸收剂量与肿瘤中心的靶区剂量要分别计算，以确保皮肤照射剂量的准确性。在照射期间，照射野内的皮肤忌用胶布、碘酒、乙醇等刺激性药物，注意保持局部的清洁和干燥，避免搔抓或粗糙衣物的摩擦。

皮肤干性反应一般无需特殊处理，对部分感觉局部皮肤瘙痒或刺痛者，可选用薄荷淀粉、小儿痱子粉等外用。对皮肤纤维化较为严重且影响患侧上臂活动者，局部微波热疗可在一定程度上降低皮肤纤维化的程度，增加皮肤的弹性。

对湿性皮肤反应，可外用沙棘油、维斯克软膏或油剂以及各种烧伤用的软膏，促上皮生长因子对湿性皮肤反应的治疗效果较好。对皮肤溃疡，可选用治疗湿性皮肤反应的药物；合并感染者，给予积极的抗生素治疗。放射性的皮肤溃疡合并感染极易诱发照射区皮肤坏死，因此一旦发生皮肤溃疡应及时有效治疗。皮肤表浅溃疡可用配方：蒸馏水500ml内加入庆大霉素4万单位(合并感染者加8万单位)，2%普鲁卡因2ml(疼痛剧烈者4ml)，黄连素0.3g，将双层纱布敷在溃疡皮肤表面，用注射器将药水注在纱布上，使纱布保持湿润，5次/天，每次0.5h，放射性皮肤溃疡一般1周内可以愈合。对超过3个月仍不愈合的皮肤溃疡，应视为保乳治疗失败。

(二)上肢和乳房水肿

保乳治疗后5%～20%的患者会出现一定程度的上肢水肿，其发生与腋窝淋巴结清扫术的范围和放疗对腋窝的直接照射有关。Chua等研究发现：单纯腋窝淋巴结清扫术后上肢水肿发生率为9.5%，单纯放疗后为6.1%，腋窝淋巴清扫术后高达31%。

上肢水肿一旦发生没有有效治疗方法，关键是预防。近年来，由于腋窝淋巴结清扫技术的改进，上肢水肿的发生率明显下降；另一方面，还要严格掌握腋窝和锁骨上淋巴区术后照射的适应证。

文献报道乳腺水肿的发生率为10%～28%。另有报道，保乳术后放射治疗1周后即有乳腺水肿临床记录，放疗结束时约50%的患者出现不同程度的乳腺水肿，但是放疗后3个月仅有约5%的患者存在无任何临床症状的轻度水肿。

(三)肋骨骨折

1.发病率和发病机制 临床观察接受25MeV电子束和^{60}Co γ线治疗的患者在照射区域出现中等程度的骨萎缩占20%。Zollinger观察到肋骨被照射40Gy就可产生骨质疏松甚至肋骨骨折。许多学者都强调照射后骨质疏松在骨折发生中的重要作用，活检和尸检都证实了骨质疏松的病理改变是骨小梁萎缩，形态学研究认定成熟骨照射后骨质疏松最显著的形态学特征是成骨细胞数量减少和骨小梁周围纤维化，照射20Gy后数月内即可观测到血管生成减少，照射后8个月骨无机物比例减少；较高剂量46.5Gy/3周照射后1个月可观测到骨和骨膜充血改变，3个月后进入骨代谢增强期，12个月后骨代谢减少。Gamer等研究内照射对骨骼的影响，成年鼠摄入37kBq/kg239Pu骨累积剂量是0.672Gy，数月后测得第4腰椎骨密度比对照组下降60%。动物实验最有价值的研究是King测得成年兔骨皮质和骨小梁最低耐受剂量是17.56Gy。

大量的临床和实验结果证实骨的放射性损伤是被照射的骨细胞直接受损和血管损伤共同作用的结果；还有学者认为早期反应是骨细胞直接损伤破坏，晚期损伤是继发于血管的放射性损伤，照射后骨细胞破坏在组织学的表现为骨细胞数量的减少，实验研究发现照射后骨细胞数量的减少程度相差极大。Maeda等实验证明大鼠股骨照射35Gy，2周后即可观测到骨细胞数量的减少；而Jacobsson等照射兔胫骨直至22周后都未发现骨细胞数量的减少。此外，射线照射后骨细胞数量减少到何种程度才能影响骨正常生理功能等问题有待进一步研究探讨。

成熟骨骼的代谢受复杂的局部因素、激素、维生素水平以及钙磷代谢的调控，成熟骨的再建除由成骨细胞和破骨细胞相互作用外，时时刻刻在进行的新生骨成骨和陈旧成熟骨的重吸收同时起着重要作用。骨细胞属高度分化的细胞，但骨骼细胞也常出现细胞的蜕变现象，而且在某些骨骼局部可以表现得很显著。例如临床常见的老年性骨质疏松症，其发生与年龄密切相关，局部骨骼的钙盐沉积可随年龄增加而减少，但这并不是成骨细胞的功能下降所致，成骨细胞的活性并不随年龄的增加而降低。因此，保乳手术后放射治疗肋骨骨折的发生率与年龄因素无关。

2.放射性骨损伤的诊断　放疗后骨损伤的潜伏期相当长，曾有潜伏期长达25年的报道，因此对可能出现放射性损伤的部位应进行长期随访，保乳术后放射治疗并发症的随访期限要超过对原发肿瘤(乳腺癌)的随访期。骨损伤仅发生在照射区域，其最主要的并发症是自发性骨折，最有可能发生骨折的部位在坏死骨边缘与正常骨交界处，发生坏死后病变不会扩展。放射性肋骨骨折的典型表现是在肋骨骨质疏松与正常骨交界处骨皮质不连续和肋骨错位。

在射线照射3周后，核素骨扫描可以发现摄入增强的表现。临床对这种现象解释为射线照射后修复机制的表现，化学显微照射照相和组织学的对比研究发现：即使在失活的区域，显微放射照相的图像也是正常的；但是MRI以及核素扫描和骨密度检查可以较早发现骨质疏松，严重的放射性骨质疏松是肋骨骨折的前兆。

3.放射性骨损伤的治疗　放疗后约5%的患者可能发生肋骨骨折，多数情况下患者并无自觉症状，是在复查骨扫描或X线检查时发现的，部分患者可有胸壁或肋骨疼痛，一般可自行愈合，不需要特殊治疗。

动物实验的结果显示：骨折能否愈合与照射剂量有关，照射剂量低于40Gy一般可以愈合，高于55Gy未见有愈合的报道。放射性骨折有重新钙化而自愈的可能性，在修复的过程中，由于钙盐的沉积，在X线片上可以观察到坏死区的高密度影以及陈旧骨小梁周围有不完整的新生骨形成的表现。放射性骨坏死后出现修复的时间报道不一，动物实验证实照射剂量50Gy时骨折后1个月至1年组织学观察有成骨活动现象，而能否自愈则受到众多因素制约。

需要治疗的骨放射损伤包括放射后的骨质疏松、骨折。放射后骨质疏松可以进行内科治疗(口服维生素和钙剂)，但几乎没有明显的疗效，希望对预防自发性骨折有一定的延缓作用。如出现自发性骨折绝大部分可以非手术治疗，少数患者依原发疾病的控制程度行必要的内、外固定术。

高压氧治疗可以提高血氧的弥散，增加组织中氧的有效含量，促进毛细血管增殖，加速坏死区及周围组织的侧支循环形成，并能促进成骨，有利病变修复愈合，是治疗放射性骨损伤最有效的常规辅助手段。

放射性骨坏死的治疗相当复杂。疾病早期可根据患者的症状进行必要的对症和支持治疗，包括止痛、抗感染治疗，然后进行高压氧治疗。如果经过一段时间的治疗仍未奏效，可考虑及早行病变骨的手术切除治疗。

(四)放射性肺炎

1.临床表现　保乳术后放射治疗的放射性肺炎发生率很低，为1%～5%。放射性肺炎的发生时间一般在放射治疗后1～3个月；如果照射剂量较高，放射性肺炎可以发生在放射治疗中或放射治疗即将结束时，对保乳术放疗后进行化疗的患者，化疗可诱发放射性肺炎的发生。保乳手术后放射治疗出现的放射性肺炎大部分没有临床症状，二级以上的放射性肺炎的发生率约为1%，患者可以有低热、非特异性呼吸道症状，如咳嗽、胸闷等；重者可以出现呼吸困难、胸痛、持续性干咳、少量白痰或痰带血丝。胸部体征一般不明显，可以在相应部位叩诊浊音，听诊有胸膜摩擦音。影像学检查显示有少量胸腔积液和肺间质密度增高的表现。严重的放射性肺炎表现为急性呼吸道窘迫、高热，可导致患者死亡；急性期过后，临床症状减轻，但组织学改变将继续，逐渐进入纤维化期。放射性肺纤维化发生在放射治疗结束后的2～4个月以后。

即使是没有临床症状的放射性肺炎，也常有影像学改变，早期胸片显示与放射野一致的弥散性片状密度增高影，这是放射性肺炎最典型的影像学表现。CT发现放射后改变比胸片敏感性高，放射后肺组织密度的改变与照射剂量和效应有关。保乳手术后放射治疗被照射的肺组织多为前胸壁周边的肺组织，其炎性反应常可累及放射野以外的区域。近年的研究证实：肺放射性损伤可以诱发一些细胞因子的过度表达，通过信息传递和放大效应，引发炎性细胞浸润，产生照射野以外肺组织的超敏反应；因此放射性肺炎的表现可以超出照射野的范围，但这种情况较少发生。

2.影响因素　保乳手术后放射治疗使部分肺组织受到射线的照射，引发不同程度的放射损伤——急性放射性肺炎和放射性肺纤维化。影响放射性肺炎发生的主要因素是被照射的正常肺组织的体积和是否合并化疗。

保乳手术后放射治疗的剂量是一个相对固定的常数(全乳照射45～50Gy)，所以引发放射性肺炎的主要因素是放射治疗中被照射的正常肺组织体积的变化。单一全乳切线野照射中被照射的正常肺组织的体积并不大。利用CT图像重建的方法测量常规的全乳切线野50%等剂量线包围的肺组织体积小于100cm^2，一般在70～90cm^2；20%等剂量线包围的肺组织体积在140～160cm^2，早期乳腺癌保乳术后切缘阴性患者接受常规术后全乳切线野46Gy，瘤床局部推量14Gy的术后放疗方案，治疗期间以及在放疗后3个月一般不发生放射性肺炎。但是如加照内乳和锁骨上野，正常肺组织被照射的体积就明显增大，内乳野如采用4～6MeVX线或$^{60}Co\gamma$线正面一野照射，50%等剂量线包围的肺组织体积约为350～400cm^2(锁骨上野为160～200cm^2)，20%等剂量线包围的肺组织体积约为600～650cm^2，正常肺组织被照射体积增加使放射性肺炎发生率明显增加。Lingos等总结了1624例保乳手术后放射治疗后放射性肺炎的发生率，单一全乳切线野放疗为0.5%，单一切线野加放疗为1.3%，锁骨上、内乳和全乳切线三野照射加化疗为8.8%。

保乳术后同步放、化疗者肺组织放射损伤的概率明显增加。Lamb等报道268例早期乳腺癌保乳术后同步放、化疗结果，放射性肺炎的发生率为8.9%。文献报道同步放、化疗放射性肺炎的发生率为8%～33%，但大部分在10%左右，放射性肺炎的发生与化疗药物的种类无相关性，紫杉醇类为主的新方案与前期的CMF方案比较，放射性肺炎的发生率无减少的趋势。

3.预防与治疗　对于肺的放射性损伤，预防比治疗更重要。因此，在治疗前和治疗中要了解和观察以下方面：在进行放疗治疗前，除需要了解保乳术前肿瘤的大小和保乳术后肿瘤切缘的情况外，还要了解患者的一般情况、肺功能、是否化疗、化疗药物的种类和剂量，然后再决定是否有必要行内乳和锁骨上区放疗或同步化疗。设计放射治疗计划时，要计算正常肺所受照射的体积、剂量、肺的体积耐受剂量，确定肺的照射剂量在耐受范围之内。

正确选择治疗技术和准确定位是减少放射性肺炎的前提。Lind等进行的全乳切线野的研究结果表明，乳腺切线野包括的肺组织的厚度在2cm以下者放射性肺炎的发生率为4%，2～3cm为6%，在3cm以上者放射性肺炎的发生率可以高达14%。为保证全乳切线野包括的肺组织在2cm以内，应对众多的影响因素（如体位的选择，治疗时身体和上肢的固定，机架和治疗床角度的确定等）与肿瘤的部位和大小、照射技术等进行综合平衡后再做出适当抉择。

选择适当的射线种类对缩小肺组织的照射体积，减少放射性肺炎的作用相当明显。如内乳野采用4～6MeVX线或60C07线正面一野照射，50%等剂量线包围的肺组织约为350～400cm²，20%等剂量线包围的肺组织体积约为600～650cm²。但如果选用电子束照射，被照射的正常组织就可以明显减少，如内乳区采用12MeV电子束照射，50%等剂量线包括的肺组织约为120cm²，20%等剂量线包括的肺组织约为200cm²。

由于胸壁和乳房的曲线外形和个体差异，临床医生不可能设定一个理想的通用照射方案。因此，应尽可能为每个患者进行治疗计划设计，根据患者和肿瘤的具体情况确定照射野的衔接方式。对锁骨上区照射野与全乳切线野的衔接，尽可能应用非对称准直器采用半野治疗技术，并通过选用适当锲形板角度、射线能量和照射技术，尽量减轻肺组织的放射损伤，如实施强调放疗的肺组织放射损伤概率仅为0.3%～0.5%。

放射性肺炎的早期诊断很困难，正常人体肺组织的放射敏感性差异极大，因此，在全乳切线野照射后应常规进行胸部X线检查。

放射性肺炎最早和最常见的症状是咳嗽和呼吸困难，症状呈渐进性。如果能早期诊断，及时和适当的处理，就可以将放射性肺炎控制在1～2级内，避免3～4级放射性肺炎的发生；如果忽视放射性肺炎的早期诊断，仅在患者出现发热、呼吸困难和影像学改变时才诊断急性放射性肺炎，将会延误治疗的最佳时机。

对有明显症状的急性放射性肺炎的临床治疗如下。

(1)应用吸氧、祛痰和支气管扩张剂：以保持呼吸道顺畅，这是对缺氧和呼吸困难的对症处理。

(2)肾上腺皮质激素：能够减轻病变部位的炎性反应和间质水肿，一般患者泼尼松（强的松）用量为每日20～40mg/m²（或地塞米松10mg/m²），连续应用2～4周，在临床症状缓解后，逐渐减量，如果减量速度过快导致病情反复，应重新开始新一轮治疗，泼尼松30～60mg/d，连续应用2～4周，在临床症状完全缓解后，逐渐减量，重者可以应用大剂量甲泼尼龙。近年有应用γ干扰素减少放射性肺炎后肺纤维化，有条件的患者可以应用。

(3)应用抗生素：放射性肺炎是一种淋巴细胞性肺泡炎，并非细菌感染，抗生素的应用仅仅是作为预防用药，当合并细菌感染时，可以根据感染细菌种类和药敏试验结果选择抗生素。

（五）其他

有文献报道乳房放疗可以造成心脏损害和大血管粥样硬化，锁骨上区的放疗在剂量过高或分次剂量较高的情况下可引起臂丛神经的损伤等。进入21世纪后，随着放疗设备和治疗计划系统的不断完善，对保乳术后放疗损伤的研究和预防水平不断提高，这些并发症近年已少有报道。

（李　波）